Kohlhammer

Der Autor

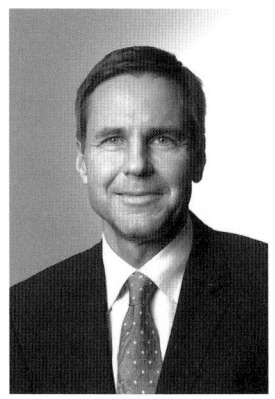

Alexander von Gontard, 1973–1981 Studium der Humanmedizin an der Universität Freiburg und der University of Edinburgh, 1981 Promotion über »The development of child psychiatry in 19th-century England and Scotland«, 1981–1983 Ausbildungsstipendiat der DFG am Institut für Humangenetik der Universität Heidelberg, 1983–1987 Assistenzarzt an der Universitätskinderklinik Mannheim, 1987–1991 Assistenzarzt an der Klinik für Kinder- und Jugendpsychiatrie der Universität Marburg, 1991–2003 Oberarzt an der Klinik und Poliklinik für Kinder- und Jugendpsychiatrie der Universität zu Köln (seit 1996 Leitender Oberarzt), 1997 Habilitation: »Enuresis im Kindesalter – psychiatrische, somatische und molekulargenetische Zusammenhänge«. Facharzt für Kinderheilkunde, Kinder- und Jugendpsychiatrie, Psychotherapeutische Medizin, ärztlicher Zusatztitel »Psychotherapie«.

2003 Berufung zum Lehrstuhlinhaber und Professor, sowie Ernennung zum Direktor der Klinik für Kinder- und Jugendpsychiatrie, Psychosomatik und Psychotherapie, Universitätsklinikum des Saarlandes, Homburg. Forschungsschwerpunkte Ausscheidungsstörungen, Verhaltensphänotypien, psychische Störungen bei Säuglingen, Klein- und Vorschulkindern, Spiritualität, Psychotherapie, Sandspieltherapie. Zahlreiche deutschsprachige und internationale Veröffentlichungen, Buchkapitel und Monographien.

Alexander von Gontard

Psychische Störungen bei Säuglingen, Klein- und Vorschulkindern

Ein praxisorientiertes Lehrbuch

Verlag W. Kohlhammer

Dieses Werk einschließlich aller seiner Teile ist urheberrechtlich geschützt. Jede Verwendung außerhalb der engen Grenzen des Urheberrechts ist ohne Zustimmung des Verlags unzulässig und strafbar. Das gilt insbesondere für Vervielfältigungen, Übersetzungen, Mikroverfilmungen und für die Einspeicherung und Verarbeitung in elektronischen Systemen.

Pharmakologische Daten, d. h. u. a. Angaben von Medikamenten, ihren Dosierungen und Applikationen, verändern sich fortlaufend durch klinische Erfahrung, pharmakologische Forschung und Änderung von Produktionsverfahren. Verlag und Autoren haben große Sorgfalt darauf gelegt, dass alle in diesem Buch gemachten Angaben dem derzeitigen Wissensstand entsprechen. Da jedoch die Medizin als Wissenschaft ständig im Fluss ist, da menschliche Irrtümer und Druckfehler nie völlig auszuschließen sind, können Verlag und Autoren hierfür jedoch keine Gewähr und Haftung übernehmen. Jeder Benutzer ist daher dringend angehalten, die gemachten Angaben, insbesondere in Hinsicht auf Arzneimittelnamen, enthaltene Wirkstoffe, spezifische Anwendungsbereiche und Dosierungen anhand des Medikamentenbeipackzettels und der entsprechenden Fachinformationen zu überprüfen und in eigener Verantwortung im Bereich der Patientenversorgung zu handeln. Aufgrund der Auswahl häufig angewendeter Arzneimittel besteht kein Anspruch auf Vollständigkeit.

Die Wiedergabe von Warenbezeichnungen, Handelsnamen und sonstigen Kennzeichen in diesem Buch berechtigt nicht zu der Annahme, dass diese von jedermann frei benutzt werden dürfen. Vielmehr kann es sich auch dann um eingetragene Warenzeichen oder sonstige geschützte Kennzeichen handeln, wenn sie nicht eigens als solche gekennzeichnet sind.

Es konnten nicht alle Rechtsinhaber von Abbildungen ermittelt werden. Sollte dem Verlag gegenüber der Nachweis der Rechtsinhaberschaft geführt werden, wird das branchenübliche Honorar nachträglich gezahlt.

Dieses Werk enthält Hinweise/Links zu externen Websites Dritter, auf deren Inhalt der Verlag keinen Einfluss hat und die der Haftung der jeweiligen Seitenanbieter oder -betreiber unterliegen. Zum Zeitpunkt der Verlinkung wurden die externen Websites auf mögliche Rechtsverstöße überprüft und dabei keine Rechtsverletzung festgestellt. Ohne konkrete Hinweise auf eine solche Rechtsverletzung ist eine permanente inhaltliche Kontrolle der verlinkten Seiten nicht zumutbar. Sollten jedoch Rechtsverletzungen bekannt werden, werden die betroffenen externen Links soweit möglich unverzüglich entfernt.

1. Auflage 2019

Alle Rechte vorbehalten
© W. Kohlhammer GmbH, Stuttgart
Gesamtherstellung: W. Kohlhammer GmbH, Stuttgart

Print:
ISBN 978-3-17-031671-3

E-Book-Formate:
pdf: ISBN 978-3-17-031672-0
epub: ISBN 978-3-17-031673-7
mobi: ISBN 978-3-17-031674-4

Für den Inhalt abgedruckter oder verlinkter Websites ist ausschließlich der jeweilige Betreiber verantwortlich. Die W. Kohlhammer GmbH hat keinen Einfluss auf die verknüpften Seiten und übernimmt hierfür keinerlei Haftung.

Inhalt

Vorwort 13

Einleitung 15

1 Psychische Störungen im Vorschulalter allgemein 21
   1.1 Klassifikation 21
      1.1.1 Multiaxiales Klassifikationssystem nach ICD-10 22
      1.1.2 Klassifikation nach DSM-5 22
      1.1.3 Klassifikationssystem DC: 0-5 24
      1.1.4 Deutsche Leitlinien 26
   1.2 Prävalenz 29
      1.2.1 Allgemeine Prävalenz 29
      1.2.2 Versorgungsprävalenz 36
   1.3 Diagnostik 41
      1.3.1 Allgemeine Diagnostik 41
      1.3.2 Standardisierte Diagnostik 42
   1.4 Therapie 45
      1.4.1 Beratung 45
      1.4.2 Psychoedukation 46
      1.4.3 Psychotherapie 46
   1.5 Zusammenfassung und Empfehlungen 50
   Entscheidungsbaum: Diagnostik und Therapie allgemein nach den AWMF-Leitlinien 52

2 Aufmerksamkeitsdefizit-/Hyperaktivitätsstörung (ADHS) 54
   2.1 Definition und Klassifikation 54
      2.1.1 ICD-10 54
      2.1.2 DSM-5 55
      2.1.3 DC: 0–5 55
   2.2 Prävalenz 56
      2.2.1 Persistenz 58
   2.3 Diagnostik 59
   2.4 Klinik 62
   2.5 Ätiologie 63
   2.6 Therapie 64
      2.6.1 Psychotherapie der ADHS 65
      2.6.2 Pharmakotherapie der ADHS 67
   2.7 Verlauf und Prognose 70

	2.8	Zusammenfassung und Empfehlungen	71
	\multicolumn{2}{l}{Entscheidungsbaum: Aufmerksamkeitsdefizit-/Hyperaktivitätsstörung (ADHS) nach den AWMF-Leitlinien}	72
3	\multicolumn{2}{l}{Störung des Sozialverhaltens mit oppositionellem Verhalten (ODD)}	73
	3.1	Definition und Klassifikation	73
		3.1.1 ICD-10	73
		3.1.2 DSM-5	74
		3.1.3 DC: 0-5	75
	3.2	Prävalenz	75
	3.3	Diagnostik	76
	3.4	Klinik	76
	3.5	Ätiologie	77
	3.6	Therapie	78
	3.7	Verlauf und Prognose	80
	3.8	Zusammenfassung und Empfehlungen	82
	\multicolumn{2}{l}{Entscheidungsbaum: Störung des Sozialverhaltens mit oppositionellem Verhalten (ODD) nach den AWMF-Leitlinien}	84
4	\multicolumn{2}{l}{Ausscheidungsstörungen}	85
	4.1	Definition und Klassifikation	85
		4.1.1 Ab dem Alter von fünf Jahren: Enuresis nocturna und funktionelle Harninkontinenz	86
		4.1.2 Ab dem Alter von vier Jahren: Enkopresis	87
		4.1.3 Unter dem Alter von vier Jahren: Toilettenverweigerungssyndrom und Toilettenphobie	87
	4.2	Prävalenz	90
	4.3	Diagnostik	91
	4.4	Klinik	92
	4.5	Ätiologie	93
	4.6	Therapie	94
	4.7	Verlauf und Prognose	96
	4.8	Zusammenfassung und Schlüsselempfehlungen	96
	\multicolumn{2}{l}{Entscheidungsbäume: Ausscheidungsstörungen nach den AWMF-Leitlinien}	98
5	\multicolumn{2}{l}{Posttraumatische Belastungsstörungen (PTBS)}	102
	5.1	Definition und Klassifikation	102
		5.1.1 ICD-10	102
		5.1.2 DSM-5	102
		5.1.3 DC: 0-5	103
	5.2	Prävalenz	103
	5.3	Diagnostik	103
	5.4	Klinik	104
	5.5	Ätiologie	106
	5.6	Therapie	107
	5.7	Verlauf und Prognose	109

	5.8	Zusammenfassung und Empfehlungen	109
		Entscheidungsbaum: PTBS (Posttraumatische Belastungsstörung) nach den AWMF-Leitlinien	111
6	**Bindungsstörungen**	**112**
	6.1	Definition und Klassifikation	112
		6.1.1 Bindungsstörungen	112
		6.1.2 Bindungstheorie	114
	6.2	Prävalenz	116
	6.3	Diagnostik	116
	6.4	Klinik	117
		6.4.1 Reaktive Bindungsstörung	117
		6.4.2 Soziale Bindungsstörung mit Enthemmung	117
	6.5	Ätiologie	118
	6.6	Therapie	119
	6.7	Verlauf und Prognose	120
	6.8	Zusammenfassung und Empfehlungen	121
		Entscheidungsbaum: Bindungsstörungen nach den AWMF-Leitlinien	122
7	**Depressive Störungen**	**123**
	7.1	Definition und Klassifikation	123
		7.1.1 ICD-10	123
		7.1.2 DSM-5	123
		7.1.3 DC: 0–5	124
	7.2	Prävalenz	124
	7.3	Diagnostik	125
	7.4	Klinik	126
	7.5	Ätiologie	128
	7.6	Therapie	129
	7.7	Verlauf und Prognose	130
	7.8	Zusammenfassungen und Empfehlungen	130
		Entscheidungsbaum: Depressive Störungen nach den AWMF-Leitlinien	132
8	**Angststörungen**	**133**
	8.1	Definition und Klassifikation	133
		8.1.1 ICD-10	133
		8.1.2 DSM-5	134
		8.1.3 DC: 0-5	134
		8.1.4 Faktorenanalysen	135
	8.2	Prävalenz	136
	8.3	Diagnostik	137
	8.4	Klinik	138
		8.4.1 Selektiver Mutismus	138
		8.4.2 Störung mit Inhibition gegenüber Neuem	138
	8.5	Ätiologie	140
	8.6	Therapie	140
	8.7	Verlauf und Prognose	143

	8.8	Zusammenfassung und Empfehlungen	143
		Entscheidungsbaum: Angststörungen nach den AWMF-Leitlinien	145
9	**Anpassungsstörungen**		**146**
	9.1	Definition und Klassifikation	146
		9.1.1 ICD-10	146
		9.1.2 DSM-5	147
		9.1.3 DC: 0-5	147
	9.2	Prävalenz	147
	9.3	Diagnostik	148
	9.4	Klinik	148
	9.5	Ätiologie	149
	9.6	Therapie	150
	9.7	Verlauf und Prognose	151
	9.8	Zusammenfassung	151
		Entscheidungsbaum: Anpassungsstörungen nach den AWMF-Leitlinien	152
10	**Sensorische Verarbeitungsstörungen**		**153**
	10.1	Definition und Klassifikation	153
		10.1.1 Regulationsstörungen nach den deutschen Leitlinien	153
		10.1.2 Internationale Entwicklungen	154
		10.1.3 ICD-10 und DSM-5	155
		10.1.4 DC: 0-5	155
	10.2	Prävalenz	155
	10.3	Diagnostik	157
	10.4	Klinik	157
	10.5	Ätiologie	157
	10.6	Therapie	158
	10.7	Verlauf und Prognose	159
	10.8	Zusammenfassung und Empfehlungen	160
		Entscheidungsbaum: Sensorische Verarbeitungsstörungen (Regulationsstörungen) nach den AWMF-Leitlinien	162
11	**Essstörungen**		**163**
	11.1	Definition und Klassifikation	163
		11.1.1 ICD-10	163
		11.1.2 DSM-5	164
		11.1.3 DC: 0-3R	164
		11.1.4 Atypische Essstörungen nach WCEDCA	168
		11.1.5 Faktorenanalysen von Essstörungen	170
		11.1.6 DC: 0-5	171
	11.2	Prävalenz	172
	11.3	Diagnostik	173
	11.4	Klinik	175
		11.4.1 Regulations-Fütterstörung	175
		11.4.2 Fütterstörung der reziproken Interaktion	176
		11.4.3 Frühkindliche Anorexie	176

	11.4.4 Sensorische Nahrungsverweigerung	177
	11.4.5 Fütterstörung assoziiert mit medizinischen Erkrankungen	177
	11.4.6 Fütterstörung assoziiert mit Insulten des gastrointestinalen Traktes	178
11.5	Ätiologie	178
11.6	Therapie	180
	11.6.1 Regulations-Fütterstörung	181
	11.6.2 Fütterstörung der reziproken Interaktion	181
	11.6.3 Frühkindliche Anorexie	182
	11.6.4 Sensorische Nahrungsverweigerung	182
	11.6.5 Fütterstörung assoziiert mit medizinischen Erkrankungen	182
	11.6.6 Fütterstörung assoziiert mit Insulten des gastrointestinalen Traktes	182
11.7	Verlauf und Prognose	183
11.8	Zusammenfassung und Empfehlungen	183
	Entscheidungsbaum: Essstörungen nach den AWMF-Leitlinien	185

12 Schlafstörungen — 186

12.1	Definition und Klassifikation	186
	12.1.1 ICD-10	186
	12.1.2 DSM-5	186
	12.1.3 DC: 0-5	186
12.2	Prävalenz	187
12.3	Diagnostik	188
12.4	Klinik	189
12.5	Ätiologie	190
12.6	Therapie	191
	12.6.1 Psychoedukation	191
	12.6.2 Positive Routinen	191
	12.6.3 Unmodifizierte Extinktion	191
	12.6.4 Graduierte Extinktion	191
	12.6.5 Faded Bedtime	192
	12.6.6 Festgelegtes Wecken (Scheduled awakening)	192
12.7	Verlauf von Prognose	193
12.8	Zusammenfassung und Empfehlungen	194
	Entscheidungsbaum: Schlafstörungen nach den AWMF-Leitlinien	195

13 Exzessive Schreistörung — 196

13.1	Definition und Klassifikation	196
	13.1.1 ICD-10 und DSM-5	196
	13.1.2 DC: 0-5	196
	13.1.3 Andere Klassifikationen	196
13.2	Prävalenz	197
13.3	Diagnostik	197
13.4	Klinik	198
13.5	Ätiologie	199
13.6	Therapie	199

	13.7	Verlauf und Prognose	200
	13.8	Zusammenfassung und Empfehlung	202
		Entscheidungsbaum: Exzessive Schreistörung nach den AWMF-Leitlinien	204

14 Weitere Störungen ... 205
- 14.1 Autismus-Spektrum-Störungen ... 205
  - 14.1.1 ICD-10 ... 205
  - 14.1.2 DSM-5 ... 206
  - 14.1.3 DC: 0-5 ... 206
  - 14.1.4 Diagnostik ... 206
  - 14.1.5 Therapie ... 207
- 14.2 Trichotillomanie ... 207
  - 14.2.1 ICD-10 ... 208
  - 14.2.2 DSM-5 ... 208
  - 14.2.3 DC: 0-5 ... 208
  - 14.2.4 Klinik ... 208
  - 14.2.5 Therapie ... 209
- 14.3 Pathologisches Hautzupfen (Dermatomanie) ... 209
- 14.4 Zwangsstörungen ... 210
- 14.5 Ticstörungen ... 210
  - 14.5.1 ICD-10 ... 211
  - 14.5.2 DSM-5 ... 211
  - 14.5.3 DC: 0-5 ... 211
  - 14.5.4 Klinik ... 211
- 14.6 Andere Störungen ... 212

15 Beziehungsstörungen ... 213
- 15.1 Definition und Klassifikation ... 213
  - 15.1.1 DC: 0-3R ... 213
  - 15.1.2 DC: 0-5 ... 214
  - 15.1.3 Beziehungsstörung (1. Achse) ... 215
  - 15.1.4 Beziehungskontext (2. Achse) ... 215
- 15.2 Prävalenz ... 216
- 15.3 Diagnostik ... 216
- 15.4 Klinik ... 217
  - 15.4.1 Depressive Störungen ... 218
  - 15.4.2 Essstörungen ... 219
  - 15.4.3 Posttraumatische Belastungsstörungen ... 219
  - 15.4.4 Angststörungen ... 219
  - 15.4.5 Andere elterliche psychische Störungen ... 219
- 15.5 Ätiologie ... 219
- 15.6 Therapie ... 220
- 15.7 Verlauf und Prognose ... 221
- 15.8 Zusammenfassung und Empfehlungen ... 221

16 Ausblick ... 223

Abkürzungen	224
Literatur	226

Anhang I: Amerikanische Leitlinien zur Diagnostik psychischer Störungen von Säuglingen und Kleinkindern ... 247

Anhang II – Klassifikation DC: 0-3 R (2005) (nach ZERO TO THREE 2005) ... 253

Achse 1	253
Posttraumatische Belastungsstörung (100.)	253
Deprivation-/Misshandlungsstörung (150.)	254
Störungen des Affekts (200.)	254
Verlängerte Trauerreaktion (210.)	254
Angststörungen der frühen Kindheit (220.)	254
Störung mit Trennungsangst (221.)	254
Spezifische Phobie (222.)	255
Störung mit sozialen Ängsten (soziale Phobie) (223.)	255
Generalisierte Angststörung (224.)	255
Angststörung, nicht näher bezeichnet (225.)	256
Depression der frühen Kindheit (230.)	256
Typ I: Major Depression (231.)	256
Typ II: Depressive Störung, nicht näher bezeichnet (232.)	257
Emotionale Störung gemischt (240.)	257
Anpassungsstörung (300.)	257
Regulationsstörung der sensorischen Verarbeitung (400.)	257
Überempfindlicher Typ (410.)	257
Typ A ängstlich/vorsichtig (411.)	257
Typ B: Negativ/oppositionell (412.)	258
Unterempfindlicher/unterreagierender Typ (420.)	258
Stimulationssuchender/impulsiver Typ (430.)	258
Schlafstörungen (500.)	
Einschlafstörungen (510)	258
Durchschlafstörungen (520.)	259
Fütterstörungen (600.)	259
Regulationsfütterstörung (601.)	259
Fütterstörung der reziproken Interaktion (602.)	259
Frühkindliche Anorexie (603.)	259
Sensorische Nahrungsverweigerung (604.)	259
Fütterstörung assoziiert mit medizinischen Erkrankungen (605.)	259
Fütterstörung assoziiert mit Insulten des gastrointestinalen Traktes (606.)	260
Störungen der Bezogenheit und der Kommunikation (700.)	260
Multisystemische Entwicklungsstörung (710.)	260
Andere Störungen (800.)	260
Achse 2: Beziehungsstörungen	261
Überinvolvierte Beziehungsstörung	261
Unterinvolvierte Beziehungsstörung	261

Ängstlich/angespannte Beziehungsstörung 262
Ärgerlich/ablehnende Beziehungsstörung 262
Verbal misshandelnde Beziehungsstörung 263
Körperlich misshandelnde Beziehungsstörung 263
Sexuell misshandelnde Beziehungsstörung: 263

Anhang III – Klassifikation DC: 0-5 (2016) (nach THERO TO THREE 2016) ... 265
    Achse I – Klinische Störungen 265
        Neurobiologische Entwicklungsstörungen (Störungen der neuronalen und mentalen Entwicklung) 265
        Sensorische Verarbeitungsstörungen 270
        Angststörungen 272
        Affektive Störungen 275
        Zwangsstörungen und verwandte Störungen 278
        Schlafstörungen 281
        Essstörungen 282
        Schreistörungen der frühen Kindheit 284
        Trauma-, Belastungs- und Deprivationsstörungen 285
        Beziehungsstörungen 289

Stichwortverzeichnis 291

Vorwort

Psychische Auffälligkeiten sind im frühen Kindesalter mindestens genauso häufig wie zum späteren Zeitpunkt: ca. 14–26 % aller Kleinkinder zeigen klinisch relevante psychische Störungen, 9–12 % sogar mit täglichen Beeinträchtigungen. Dennoch werden Auffälligkeiten dieses Lebensalters häufig übersehen, nicht adäquat diagnostiziert und als nicht behandlungsbedürftig angesehen.

Nachdem im englischsprachigen Raum die Berücksichtigung der Besonderheiten von psychischen Störungen bei jungen Kindern schon lange etabliert ist, haben sich auch in Deutschland in den letzten Jahren positive Entwicklungen abgezeichnet. Ambulanzen, Tageskliniken und stationäre Angebote für Kinder und ihre Eltern wurden etabliert. Psychische Störungen von jungen Kindern werden in kinderärztlichen und kinderpsychiatrischen Praxen, Frühförderstellen, Beratungsstellen, Kindertagesstätten und Kindergärten zunehmend berücksichtigt. Auch Präventionsprogramme wurden entwickelt. Wissenschaftlich zeigt sich eine rasant expandierende Forschungsaktivität, sowohl mit repräsentativen bevölkerungsbezogenen Studien, wie auch zur Diagnostik und Therapie. Die Evidenzbasis für viele Empfehlungen ist deutlich gestiegen.

Von daher ist es sinnvoll, das Lehrbuch »Säuglings- und Kleinkindpsychiatrie« (von Gontard, 2010a), das erste deutschsprachige Lehrbuch zu dem Thema, komplett zu überarbeiten und zu ergänzen. Dieses Lehrbuch war der erste Versuch, im deutschsprachigen Bereich das Gebiet der Säuglings- und Kleinkindpsychiatrie darzustellen. Als Vorbild galt das hervorragende Handbuch (Handbook of Preschool Mental Health) von Luby (2006), das 2017 neu aufgelegt wurde, in dem einzelne Störungsbilder von ausgewiesenen Experten ausführlich zusammengefasst wurden. »Säuglings- und Kleinkindpsychiatrie« lieferte eine Diskussionsgrundlage der interdisziplinären deutschen Leitlinien (AWMF 028/041), die – basierend auf dem Forschungsstand – im Konsens nach konstruktiven Diskussionen und Veränderungen verabschiedet und 2015 verabschiedet wurde (von Gontard et al. 2015). In diesem Zusammenhang möchte ich allen Mitwirkenden bei diesen Leitlinien für ihre kollegiale Zusammenarbeit und ihre aktiven Beiträge in diesem mehrjährigen Prozess danken, der zu einem tragfähigen Konsens geführt hat.

Das vorliegende Buch beruht einerseits auf den neuen Leitlinien, andererseits unterscheidet es sich wesentlich in mehreren Punkten von ihnen. Von den Leitlinien wurde vor allem der Titel »psychische Störungen bei Säuglingen, Klein- und Vorschulkindern« übernommen. Der Titel drückt aus, dass es die gesamte Altersspanne von Geburt bis zur Einschulung umfasst, d. h. von 0–5, bzw. in Deutschland und vielen anderen Ländern von 0–6 Jahren. Anderseits betont er neutral, dass das Buch psychische Störungen behandelt, die auch bei jungen Kindern sehr gut diagnostiziert und behandelt werden können. Somit können Leid, Beeinträchtigungen und Entwicklungsrisiken schon im frühen Alter vermieden oder zumindest vermindert werden. Dieses Ziel ist bei jungen Kindern nur im multiprofessionellen und interdisziplinären Diskurs zu erreichen – und nicht durch ein Fachgebiet alleine.

Dieses Lehrbuch unterscheidet sich in weiteren Aspekten von den Leitlinien. Seit dieser Zeit sind wieder viele neue Originalarbeiten erschienen, wie auch neue Klassifikationssysteme. Zum einen wurden von der der amerikanischen psychiatrischen Vereinigung das DSM-5 Klassifikationssystem (APA, 2013; Falkai und Wittchen, 2015) veröffentlicht. Zum anderen ist die neue Klassifikation für psychische Störungen bei jungen Kindern, die DC: 0-5 (2016) der Zero to Three Organisation, erschienen, das die bisherige DC: 0-3R (2005) ablöst. Sowohl die DSM-5, wie auch die DC: 0-5 wurden berücksichtigt. Es wurde versucht, gerade diese vielen neuen Entwicklungen und Forschungsergebnisse der letzten Jahre zu integrieren.

Die bewährte Gliederung des Buchs »Säugling- und Kleinkindpsychiatrie« wurde beibehalten, aber in wichtigen Punkten ergänzt. Autismus-Spektrum-Störungen wurden als wichtige tiefgreifende Entwicklungsstörungen, die schon im frühen Alter vorhanden sind, aufgenommen. Das exzessive Schreien, das in der Vergangenheit als belastende Symptomatik eingeordnet wurde, wird als eigenständige Störung behandelt. Andere, seltenere Störungen, die auch junge Kinder betreffen, wie selektiver Mutismus und Zwangsstörungen, werden ausführlicher dargestellt. Schlüsselempfehlungen und Flussschemata mit Entscheidungsbäumen runden die Kapitel ab. Im Anhang wurden die Diagnosekriterien des neuen Klassifikationssystems DC: 0-5 (2016) übersetzt, um die Grundlagen für eine Diagnosestellung nachzuvollziehen.

Dieses Lehrbuch spiegelt zugleich die Erfahrungen und die Beschäftigung des Autors mit der Problematik wieder. An der Klinik für Kinder- und Jugendpsychiatrie, Psychosomatik und Psychotherapie am Universitätsklinikum des Saarlandes wurde seit dem Jahr 2003 der Schwerpunkt der psychischen Störungen bei Säuglingen, Klein- und Vorschulkindern etabliert und ein integriertes Versorgungskonzept mit ambulanten, teilstationären und stationären Angeboten aufgebaut. In einer Spezialambulanz für Säuglinge, Klein- und Vorschulkinder können Kinder bis zu fünf Jahren ambulant untersucht und behandelt werden. Kinder ab dem Alter von vier Jahren können tagesklinisch behandelt werden. Und schließlich können junge Kinder mit schweren Störungen zusammen mit ihren Eltern auf der Eltern-Kind-Station behandelt werden. Dieses abgestufte Konzept ermöglicht es, für die jeweiligen Bedürfnisse von jungen Kindern und ihren Eltern das optimale Therapiesetting anzubieten.

Dieses Lehrbuch beruht somit einerseits auf der vorhandenen Literatur, anderseits auf den Erfahrungen der ambulanten, teilstationären und stationären Arbeit an unserer Klinik. Es sei hiermit allen Mitarbeitern und Mitarbeiterinnen gedankt, die mit hohem Engagement diese Spezialangebote an unserer Klinik in den letzten Jahren aufgebaut haben.

Es ist zu wünschen, dass die Erkenntnisse zu psychischen Störungen bei jungen Kindern breit von verschiedenen Berufsgruppen in der Versorgung angewendet werden, um Kindern und ihren Eltern die bestmöglichen Behandlungen und Hilfen zu gewähren.

Saarbrücken, im Mai 2018
Alexander von Gontard

Einleitung

Das Säuglings- und Kleinkind- und Vorschulalter, d. h. das Alter von der Geburt bis zur Einschulung, ist durch eine rasche Entwicklungsdynamik gekennzeichnet. Im deutschen Sprachbereich wird traditionell unterschieden zwischen dem Neugeborenenalter (1.–4. Woche), dem Säuglingsalter (1.–12. Monat) und der entwicklungspsychologisch langen Altersspanne des Kleinkindalters (ab dem 2. Lebensjahr). Der Begriff Vorschulalter ist im Deutschen wenig gebräuchlich.

Im angelsächsischen Bereich wird eine andere Einteilung vorgenommen, die entwicklungspsychologisch sehr viel sinnvoller ist, wobei die Altersangaben sich bei verschiedenen Autoren unterscheiden können. Als »Infants« werden junge Kinder im Alter von ca. 0–18 Monaten bezeichnet. Der lateinische Wortstamm »Infans« bedeutet »noch nicht redend«, »stumm«, d. h. »Infancy« bezeichnet das Alter vor dem Spracherwerb. »Toddlers« sind Kleinkinder im Alter von ca. 18 Monaten bis 3 Jahren. »To toddle« bedeutet »mit kleinen, unsicheren Schritten laufen«, was dem typischen Gangbild dieses Alters entspricht. Schließlich bezeichnet der Begriff »Preschoolers« ältere Kleinkinder im Alter von ca. 4–5 Jahren. Der Name deutet an, dass es sich um Kinder vor der Einschulung handelt, bei denen typischerweise gerade die kognitive Entwicklung enorme Sprünge macht.

Da in jedem Altersabschnitt auch typische entwicklungspsychopathologische Auffälligkeiten auftreten können, sind in den letzten Jahren spezielle Handbücher zu diesen drei Altersabschnitten erschienen. Zu erwähnen sind dabei besonders das »Handbook of Infant Mental Health« von Zeanah (3. Auflage 2012), das sich besonders dem ersten Altersabschnitt der »Infancy« widmet. Das »Handbook of Infant, Toddler, and Preschool Mental Health Assessment« von Del Carmen, Wiggins und Carter (2004) widmet sich ausschließlich und detailliert diagnostischen Fragestellungen. Das Vorschulalter ist der Hauptfokus von »Behavior Problems in Preschool Children« von Campbell (2004) und dem hervorragenden Handbuch von Luby (2006): »Handbook of Preschool Mental Health«, das 2017 in einer zweiten Auflage erschienen ist. Im deutschen Sprachbereich sind in den letzten Jahren zunehmend Bücher über psychische Störungen bei jungen Kindern erschienen, wenn auch nicht, wie im angelsächsischen Bereich, gestaffelt nach Entwicklungsabschnitten.

Mehrere epidemiologische Studien konnten zeigen, dass psychische Störungen im frühen Kindesalter mindestens genauso häufig wie in späteren Lebensphasen sind. Wie von Egger und Angold (2006a) zusammengefasst, zeigen ca. 14–26 % aller Kleinkinder klinisch relevante psychische Störungen. Dennoch werden Auffälligkeiten dieses Lebensalters häufig übersehen, nicht adäquat diagnostiziert und als nicht behandlungsbedürftig betrachtet (Alakortes et al. 2017). So werden nur 11–25 % der Kleinkinder mit Verhaltensstörungen tatsächlich zur Diagnostik und Therapie vorgestellt (Egger und Angold 2006a, Knapp et al. 2007). In manchen Regionen scheint die Inanspruchnahme noch niedriger zu liegen: So erhielten in einer Studie nur 3 % der 4-jährigen Kinder mit einer DSM-IV-Diagnose tatsächlich professionelle Hilfe (Lavigne et al. 2009). Selbst in Norwegen mit einer guten medizinischen Versorgung erhielten nur 10,7 % der 5-Jährigen und 25,2 % der 7-Jährigen mit einer psychischen Störung professionelle Hilfe (Wichström et al. 2014). In einer Stellungnahme der amerikanischen kinderärztlichen Vereinigung weisen Gleason et al. (2016a) darauf hin, dass gerade wirksame, evidenzbasierte Therapien oft für junge Kinder nicht zur Verfügung stehen und nur eine Minderheit der Kinder diese erhalten.

Dies liegt überwiegend daran, dass die Beschäftigung mit psychischen Störungen bei jungen Kindern – im Vergleich zu älteren Kindern und Jugendlichen – noch ein vernachlässigtes Gebiet darstellt, aber in den letzten Jahren erfreulicherweise eine rasante Entwicklungsdynamik aufweist. Gerade in dem letzten Jahrzehnt ist eine Fülle von Arbeiten publiziert worden. Dabei sind drei Trends besonders begrüßenswert: Während früher Fallberichte oder Arbeiten über selektierte Patientengruppen publiziert wurden, liegen für viele Störungen repräsentative, bevölkerungsbezogene, epidemiologische Studien vor. Gerade durch den Bezug auf nicht selektierte Gruppen von gesunden, unbetroffenen Kindern konnten viele Annahmen zu Häufigkeit, Schweregrad, Symptomatik und Ätiologie revidiert werden. Der Verlauf der Störungen sowie der intervenierenden Variablen konnten zunehmend erfasst werden, weil manche dieser bevölkerungsbezogenen Studien nicht nur einen Querschnitt, sondern auch einen Langzeitverlauf beinhalteten. Ein weiterer positiver Trend zeigt sich in der Zunahme von qualitativ hochwertigen Therapiestudien, z. B. mit einem randomisiert kontrollierten Design. Dadurch ist es möglich, Therapieempfehlungen auf einer zunehmend besseren Evidenzbasis aussprechen zu können.

Bei der Sichtung der Literatur der letzten Jahre wurde deutlich, dass manche Störungen sehr intensiv erforscht wurden, andere sehr viel weniger. Zu den Störungen mit hoher Forschungsaktivität gehören die Aufmerksamkeitsdefizit-/Hyperaktivitätsstörung (ADHS), die Störung des Sozialverhaltens mit oppositionellem Verhalten (ODD – Oppositional Defiant Disorder), die Autismus-Spektrum-Störungen (ASS), die posttraumatische Belastungsstörung (PTBS) und die Schlafstörungen. Die intensive Beschäftigung mit den externalisierenden Störungen (ADHS und ODD) ist wichtig wegen der Tendenz zur Chronifizierung und Persistenz vom Kleinkind-, über das Schul-, Jugend- und sogar das Erwachsenenalter. Über andere genauso wichtige Problembereiche wie die depressiven, Angst-, Ess- und Fütterstörungen liegen sehr viel weniger Publikationen vor. Über die Anpassungsstörungen bei Vorschulkindern fand sich sogar keine einzige spezifische Arbeit. Diese Ungleichverteilung ist mit Sicherheit bedingt durch die Vorlieben und Spezialisierung einzelner Forschungsgruppen sowie durch mögliche Förderschwerpunkte. Es ist zu wünschen, dass die bisher »vernachlässigten« psychische Störungen in Zukunft mit mehr Aufmerksamkeit bedacht werden.

Trotz der unausgewogenen Datenlage hat sich für alle Störungen eine kategoriale Ausrichtung bewährt. Natürlich sind Verhaltenssymptome dimensional verteilt und eine scharfe Abgrenzung zwischen Störung und Normalverhalten sowie von einer Störung zur anderen ist nicht für alle Problembereiche möglich. Dennoch betonen Angold und Costello (2009), dass die bisherigen traditionellen Klassifikationen nach ICD und DSM auch für das Kindesalter in Praxis und Forschung ausgesprochen erfolgreich waren. Mit entsprechenden Modifikationen können sie sinnvoll bis zum Alter von zwei Jahren eingesetzt werden. Für jüngere Kinder unter zwei Jahren sind alternative Klassifikationen wie z. B. das DC: 0–5 notwendig, die jedoch weiter empirisch validiert werden müssen.

Aus diesem Grund wird in diesem Buch dem Plädoyer für eine kategoriale Einteilung von psychischen Störungen bei Vorschulkindern zugestimmt. Einwände, dass emotionale und Verhaltenssymptome in diesem Alter sich dimensional über ein Spektrum verteilen und deshalb nicht klaren Störungsbildern zugeteilt werden können, zeigen sich in Praxis und Forschung nicht (Angold und Egger 2004). Auch dem Einwand, dass eine Unterscheidung zwischen der eigentlichen »kindlichen« Störung und Auffälligkeiten in der Beziehung nicht möglich sei, muss widersprochen werden. Es ist sehr gut möglich, diskrete Störung des Kindes zu identifizieren – während Auffälligkeiten in der Beziehung separat klassifiziert werden können. Wie von Klitzing et al. (2015) es in ihrer fundierten Übersicht zusammenfassten: »Die gebotene Vorsicht bei der psychopathologischen Einschätzung von Symptomen in den ersten Lebensjahren sollte den Diagnostiker nicht daran hindern, Störungen in ihrer Einbettung in das interaktive Beziehungsgeschehen frühzeitig zu erkennen und einer Behandlung zuzuführen«.

Anderseits gilt der Einwand, dass die bisherigen Klassifikationssysteme die Entwicklungsdynamik des Vorschulalters nicht genügend berücksichtigen, tatsächlich. Einzelne Kriterien, wie Dauer einer Störung oder einzelne Symptome, müssen für das junge Alter modifiziert werden. Das Thema der Klassifikation ist von daher zentral für psychische Störungen bei Säuglingen, Klein- und Vorschulkindern. Wie aus den späteren Kapiteln ersichtlich wird, stehen vier verschiedene Klassifikationssysteme zur Verfügung:

- Die ICD-10 der Weltgesundheitsorganisation mit dem entsprechenden multiaxialen Klassifikationssystem für Kinder und Jugendliche (WHO 1993, Remschmidt et al. 2001). Eine Anpassung der ICD-10 Klassifikation für junge Kinder wurde nicht vorgenommen. Auch sind die revidierten ICD-11 Kriterien sind leider noch nicht veröffentlicht. Bis dahin bleibt die ICD-10 die Grundlage der Diagnosestellung in Deutschland und vielen anderen Ländern.
- Die DSM-5 der amerikanischen psychiatrischen Vereinigung (APA 2013; Falkai und Wittchen 2015). Während die ICD-10 und DSM-5 für viele Störungen weitgehend übereinstimmen, divergieren sie z. B. erheblich bei der Definition von Aufmerksamkeitsdefizit-/Hyperaktivitätsstörungen (ADHS nach DSM-5) und hyperkinetischen Störungen (HKS nach ICD-10). Gegenüber der vorherigen DSM-IV sind manche Störungen in der aktuellen DSM-5 für junge Kinder günstiger, aber noch nicht optimal formuliert.
- Eine Revision und Modifikation der bisherigen DSM-IV-Kriterien für das Vorschulalter wurde von der amerikanischen kinderpsychiatrischen Vereinigung vorgenommen (AACAP, 2003). Diese wurden als »Research Diagnostic Criteria – Preschool Age« (RDC-PA 2002) bezeichnet. Sie können sogar für manche Kinder bis zum Alter von sieben Jahren sinnvoll sein. Leider liegt noch keine entsprechende Revision der DSM-5-Kriterien vor.
- Ein gänzlich neues Klassifikationssystem für junge Kinder wurde seit den 1980er Jahren entwickelt, die DC: 0-3 (1994) und die DC: 0-3R (2005). Die deutschen Leitlinien beruhen auf dieser letzteren Klassifikation, die zusammengefasst im Anhang II abgedruckt ist. Die neuste Auflage dieser Zero-to-Three-Klassifikation, die DC: 0–5 (2016), liegt bisher nur in englischer Sprache vor. Diese Neuauflage berücksichtigt – wie auch die deutschen AWMF-Leitlinien (von Gontard et al. 2015) – das Alter von 0 bis 5 Jahren. Sie enthält viele Neuerungen, die die Praxis und Forschung der nächsten Jahre beeinflussen werden. Eine Übersetzung der Kriterien findet sich deshalb im Anhang III.

Dieses Buch behandelt nach einer allgemeinen Einleitung zwölf der wichtigen psychischen Störungen des Säuglings- und Kleinkindalters. Zur Vereinfachung wird der Begriff »Vorschulalter« für die gesamte Zeitspanne von 0 bis 5 Jahren gewählt. Es werden dabei ausschließlich Störungen der ersten Achse referiert, d. h. psychische und im Kind diagnostizierbare Störungen.

Speziell werden behandelt: ADHS, ODD, Ausscheidungsstörungen, posttraumatische Belastungsstörungen, Bindungsstörungen, depressive Störungen, Angststörungen, Anpassungsstörungen, Regulationsstörungen, Fütterstörungen, Schlafstörungen, die exzessive Schreistörung, ASS und andere Störungen. Jedes Kapitel folgt dabei einem ähnlichen Verlauf: Die Definition und Klassifikation wird ausführlich behandelt und, soweit Daten vorhanden sind, die Prävalenz referiert. Auf spezielle Aspekte der Diagnostik folgen dann Aspekte der klinischen Ausprägung. Nach der Abhandlung von Ätiologie und Pathogenese werden wirksame und bewährte Behandlungskonzepte vorgestellt, wobei der therapeutische Schwerpunkt bei Säuglingen und Kleinkindern eindeutig auf der Psychotherapie liegt. Für einzelne Störungen wie z. B. ADHS kann auch bei jungen Kindern eine Pharmakotherapie sinnvoll sein. Das Unterkapitel »Verlauf und Prognose« behandelt jeweils die Frage, wie sich die Krankheit weiterentwickelt. Die wichtigsten Empfehlungen und Aspekte evidenzbasierter Einschätzungen zusammengefasst. Die Schlüsselempfehlungen der deutschen Leilinien werden im Wortlaut wiedergegeben, versehen mit dem Hinweis auf Änderungen seit Erscheinen der Leitlinien. Flussschemata und Entscheidungsbäume stellen die Empfehlungen grafisch dar. Die AWMF gibt drei Empfehlungsgrade vor: starke Empfehlung (soll – soll nicht), Empfehlung (sollte – sollte nicht) und Empfehlung offen (kann erwogen werden – kann verzichtet werden). Diese drei Grade finden sich in den Schlüsselempfehlungen der Leitlinien, die auf dem S2k-Niveau verabschiedet wurden, d. h. im interdisziplinären Konsens nach Vorgaben der AWMF. Bei diesen S2k-Leitlinien wird die Evidenzstärke nicht berechnet. Deshalb werden am Ende der Kapitel nur Schätzungen der Evidenz angegeben. Da viele verschiedene Evidenzeinteilungen in Publikationen zu finden sind, folgt dieses Buch aus Gründen der Einheitlichkeit den Evidenzgraden, die von dem Oxford Centre for Evidence-Based Medicine (2009) herausgegeben und in Tabelle 1 zusammengefasst wurden. Der Grad der Evidenz bezeichnet dabei die Güte der vorliegenden Daten, auf denen eine Empfehlung beruht. In anderen Worten: Auch Empfehlungen auf einem niedrigen Evidenzgrad (4-5) können wirksam sein – nur reicht die Datenlage nicht aus, um eine allgemein gültige Empfehlung aussprechen zu können. Dagegen beruhen Empfehlungen auf einem hohen Grad der Evidenz (1 oder 2) auf hochwertigen Studien, die zum jetzigen Zeitpunkt eine entsprechende, allgemeine Empfehlung zulassen.

Manche Autoren wie z. B. Abrams und Khoury (2016) empfehlen eine vereinfachte Einteilung mit einem Zusammenführen der Untergruppen empfehlen. Basierend auf diesen Graden können Therapieempfehlungen klassifiziert werden: Grad A (Evidenz 1), Grad B (Evidenz 2 oder 3), Grad C (Evidenz 4), Grad D (keine Empfehlung möglich). Dennoch wird in diesem Buch die ausführlichere und detailliertere Einteilung des Oxford Centre for Evidence-Based Medicine (2009) beibehalten. Dies mag auf den ersten Blick verwirrend und kompliziert wirken, ist aber in der Praxis gut handhabbar. Da die Leitlinien konsensbasiert ohne Evidenzberechnung verabschiedet wurden, kann der Evidenzgrad am Ende jedes Kapitels, wie schon erwähnt, nur geschätzt werden.

Neben den ausführlich behandelnden Störungsbildern finden sich in Kapitel 14 weitere Störungen des jungen Kindesalters. Es handelt sich dabei um gut etablierte Störungen, die nach den bisherigen Klassifikationssystemen sicher diagnostiziert werden können und auch in der DC: 0-5 (2016) aufgeführt sind. Dazu gehören der selektive Mutismus und Zwangsstörungen. Andererseits sind es

Tab. 1: Grad der Evidenz (zusammengefasst nach Oxford Centre for Evidence-Based Medicine: http://¬www.cebm.net/oxford-centre-evidence-based-medicine-levels-evidence-march-2009)

Zusammenfassung: Grad der Evidenz	Grad der Evidenz nach Oxford	Art der Evidenz
1	1a	Systematische Übersicht von randomisiert-kontrollierten Studien
	1b	Einzelne randomisiert-kontrollierten Studie
	1c	»All or none«-Fallserien
2	2a	Systematische Übersicht von Kohortenstudien
	2b	Einzelne Kohortenstudie
	2c	Outcome-Untersuchungen
3	3a	Systematische Übersicht von Fall-Kontroll-Studien
	3b	Einzelne Fall-Kontroll-Studie
	4	Fallserien
4	5	Expertenmeinungen

neu definierte Störungen wie die Dysregulierte Ärger- und Aggressionsstörung der frühen Kindheit, die in vielen Behandlungskontexten noch nicht eingeführt sind und z. T. wissenschaftlich überprüft werden müssen. Es würde den Rahmen dieses Buches sprengen, diese Störungen ausführlich und auf hohem Standard zu behandeln. Es darf dabei auf weiterführende, schon vorhandene Literatur hingewiesen werden.

Schließlich wird in Kapitel 15 die Beziehungsstörung zwischen Bezugspersonen und Kind separat erfasst und klassifiziert. Dieses Vorgehen ist innovativ, denn es wird versucht, die Störung einer Beziehung (und nicht die psychische Störung eines Individuums) zu definieren. Die Beziehungsstörung nach Achse I der DC: 0-5 (2016) signalisiert ein schweres Versagen in der Versorgung des Kindes, das ernste Folgen und Gefährdungen nach sich zieht. Für leichtere Auffälligkeiten in der Interaktion wird empfohlen, den Beziehungskontext zu erfassen. Dieser ist auf der zweiten Achse in dem Klassifikationssystem DC: 0-5 (2016) aufgeführt. Die Beziehungsstörung ist für junge Kinder so wichtig, dass die Leitlinien empfehlen, diese zu erfassen oder auszuschließen. Sie soll auch dann diagnostiziert werden, wenn keine weitere Achse I-Störung vorliegt. Zumindest eine Beratung ist bei einer Beziehungsstörung ohne weitere kindliche Störung indiziert, um ungünstige Verläufe und Gefährdung des Kindes zu reduzieren.

Einige Störungen des Vorschulalters (d. h. der Zeitspanne bis zur Einschulung von 0–5 Jahren) können im Rahmen dieses Buches nicht behandelt werden. Dazu zählen zum Beispiel körperliche Erkrankungen und Behinderungen, die traditionell Aufgaben der Kinderheilkunde sind. Auch wird nicht speziell auf die Bedürfnisse von Kindern mit Intelligenzminderung, d. h. geistiger Behinderung, eingegangen. Ferner werden Teilleistungsstörungen, die traditionell Aufgabe der Frühförderung sind, nicht separat behandelt. Zu diesen zählen z. B. umschriebene Entwicklungsstörungen der Motorik, des Sprechens, der Sprache und anderer spezifischer kognitiver Funktionen. Für diese drei Gruppen (körperliche Erkrankungen, geistige Behinderung, Teilleistungsstörungen) gilt, dass die Rate von komorbiden psychischen Störungen eindeutig erhöht ist. Diese Risikogruppen benötigen deshalb eine besonders intensive Diagnostik und Therapie möglicher psychischer Störungen – im Vergleich zu anderen Kindern mit typischer Entwicklung.

Zum Schluss finden sich im Anhang des Buches Materialien, die in der Praxis hilfreich sein können: Zum einen eine Übersetzung der amerikanischen Leitlinien zur Diagnostik psychischer Störungen von Säuglingen und Kleinkindern. Die Diagnosekriterien der bisherigen DC: 0-3R (2005) werden ebenfalls aufgeführt, um die Veränderungen zu der aktuellen DC: 0-5 (2016) nachvollziehen zu können. Zuletzt findet sich eine kondensierte Zusammenfassung der wichtigen DC: 0-5 (2016) Klassifikation, die bisher noch nicht in der deutschen Sprache erhältlich ist. Da in diesem Buch immer wieder auf diese wichtige Klassifikation Bezug genommen wird und sie möglicherweise nicht allen Lesern geläufig ist, können die Kriterien somit leicht nachgeschlagen werden.

1 Psychische Störungen im Vorschulalter allgemein

1.1 Klassifikation

Störungen im Vorschulalter zeigen gegenüber denen älterer Kinder und Jugendlicher Besonderheiten. Es wurden deshalb in der Vergangenheit verschiedene Einwände dagegen erhoben, dass die Identifikation von psychischen Störungen in diesem Alter, die bei Egger und Angold (2006a) zusammengefasst sind, überhaupt sinnvoll und möglich ist. Man befürchtete, dass erstens das Vorschulalter eine so rasche Entwicklungsdynamik aufweise, dass valide Symptome oder Cluster von Symptomen überhaupt nicht gemessen werden könnten. Da manche Kinder individuelle Entwicklungsverläufe zeigen, die von Normen abweichen können, wurde zweitens in Frage gestellt, ob psychische Störungen überhaupt von Entwicklungsvarianten abgrenzbar seien. Drittens kritisierte man, dass die DSM- und ICD-Klassifikationen nicht genügend Entwicklungsaspekte berücksichtigen würden. Viertens wurde eine Stigmatisierung durch psychiatrische Diagnosen befürchtet, die die Selbstwahrnehmung des Kindes und elterliche Einstellungen negativ beeinflussen könnten. Und fünftens wurde kritisiert, dass Beziehungsaspekte mit den versorgenden Erwachsenen so unmittelbar wirksam seien, dass sie von der kindlichen Problematik nicht abgetrennt werden könnten.

Egger und Angold (2006a) weisen darauf hin, dass genau dieselben Kritikpunkte vor dreißig Jahren allgemein auch bei psychischen Störungen bei Schulkindern und Jugendlichen vorgebracht wurden. Die Entwicklung der allgemeinen Kinder- und Jungendpsychiatrie der letzten Jahrzehnte zeigte hingegen, dass diese Befürchtungen unbegründet sind und dass im Gegenteil eine kategorial ausgerichtete Klassifikation sich für die Praxis und Forschung ausgesprochen bewährt hat. In ihrer kritischen Übersicht kommen Angold und Costello (2009) deshalb zu dem Schluss, dass

- Kategoriale Diagnosen meist extreme Ausprägungen von kontinuierlich verteilten Symptomen repräsentieren;
- DSM-Kategorien sich gut replizieren ließen;
- Viele Störungsbilder, die auf Untersuchungen an Erwachsenen basieren, sich auch Im Vorschulalter zeigen und sich in der Praxis bewährt haben;
- Sich die häufigsten psychiatrischen Diagnosen bis zum Alter von zwei Jahren nachweisen lassen;
- Unter dem Alter von zwei Jahren jedoch alternative Klassifikationen notwendig sind, wie z. B. die DC:0–5 (2016). Seit der Veröffentlichung von Egger und Angold (2006a) hat sich gezeigt, dass dieser Zugang auch sehr gut bei Kindern bis zu fünf Jahren geeignet ist.

Von daher erscheint es theoretisch, logisch und praktisch sinnvoll, auch für das frühe Kindesalter eine kategoriale Einteilung von Störungsbildern zu übernehmen. Dabei stehen drei Klassifikationssysteme zur Verfügung, die sich sinnvoll ergänzen, wie im Folgenden aufgeführt.

1.1.1 Multiaxiales Klassifikationssystem nach ICD-10

Das multiaxiale Klassifikationssystem für psychische Störungen des Kindes- und Jugendalters nach der ICD-10 der WHO (WHO 1993, Remschmidt et al. 2001). Die ICD-10 bildet in Europa und in weiten Teilen der Welt immer noch die Grundlage der kinderpsychiatrischen Praxis mit gut definierten Störungsbildern, die sich zum Teil auch im Vorschulalter replizieren lassen. Leider gibt es keine Anpassung der ICD-10-Kriterien speziell für Störungen von jungen Kindern, sodass die ICD-10 nur im Tandem mit der DC: 0-5 (2016) sinnvoll angewendet werden kann. Die ICD-11 wird seit mehreren Jahren erwartet, ist aber bisher noch nicht erschienen.

In dem multiaxialen Klassifikationssystem (MAS) werden insgesamt sechs Achsen unterschieden, die jeweils individuell zu erfassen sind. Die sechs Achsen umfassen:

1. Achse: Das klinisch-psychiatrische Syndrom
2. Achse: Umschriebene Entwicklungsstörungen und Teilleistungsstörungen
3. Achse: Das Intelligenzniveau
4. Achse: Die körperliche Symptomatik
5. Achse: Assoziierte aktuelle abnorme psychosoziale Umstände
6. Achse: Die globale Beurteilung des psychosozialen Funktionsniveaus

Da vorausgesetzt wird, dass die MAS der ICD-10 allgemein bekannt ist, wird sie in diesem Zusammenhang nicht weiter vertieft. Eine altersspezifische Adaptation bzw. Modifikation der Kriterien für das Vorschulalter gibt es, wie oben schon erwähnt, für die ICD-10 nicht. Die multiaxiale mehrdimensionale Bereichsdiagnostik (MBD) der Sozialpädiatrie orientiert sich ebenfalls an der ICD-10 (Bode et al., 2009). Der 3. Bereich der MBD ist identisch mit der 1. Achse der MAS. Beide stellen den Hauptfokus dieses Buches dar, nämlich die Erfassung der psychischen Störung des Kindes.

1.1.2 Klassifikation nach DSM-5

Die DSM-5 (APA 2013; Falkai und Wittchen 2015) wird in Nordamerika, anderen Ländern und vor allem in vielen Forschungsprojekten verwendet. Bei manchen Diagnosen bringt die DSM-5 einen deutlichen Vorteil gegenüber der ICD-10, z. B. bei der Neufassung von Essstörungen. Trotz vieler Überschneidungen divergieren die Kriterien für manche Diagnosen vor allem bei AHDS (DSM-5) versus HKS (ICD-10) erheblich, sodass die Unterschiede genau beachtet werden müssen.

Während die bisherigen DSM-IV-Kriterien speziell mit einer altersentsprechender Anpassung für junge Kinder revidiert wurden (die *Research Diagnostic Criteria – Preschool Age* (RDC-PA 2002, AACAP 2003, www.infantinstitute.org), steht eine Überarbeitung der DSM-5 Kriterien noch aus. Die Autoren der RDC-PA-Kriterien hatten dabei versucht, mehrere Grundprinzipien zu berücksichtigen:

- Eine enge Anbindung an DSM-IV-Kriterien: Diese sollten möglichst beibehalten werden, um eine Vergleichbarkeit mit älteren Kindern zu ermöglichen. Eine Veränderung sollte nur erfolgen, falls sie empirisch begründbar ist oder wenn einzelne Items für das Vorschulalter nicht passend sind.
- Keine Annahme von »internalen« Zuständen, Kognitionen und Emotionen: Wegen des eingeschränkten sprachlichen Ausdrucks können junge Kinder Gefühle und Gedanken nicht ausdrücken; sie kön-

nen deshalb auch nicht eingeschätzt werden. Ein Einschluss von internalen Zuständen als Diagnosekriterien wäre deshalb Spekulation.
- Kein Einschluss von elterlichem Verhalten in die Diagnosekriterien der kindlichen Störung: Die Störung erfolgt nach phänomenologischen Prinzipien der kindlichen Symptome und nicht nach möglicher Ätiologie durch Symptome der Eltern-Kind-Beziehung.
- Eine klare Unterscheidung zwischen Symptomen und Beeinträchtigungen: Nur Symptome, nicht z. B. Beeinträchtigungen in der Familie und im Kindergarten, sollen zur Diagnose herangezogen werden.
- Klare Unterscheidung zwischen Symptomen und Diagnostikinstrumenten: Nur die Symptome an sich und nicht die Methodik der Erfassung gehören zu den Diagnosekriterien.

Die Verwendung von DSM-Kriterien mit altersentsprechender Modifikation macht durchaus Sinn, wie mehrere faktorenanalytische Studien im Vorschulalter zeigen konnten. Die Validität DSM-IV-basierter Syndrome wurde z. B. von Sterba et al. (2007) anhand von 1073 Kindern im Alter von 2–5 Jahren untersucht. In einer Faktorenanalyse konnten drei emotionale Syndrome differenziert werden: Soziale Phobie, Trennungsangst und Depression/generalisierte Ängste. Im Gegensatz zu älteren Kindern scheinen somit erhebliche Überlappungen zwischen depressiven und generalisierten Angststörungen vorzuliegen. Zudem konnten drei externalisierende Syndrome unterschieden werden: Oppositionell verweigernd/Störung des Sozialverhaltens (ODD/CD), Hyperaktivität/Impulsivität und Unaufmerksamkeit. Die Autoren kommen zu dem Schluss, dass die DSM-Störungen sich sehr wohl im Vorschulalter abbilden lassen: »Psychopathology appears to be differentiated among preschoolers as much as it is among older children and adolescents. We conclude that it is as reasonable to apply the DSM-IV nosology to preschoolers as it is to apply it to older individuals.« In einer weiteren Studie konnten bei 2–6-jährigen Vorschulkindern grob die DSM-IV-typischen Angststörungen durch Faktorenanalyse nachgewiesen werden. Fünf Faktoren konnten trotz Überlappungen identifiziert werden: Soziale Phobie, Trennungsangst, generalisierte Angst, Zwangsstörungen und Angst vor körperlicher Verletzung (Spence et al. 2001). Wichström und Berg-Nielsen (2014) kamen aufgrund einer detaillierten Faktorenanalyse bei 995 4-jährigen Kindern zu dem Schluss, dass Symptomcluster sehr gut mit den DSM-IV-Kategorien übereinstimmen. Auch Möricke et al (2013) konnten anhand einer Faktorenanalyse von 6330 14 bis 15 Monate alten Kleinkindern klar umschriebene Verhaltensprofile identifizieren. 5,7 % der Kinder zeigten Vorläufer von Angst-, affektiven und tiefgreifenden Entwicklungsstörungen, und 6,4 % von Sprachstörungen. Die Autoren folgern, dass sich selbst in diesem jungen Alter spezifische Verhaltens- und Entwicklungsprofile nachweisen lassen.

Zusammengefasst sprechen diese Studien dafür, dass viele DSM-basierte Diagnosen im Vorschulalter Sinn machen. Mit entsprechender Modifikation können valide, therapieleitende Diagnosen schon bei jungen Kindern gestellt werden.

Da die beiden Klassifikationsschemata (ICD-10 und DSM-5) zusammengefasst dennoch nicht alle Besonderheiten des Alters von 0–5 Jahren genügend erfassen, ist die Entwicklung der DC: 0-5 (2016) ein Meilenstein in der Erfassung psychischer Störungen bei jungen Kindern. Die DC: 0-5 (2016) bietet fundierte und aktuelle Kriterien von den wichtigsten Störungsbildern speziell für das junge Alter von Geburt bis zur Einschulung. Die Diagnosekriterien finden sich im Anhang III. Da die deutschen Leitlinien noch auf dem Klassifikationssystem DC: 0–3R (2005) basieren, sind auch diese Kriterien im Anhang II wiedergegeben.

1.1.3 Klassifikationssystem DC: 0-5 (2016)

Die Einführung eines eigenen Klassifikationssystems speziell für junge Kinder wurde von der »Task Force Zero-to-Three: National Center for Infants, Toddlers and Families« ab 1987 verfolgt. Bei der Zero-to-Three handelt es sich um ein globales, nicht kommerzielles wissenschaftliches Institut mit dem Fokus auf einer Verbesserung der seelischen Gesundheit von jungen Kindern. Babys und Kleinkindern soll zu einem guten Start ins Leben verholfen werden, u. a. durch die Schaffung von Standards zur Erkennung von psychischen Störungen. Das ursprüngliche Zero-to-Three-Klassifikationsschema (DC: 0–3) wurde erstmals 1994 veröffentlicht und 1999 ins Deutsche übersetzt (Zero-to-Three: Diagnostische Klassifikation 0–3 1999). Die DC: 0–3 wurde klinisch eingesetzt und durch mehrere wissenschaftliche Untersuchungen überprüft (Zusammenfassung siehe Emde und Wise 2003). Es wurde dabei deutlich, dass die Definition für manche Störungen revidiert und ihre Operationalisierung verbessert werden musste. Die Vorschläge zur Revision finden sich in der revidierten Version DC: 0–3R (2005), die jetzt durch die DC: 0-5 (2016) ersetzt wurde. Das Ziel war es, deskriptive und atheoretische Kriterien zu schaffen, die nicht auf unbestätigten Attributionen oder Interferenzen von inneren seelischen Zuständen beruhen, sondern auf sichtbare und erhebbare Zeichen und Symptome. Das Altersspektrum wurde von 0 bis 5 Jahre erweitert und neue Störungen wurden hinzugefügt. Angaben zur Dauer der Symptomatik, Einschränkungen bei der Diagnosevergabe und Beeinträchtigungen durch die Störung wurden ergänzt. Die Autoren betonen ausdrücklich, dass es sich bei der DC: 0-5 (2016) um eine Ergänzung, aber keinen Ersatz der DSM-5 und der ICD-10 handelt.

Die DC: 0-5 (2016) ist ebenfalls multiaxial aufgebaut und unterscheidet fünf Achsen:

1. Achse: Klinische (psychische) Störung
2. Achse: Beziehungskontext
3. Achse: Medizinische Diagnosen
4. Achse: Psychosoziale Stressoren
5. Achse: Entwicklungskompetenzen

Mit Abstand am wichtigsten ist die erste Achse. Sie bildet den Hauptfokus dieses Buchs. In Tabelle 2 sind deshalb alle Diagnosen der ersten Achse mit Hauptdiagnosen sowie den Subtypen aufgeführt. Man sieht auf den ersten Blick entscheidende Veränderungen gegenüber der bisherigen DC: 0-3R (2005) Klassifikation.

Als erstes finden sich die sogenannten Störungen der mentalen und neuronalen Entwicklung. Dieser sperrige Begriff ist im Englischen eleganter ausgedrückt als »neurodevelopmental disorders« (neurobiologische Entwicklungsstörungen). Diese Störungen beginnen früh im Leben, haben oft eine genetische Ätiologie und haben neurobiologische Korrelate. Die wichtigsten sind die Autismus-Spektrum-Störungen und Aufmerksamkeitsdefizit-/Hyperaktivitätsstörung und ihre Vorläufer. Diese Vorläufer sind neue Kategorien, die weiter durch Studien validiert werden müssen. Die Globale Entwicklungsstörung gehört eigentlich zur 3. Achse der MAS (Intelligenz), die Störungen der Sprache und Motorik zur 2. Achse der MAS (Teilleistungsstörungen). Sie werden deshalb in diesem Buch nicht gesondert behandelt.

Der mehrdeutige Begriff der »Regulationsstörungen« ist in der DC: 0-5 (2016) vollkommen verschwunden und konsequenterweise durch »Sensorische Verarbeitungsstörungen« ersetzt. Neben den klassischen Angststörungen, sind der »Selektive Mutismus« und die »Störung mit Inhibition gegenüber Neuem« als neue Störungen aufgenommen. Ausgehend von dem Temperamentsmerkmal der Behavioralen Inhbition entwickeln manche Kinder eine Furcht gegenüber allem Neuen – nicht nur gegenüber fremden Menschen wie bei der sozialen Phobie.

Die depressive Störung bei jungen Kindern wurde in den letzten Jahren intensiv beforscht. Dagegen benötigt die dysregulierte Ärger- und Aggressionsstörung noch der weiteren empirischen Validierung.

Neu ist die gesamte Gruppe der Zwangsstörungen und verwandten Störungen, die in der frühen Kindheit bisher zu wenig beachtet und deshalb übersehen wurden. Die Schlafstörungen wurden durch die partielle Aufwachstörung und Albträumen ergänzt. Ein Rückschritt gegenüber der DC: 0-3R (2005) ist die Vereinfachung der Essstörungen in drei übergeordnete Kategorien. Die bisherige Einteilung in sechs unterschiedliche Subtypen war in der Praxis ausgesprochen hilfreich und soll deshalb in diesem Buch auch beibehalten werden.

Das exzessive Schreien wurde in der DC: 0-5 (2016) als eigene Störung klassifiziert – nicht wie bisher in der DC: 0-3R (2005) als belastendes Symptom.

Sinnvoll ist es, alle traumaassoziierte Störungen in einer Rubrik zusammenzufassen. Auch ist es korrekt, die bisherige verlängerte Trauerreaktion nicht als Anpassungsstörung, sondern als schwere eigene komplizierte Störung zu konzeptualisieren, da der Verlust einer nahen Bezugsperson für junge Kinder noch gravierender ist als in späteren Lebensphasen.

Eine Innovation ist es auch, eine schwere Beziehungsstörung gleichrangig als Störung der ersten Achse einzuführen. Die zweite Achse der DC: 0-5 (2016) erfasst dagegen den Beziehungskontext, d. h. auch bei leichteren Auffälligkeiten der Interaktion.

Natürlich sind die Störungen, die in Tabelle 2 aufgeführt sind, nicht umfassend. Es fehlen wichtige Störungen, wie z. B. die Störungen des Sozialverhaltens oder der Ausscheidungsstörungen, die in der DC: 0-5 (2016) nicht berücksichtig sind.

Tab. 2: Übersicht über Störungen der Achse I nach DC: 0-5 (2016)

Hauptdiagnosen	Subtypen/Unterdiagnosen
Neurobiologische Entwicklungsstörungen (Störungen der neuronalen und mentalen Entwicklung)	• Autismus-Spektrum-Störung • Frühe atypische Autismus-Spektrum-Störung • Aufmerksamkeitsdefizit-/Hyperaktivitätsstörung • Überaktivitätsstörung des Kleinkindalters • Globale Entwicklungsverzögerung • Störung der Sprachentwicklung • Störung der motorischen Entwicklung
Sensorische Verarbeitungsstörungen	• Sensorische Überreaktivitätsstörung • Sensorische Unterreaktivitätsstörung • Andere sensorische Verarbeitungsstörungen
Angststörungen	• Störung mit Trennungsangst • Soziale Phobie • Generalisierte Angststörung • Selektiver Mutismus • Störung mit Inhibition gegenüber Neuem • Andere Angststörungen der frühen Kindheit
Affektive Störungen	• Depressive Störung der frühen Kindheit • Dysregulierte Ärger- und Aggressionsstörung der frühen Kindheit • Andere affektive Störung der frühen Kindheit
Zwangsstörungen und verwandte Störungen	• Zwangsstörung • Tourette-Störung • Motorische oder vokale Tic-Störung • Trichotillomanie

Tab. 2: Übersicht über Störungen der Achse I nach DC: 0-5 (2016) – Fortsetzung

Hauptdiagnosen	Subtypen/Unterdiagnosen
	• Zwanghaftes Hautzupfen der frühen Kindheit • Andere Zwangsstörungen und verwandte Störungen
Schlafstörungen	• Einschlafstörungen • Durchschlafstörungen • Partielle Aufwachstörung • Albträume der frühen Kindheit
Essstörungen	• Störung des Überessens • Essstörung mit Einschränkung der Nahrungsaufnahme • Atypische Essstörung
Schreistörungen der frühen Kindheit	• Exzessive Schreistörung • Andere Schlaf-, Ess- und Schreistörungen der frühen Kindheit
Trauma-, Belastungs- und Deprivationsstörungen	• Posttraumatische Belastungsstörung • Anpassungsstörung • Komplizierte Trauerstörung der frühen Kindheit • Reaktive Bindungsstörung • Soziale Bindungsstörung mit Enthemmung • Andere Trauma-, Stress- und Deprivationsstörung der frühen Kindheit
Beziehungsstörungen	Spezifische Beziehungsstörung der frühen Kindheit

Die Achsen III, IV und V der Zero-to-Three haben in der klinischen Arbeit so wenig Relevanz, dass gut auf sie verzichtet werden kann. Zudem liegt mit dem multiaxialen Klassifikationssystem der ICD-10 schon ein bewährtes Instrument vor, um verschiedene Ebenen oder Achsen psychischer Störungen zu erfassen. Mit dem folgenden, von den deutschen Leitlinien (von Gontard et al. 2015) vorgeschlagenen Vorgehen wird man in der klinischen Praxis den Störungen im Vorschulalter am ehesten gerecht:

1. Klassifikation nach den bewährten sechs Achsen der MAS der ICD-10
2. Als Ergänzung Diagnosen der Achse I nach der DC: 0–5 (2016)

Wenn Diagnosen beider Klassifikationssysteme zutreffen, dann sollen auch beide Diagnosen aufgeführt werden. Nur wenn sowohl die ICD-10 und die DC: 0-5 (2016) Diagnosen nicht zutreffen, kann es sinnvoll sein, auf das DSM-5-Klassifikationssystem zurück zu greifen und auch dies zu benennen. Wie schon erwähnt, liegen noch keine modifizierten DSM-5-Kriterien für junge Kinder vor, wie sie für die DSM-IV erarbeitet wurden (RDC-PA 2002).

1.1.4 Deutsche Leitlinien

Die ersten Leitlinien zu Diagnostik und Therapie psychischer Störungen im Säuglings-, Kindes- und Jugendalter (Schmidt und Poustka 2007) beruhten auf einem S1-Niveau, d. h. auf Experteneinschätzungen, die von den kinder- und jugendpsychiatrischen Fachgesellschaft abgesegnet wurden. Bei den Empfehlungen einzelner Störungen wurden damals nicht speziell auf die Besonderheiten des Vorschulalters eingegangen. In einem Kapitel werden die so genannten Regulationsstörungen im Säuglings- und Kleinkindalter (0–3 Jahre) separat behandelt. Die Klassifikationsvorschläge der deutschen Leitlinien wichen von den internationalen Entwicklungen deutlich ab und behandelten als so genannte »Regulationsstörungen« vor allem die drei Problembereiche exzessives Schreien, Schlaf- und Fütterstörungen. Ferner plädierten die Autoren der deutschen Leitlinien damals für einen dimensionalen Ansatz – im Gegensatz zu den internationalen Entwicklungen, die ein kategoriales Vorgehen auch bei jungen Kindern befürworten.

Dagegen basieren die neuen Leitlinien zu psychischen Störungen im Säuglings-, Kleinkind- und Vorschulalter (AWMF Nr.: 028/041) auf dem S2k-Niveau, d.h. auf einen interdisziplinären Konsens nach den Vorgaben der Arbeitsgemeinschaft wissenschaftlich medizinischer Fachgesellschaften (AWMF) (von Gontard et al. 2015). In vielen Sitzungen und Überarbeitungen wurden Schlüsselempfehlungen, eine Lang- und eine Kurzversion der Leitlinie verabschiedet. Beteiligt waren kinder- und jugendpsychiatrische, kinder- und jugendmedizinische, psychotherapeutische und viele sonstige Fachverbände. Da es sich um eine S2k-Leitlinie (und nicht um eine S2e- oder eine S3-Leitlinie) handelt, wurde der Grad der Evidenz für diese Leitlinien nicht bestimmt und deshalb nicht angegeben. Die Empfehlungen beruhen auf einem formalen Konsensusfindungsprozess, der sich auf die bisherige Forschungslage (und damit indirekt auf der Grad der Evidenz) stützt.

Es wurden auf der Grundlage von ICD-10 bzw. DSM-IV (inzwischen DSM-5) kategoriale, deskriptive Diagnosen (nicht Dimensionen) bevorzugt. Dabei wurden diejenigen Krankheitsbilder berücksichtigt, für die eine adäquate Validität für das Vorschulalter vorliegt. Es wurden insgesamt zwölf der wichtigsten psychischen Störungen des Säuglings- und Kleinkindalters aufgenommen. Es handelt sich dabei ausschließlich um Störungen der ersten Achse (MAS, ICD-10; DC. 0-3R), bzw. dem 3. Bereich der MBD, d.h. um beim Kind diagnostizierbare psychische Störungen. Darüber hinaus wurde betont, dass subklinische Symptome eine klinische Relevanz können haben, auch wenn sie nicht vollständig den Kriterien für eine Störung entsprechen. In solchen Fällen kann eine Beratung, aber keine Therapie indiziert sein.

Eine Anpassung der Kriterien an das jeweilige Entwicklungsalter ist für manche Diagnosen unbedingt erforderlich, deren Ergänzung durch das damalige Klassifikationssystem der Zero-to-Three-Organisation (DC: 0–3R 2005) vorgenommen wurde (das inzwischen durch die DC: 0-5 ersetzt wurde). Beziehungsstörungen wurden separat klassifiziert, d.h. die zweite Achse der DC:0-3R (2005) wurde in jedem Fall berücksichtigt. Nach der DC: 0-5 (2016) wird die zentrale Bedeutung der Beziehungsstörung für das Wohl des Kindes unterstrichen, in dem sie sogar als Störung der ersten Achse definiert wurde.

Zuletzt orientieren sich die Leitlinien eindeutig an der internationalen Terminologie, wobei die Versorgungssituation in Deutschland berücksichtigt wurde. Die Leitlinie richtet sich an alle Berufs- und Fachgruppen, die Kompetenzen in der Diagnostik und Therapie von psychischen Störungen bei jungen Kindern aufweisen. Es werden gezielt Hinweise auf die Qualifikation von einzelnen Berufsgruppen (z.B. in der Behandlung spezieller Störungen) gegeben. Von wesentlicher Bedeutung ist die Multi- und Interdisziplinarität in einem Netzwerk von sachkompetenten Institutionen mit Ärzten, Psychotherapeuten, Psychologen und Therapeuten, die ggf. sozialgesetzbuchübergreifend (z.B. Gesundheitssystem und Jugendhilfe) zusammenwirken.

Eine wichtige Festlegung der Leitlinien war das Mindestalter, bei dem eine Störung diagnostiziert werden kann, wie in Tabelle 3 dargestellt. Dies bedeutet, dass bei Kindern unter diesem Minimumalter die jeweiligen Störungen nicht diagnostiziert werden sollen.

Tab. 3: Psychische Störungen des Kindes: Minimumalter (AWMF Leitlinie 028/041)

Störung	Minimumalter zur Diagnose
Fütterstörungen	4 Wochen
Persistierendes exzessives Schreien	3 Monate
Bindungsstörungen	9 Monate
Schlafstörungen	12 Monate
Anpassungsstörungen	Keine Angaben
Regulationsstörungen	bis 3 Jahre
Angststörungen	18 Monate
Posttraumatische Belastungsstörungen	18 Monate
Depressive Störungen	3 Jahre
ODD	3 Jahre
HKS/ADHS	3, bzw. 4 Jahre
Ausscheidungsstörungen	4, bzw. 5 Jahre

Wichtige Aspekte wurden von den Leitlinien ausgespart. Es wurden nicht körperliche Erkrankungen und Behinderungen thematisiert, die primär Aufgaben der Kinder- und Jugendmedizin, insbesondere der Neuropädiatrie, sind. Eine genaue körperliche Diagnostik zum Ausschluss organischer Erkrankungen ist Grundlage der Diagnostik und Therapie psychischer Störungen im Vorschulalter. Primärer Ansprechpartner sind hierfür der betreuende Kinder- und Jugendarzt, z. B. im Rahmen der Früherkennungs-Untersuchungen, und der Neuropädiater. Bei allen Kindern mit psychischen Problemen ist in der Regel eine Betreuung in einem multi- und interdisziplinären Netzwerk notwendig, bei dem die professionellen Kompetenzen verschiedener Berufsgruppen nach störungsspezifischer, differentieller Indikationsstellung sinnvoll kombiniert und ergänzt werden.

Auch wurde nicht speziell auf die Bedürfnisse von Kindern mit globaler Entwicklungsstörung (EQ < 70) und mit Intelligenzminderung, d. h. geistiger Behinderung mit einem IQ < 70 eingegangen. Ferner wurden Teilleistungsstörungen und spezifische Entwicklungsstörungen, die traditionell Aufgabe der Sozialpädiatrischen Zentren und Frühförderung sind, nicht thematisiert. Zu diesen zählen z. B. umschriebene Entwicklungsstörungen der motorischen Funktionen, des Sprechens, der Sprache und anderer spezifischer kognitiver Funktionen. Für eine aktuelle Übersicht zu diesen wichtigen Problembereichen bei Vorschulkindern darf auf Marrus und Hall (2017) verwiesen werden.

Für alle diese drei Gruppen (körperliche Erkrankungen, geistige Behinderung, Teilleistungsstörungen) gilt, dass die Rate von komorbiden psychischen Störungen eindeutig erhöht ist. Diese Risikogruppen benötigen deshalb eine besonders intensive Diagnostik und Therapie möglicher psychischer Störungen – im Vergleich zu anderen Kindern mit regelrechter Entwicklung.

Dennoch sind die neuen Leitlinien ein wichtiger Schritt vorwärts in der Konzeptualisierung von psychischen Störungen von jungen Kindern, der zudem von verschiedenen Disziplinen und Berufsgruppen in einer konstruktiven Art erarbeitet wurden.

1.2 Prävalenz

1.2.1 Allgemeine Prävalenz

Epidemiologische, d. h. bevölkerungsbezogene Studien bieten die Möglichkeit, repräsentative Angaben zur Häufigkeit und zum Verlauf psychischer Störungen in der Bevölkerung zu erfassen. Alle Studien an Zentren oder Institutionen werden durch Selektionseffekte zu einer Verzerrung der Ergebnisse führen. Allerdings hängt auch die Qualität der epidemiologischen Studie sehr davon ab, welche Methodik verwendet wurde, z. B. wie die Probanden rekrutiert und welche Instrumente eingesetzt wurden.

Im Vorschulalter gibt es zunehmend qualitativ gute epidemiologische Studien (McDonnell und Glod 2003). Eine gute Übersicht findet sich bei Skovgaard (2010). Abhängig von der Methodik (Fragebogenverfahren gegenüber Interviews) und Definitionen schwankte die allgemeine Prävalenz für psychische Störungen bei 2- bis 5-jährigen Kindern zwischen 7,3 % bis 18,4 %. In ihrer klassischen Übersicht kommen Egger und Angold (2006a) zum Schluss, dass global 14–26 % aller Vorschulkinder klinisch relevante Störungen zeigen – 9–12 % sogar mit deutlichen Beeinträchtigungen im Alltag.

Deutsche Studien

Die wichtigste deutsche Studie zur Feststellung von Gesundheitsstörungen im Kindesalter in Deutschland ist der Kinder- und Jugend-Gesundheits-Survey (KiGGS) des Robert-Koch-Instituts (Hölling et al. 2007). Hierin wurde bei 84,2 % der Jungen und bei 89,4 % der Mädchen zwischen 3 und 6 Jahren keine Verhaltensauffälligkeiten gefunden, 8,9 % bzw. 6,9 % waren grenzwertig und 6,9 % bzw. 3,7 % psychisch auffällig (insgesamt waren 8,0 % der Kinder grenzwertig und 5,3 % auffällig). Bezüglich der Subskalen des SDQ-Fragebogens (Goodman 1997 – nur auffällige Befunde) zeigten: 6,6 % der 3–6-jährigen Kinder emotionale Probleme, 15,8 % Verhaltensprobleme, 8,2 % Hyperaktivitätsprobleme und 9,5 % Probleme mit Gleichaltrigen (Hölling et al. 2007). Sechs Jahre später hatten die Verhaltensprobleme signifikant zugenommen und die Probleme mit Gleichaltrigen abgenommen – alle anderen Skalenwerte blieben stabil (Hölling et al. 2014).

Allerdings beruht diese Studie auf Fragebogenangaben und nicht auf diagnostische Interviews, d. h. es werden Verhaltenssymptome, aber keine Diagnosen erfasst. Die KiGGS-Studie zeigt ferner, dass die Gruppe von 3–6-Jährigen (N = 3640) eine höhere Rate von Auffälligkeiten im Sozialverhalten zeigte – sonst war sie mit den älteren Kindern vergleichbar (Hölling et al. 2008).

In einer weiteren deutschen Studie (HA-GES) wurden bei 1950 Kindern und Jugendlichen im Alter von 4–18 Jahren die CBCL- und YSR-Fragebögen eingesetzt. 10–18 % aller Kinder hatten dabei klinisch relevante Problemscores (Barkmann und Schulte-Markwort 2005).

Internationale Studien

Wichtige, ausgewählte bevölkerungsbezogene Prävalenzstudien sind in Tabelle 4 aufgeführt. Diese Tabelle ist der Arbeit von Egger und Angold (2006a) entnommen und wurde durch neuere Studien ergänzt. Neuere Arbeiten verwendeten DSM-IV-Kriterien, während die älteren Studien sich – historisch bedingt – an den DSM-III-Kriterien orientierten. Die Stichprobengröße variierte zwischen 100 und über 4000 Kindern, die untersuchte Altersspanne umfasste das Alter von 2 bis 6 Jahren. Die meisten Studien verwendeten strukturierte psychiatrische Interviews, die älteren beruhen auf Fragebögen und klinischer Konsensusfindung, die methodisch unzuverlässiger sind.

Zunehmend wurden Studien weltweit durchgeführt. Global zeigt die Tabelle 4, dass tatsächlich 14–26 % der 2–6-jährigen Kinder die Kriterien für eine DSM-Diagnose erfüllen. Nach den neueren Studien ist die Spanne der Prävalenzzahlen relative einheitlich zwischen 12,5 % und 18 %. Dies bedeutet, dass Vorschulkinder genauso häufig von einer psychischen Störung betroffen sind wie ältere Kinder und Jugendliche, wie zuletzt auch neuere epidemiologische Studien (allerdings nur mit Fragebogenverfahren) zeigen konnten

In der brasilianischen Pelotas-Studie von 3585 Kindern im Alter von 6 Jahren erfüllten 13,2 % eine Diagnose nach DSM-IV und 12,8 % nach ICD-10. Jungen (14,7 %) waren häufiger betroffen als Mädchen (11,7 %) nach DSM-IV (Petesco et al. 2014). Die Prävalenzen einzelner Störungen sind in der Tabelle 4 aufgeführt.

In einer neuen norwegischen Studie wurde mit strukturierten Interviews (PAPA) eine Prävalenz von 7,1 % für psychische Störungen (12,5 % mit Enkopresis) bei 4-jährigen Kindern erhoben (Wichström et al. 2012). Diese qualitativ hochwertige Studie liefert auch wichtige Daten zur Komorbidität (siehe unten). In einer isländischen Studie lag die Rate von psychischen Störungen bei 4–6-jährigen Kindern, ebenfalls mit einem strukturierten Interview erhoben, bei 10,1 % (18 % mit Ausscheidungsstörungen) (Gudmundsson et al. 2012). Die amerikanische Studie von Bufferd et al. (2011) erbrachte die höchste Gesamtprävalenz von 27.4 %.

Alle Studien zeigen, dass sich eine Vielzahl von psychischen Störungen mit standardisierten Instrumenten auch in bevölkerungsbezogenen Studien identifizieren lassen. Nicht alle Störungen wurden in jeder Studie erfasst, z. B. fehlen in den meisten Untersuchungen Hinweise auf das Vorliegen von Ausscheidungsstörungen (bis auf Wichström et al. 2012 und Gudmundsson et al. 2012).

Tab. 4: Prävalenz von DSM-basierten Störungen im Vorschulalter

	Petresco et al. 2014	Gudmundsson et al. 2012	Bufferd et al. 2011	Wichström et al. 2012	Egger und Angold 2006a	Lavigne et al. 1996	Keenan et al. 1997	Earls 1982
Land	Brasilien	Island	USA	Norwegen	USA	USA	USA	USA
Klassifikationssystem	DSM-IV	DSM-IV	DSM-IV	DSM-IV	DSM-IV	DSM-III-R	DSM-III-R	DSM-III
Stichprobengröße	N = 4231	N = 317	N = 541	N = 2475	N = 307	N = 510	N = 104	N = 100
Alter	6 Jahre	5 Jahre	3 Jahre	4 Jahre	2–5 Jahre	2–5 Jahre	5 Jahre	3 Jahre
Instrument	DAWBA	K-SADS-PL	PAPA	PAPA	PAPA	Klinischer Konsensus	K-SADS	Fragebogen und klinischer Konsensus
ADHS	2,6 %	3,8 %	2,0 %	1,9 %	3,3 %	2,0 %	5,7 %	2,0 %
ODD	2,0 %	2,8 %	9,4 %	1,8 %	6,6 %	16,8 %	8,0 %	4,0 %

Tab. 4: Prävalenz von DSM-basierten Störungen im Vorschulalter – Fortsetzung

	Petresco et al. 2014	Gudmundsson et al. 2012	Bufferd et al. 2011	Wichström et al. 2012	Egger und Angold 2006a	Lavigne et al. 1996	Keenan et al. 1997	Earls 1982
Störung des Sozialverhaltens	1,6 %	-	-	0,7 %	3,3 %	–	4,6 %	0
Depression	1,3 %	0,3 %	1,8 %	1,8 %	2,1 %	0,3 %	1,1 %	0
Trennungsangst	3,2 %	1,3 %	5,4 %	0,3 %	2,4 %	0,3 %	2,3 %	5,0 %
Generalisierte Angst	0,2 %	0,3 %	3,9 %	-	6,5 %	0,5 %	–	–
Soziale Phobie	0,1 %	1,3 %	4,4 %	0,5 %	2,1 %	–	4,6 %	2,0 %
Spezifische Phobie	5,4 %	-	-	0,7 %	2,3 %	0,7 %	1,5 %	0
PTBS	-	-	-	-	0,6 %	0,6 %	–	–
Selektiver Mutismus	-	-	1,5 %	-	0,6 %	–	–	–
Angststörungen gesamt	8,8 %	5,7 %	19,6 %	1,5 %	9,4 %	–	–	–
Emotionale Störung gesamt (internalisierend)	-	-	20,3 %	3,3 %	10,5 %	–	14,9 %	–
Verhaltensstörung Gesamt (externalisierend)	-	-	10,2 %	3,5 %	9,0 %	–	14,9 %	–
Alle Störungen	13,2 %	18,0 %	27,4 %	12,5 %	16,2 %	21,4 %	26,4 %	14,0 %
Schwere Störung mit Beeinträchtigung	-	-	-	-	12,1 %	9,1 %	–	–

Andere wichtige epidemiologische Studien sind in Tabelle 4 nicht aufgeführt. So konnten Lavigne et al. (2009) zeigen, dass bei älteren Vorschulkindern externalisierende Störungen überwiegen. Von 796 vierjährigen Kindern hatten 12,8 % ein ADHS und 13,4 % ein ODD – die Raten für eine generalisierte Angststörung, Depression oder Dysthymie betrugen jeweils weniger als 1 %.

Während die bisher referierten Studien sich den älteren 2–5-jährigen Vorschulkindern widmeten, wurden in den letzten Jahren erstmals repräsentative Studien über das Verhalten von jungen Kleinkindern (d. h. Infants und Toddlers) durchgeführt. Allerdings neigen Eltern, wie auch Krankenschwestern dazu, Verhaltensproblem bei 12 Monate alten Säuglingen zu übersehen (Alakortes et al. 2017). Nur 3,9 % der Mütter, 3,2 % der Väter und 1,4–1,8 % der Kinderkrankenschwestern waren besorgt über die Entwicklung des Kindes im Gegensatz zu einer systematischen Erfassung der Symptome. Deshalb ist in dieser Altersgruppe eine gute Methodik besonders wichtig.

So wurden in einer bevölkerungsbezogenen Studie (N = 6.491) Verhaltensprobleme von 14 und 19 Monate alten Kleinkindern mittels Fragebogenverfahren untersucht (Beernink et al. 2007). 70 % der Kinder zeigten externalisierendes, nur 5–9 % internalisierendes Problemverhalten, wobei die Autoren betonen, dass es sich dabei um Symptome, aber nicht unbedingt um psychische Störungen handelt. Die häufigsten Symptome waren: »Wechselt schnell von einer Sache zur nächsten« (26 %), »Will alles sofort« (16,2 %), »Will viel Aufmerksamkeit« (14,4 %), »Wünsche müssen erfüllt werden« (14,1 %), »Bleibt nicht still sitzen beim Geschichten vorlesen« (14,0 %). In einer Faktorenanalyse konnten zudem sieben Faktoren berechnet werden: Oppositionelles Verhalten, Sprachentwicklung, Aufmerksamkeit, Exploratives Verhalten, Kommunikationsabsicht, Dysregulation und Inhibition. Bis auf Dysregulation und Inhibition waren Jungen auffälliger als Mädchen. Die Faktoren Kommunikationsabsicht, oppositionelles Verhalten und Aufmerksamkeit zeigten zudem eine moderate Stabilität über fünf Monate im Alter von 14–18 Monaten.

Für die gleiche Altersgruppe (18 Monate) wurde erstmals die Prävalenz kategorialer psychischer Störungen nach Zero-to-Three, wie auch nach ICD-10 in Dänemark untersucht (Skovgaard et al. 2007). Bei der Copenhagen Child Birth Cohort (CCC 2000) handelt es sich um eine Geburtskohorte von 2155 Neugeborenen, von denen eine Zufallsstichprobe von 210 Kindern im Alter von 18 Monaten untersucht wurde. Beeindruckend ist der Umfang der eingesetzten Instrumente, unter anderem Interviews, Fragebögen, standardisierte Beobachtungsinstrumente und Entwicklungstests. Im Gegensatz zu anderen epidemiologischen Untersuchungen wurden nicht nur Fragebögen verwendet, sondern auch eine komplette kinderpsychiatrische Diagnostik durchgeführt, sodass zuverlässige Diagnosen gestellt werden konnten. Zusammengefasst erfüllten nach dieser methodisch hochwertigen Studie 16,1 % der Kinder die Kriterien für eine psychische Störung nach ICD-10 und 18,5 % nach DC:0–3R. Dies bedeutet, dass die Prävalenz psychischer Störungen auch bei jungen 1,5-jährigen Kindern durchaus vergleichbar ist mit den älteren 2–5-jährigen Kindern mit einer Prävalenz von 14–26 % (Egger und Angold 2006a). Die Prädiktoren für eine psychische Störung des Kindes in Alter von 18 Monaten waren Sprachentwicklungsstörungen, kognitive Defizite und Störungen der sozialen Interaktion. Prädiktoren für eine Beziehungsstörung im Alter von 18 Monaten waren ungewollte Schwangerschaften und negative Erwartungen der Eltern im Säuglingsalter (Skovgaard et al. 2008). Selbst viele Jahre später wirken solche frühen Risikofaktoren nach. In der gleichen dänischen Studie waren Symptome des Säuglingsalters wichtige und signifikante Prädiktoren für ADHS und Autismus-Spektrum-Störungen (ASS) im Alter von 5 bis 7 Jahren. Für ADHS waren es Probleme der Aktivität und des Interesses, sowie Interaktionsprobleme; für ASS waren es oral-motorische Probleme, allgemeine Entwicklungsprobleme, und wiederum Probleme der Aktivität, des Interesses und der Interaktion (Elberling et al. 2014).

Interessant ist ferner der Vergleich der ICD-10- und DC: 0-3 (1994) Diagnosen in der dänischen bevölkerungsbezogenen Studie, wie in Tabelle 5 dargestellt. Es ist dabei erstaunlich, dass trotz der Unterschiede der beiden Klassifikationssysteme die Prävalenzzahlen für viele Störungen durchaus vergleichbar sind. Die Hauptunterschiede betreffen die Störungen HKS und Störung des Sozialverhaltens, die nur nach ICD-10, aber nicht in DC:0–3 vorgesehen sind, und die Regulationsstörungen, die bei DC:0–3 definiert sind, aber keiner ICD-10-Diagnose entsprechen.

Tab. 5: Psychische Störungen mit 18 Monaten: (ICD-10 und DC:0–3: 1. Achse) (Skovgaard et al. 2007)

ICD-10		DC:0–3	
Entwicklungsstörungen (F88–89)	2,8 %	Multisystemische Entwicklungsstörung (700.)	3,3 %
HKS (F90)	2,4 %	Regulationsstörung (400.)	7,1 %
Störungen der Emotionen und des Sozialverhaltens (F92–93)	4,3 %	Störung des Affekts (200.)	2,8 %
Reaktive Bindungsstörung (F94)	0,9 %	Reaktive Bindungsstörung (206.)	0,5 %
Fütterstörung (F98.2)	2,8 %	Fütterstörung (600.)	2,4 %
Schlafstörung (F51)	1,4 %	Schlafstörung (500.)	1,4 %
Anpassungsstörung (F43)	0,9 %	Anpassungsstörung (300.)	0,9 %
Andere (F 63.3)	0,5 %		
Gesamt	16,1 %	Gesamt	18,5 %

In der gleichen Arbeit wurden auch die Beziehungsstörungen der 2. Achse der DC: 0-3R (2005) erfasst, sodass erstmals repräsentative Angaben zur Häufigkeit von Beziehungsstörungen vorliegen. Wie in Tabelle 6 ersichtlich, lag bei 8,5 % der Eltern-Kind-Paare eine Beziehungsstörung vor. Mit Abstand am häufigsten war die unterinvolvierte Beziehungsstörung nach DC: 0-3 mit 5,2 % (▶ Kap. 15). Diese differenzierte qualitative Unterscheidung von Beziehungsstörungen gibt es in der DC: 0-5 (2016) leider nicht mehr.

Die klassische Arbeit von Egger und Angold (2006a) weist auf andere, wichtige Ergebnisse und Zusammenhänge hin. Nicht nur sind 14–26 % aller Kinder von einer DSM-Diagnose betroffen, sondern bei 9–12 % geht diese Diagnose mit schweren Beeinträchtigungen im Alltag einher. Das Kriterium der

Tab. 6: Beziehungsstörungen mit 18 Monaten (DC:0–3 – 2. Achse) (Skovgaard et al. 2007)

Beziehungsstörung	Prävalenz
Unterinvolviert (902.)	5,2 %
Ängstlich/angespannt (903.)	0,5 %
Ärgerlich/ablehnend (904.)	0,5 %
Gemischt (905.)	2,4 %
Gesamt	8,5 %

Beeinträchtigung wurde bei allen Diagnosen nach DC: 0-5 (2016) als ein wichtiger Aspekt berücksichtigt.

Dagegen ist das Versorgungsangebot unzureichend, da nur 11–25 % der Kleinkinder mit einer Diagnose auch tatsächlich vorgestellt werden. Auch Marcus et al. (2017) betonen, dass es einen erheblichen Mangel an Kinderpsychiatern mit einer Spezialisierung auf Vorschulkinder gibt in den USA. Dadurch erhalten Vorschulkinder seltener eine adäquate Behandlung als ältere Kinder. Das gleiche gilt auch für die Versorgungssituation in Deutschland.

Von der Tendenz her sind ältere Vorschulkinder häufiger von einer Störung betroffen als jüngere Kleinkinder. Global sind Jungen häufiger gestört als Mädchen. Nicht geklärt ist, ob es tatsächlich einen Altersgipfel mit drei Jahren gibt, wie von manchen Autoren behauptet wird. Schließlich weisen die Autoren daraufhin, dass auch im Vorschulalter viele Störungen nicht isoliert auftreten, sondern dass mehrere Störungen gleichzeitig auftreten können. Die Komorbidität mehrerer Störungen spielt bei jungen Kindern eine wichtige Rolle (Egger und Angold 2006a). Epidemiologische Querschnittstudien sind zudem nur Momentaufnahmen – Langzeitverläufe einzelner Störungen können nur in Longitudinal-Studien erfasst werden, wie Angold und Egger (2007) in einer weiteren Arbeit festgestellt haben.

Während die Rate von psychischen Störungen bei jungen Kindern weltweit gleich hoch liegt, scheint die Rate in den letzten Jahrzehnten nicht zugenommen zu haben. In ihrer systematischen Übersicht konnten Bor et al. (2014) zeigen, dass bei Vorschulkindern tatsächlich keine Zunahme nachzuweisen ist. Lediglich bei internalisierenden Störungen bei jugendlichen Mädchen zeigt sich eine Zunahme.

Komorbidität

Viele Störungen treten bei jungen Kindern nicht isoliert auf, sondern gleichzeitig mit anderen komorbiden Störungen (Egger und Angold 2006a). Die oben erwähnte norwegische Studie von Wichström et al. (2102) liefert eine detaillierte Analyse der Komorbidität. Vierjährige Kinder mit einer ADHS haben ein 8,7-fach erhöhtes Risiko für eine andere komorbide Störung und 49,1 % sind davon betroffen. Für eine ODD ist das Risiko 17,0-fach höher (65,4 %), für eine sonstige Störung des Sozialverhaltens 44,2-fach höher (84,6 %), für eine Angststörung 4,2-fach höher (32,9 %) und für eine depressive Störung 27,4-fach höher (76,8 %). Dies bedeutet für die Praxis, dass nachdem eine Störung bei einem jungen Kind festgestellt wurde, sorgfältig nach weiteren Störungen geschaut werden sollte.

Persistenz

Neben einer hohen, allgemeinen Querschnittsprävalenz zeigen psychische Störungen eine hohe Persistenz im Verlauf von 3 bis 6 Jahren (Bufferd et al. 2012). So konnten Bufferd et al. (2012) zeigen, dass 50,4 % der Kinder mit psychischen Störungen im Alter von 3 Jahren diese auch im Alter von 6 Jahren aufwiesen. Die Wahrscheinlichkeit war um 4,74-fach erhöht. Diese sorgfältige Studie an 462 Kindern wurde mit einem strukturierten Interview durchgeführt und liefert wichtige Verlaufsdaten für einzelne Störungen, wie in der nächsten Tabelle 7 aufgeführt. Die Prävalenzzahlen bleiben hoch, oder steigen sogar an. Einzelne Störungen persistieren über diese drei Jahre hinweg, vor allem die Angststörungen (die sogenannte homotypische Kontinuität). Bei anderen wechseln die Diagnosen beim einzelnen Kind (die sogenannte heterotypische Kontinuität), zum Beispiel von einer Angst- zu einer depressiven Störung oder einer ODD.

Dass psychische Symptome selbst bei sehr jungen Kindern persistieren, zeigte auch die große Studie mit fast 6000 12 bis 18 Monate alten Kindern, die 1,5 Jahre später nachuntersucht wurden (McCue Horwitz et al. 2012). Die Wahrscheinlichkeit für psychische Auffälligkeiten im Altern von 30 bis 36 Monaten war 9.18 höher bei den auffälligen Kindern. Der zweite entscheidende Risikofaktor waren depressive Störungen

Tab. 7: Kontinuität psychischer Störungen im Vorschulalter (Bufferd et al. 2012)

	Alter 3 Jahre (n=462)	Alter 6 Jahre (n=462)	OR für Diagnose mit 6 Jahren*
Psychische Störungen gesamt (PAPA)	27,5 %	26,6 %	4.74
Emotionale Störungen gesamt	19,7 %	18,8 %	
Depressive Störung	1,3 %	5,4 %	
Angststörungen gesamt	19,3 %	15,6 %	4.01
Spezifische Phobie	9,5 %	8,5 %	2.87
Soziale Phobie	3,7 %	2,2 %	60.14
Trennungsangst	5,6 %	4,8 %	7.88
Generalisierte Angst	3,9 %	1,5 %	
Selektiver Mutismus	1,5 %	0,6 %	37.75
Externalisierende Störungen gesamt	11,0 %	12,3 %	
ADHS	2,4 %	5,4 %	
ODD	10,2 %	8,9 %	

*Odds Ratios konnten nicht für alle Störungen berechnet werden

der Bezugspersonen (Odds Ratio 13,54-fach höher). Die Studie zeigt, dass sich selbst bei Säuglingen und jungen Kleinkindern psychische Symptome nicht »auswachsen«.

Anhand vom SDQ-Fragebogen (Goodman 1997) konnten Klein et al. (2015) eine moderate Stabilität von psychischen Gesamtsymptomen vom Alter von 51 Monaten (6,9 % auffällig) bis zum Alter von 72 Monaten (5,7 % auffällig) nachweisen. Diese deutsche Studie untersuchte eine repräsentative Stichprobe von 1034 Kindern.

Verläufe

Vom zeitlichen Langzeitverlauf lassen sich nach Angold und Egger (2007) fünf Verlaufsformen von Störungen bei jungen Kindern unterscheiden:

- *Frühbeginnende Störungen mit langfristiger Beeinträchtigung*: Zu diesen gehören typischerweise die tiefgreifenden Entwicklungsstörungen, aber auch ADHS und zum Teil Störungen des Sozialverhaltens. Diese Störungen beginnen in der frühen Kindheit und haben die Tendenz, über das gesamte Kindes- und Jugendalter, zum Teil bis zum Erwachsenenalter zu persistieren.
- *Entwicklungsabhängige Störungen*: Bei diesen ist typisch, dass die Symptomatik häufig bei jungen Kindern auftritt und mit zunehmendem Alter sich zurückbildet. Klassischerweise zählen die Ausscheidungsstörungen zu dieser Gruppe; so zeigt das nächtliche Einnässen eine spontane Remissionsrate von 15 % im Jahr. Während alle Säuglinge »inkontinent« sind, sind es nur 0,5–1 % der Erwachsenen.
- *Störungen mit Altersgipfeln und -tälern*: Diese Störungen beginnen ebenfalls im frühen Kindesalter, zeigen aber im weiteren Verlauf Schwankungen in der Präva-

lenz mit Altersgipfeln. Zu diesen gehört z. B. die Störung des Sozialverhaltens mit oppositionellem Verhalten.
- *Störungen mit einer Häufigkeitszunahme im späteren Kindes- und Jugendalter*: Typisch für diese Störungen ist, dass sie zwar im Vorschulalter vorkommen können, dass aber die Prävalenz im späteren Kindesalter zunimmt. Als Beispiel wird der Anstieg depressiver Störungen im Jugendalter, vor allem bei Mädchen, erwähnt, ebenso die Häufigkeitszunahme der generalisierten Angst-, Zwangs- und Ticstörungen.
- *Früh beginnende erwachsenentypische Störungen*: Diese Störungen sind im Vorschulalter nicht existent, beginnen oft im späteren Kindes- oder Jugendalter und haben ihren Gipfel im Erwachsenenalter, wie z. B. die Schizophrenie und Panikstörungen.

In diesem Zusammenhang ist es auch wichtig festzuhalten, welche Störungen tatsächlich im Vorschulalter nicht vorkommen oder so selten sind, dass sie vernachlässigt werden können: Zu diesen zählen die schizophrenen Psychosen, klassische bipolare Störungen, dissoziative Störungen, Suchtstörungen, Agoraphobie, Panikstörungen, Anorexie, Bulimie und Persönlichkeitsstörungen.

Unterschiedliche Verläufe konnte auch eine australische Studie von 733 Kindern nachweisen, die vom Säuglingsalter bis zum Alter von 5 Jahren prospektiv untersucht wurden (mit dem CBCL-Fragebogen). Dabei konnten drei Klassen identifiziert werden, die relativ konstant über diesen langen Zeitraum blieben: Kinder mit deutlich erhöhten externalisierenden und internalisierenden Symptomen (20 % der Kinder), solche mit durchschnittlichen Werten (etwa die Hälfte) und solche mit erniedrigten Werten (ca. 30 %). Die wichtigsten Prädiktoren für die Risikogruppe waren mütterlicher Stress und überstrenge Disziplin (Bayer et al. 2012).

Ätiologie

Bei allen psychischen Störungen liegt eine multifaktorielle Ätiologie vor, d. h. sie sind nicht nur durch eine Ursache bedingt (monokausal), sondern durch mehrere, miteinander interagierenden Faktoren. Bei jeder einzelnen Störung unterscheidet sich die Gewichtung der unterschiedlichen Faktoren, sodass es nicht sinnvoll ist, globale Angaben zu machen. Zum Beispiel konnten Tuvblad et al. (2017) an einer großen schwedischen Zwillingsstudie von 5-Jährigen zeigen, dass sich selbst bei Persönlichkeitsmerkmalen (nicht psychischen Störungen im engeren Sinn) die jeweilige Varianz von ätiogischen Faktoren unterscheidet. Genetische Faktoren (25–74 % der Varianz), gemeinsame (9–48 % der Varianz) und nicht gemeinsamen Umweltfaktoren (17–27 % der Varianz) unterschieden sich erheblich.

Ein anderer Zugang ist die Analyse von jeweiligen Risiko- und protektiven Faktoren im Verlauf. Unter Risikofaktoren versteht man Ereignisse und Erfahrungen, die mit dem Auftreten von psychischen Störungen korrelieren. Risikofaktoren vermitteln eine Vulnerabilität für psychische Störungen. Dagegen werden protektive Faktoren als Gegebenheiten oder Ereignisse definiert, die dem Kind helfen, sich unauffällig zu entwickeln. Protektive Faktoren können den Einfluss von Risiken modulieren und ausgleichen und vermitteln eine Resilienz gegenüber psychischen Störungen.

Protektive Faktoren, die das Auftreten von psychischen Störungen verhindern oder minimieren können, wurden von Hudziak und Archangeli (2017) zusammengestellt. Zu diesen gehören Ernährung, körperliche Aktivität, musikalische Förderung, aber auch Achtsamkeit und elterliche Erziehungskompetenzen.

1.2.2 Versorgungsprävalenz

Im Gegensatz zu den epidemiologischen Studien spiegeln Studien zur Versorgungsprävalenz einzelner Zentren die jeweiligen Selektionseffekte und diagnostischen Gewohnheiten wider. Im Vergleich zu den bevölkerungsbezogenen Studien sind sie trotzdem interessant, da sie das Spektrum der Diagnosen derjenigen Kinder aufzeigen, die tatsächlich vorgestellt wurden. Wie Egger und Angold (2006a) aufzeigen konnten, ist die Versorgungsstruktur völlig unzureichend und nur einem Bruchteil der Kinder mit psychischen Störungen wird tatsächlich eine Behandlung durch professionelle, kompetente Fachleuten zuteil. Die Versorgungsstrukturen sind meist zufällig verteilt, historisch gewachsen und spiegeln die Vorlieben einzelner Personen, Professionen und Institutionen wider. Obwohl die Kinderpsychiatrie über die Kompetenzen zur Diagnostik und Therapie psychischer Störungen bei jungen Kindern verfügt, bieten nur wenige Kliniken Spezialambulanzen für diesen Altersbereich an. Viele Kinder- und Jugendpsychiater machen »einen großen Bogen« um junge Kinder, da sie die »vertrautere« Arbeit mit älteren Kindern und Jugendlichen bevorzugen und speziell für junge Kinder oft nicht ausgebildet sind. Eine Subspezialisierung auf z. B. Vorschulpsychiatrie, Adoleszentenpsychiatrie oder andere Spezialgebiete innerhalb der Kinder- und Jugendpsychiatrie wird in den nächsten Jahrzehnten mit Sicherheit stattfinden. Zurzeit werden immer in Deutschland noch kinder- und jugendpsychiatrische »Generalisten« – und nicht »Subspezialisten« – bevorzugt, im Gegensatz zu anderen Ländern wie den USA.

Die Pädiatrie mit ihren Spezialgebieten sowie die Frühförderung haben oft als erste Institutionen Kontakt mit jungen Kindern, aber verfügen oft nicht über adäquate kinderpsychiatrische Kompetenzen, wie eine neue Umfrage kürzlich aufzeigen konnte (McCue Horwitz et al. 2007). Eine Zufallsstichprobe von 1600 (von insgesamt 50810) amerikanischen Pädiatern füllte einen 8-seitigen Fragebogen aus. Die Rücklaufquote betrug 52 %. Im Umgang bei psychischen Störungen allgemein wurden folgende Hindernisse angegeben: Zeitmangel (77 %), lange Wartezeiten bei Spezialisten (74 %) und mangelnde Ausbildung bzgl. psychischer Störungen (65 %). Ferner gaben Kinderärzte Schwierigkeiten an, depressive Störungen bei Müttern zu erkennen. Als Hindernis wurde angegeben: Wiederum fehlende Ausbildung (75 %), Zeitmangel (64 %) und Unkenntnis von Screeninginstrumenten (60 %). In anderen Worten: Obwohl Pädiater durch einen frühen Kontakt zu den Familien z. B. durch Vorsorgeuntersuchungen und Impfungen gerade dazu prädestiniert sind, psychische Störungen bei Kind (und Eltern) zu erkennen sind sie nicht dazu ausgebildet – und fühlen sich oft selbst nicht kompetent genug dazu.

Mehrere Arbeiten berichten über Diagnosehäufigkeiten von Kindern, die in (kinderpsychiatrischen) Spezialambulanzen vorgestellt wurden. Emde und Wiese (2003) fassten die Diagnosen von 1083 Kindern an fünf Zentren in Montreal, Tel Aviv, Paris, Lissabon und Topeka zusammen. In Tabelle 8 sind die prozentualen Mittelwerte der Diagnosen der Achse 1 und Achse 2 der DC:0–3 (1994) wiedergegeben sowie die Spannbreite zwischen den einzelnen Institutionen. Im Vergleich zu den epidemiologischen Daten von Skovgaard et al. (2007) wird zunächst erwartungsgemäß deutlich, dass klinisch vorgestellte Kinder sehr viel häufiger (in 70 % der Fälle) eine Diagnose nach DC: 0-3 (1994) aufweisen. Die häufigste Diagnose war eine Regulationsstörung (nach DC: 0-5: Sensorische Verarbeitungsstörung), die bei 21 % der Kinder vorkam. Die nächst häufige Störung waren mit 18 % affektive Störungen, die in der Bevölkerung bei nur 2,8 % diagnostiziert wurden. Möglicherweise spielt neben Altersaspekten (jüngere Kinder bei Skovgaard et al. 2007) die Sorge der Eltern bei depressiven und Angstsymptomen ihrer Kinder eine wichtige Rolle, die zur Vorstellung führt.

Allerdings zeigt die Aufstellung von Emde und Wise (2003) auch, dass das Spektrum von Diagnosen sich von einem Zentrum zum anderen deutlich unterscheidet. So wurde die Diagnose Regulationsstörung in einem Zentrum nur in 5 % der Fälle, in einem anderen sogar in 43 % der Fälle gestellt. In einzelnen Zentren wurden manche Diagnosen sogar gar nicht gestellt. Auch die Häufigkeit der Beziehungsstörungen nach der 2. Achse der DC:0–3 (1994) ist im Vergleich zu den epidemiologischen Studien hochinteressant. In klinischen Gruppen sind Beziehungsstörungen sehr viel häufiger und kamen bei 55 % der Eltern-Kind-Paare vor – im Gegensatz zu 8,5 % in der Gesamtbevölkerung. Nach wie vor ist die unterinvolvierte Beziehungsstörung auch im klinischen Kontext am häufigsten.

Tab. 8: Diagnosen (Prozent) der 1. und 2. Achse nach Zero-to-Three (DC: 0–3): 1083 Kinder an Zentren in Montreal, Tel-Aviv, Paris, Lissabon und Topeka (Emde und Wise 2003)

	Prozent (Mittelwert)	Minimum – Maximum
Störung der 1. Achse		
Regulationsstörung	21 %	5–43 %
Affektive Störung	18 %	9–32 %
Anpassungsstörung	8 %	7–11 %
Multisystemische Entwicklungsstörung	8 %	0–12 %
Fütterstörung	4 %	0–12 %
Schlafstörung	4 %	0–10 %
Posttraumatische Belastungsstörung	4 %	0–12 %
Andere Störung	3 %	0–12 %
Keine Diagnose nach DC:0–3	30 %	10–55 %
Beziehungsstörung der 2. Achse		
Unterinvolviert	23 %	7–35 %
Gemischt	10 %	0–18 %
Ängstlich/angespannt	9 %	2–18 %
Überinvolviert	8 %	5–11 %
Ärgerlich/ablehnend	3 %	2–6 %
Misshandelnd/andere	1 %	0–3 %
Keine Beziehungsstörung	45 %	27–63 %

Interessant ist auch der Vergleich von Störungen nach DSM-IV und DC:0–3, der in der retrospektiven Studie von Frankel et al. (2004) an einer Spezialambulanz vorgenommen wurde. 177 Kinder mit einem mittleren Alter von 31 Monaten wurden eingeschlossen. Die Hauptunterschiede waren, dass ODD und AHDS ausschließliche Diagnosen nach DSM-IV, Regulationsstörungen nach DC:0–3. Diese Gegenüberstellung betont die Notwendigkeit beider Klassifikationsansätze – die bei vielen Störungen erstaunliche Übereinstimmungen zeigen. Eine Replikation dieser Arbeit wurde von Equit et al. (2011) an 299 Patienten mit einem mittleren Alter 3,9 Jahre an unserer Klinik vorgenommen. Wie die Arbeit von Frankel et al. (2004) zeigen Equit et al. (2011), dass beide Klassifikationssysteme benötigt werden: manche Störungen lassen sich sowohl nach der ICD-10, wie auch der DC: 0-3R stellen, manche nur nach der ICD-10, manche nur nach der DC: 0-3R. Von daher empfehlen auch die Leitlinien ein pragmatisches Vorgehen, nämlich wenn möglich Diagnosen nach beiden Klassifikationsschemata zu vergeben, und wenn nicht, dann nach dem geeigneten.

Tab. 9: Vergleich von Störungen nach ICD-10 und DC: 0–3R bei 299 Kindern im mittleren Alter von 31 Monaten (Equit et al. 2011)

ICD-10 N=299		DC: 0-3R N=299	
HKS	19,7 %		
Störung des Sozialverhaltens	3,0 %		
Störung des Sozialverhaltens mit oppositionellem Verhalten	20,4 %		
Störung des Sozialverhaltens und der Emotionen	1,3 %		
Emotionale Störung	12,7 %	Angststörungen	8,0 %
		Emotionale Störung, gemischt	0,3 %
Anpassungsstörung	6,0 %	Anpassungsstörung	5,4 %
		Verlängerte Trauerreaktion	0,7 %
PTBS		PTBS	0,3 %
Schlafstörung	9,0 %	Schlafstörung	10,7 %
Fütterstörung	9,7 %	Fütterstörung	10,4 %
Bindungsstörungen	4,3 %	Deprivations-/Misshandlungsstörung	5,0 %
Elektiver Mutismus	1,3 %		
		Regulationsstörungen	9,0 %
Tiefgreifende Entwicklungsstörung	9,0 %	Störungen der Bezogenheit und der Kommunikation	0,3 %
		Multisystemische Entwicklungsstörung	0,3 %
Enuresis/Enkopresis	9,0 %		

Zuletzt wurden alle Patienten unserer Spezialambulanz für Säuglinge, Klein- und Vorschulkinder der Jahre 2004 bis 2015 ausgewertet, aber noch nicht publiziert (▶ Tab. 10). Es handelt sich um eine Gesamtzahl 894 Kindern mit einem mittleren Alter von 3,9 Jahren (einer Spanne von 0,8–5,9 Jahren). Mit 65,4 % waren Jungen doppelt so häufig wie Mädchen, was für dieses Alter typisch ist.

Diese Übersicht zeigt ohne jeden Zweifel, dass sich psychische Störungen differenziert erfassen lassen. Mothander (2016) drückte treffend aus, dass Klassifikationssysteme und Diagnostik auch bei jungen Kindern ist unerlässlich sind: »Kliniker müssen der Welt mitteilen, dass psychische Störungen tatsächlich bei jungen Kinder existieren und dass es unsere Verantwortung ist, deren negativen Einfluss auf die frühe Entwicklung zu vermindern«.

Tabelle 10 zeigt auch, dass manche Störungen häufiger vorgestellt werden als andere. Dies sind vor allem die externalisierenden Störungen wie ADHS und ODD, d. h. Störungen bei denen Kinder durch ihr expansives Verhalten zu Hause und im Kindergarten auffällig werden. Dagegen finden Kinder mit internalisierenden Störungen zu selten den Weg in die Klinik, obwohl sie genauso häufig in der Bevölkerung vorkommen. In Zukunft ist es deshalb wichtig, dass Kinder mit depressiven Störungen, Angststörungen und vor allem PTBS erkannt und behandelt werden.

Zur Häufigkeit der Inanspruchnahme von kinder- und jugendlichen Tageskliniken, die auch junge Kinder mit ihren Eltern behandeln, liegen nur wenige publizierten Daten vor (Fürniss et al. 2013). Im stationären Bereich liegen für schwere Störungen mehrere Versorgungsmodelle vor. Wegen der Häufigkeit elterlicher Psychopathologie, vor allem in der postpartalen Periode, wurden historisch zunächst im Rahmen der Erwachsenenpsychiatrie so genannte »Mother-Baby-Units« etabliert. Bei diesen steht jedoch die mütterliche und weniger die kindliche Problematik im Vordergrund. Ausgehend von der Kinderpsychiatrie gibt es einige stationäre Einheiten, bei denen der Fokus auf der kindlichen Problematik oder der Beziehungsstörung liegt, die Eltern als Begleitperson aufgenommen und intensiv in den Therapieprozess

Tab. 10: Diagnosen nach ICD-10 von 894 vorgestellten Patienten der Spezialambulanz für Säuglinge, Klein- und Vorschulkinder, Klinik für Kinder- und Jugendpsychiatrie, Psychosomatik und Psychotherapie, Universitätsklinikum des Saarlandes

Diagnosen ICD-10 (N=894)	
Störung des Sozialverhaltens mit opp. Verhalten	20,9 %
HKS/ADHS	18,0 %
Regulationsstörungen (DC: 0-3R)	16,5 %
Schlafstörungen	9,1 %
Angststörungen	9,0 %
Enuresis/Enkopresis	6,8 %
Anpassungsstörungen	6,0 %
Fütter-/Essstörungen	4,6 %
Tiefgreifende Entwicklungsstörungen	3,7 %
Sonstige Emotionale Störungen	3,6 %
Störung des Sozialverhaltens	2,9 %
Bindungsstörungen	2,7 %
Elektiver Mutismus	1,2 %
Depressive Störungen	0,5 %
PTBS	0,4 %
Sonstige Störungen	7,2 %

involviert werden. Der Transfer der erarbeiteten elterlichen Kompetenzen und der kindlichen Verhaltensänderungen von der Klinik in den häuslichen Bereich steht dabei immer im Vordergrund. Nach der stationären Behandlung wird der weitere Therapieprozess ambulant begleitet. Dies ist das Modell, dass zurzeit an der Klinik für Kinder- und Jugendpsychiatrie, Psychosomatik und Psychotherapie des Universitätsklinikums des Saarlandes etabliert wurde.

1.3 Diagnostik

1.3.1 Allgemeine Diagnostik

Von der amerikanischen kinderpsychiatrischen Vereinigung wurden schon vor über 20 Jahren Empfehlungen zur Diagnostik von psychischen Störungen bei jungen Kindern erarbeitet (AACAP 1997; ▶ Anhang I), die weiterhin gültig sind. Das besondere an diesen Leitlinien ist die eindeutige klinische Ausrichtung. Der Schwerpunkt der Abklärung liegt auf der Anamnese und auf nicht strukturierten, klinischen Interaktionsbeobachtungen. Erst im zweiten Schritt werden standardisierte Untersuchungsinstrumente vorgestellt und empfohlen. Das bedeutet, dass eine kinderpsychiatrische Diagnostik in diesem Alter in verschiedenen Settings ohne großen Investitionsaufwand durchgeführt werden kann. Allerdings erfordert die Abklärung klinische Erfahrung und vor allem viel Zeit: Es werden für den diagnostischen Prozess drei bis fünf Sitzungen zu 45 Minuten empfohlen – eine Zeit, die in den meisten Ambulanzen nicht zur Verfügung steht.

In dem Practice Parameter for the Psychiatric Assessment of Infants und Toddlers (0–36 months) (AACAP 1997; ▶ Anhang I) werden die diagnostischen Schritte ausführlich erläutert. Eine neue Übersicht zur empfohlenen Diagnostik findet sich bei Middleton et al. (2017). Das Ziel der Diagnostik ist es, Art, Schweregrad und Entwicklungsfolgen der kindlichen Verhaltensprobleme, Funktionseinschränkungen und subjektivem Leiden für das Kind und seine Familie abzuklären und mit den Eltern eine weitergehende therapeutische Beziehung zu entwickeln. Mit anderen Worten: Die Diagnostik stellt den ersten Schritt der Therapie dar. Sie umfasst sowohl Familiensitzungen mit dem Säugling oder dem Kleinkind, um die Interaktion und Beziehung während Interview und Spiel zu beobachten; Elternsitzungen ohne Kind, um Eltern die Gelegenheit zugeben, z. B. offen über Paarprobleme zu sprechen; und bei Kleinkindern über einem Alter von 18 Monaten Kindsitzungen, um mit dem Kind alleine zu reden, zu spielen und in Kontakt zu treten.

Besonderer Wert wird in den Leitlinien (AACAP 1997) auf die Anamnese gelegt. Diese soll ausführlich und detailliert erhoben werden. Auch wenn es in der Praxis nicht immer möglich ist, die Anamnese in dieser Vollständigkeit zu erheben, dienen die Leitlinien als Raster für mögliche wichtige Fragen, die in Einzelfällen nicht übersehen werden sollen. Die Anamnese umfasst:

- Vorstellungsanlass, aktuelle Symptomatik und Problematik
- Die Entwicklungsanamnese, einschließlich: Umstände zum Zeitpunkt der Konzeption, Schwangerschaft, Säuglingszeit, Adoption
- Körperliche Entwicklungs- und medizinische Anamnese
- Kognitive Entwicklung
- Emotionale Entwicklung und Temperament
- Familiäre Beziehungen
- Beziehungen zu Gleichaltrigen
- Ungewöhnliche und traumatische Umstände
- Eine Einschätzung des familiären, kulturellen und gesellschaftlichen Hintergrunds.

Es folgt die klinische Beobachtung von Interaktion und Beziehung. Wenn möglich, sollte das Kind mit Eltern oder Hauptbezugspersonen zusammen beobachtet werden. Das Kind kann zusätzlich mit jedem Elternteil getrennt beobachtet werden, um die beziehungsspezifische Symptomatologie zu erfassen. Dazu wird die Spielsitzung minimal strukturiert, um einen möglichst unverfälschten Eindruck zu gewinnen. Familien werden aufgefordert, so mit dem Kind zu spielen, wie sie es zu Hause tun würden. Middleton et al. (2017) betonen, dass eine Vielzahl von Informationen gerade durch die unstrukturierten Beobachtungen gewonnen werden können. Wichtige Aspekte sind dabei die Reziprozität der Kommunikation und der gemeinsamen Freude an geteilten Erfahrungen, die emotionale Verfügbarkeit und Emotionsregulation, Trösten und Antworten auf Stress, Spiel, Grenzsetzungen, Trennungen und Wiedervereinigungen.

Eine semi-strukturierte videoaufgenommene Interaktionsdiagnostik kann als Ergänzung verwendet werden. Die wichtigsten Beobachtungen umfassen: Die elterliche Fähigkeit, auf das Kind einzugehen; ihre Feinfühligkeit und Fähigkeit, den emotionalen Ausdruck des Kindes zu regulieren, sowie der Gebrauch von Grenzen. Ferner wird die Interaktion des Kindes mit seinen Eltern, seine Autonomie und der Ablauf und Inhalt des interaktionellen Spiels mit den Eltern beobachtet.

Wie bei älteren Kindern, wird ein psychopathologischer Befund erhoben. Dazu bieten sich die Items des ITMSE (Infant and Toddler Mental Status Exam) (AACAP 1997) an. Das ITMSE ist ebenfall in Übersetzung im Anhang I unter Punkt D abgedruckt. Folgende entwicklungsbezogene, soziale und emotionale Funktionen und Verhaltensweisen innerhalb der Familie und mit dem Untersucher werden mit dem ITMSE eingeschätzt:

- Körperliche Erscheinung
- Reaktion auf neue Situationen
- Selbstregulation
- Motorische Funktionen
- Vokalisation und Sprachproduktion
- Denken
- Affekt und Stimmung
- Spiel
- Kognitive Funktionen
- Bezogenheit auf Bezugspersonen

Weiterhin werden nach den amerikanischen Leitlinien Zusatzuntersuchungen und Befunde aus anderen Fachgebieten eingeholt, z. B. der Kinderheilkunde, Genetik, Pädaudiologie, Logopädie usw., wenn dieses erforderlich ist.

Wegen der Häufigkeit von somatischen Begleit- oder Grundkrankheiten sowie entwicklungsneurologischen Auffälligkeiten darf auf eine körperliche Untersuchung nicht verzichtet werden. Jedes Vorschulkind muss komplett körperlich-pädiatrisch untersucht werden, um organische Grunderkrankungen und somatische Begleitsymptome auszuschließen. EEG und weitere neurophysiologische Untersuchungen, bildgebende Verfahren, Funktionsuntersuchungen und Labordiagnostik erfolgen nach Indikation.

Die deutschen AWMF-Leitlinien schließen sich diesen Empfehlungen an (von Gontard et al. 2015). Es wurde Wert darauf gelegt, dass sie sognannte Basisdiagnostik klinisch ausgerichtet ist und in verschiedenen Settings ohne großen Aufwand durchgeführt werden kann. Sie erfordert allerdings klinische Erfahrung und genügend Zeit. Unverzichtbar soll nach den AWMF-Leitlinien die Basisdiagnostik deshalb auf klinischer Anamnese, körperlicher Diagnostik, psychopathologischem Befund und Interaktions-/Beziehungsdiagnostik beruhen. Falls erforderlich, können nach Indikation zusätzlich standardisierte Verfahren eingesetzt werden.

1.3.2 Standardisierte Diagnostik

Standarisierte Untersuchungsinstrumente ermöglichen eine systematische Diagnostik einzelner Funktionsbereiche und einen Vergleich mit den Werten gleichaltriger Kinder. Die amerikanischen (AACAP 1997) und die deutschen Leitlinien (von Gontard et al. 2015) weisen darauf hin, dass sie nie die einzige Grundlage der Einschätzung sein sollen. In anderen Worten, die klinische Einschätzung steht im Vordergrund, die standardsierte Diagnostik wird in Ergänzung nach

Indikation durchgeführt und liefert wichtige, zusätzliche Informationen.

In diesem Zusammenhang kann die Bandbreite der diagnostischen Verfahren des Säuglings- und Kleinkindalters nicht umfassend dargestellt werden. Ein kurzer Überblick über Instrumente, die auch in Deutschland eingesetzt werden, findet sich in der Übersicht von Wiefel et al. (2007) und Straßburg (2012). Das Handbuch von Del Carmen-Wiggens und Carter (2004) behandelt ausschließlich die Diagnostik im Vorschulalter und ist mit Abstand das detaillierteste Referenzwerk zur Diagnostik.

Die Abklärung psychischer Störungen bei jungen Kindern weist einige Besonderheiten auf. Der Einsatz von Fragebögen kommt bei jungen Kindern wegen des noch nicht ausreichenden Spracherwerbs nicht in Frage. Die Angaben von Kindern als Informanten sind auch in Interviews nicht zuverlässig und ausreichend (Luby et al. 2007). Zunehmend sind deshalb strukturierte Beobachtungsinstrumente wichtig, wie sie zuerst für autistische Störungen (ADOS) entwickelt wurden, aber zunehmend auch für andere Problemebereiche, wie externalisierende Störungen (Wakschlag et al. 2008a und b), zuletzt auch für internalisierende Störungen (Mian et al. 2015). Bei Eltern als Informanten kommen neben Fragebögen standardisierte strukturierte psychiatrische Interviews vor allem im Forschungskontext zum Einsatz (PAPA; Egger und Angold 2004, Egger et al. 2006b; DIPA, Scheeringa 2004; Scheeringa und Haslett 2010). Das neue deutschsprachige Interview SIVA 0-6 (Bolten et al. 2018) ist so gut handhabbar, dass es auch im klinischen Kontext gut eingesetzt werden kann. Wegen der Bedeutung der Eltern-Kind-Interaktion haben strukturierte Interaktionsinstrumente bei jungen Kindern ebenfalls einen hohen Stellenwert (Cierpka 2012).

Die diagnostischen Verfahren können in diesem Zusammenhang nur beispielhaft erwähnt werden. Zu ihnen gehören:

1. *Entwicklungstests:*
   Zu den bekanntesten gehören die Bayley Scales of Infant Development II und III, die Griffiths Scales, die Münchener Funktionelle Entwicklungsdiagnostik und die ET-6-6, sowie für das 6. Lebensjahr die Intelligence and Development Scale (ids). Mit den Entwicklungstests können üblicherweise die kognitive und motorische Entwicklung, zum Teil auch Verhaltensaspekte bei 0–6-jährigen Kindern gemessen werden.
2. *Intelligenztests:*
   Zu den bekannten, auch bei jungen Kindern einsetzbaren Tests gehört die Kaufman Assessment Battery for Children (K-ABC-2), der Snijders Omen (SON-1½–5) und der WPPSI-III. Die Intelligenztests sind üblicherweise ab dem Alter von 2,5 Jahren einsetzbar und ermöglichen eine mehrdimensionale Messung kognitiver Funktionen. Einzelne Subtests sind sprachfrei; sowohl Grundintelligenz, wie auch erworbenes Wissen kann erfasst werden.
3. *Spezielle Tests:*
   Zur Erfassung spezifischer Funktionen, wie z. B. der Sprache und des Sprechens, stehen spezielle Tests zur Verfügung, z. B. die SETK 2 und SETK 3-5 Tests. Zur Erfassung der motorischen Leistungsfähigkeit kann z. B. der Movement ABC-2 eingesetzt werden.
4. *Verhaltensskalen:*
   Mit den Vineland-Skalen können das adaptive Verhalten, soziale Fähigkeiten und Selbständigkeit erfasst werden. Mit den HOME-Skalen wird die Qualität der kindlichen Umgebung in Bezug auf die kindliche Entwicklung erfasst.
5. *Allgemeine Fragebögen:*
   Die bekanntesten allgemeinen Fragebögen des Vorschulalters sind die Child Behavior Checklist (CBCL 1½–5) für Eltern und die Caregiver-Teacher-Report-Form (C-TRF 1½–5) für Erzieher und Kindergärtnerinnen (Achenbach und Res-

corla 2000). Andere validierte und genormte Fragebögen (wie die Strengths and Difficulties Questionnaire – SDQ; Goodman 1997) können genauso verwendet werden. Für Informationen zu weiteren Fragebögen darf auf Middleton et al (2017) verwiesen werden.

6. *Spezifische Fragebögen:*
Eine Vielzahl von spezifischen Fragebögen zielt auf die Erfassung z. B. des kindlichen Temperaments, wie z. B. der Infant Behavior Questionnaire-Revised (Vonderlin et al. 2011). Neuerdings wurden auch spezifische Fragebögen für umschriebene psychische Störungen entwickelt, wie z. B. die »Preschool Feelings Checklist« (Luby et al. 2004) bei depressiven Störungen oder spezielle Fragebögen zur Erfassung posttraumatischer Belastungsstörungen (▶ Kap. 5).

7. *Interaktionsinstrumente:*
Zu den bekannteren standardisierten Interaktionsinstrumenten gehören die Emotional Availability Scales (EAS) und der Care-Index (Cierpka 2012). Schon bei Säuglingen können elterliche und kindliche Aspekte der Interaktion systematisch erfasst werden. Auch systemische Beobachtungsmethoden wie das Lausanner Trilog Spiel, welches eine manualisierte Einschätzung der sog. Familienallianz im Säuglingsalter durch eine standardisierte Beobachtungssituation der primären Triade (Vater, Mutter und Säugling zusammen) ermöglicht, können hilfreich sein, vor allem weil für ältere Kinder entsprechende Adaptionen entwickelt wurden (Fivaz-Depeursinge et al.1996)

8. *Beobachtungsinstrumente:*
Diese gewinnen zunehmende Bedeutung und sind z. B. in der Diagnostik autistischer Störungen fest etabliert (ADOS). Für externalisierende Störungen wurde ebenfalls ein standardisiertes Instrument entwickelt, das Disruptive Behavior Diagnostic Observation Schedule (DB-DOS; Wakschlag et al. 2008a und b). Inzwischen wurden für andere Störungen ebenfalls Beobachtungsinstrumente geschaffen, wie z. B. zur Diagnostik von Angststörungen (Mian et al. 2015).

9. *Strukturierte psychiatrische Interviews:*
Diese sind für Forschungszwecke unerlässlich. Ein international häufig eingesetztes Interview für das Vorschulalter ist die Preschool Age Psychiatric Assessment (PAPA) (Egger und Angold 2004, Egger et al. 2006a). Es ist für Kinder im Alter von 2–4 Jahren geeignet, umfasst 25 Module und kann nach entsprechendem Training in weniger als zwei Stunden durchgeführt werden. Es ist hoch reliabel für die meisten DSM-IV basierten Störungen und enthält ein ausführliches Glossar. Mit der PAPA können Diagnosen für vier Klassifikationssysteme generiert werden: DSM-IV, ICD-10, DC:0–3R und RDC-PA. Leider kann das PAPA nicht vom Untersucher selbst ausgewertet werden, sondern nur von den Autoren, was den praktischen Einsatz erheblich behindert. Das DIPA (Diagnostic Infant and Preschool Assessment) ist ein weiteres strukturiertes Interview (Scheeringa 2004). Das wichtigste deutschsprachige Instrument ist das Strukturierte Interview des Vorschulalters (SIVA 0-6), da es in der Praxis gut einsetzbar und auswertbar ist. Auch ist es das aktuellste und erfasst die wichtigsten psychischen Störungen nach ICD-10, DSM-5 und DC: 0-5 (Bolten et al. 2018).

10. *Kinderinterviews:*
Das Berkely Puppet Interview ermöglicht z. B. die Erfassung der Kindersicht (3 bis 6 Jahre) von Symptomen.

11. *Projektive Tests:*
Projektive Tests sind eine Gruppe psychologischer Untersuchungsmethoden, die Projektionen des Probanden abrufen, die dann Rückschlüsse über seine Persönlichkeit erlauben. Dahinter steht der Gedanke, dass diese Projektionen von Einstellungen, Motiven und inners-

ten Wünschen des Probanden beeinflusst sind und daher eine diagnostische Aussage zulassen. Die psychometrischen Eigenschaften dieser klinisch relevanten Tests sind mäßig.

12. *Neuropsychologische Tests:*
Neuropsychologische Tests, z. B. die Würzburger neuropsychologische Kurzdiagnostik WUEP-KD (Ottensmeier et al. 2006; Ottensmeier und Straßburg 2010).

1.4 Therapie

Das allgemeine therapeutische Vorgehen bei jungen Kindern kann in diesem Kontext nicht im Detail dargestellt werden. Eine ausführlichere Behandlung der empfohlenen, wirksamen Therapien folgt in den weiteren Kapiteln.

Nach den AWMF-Leitlinien (von Gontard et al. 2015) ist eine Diagnose nach ICD-10 und/oder DC: 0-5 beim Kind Voraussetzung für eine Therapie. Es handelt sich dabei um einen sequentiellen Prozess: erst erfolgt die Diagnosestellung, dann die differentielle Therapieindikationsstellung und anschließend die störungsbezogene Therapie. Dagegen ist eine Beratung bei vorliegender Diagnose in jedem Fall angezeigt.

1.4.1 Beratung

Die ärztliche, psychotherapeutische, psychologische und pädagogische Beratung von Kindern und ihren Bezugspersonen kann von der reinen Patientenaufklärung bis zur Psychoedukation reichen und folgende Teilziele umfassen: Verbesserung des Informationsstandes bzgl. Diagnose, Verlauf und Behandlungsmöglichkeiten; Aufbau eines funktionalen Krankheitskonzeptes; emotionale Entlastung; Förderung der langfristigen Behandlungs-/Kooperationsbereitschaft; Verbesserung der Fähigkeit zur Krisenbewältigung; Erhöhung der Selbstwirksamkeit und die Verbesserung des innerfamiliären Umgangs mit der Erkrankung. Da Auffälligkeiten und Probleme im Säuglings- und Kleinkindalter von den Eltern und anderen Familienmitgliedern häufig als sehr belastend erlebt werden, sollte die Beratung ressourcen- und lösungsorientiert ausgerichtet sein und das ganze Familiensystem berücksichtigen (Cierpka 2012).

Eine Beratung stellt oft die Grundlage einer Therapie dar. Bei vielen Störungen, vor allem bei leichterer Ausprägung, kann Beratung allein ausreichend sein. Dabei spielt die Entwicklungsberatung eine zentrale Rolle, in der vermittelt wird, welche Entwicklungsschritte für das Alter des Kindes zu erwarten sind, um das Kind weder zu über- noch zu unterfordern. Außerdem kann hier eine Anleitung für förderndes Handling, günstige Alltagsgestaltung und Verbesserung der Teilhabe gegeben werden. Auch Ratschläge können hilfreich sein und können z. B. die zeitliche Strukturierung des Alltags, die Auswahl von Spielmaterialien und Dosierung der kindlichen Stimulation beinhalten. Bei besonders belasteten Müttern (jugendlich, psychisch krank, psychosoziale Risiken) und Kindern mit besonderen Belastungen (Frühgeburt, chronische Erkrankungen, Behinderungen) hat sich das Konzept der Entwicklungspsychologischen Beratung (Ziegenhain et al. 2009) als wirksam erwiesen.

Indiziert ist Beratung auch bei subklinischer Symptomatik unter der Schwelle einer Diagnose, die dennoch für Kinder und Eltern sehr belastend ist. Zudem bietet die frühzeitige Beratung bei subklinischen Symptomen die Chance, einem ungünstigen Verlauf mit der Entwicklung späterer Symptome vorzubeugen.

1.4.2 Psychoedukation

Unter Psychoedukation versteht man Interventionen, die sich auf die Informationen und Motivierung von Patienten richten. Psychoedukation ist ein Teil der Beratung. Für viele Eltern ist es sehr entlastend, Informationen über die psychische Störung ihres Kindes vermittelt zu bekommen, insbesondere bezüglich Ätiologie, Behandlungsmöglichkeiten und Prognose.

1.4.3 Psychotherapie

Psychotherapie ist die Hauptbehandlungsform psychischer Störungen im Säuglings-, Kleinkind- und Vorschulalter. Voraussetzung für eine Psychotherapie ist die Diagnose einer psychischen Störung der Kindes nach ICD-10 und/oder DC: 0-5. Psychotherapeutische Interventionen haben immer Vorrang vor der Pharmakotherapie. Nach differentieller Indikationsstellung, die Schweregrad, Komorbidität, Alter, multifaktorielle Ätiologie und soziale Einflussfaktoren berücksichtigt, und abhängig vom Behandlungssetting (Praxis, Klinik, zuhause, Kindergarten) sind unterschiedliche psychotherapeutische Verfahren und Anwendungsformen indiziert.

Psychotherapie ist eine Behandlung mit überwiegend psychologischen Mitteln. Es ist professionelles Handeln, das auf wissenschaftlich begründeten und empirisch gesicherten Krankheits- Heilungs- und Behandlungstheorien gründet und dadurch geeignet ist, psychisch bedingte oder mitbedingte Krankheiten zu beseitigen, zu mildern oder ihre Entstehung zu verhindern. Psychotherapie grenzt sich dadurch ab von psychologischer Beratung und anderen Formen der Lebenshilfe (Senf und Broda 2005).

In jeder Psychotherapie von jungen Kindern ist das soziale und kulturelle Umfeld der Kinder und Eltern therapeutisch einzubeziehen. Bei der Einbeziehung der Eltern sind reine Elterntrainings, bei denen sich die Intervention direkt an die Bezugspersonen wendet, von Eltern-Säuglings- bzw. Eltern-Kleinkind-Psychotherapien sowie familientherapeutischen Interventionen zu unterscheiden, in die sowohl Eltern als auch Kinder unmittelbar einbezogen werden. Bei Einzelpsychotherapien mit den Kindern sind begleitende Elterngespräche aber auch gelegentliche Familiensitzungen vorzusehen. Dabei ist ein Einbezug beider Elternteile (auch wenn diese getrennt leben oder für das Kind nicht beide im Alltag regelmäßig verfügbar sind) nach Möglichkeit anzustreben.

Eine Übersicht über evidenzbasierte psychotherapeutische Verfahren findet sich bei Njoroge und Yang (2012). Neuere Übersichten zur Psychotherapien bei jungen Kindern finden sich in dem Handbuch von Luby (2017). Spezifische Psychotherapien umfassen unter anderem Elterntrainings, Eltern-Kind-Interaktionstherapien, Einzelpsychotherapie des Kindes und weitere Behandlungen. Diese werden im Folgenden dargestellt.

1.4.3.1 Elterntrainings

Diese sind strukturierte Kurzzeitinterventionen mit Eltern und Kind, die in Einzel- und Gruppensettings durchgeführt werden können. In einem ersten Cochrane Review (Barlow und Parsons 2003) konnten trotz geringer Fallzahlen der bisherigen Studien positive Effekte nachgewiesen werden. Elterntrainings sind Mittel der ersten Wahl vor allem bei externalisierenden Störungen. Daneben gibt es reine Elterntrainings (ohne Anwesenheit des Kindes), die sich z. B. bei Angststörungen und Störung des Sozialverhaltens bewährt haben (Njoroge und Yang, 2012). Oft werden Elterntrainings und Eltern-Kind-Therapien nicht unterschieden, sondern unter dem Begriff »Elterntraining« zusammengefasst.

1.4.3.2 Eltern-Kind-Therapien

Diese gehen über reine Elterntrainings hinaus und umfassen z. B. ein direktes Coaching von Eltern in ihrer Interaktion mit ihrem Kind. Eltern-Kind-Interaktionstherapien sind bei vielen Störungen hoch wirksam. Sie divergieren bezüglich des theoretischen Hintergrunds, Grad der Strukturierung und Fokus der Interventionen. Sie schließen oft verhaltenstherapeutische und spieltherapeutische Komponenten ein. Oft sind sie videogestützt. Bei externalisierenden Störungen ist z. B. die Parent-Child-Interaction-Therapy (PCIT) hoch wirksam, wie eine Metaanalyse zeigen konnte (Thomas und Zimmer-Gembeck 2007). Die PCIT wurde ursprünglich zur Behandlung externalisierender Störungen entwickelt. Inzwischen liegen Adaptationen für Angststörungen, depressive Störungen, selektiven Mutismus, sowie für Kinder mit geistiger Behinderung vor (Elkins et al., 2017).

Eine schöne Übersicht über unterschiedliche Eltern-Kind-Psychotherapien findet sich bei Sameroff et al. (2004), einschließlich bekannter Programme, wie der Interaction Guidance von McDonough (2000), dem STEEP-Programm (Steps Toward Effective and Enjoyable Parenting) (Egeland und Erickson 2004), der Child-Parent-Psychotherapy (Lieberman und Van Horn 2008) und die »Watch Wait and Wonder«-Therapie (Cohen et al. 1999; Cohen 2003). Zu den bindungsbasierten Eltern-Kind-Psychotherapien gehört noch das »Circle of Security«-Programm von Cooper et al. (2005) (siehe Übersicht von Martinez-Torteya et al. 2017).

Eine mittels randomisiert-kontrollierter Studien nachgewiesene Wirksamkeit konnte für folgende Therapien belegt werden: die Parent-Child-Interaction Therapy (PCIT) für externalisierende Störungen, die PCIT-ED (Emotional development) für depressive und Angststörungen und die CPP (Child-Parent-Psychotherapy) bei posttraumatischen Belastungsstörungen (Njoroge und Yang 2012).

Diese Therapien fokussieren in ihren psychodynamischen, bindungsbasierten und verhaltenstherapeutischen Formen auf die Aufdeckung und Veränderung aktueller dysfunktionaler Interaktionsmuster zwischen Eltern und Kind. Bewährt hat sich dabei auch der Einsatz von Video-Feedback zur Reflexion und Bearbeitung dysfunktionaler Interaktionsmuster im Rahmen einer Beratung oder Psychotherapie, z. B. mit einer direkten Rückmeldung des familiären Interaktionsverhaltens mittels Videofeedback (Cierpka 2012). Spezifische Interaktionscharakteristika (z. B. häufige Überstimulierung) sollten wertschätzend und wirksam aufgezeigt werden. Mögliche Nebenwirkungen von Videofeedback sind: Beschämung und Verunsicherung der Eltern, Kränkung, Rückzug, weitere Abnahme der elterlichen Kompetenz durch narzisstische Verunsicherung – deshalb sind gerade bei diesem Verfahren psychotherapeutische Kompetenzen besonders wichtig.

Die psychodynamische Säuglings-Kleinkind-Elternpsychotherapie (SKEPT) wurden in ihren Grundlagen und Konzepten von Cierpka und Windaus (2007) zusammenfassend dargestellt. Ausgehend vom Symptom des Kindes wird den Eltern ein Zugang zu den oft zugrundeliegenden eigenen Konflikten ermöglicht und Lösungswege werden erarbeitet. Der Therapeut wirkt dabei als Container für die belastenden Gefühle, die zuvor aufs Kind projiziert worden sind. Im therapeutischen Prozess, bei dem das Kind als aktiver Teilnehmer gesehen wird, können Eltern die Fähigkeit zur Mentalisierung entwickeln, sich selbst und ihr Kind besser verstehen lernen. Das Kind ist hierdurch entlastet und Symptome können sich zurückbilden (Cierpka 2012).

1.4.3.3 Einzelpsychotherapie des Kindes

Ab dem Alter von drei bis vier Jahren kann nach entsprechender Indikation, überwiegend bei internalisierenden Störungen, auch eine Einzelpsychotherapie indiziert sein. Dabei handelt es sich sowohl um tiefenpsychologisch fundierte, personenzentrierte oder eklektische Psychotherapien. Eine Übersicht findet sich bei von Gontard und Lehmkuhl (2003a und b).

Verhaltenstherapeutische Verfahren:

Wie bei älteren Kindern spielen bei vielen Störungen wie PTBS, Angst- und Zwangsstörungen klassische verhaltenstherapeutische Verfahren gerade bei älteren Vorschulkindern eine wichtige Rolle, z. B. bei externalisierenden Störungen, Angststörungen und anderen monosymptomatischen Störungen. Für jüngere Kinder gibt es interessante Kombinationen von verhaltenstherapeutischen und spieltherapeutischen Elementen (Übersicht bei von Gontard und Lehmkuhl 2003a und b). Als wirksam zeigen sich in einer anderen Übersicht die allgemeine kognitive Verhaltenstherapie und die Traumafokussierte kognitive Verhaltenstherapie (Njoroge und Yang 2012).

Tiefenpsychologisch fundierte Psychotherapien:

Ab dem Alter von drei bis vier Jahren kann eine psychodynamische personenzentrierte Einzelpsychotherapie indiziert sein unter Verwendung von kindgerechten nicht-verbalen Medien wie dem Spiel. Einzelheiten zu psychodynamischen Psychotherapien finden sich bei Cierpka und Windaus (2007).

Die tiefenpsychologischen und analytischen Psychotherapien, die auch als psychodynamische Verfahren bezeichnet werden, gehen davon aus, dass unbewusste Faktoren entscheidend das Verhalten beeinflussen. Es gilt dabei, einen Zugang zu diesen unbewussten Anteilen der Seele zu finden und diese sinnvoll zu integrieren. Während früher analytische Therapien eine sehr lange Zeit benötigten, wurden in den letzten Jahren Kurzzeittherapien entwickelt. Ein innovatives Beispiel ist die »Psychoanalytische Kurzzeittherapie (PaKT), die von Göttken und von Klitzing (2014) entwickelt wurde. Bei dieser Therapieform werden das Kind alleine, Eltern alleine und Eltern und Kind gemeinsam behandelt. Sie ist für Kinder ab einem Alter von vier Jahren geeignet. Es wird zunächst ein Fokus der Behandlung definiert, basierend auf dem zugrundeliegenden intrapsychischen (d. h. im Kind liegenden) und interpersonellen (d. h. zwischen Kind und Eltern liegenden) Konflikt. Erste Studien zur Wirksamkeit dieser vielversprechenden Methode werden zu Zeit durchgeführt.

Assoziierte Therapien

Bei umschriebenen Entwicklungsstörungen und Teilleistungsproblemen können assoziierte Therapien wie Logopädie, Ergotherapie, Heilpädagogik, Physiotherapie und Psychomotorik indiziert sein (Straßburg et al. 2012).

1.4.3.4 Pharmakotherapie

Die Psychotherapie hat bei jungen Kindern immer Vorrang vor pharmakologischen Interventionen. In der fundierten Übersicht von Gleason et al. (2007) über die Psychopharmakotherapie bei Vorschulkindern kommen die Autoren bei allen Störungen zu der Empfehlung, dass immer erst eine psychotherapeutische Behandlung, ein Elterntraining oder eine Eltern-Kind-Therapie durchgeführt werden sollte. Allerdings, wenn ein Kind mittelgradige bis schwere Symptome aufweist, die trotz geeigneter psychotherapeutischer Interventionen persistieren, kann es sinnvoll sein, eine sorgfältig überwachte Pharmakotherapie zu erwägen, anstatt eine unwirksame psychotherapeutische Maßnahme weiter fortzuführen. Die Verschreibungspraxis von Psychopharmaka unterscheidet sich in den USA deutlich von der in Europa, wie Gleason und Teverbaugh (2017) in einer neuen Übersicht aufzeigen.

Nach den AWMF-Leitlinien ist die Hauptindikation für eine Pharmakotherapie im Vorschulalter die ADHS. Ab dem Alter von drei Jahren hat eine Stimulanzientherapie einen nachgewiesenen positiven Effekt. Eine weitere Indikation kann die Gabe von Melatonin bei ausgeprägten Einschlafstörungen sein. Für alle anderen Störungen kommen in Ausnahmefällen Antidepressiva (Selektive Serotonin Wiederaufnahme Hemmer – SSRIs) oder Neuroleptika nur in Frage bei extrem ausgeprägter, therapieresistenter Problematik, vor allem bei komorbiden Entwicklungsstörungen (Gleason et al. 2007). Eine Pharmakotherapie erfolgt für die meisten Medikamente als Off-label Verschreibung. Eltern müssen entsprechend aufgeklärt werden. Nur wenige Medikamente (z. B. Polyethylenglykol zur Behandlung der Obstipation) sind in dem Vorschulalter zugelassen.

Bei allen Störungsbildern im Vorschulalter sind aus den oben genannten Gründen psychotherapeutische Interventionen vorzuziehen – und selbstverständlich fortzusetzen, wenn eine Pharmakotherapie begonnen wird. Die Pharmakotherapie stellt somit eine Ergänzung, aber keinen Ersatz für eine psychotherapeutische Intervention dar. Wegen der höheren Nebenwirkungsrate bei Vorschulkindern (selbst bei so gängigen Medikamenten wie Methylphenidat) ist eine enge Überwachung notwendig.

1.4.3.5 Weitere Therapien

Folgende weitere Therapien können bei entsprechender Indikation sinnvoll sein:

Therapie mit Fokus auf die Paar- und Familiendynamik

Gerade in der Arbeit mit schwer gestörten, stationär behandelten Eltern wurde deutlich, dass bei manchen Familien weitergehende Psychotherapien notwendig sind. Zusätzlich zu den Eltern-Kind-Interaktionstherapien besteht oft eine Indikation zur Paarberatung oder sogar Paartherapie (Wortmann-Fleischer et al. 2012).

Psychotherapie und psychiatrische Behandlung der Eltern

Ebenfalls gerade im stationären Bereich ist die erwachsenpsychiatrische Kompetenz unerlässlich. Eltern mit schweren psychischen Störungen benötigen eine fachgerechte Behandlung z. B. von schweren depressiven Störungen oder Psychosen, die weit über die kinderpsychiatrische Kompetenz hinausgeht. Von daher ist eine enge, interdisziplinäre Zusammenarbeit mit der Erwachsenenpsychiatrie unerlässlich. Das wird durch eine enge, interdisziplinäre Zusammenarbeit mit der Erwachsenenpsychiatrie und -psychotherapie ermöglicht (Wortmann-Fleischer et al. 2012).

Systemische Familientherapie

Systemische Familientherapie betrachtet und behandelt psychische Störungen sowie Verhaltens- und emotionale Probleme im Kindes- und Jugendalter zuvorderst im Kontext der relevanten Bezugspersonen (Schweitzer et al. 2007, Carr 2009).

Behandlung körperlicher Erkrankungen

Da viele junge Kinder mit psychischen Störungen zusätzliche neurologische oder medizinische Störungen aufweisen (wie z. B. bei den Fütterstörungen) ist eine gute und intensive Zusammenarbeit mit der Allgemeinpädiatrie, der Sozialpädiatrie wie auch der Neuropädiatrie unbedingt erforderlich (Straßburg et al. 2012).

Jugendhilfemaßnahmen

Gerade bei Multiproblemfamilien sind Jugendhilfemaßnahmen oft viel wichtiger als psychiatrische und psychotherapeutische Angebote, die von den Eltern nicht wahrgenommen werden können. Zur Jugendhilfe gehören z. B. die Betreuung in Kleingruppen oder die heilpädagogische Einzelintegration in Krippe und Kindergarten. Familienhilfen, Platzierung in Pflegefamilien oder Wechsel in Sonderkindergärten. Die Erziehungsberatung, eine der am häufigsten in Anspruch genommenen Jugendhilfemaßnahmen, bietet neben ihren mancherorts bereits etablierten Angeboten für Eltern mit Säuglingen und Kleinkindern eine hochprofessionelle Beratung in einem multiprofessionellen Team. Die Integration der Sozialarbeit und Jugendhilfe ist in diesem Bereich besonders wichtig.

Frühe Hilfen

Frühe Hilfen umfassen lokale und regionale Unterstützungssysteme mit koordinierten Hilfsangeboten für Eltern und Kinder ab Beginn der Schwangerschaft und in den ersten Lebensjahren. Sie haben als Ziel, Entwicklungsmöglichkeiten von Kindern und Eltern in Familie und Gesellschaft frühzeitig und nachhaltig zu verbessern. Frühe Hilfen umfassen ein breites Spektrum von Angeboten und Maßnahmen in einem multiprofessionellen Team.

Frühförderung

Frühförderung umfasst ein breites Angebot von pädagogischen und therapeutischen Maßnahmen für Kinder, die von einer Behinderung betroffen oder bedroht sind. Die Maßnahmen der Frühförderung umfassen den Zeitraum der ersten Lebensjahre und können sich bis zum Kindergarteneintritt oder bis zur Einschulung erstrecken.

Tagesklinische und stationäre Behandlung

Ein ambulantes Setting ist in der Regel vorzuziehen. Bei schweren Störungen, die eine intensive Überwachung und Intervention erfordern, können teilstationäre und stationäre Behandlungen indiziert sein. Inzwischen gibt es tagesklinische und stationäre Kliniken, die auf die Diagnostik und Therapie von schweren psychischen Störungen bei Kindern im Alter von 0 bis 5;11 Jahren (d. h. 5 Jahre und 11 Monate) spezialisiert haben. Die Mitaufnahme der wichtigsten Bezugsperson des Kindes ist dabei unerlässlich.

Je nach vorliegender, diagnostizierter Störung soll die wirksamste Behandlungsmethode gewählt werden. Dabei können auch mehrere psychotherapeutische Verfahren sinnvoll miteinander kombiniert werden. Deshalb ist bei jungen Kindern oft ein multimodaler, interdisziplinärer Zugang wichtig. Die Auswahl der Therapieverfahren sollte immer störungsspezifisch und evidenzbasiert sein: Das heißt, es ist diejenige Therapie zu verfolgen, die für dieses Kind in dieser Familie zu diesem Zeitpunkt am wirksamsten ist.

1.5 Zusammenfassung und Empfehlungen

Zusammengefasst zeigt die derzeitige Studienlage, dass psychische Störungen bei jungen Kindern weit verbreitet sind. Sie lassen sich differenziert diagnostizieren. Die Grunddiagnostik beruht auf einer klinischen Einschätzung und kann durch standardisierte Verfahren ergänzt werden. Für junge Kinder ist das neue Klassifikationssystem DC: 0-5 (2017) wegweisend. Beruhend auf einer exakten Diagnose ist eine wirksame Therapie möglich. Die Therapieempfehlungen beruhen auf Evidenzlagen, die für manche Störungen wie ADHS, ODD und Schlafstörungen auf einen sehr hohen Grad (1a). Für andere Störungen (wie die Anpassungsstörung) ist die Datenlage sehr gering, so dass der Grad der Evidenz Expertenmeinungen entspricht (Grad 5). Die allgemeinen Schlüsselempfehlungen zur Diagnostik und Therapie, sowie der Entscheidungsbaum der AWMF-Leitlinien werden im Folgenden wiedergegeben.

> **Schlüsselempfehlungen nach den AWMF-Leitlinien (von Gontard et al. 2015)**
>
> - Die Diagnose einer psychischen Störung bei Kindern im Alter von 0–5;11 Jahren soll unter Berücksichtigung der Interaktion und nur auf der Basis der jeweiligen Diagnosekriterien gestellt werden.
> - Im klinischen Kontext soll die erste Achse des multiaxialen Klassifikationssystems der ICD-10 bzw. der 3. Bereich der MBS nach der ICD-10 verwendet werden.
> - Falls zutreffend, sollen alle Achsen des MAS oder MBS der ICD-10 berücksichtigt werden.
> - Falls möglich, sollen psychische Störungen nach der 1. Achse des Klassifikationssystems DC: 0-3R zusätzlich oder alternativ zur ICD-10 Diagnose erfasst werden.*
> - Bei einzelnen Störungen, z. B. ADHS, ODD und Schlafstörungen sollen die modifizierten DSM-IV Kriterien (RDC-PA) verwendet werden, weil sie genauer sind.**
> - In jedem Fall soll parallel zu der psychischen Hauptdiagnose des Kindes eine Beziehungsstörung nach DC: 0-3R erfasst oder ausgeschlossen werden.*
> - Eine Beziehungsstörung nach DC: 0-3R kann auch ohne eine kindliche psychische Störung bestehen. Eine Beratung und Intervention soll auch in solchen Fällen erfolgen.*
> - Subklinische Symptome unter der Schwelle einer Diagnose sollen erfasst werden. Eine Beratung sollte erfolgen.
> - Die Basisdiagnostik soll auf klinischer Anamnese, körperlicher Diagnostik, psychopathologischem Befund und Interaktions-/Beziehungsdiagnostik beruhen.
> - Standardisierte Verfahren sollen bei Indikation zusätzlich verwendet werden.
> - Eine Therapie soll erst nach Diagnostik und bei vorliegender Diagnose einer kindlichen Störung und/oder einer Beziehungsstörung erfolgen.
> - Eine Beratung soll bei vorliegender Diagnose in jedem Fall erfolgen.
> - Nicht-medikamentöse Therapien sollten nach differentieller Indikationsstellung die Haupttherapieform für psychische Störungen darstellen.
> - Die Methoden und Techniken, die Intensität und das Setting der Psychotherapie sollen sich nach Art und Schweregrad der Störung richten.
> - Multimodale Therapien und/oder weitere psychosoziale Unterstützungsangebote sollen je nach Indikation erfolgen.
> - Eltern und/oder Bezugspersonen sollen immer einbezogen werden.
> - Eine Pharmakotherapie kann bei gezielter Indikation und bei unzureichender nicht-medikamentöser Intervention erfolgen.
> - Eine Pharmakotherapie soll immer mit Beratung und/oder nicht-medikamentösen Interventionen kombiniert werden.

Änderungen seit Erscheinen der Leitlinien:
* Die aktuelle DC: 0-5 hat die DC: 0-3R ersetzt
** Die RCD-PA Kriterien werden nicht mehr verwendet, da sie auf der DSM-IV beruhen.

Entscheidungsbaum: Diagnostik und Therapie allgemein nach den AWMF-Leitlinien (von Gontard et al. 2015)

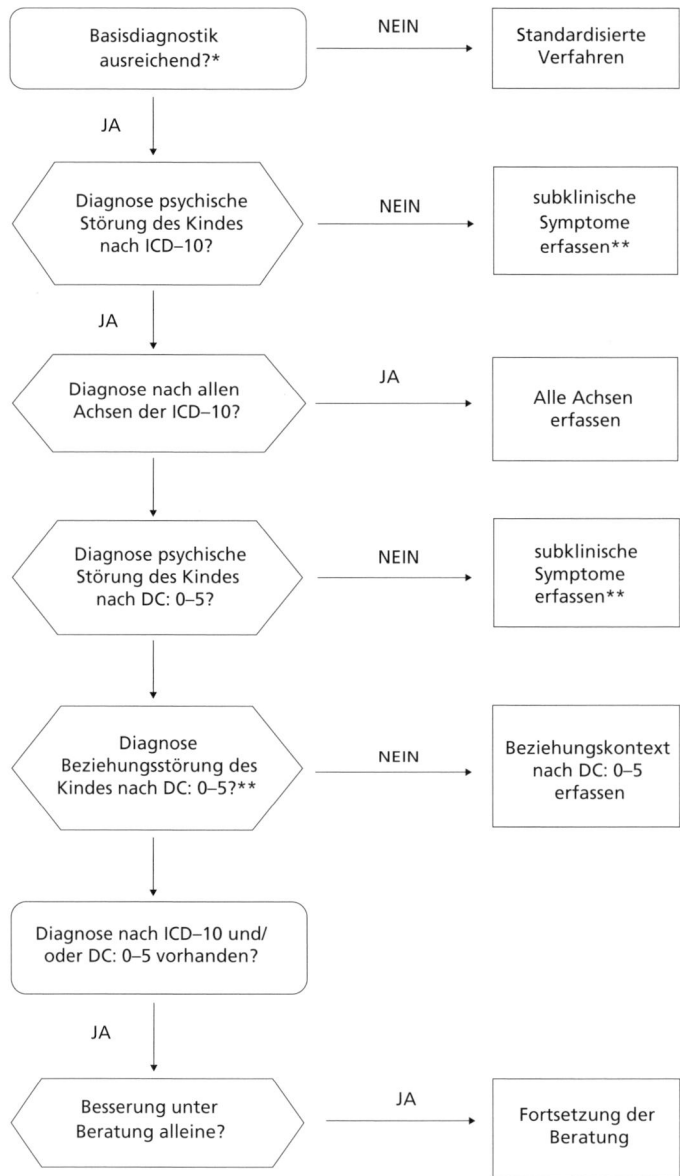

Entscheidungsbaum: Diagnostik und Therapie allgemein nach den AWMF-Leitlinien

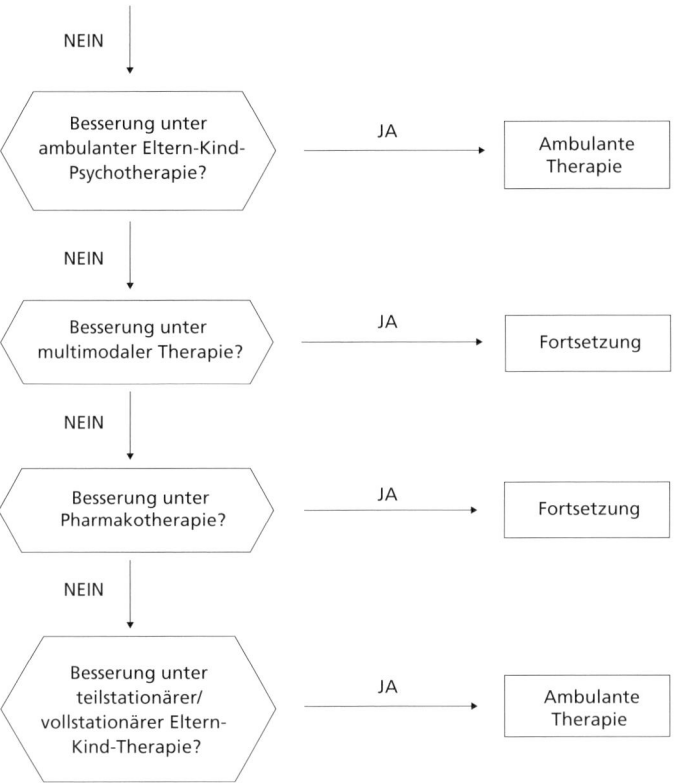

*Basisdiagnostik: klinische Anamnese, körperliche Diagnostik, psychopathologischer Befund und Interaktions-/Beziehungsdiagnostik
**Beratung auch bei subklinischen Symptomen und Beziehungsstörung (ohne Störung des Kindes)

2 Aufmerksamkeitsdefizit-/Hyperaktivitätsstörung (ADHS)

2.1 Definition und Klassifikation

Für diese Störungen sind ein früher Beginn, eine Kombination von Unaufmerksamkeit, Überaktivität und Impulsivität und eine Tendenz zur Persistenz typisch. In den letzten Jahren sind eine Vielzahl von Studien gerade über dieses Störungsbild erschienen, die verdeutlichen, welche gravierenden Entwicklungsrisiken eine früh auftretende ADHS oder HKS für das junge Kind haben.

Nach ICD-10 werden diese Störungen als hyperkinetische Störungen (HKS), nach DSM-5 als Aufmerksamkeitsdefizit-/Hyperaktivitätsstörungen (ADHS) klassifiziert. Bei keinem anderen Krankheitsbild gibt es so große Diskrepanzen zwischen den beiden Klassifikationsschemata.

In der Praxis werden leider die Begriffe HKS und ADHS oft synonym verwendet, was nicht korrekt ist – ebenso wie der umgangssprachliche Begriff ADS (Aufmerksamkeitsdefizitstörung), der nicht in den Klassifikationssystemen vorkommt. Deshalb betonen die deutschen AWMF-Leitlinien, dass die Begriffe präzis verwendet werden sollen, da die Aufmerksamkeitsdefizit-/Hyperaktivitätsstörungen (ADHS nach DSM-5) und Hyperkinetische Störungen (HKS, nach ICD-10) unterschiedliche Diagnosen darstellen und differenziert werden sollen. Neuerdings gibt es spezielle DC: 0-5-Kriterien nicht nur für die ADHS, sondern auch für ihre Vorläuferstörung, die Überaktivitätsstörung des Kleinkindalters.

2.1.1 ICD-10

Nach ICD-10 (Remschmidt et al. 2001) müssen Symptome aus allen drei Bereichen situationsübergreifend mindesten sechs Monate vorhanden sein. Speziell sind sechs Symptome der Unaufmerksamkeit, drei der Überaktivität und ein Symptom der Impulsivität aus der Symptomliste der ICD-10 erforderlich. Nach ICD-10 werden klassifiziert:

- Die einfache Aktivitäts- und Aufmerksamkeitsstörung (F90.0)
- Die hyperkinetische Störung des Sozialverhaltens (F90.1)
- Die Restkategorien, sonstige und nicht näher bezeichnete hyperkinetische Störungen (F90.8 und F90.9)
- Die Aufmerksamkeitsstörung ohne Hyperaktivität (F98.8)

Die ICD-10-Definition ist die stringentere Diagnose, da alle Symptombereiche vorhanden sein müssen. Die Hauptunterscheidung der ICD-10-Untergruppen liegt darin, ob eine Störung des Sozialverhaltens zusätzlich vorhanden ist oder nicht. Eine reine Aufmerksamkeitsstörung war eigentlich nicht vorgesehen und nur unter der Restkategorie »sonstige näher bezeichnete Verhaltens- und emotionale Störung mit Beginn in der Kindheit und Jugend« (F98.8) zu klassifizieren.

Bei der Durchsicht der einzelnen Items wird deutlich, dass diese für das Schulkindalter formuliert wurden, z. B. »sind häufig unaufmerksam gegenüber Details oder machen Sorgfaltsfehler bei den Schularbeiten und sonstigen Arbeiten und Aktivitäten« oder »verlassen ihren Platz im Klassenraum oder in anderen Situationen, in denen Sitzenbleiben erwartet wird«. Eine Modifikation der ICD-10-Kriterien für das Vorschulalter gibt es nicht, und die ICD-11 ist noch nicht erschienen.

2.1.2 DSM-5

Nach DSM-5 muss die Symptomatik ebenfalls sechs Monate vorliegen, aber es ist nicht notwendig, dass Symptome aus allen drei Bereichen vorliegen. Zur Diagnose sind mindestens sechs Symptome der Unaufmerksamkeit und mindestens sechs Symptome von Hyperaktivität oder Impulsivität notwendig. Je nach Art der Symptomatik können drei Subtypen der ADHS unterschieden werden:

- Das kombinierte Erscheinungsbild (Symptome aus allen drei Bereichen)
- Vorwiegend unaufmerksames Erscheinungsbild
- Vorwiegend hyperaktiv-impulsives Erscheinungsbild

Nach DSM-5 kann ferner bestimmt werden, ob die Störung teilremittiert ist, und welchen Schweregrad sie aufweist (leicht, mittel, schwer). Die DSM-5-Diagnose ist die sehr viel weitere Diagnose. Bei älteren Kindern ist sie fast fünfmal häufiger (Prävalenz von HKS 1–2 %, von ADHS 5–10 %). Die hyperkinetische Störung (ICD-10) entspricht somit am ehesten dem kombinierten Typ von AHDS (DSM-5).

Während es noch für die älteren DSM-IV-Kriterien altersentsprechende Modifikationen gab, ist eine Anpassung der DSM-5 Kriterien noch nicht vorgenommen. In den RDC-PA (2002), die nicht mehr verwendet wird, wurden fünf Items so verändert, dass sie für das Vorschulalter adäquater passen.

2.1.3 DC: 0–5

In der DC: 0–5 (2016) wurden nicht eine, sondern sogar zwei ADHS-Diagnosen aufgenommen: die Aufmerksamkeitsdefizit-/Hyperaktivitätsstörung und die Überaktivitätsstörung des Kleinkindalters, die zusammen mit den Autismus-Spektrum-Störungen als Störungen der neuronalen und mentalen Entwicklung (neurodevelopmental disorders) klassifiziert werden.

Zur Diagnose der ADHS sind mindestens sechs Symptome der Aufmerksamkeitsmuster oder mindestens sechs Symptome der Hyperaktivitäts-Impulsivitätsmuster notwendig. Die Einzelitems sind in ihrer Formulierung auf das Entwicklungsalter angepasst, wie zum Beispiel »Stört andere häufig beim Spielen oder bei anderen Aktivitäten (nimmt z. B. anderen Kindern Spielsachen oder Aktivitäten weg, unterbricht beim Spielen)«. Sie müssen stärker ausgeprägt sein im Vergleich zu Alters- und kulturellen Normen. Sie müssen in mindestens zwei Kontexten vorhanden sein, das Kind beeinträchtigen und mindestens sechs Monate vorhanden sein. Das Mindestalter für eine Diagnose ist 36 Monate.

Wie von Gleason und Humphreys (2016b) ausgeführt, haben Studien gezeigt, dass Gruppen von jungen Kindern im Alter von 24 bis 36 Monaten extrem hyperaktiv und impulsiv sein können. Diese Symptome können Vorläufer einer späteren ADHS sein. Vieles spricht dafür, dass eine ADHS bei vielen Kindern graduell beginnt (z.T schon mit 18 Monaten) und nicht plötzlich mit 36 Monaten einsetzt. Für diese Gruppe von Kindern wurde die Kategorie der »Überaktivitätsstörung des Kleinkindalters« gewählt. Das junge Kind im Alter von 24 bis 36 Monaten muss sechs Symptome aufweisen, die im Vergleich mit kulturellen Normen und mit dem erwarteten Entwicklungsstand übermäßig stark ausgeprägt sind und beeinträchtigen, in zwei Kontexten auftreten und mindestens sechs Monate persistieren. Typischerweise spielen Symptome der

Unaufmerksamkeit in diesem Alter keine Rolle (Gleason und Humphreys (2016b). Bisher sind noch keine Forschungspublikationen zu dieser Diagnose erschienen, die für manche Kinder nach klinischem Eindruck tatsächlich zutrifft. Es ist daher in der Zukunft hoffentlich mit zunehmenden Forschungsaktivität zu rechnen.

Da die Forschungsarbeiten im Vorschulalter fast ausschließlich ADHS (und nicht HKS nach ICD-10) untersucht haben, wird im Weiteren überwiegend von ADHS gesprochen.

2.2 Prävalenz

ADHS ist schon im Vorschulalter eine sehr häufige Störung, die bei manchen Kindern sehr früh beginnt. So wurde bei 2,4 % der 1,5-jährigen Kinder in der epidemiologischen dänischen Studie eine HKS festgestellt, wobei die Zuverlässigkeit dieser Diagnose in dem Alter in Frage gestellt werden muss (Skovgaard et al. 2007). Nach der DC: 0-5 (2016) und den deutschen Leitlinien soll die Diagnose wirklich erst ab dem Alter von 3;0 Jahren gestellt werden. Davor sind die Symptome so variabel und entwicklungsabhängig, dass sich keine sichere ADHS-Diagnose stellen lässt. Deshalb ist die Einführung der Diagnose »Überaktivitätsstörung des Kleinkindesalters« für 2- bis 3-jährige Kinder in der DC: 0-5 (2016) sinnvoll.

Der Grad motorischer Aktivität ist intraindividuell bereits im Säuglingsalter unterschiedlich ausgeprägt, unterliegt zudem über die Kleinkind- und Vorschulzeit hinweg typischen Veränderungen (Romano et al. 2006). So kann die Hyperaktivität bei 2- bis 7-jährigen Kindern vier typische Verlaufswege zeigen: 1.) 4,5 % der Kinder zeigten von Anfang an sehr wenig hyperaktives Verhalten, das im Verlauf auf Null abnahm; 2.) 42,0 % zeigten gering ausgeprägtes hyperaktives Verhalten, das sich auf sehr niedrigem Niveau stabilisierte; 3.) 46,3 % wiesen eine mittlere Symptomausprägung auf, die im Verlauf leicht rückläufig war; und 4.) 7,2 % fielen mit zwei Jahren als stark hyperaktiv auf und zeigten eine weitere leichte Verstärkung der Symptomatik bis zum 7. Lebensjahr. Diese Daten legen nahe, dass nicht alle Kleinkinder uniform motorisch stark aktiv sind, sondern über 90 % eher geringe bis mittlere Hyperaktivität aufweisen, die bis zum Schulalter weiter abnimmt. Bei einer im Kleinkindalter besonders ausgeprägten Hyperaktivität ist sogar eine Zunahme oder stärkere Auffälligkeit der Symptomatik zu erwarten. Dagegen nahm die Impulsivität von Kindern in den ersten Lebensjahren kontinuierlich ab, erwies sich aber im Alter von 45 Monaten als stabiles, kontextunabhängiges Verhaltensmerkmal (Kochanska et al. 2003).

Auch erwies sich die Aufmerksamkeit von Vorschulkindern als vergleichsweise situationsabhängig und variabel, Kinder erschienen im freien Spiel als aufmerksam, nicht aber beim Fernsehen oder bei Tests zur Messung der Reaktionsgeschwindigkeit (Reuda et al. 2005). Das Kriterium der Aufmerksamkeitsstörung, das in den klinischen Klassifikationen einen Subtyp des Störungsbildes charakterisiert, war für das Vorschulalter bisher noch unzureichend operationalisiert worden und war insgesamt als Konstrukt unklar definiert (Chacko et al. 2009).

In einer umfassenden Übersicht lag die Prävalenz der ADHS bei den 2- bis 5-jährigen Kindern bei 3,3 % mit einer Streuung von 2,0 % bis 7,9 % in verschiedenen Studien (Egger et al. 2006b). Damit ist die Prävalenz niedriger als bei älteren Kindern (Greenhill et al. 2008). Nur einzelne Studien zeigten als

»Ausreißer« sehr viel höhere Prävalenzzahlen. So waren in der Studie von Lavigne et al. (2009) 13,4 % der 4-jährigen Kinder von einer ADHS betroffen, allerdings wurde in der Definition eine verkürzte Dauer von drei Monaten verwendet.

In den neueren Studien (▶ Tab. 4), finden sich weltweit vergleichbare Prävalenzzahlen für ADHS im Vorschulalter: 3,8 % in Island, 2,6 % in Brasilien und 1,9 % in Norwegen und 2,0 % in den USA (Gudmundsson et al, 2012; Petresco et al. 2014; Wichström et al. 2012; Bufferd et al. 2011). Die Prävalenz von ADHS betrug in eigenen bevölkerungsbezogenen Studien von 1391 6-jährigen Vorschulkindern 5,1 % (von Gontard et al. 2011) und von 1676 Vorschulkindern 6,4 % (Niemczyk et al. 2015).

Nach Egger at al. (2006b) sind Prävalenzzahlen auch von der Methodik der Untersuchungen abhängig. Es fanden sich höhere Raten, wenn nur Fragebogenverfahren und Checklisten verwendet wurden – im Gegensatz zu den aufwändigeren Studien, die standardisierte psychiatrische Interviews einsetzen (wie das PAPA).

Insgesamt ist die ADHS sehr viel häufiger bei älteren (4–5 Jahren) als bei jüngeren Vorschulkindern (2–3 Jahren). Jungen sind häufiger betroffen als Mädchen im Verhältnis von 2:1. Die ADHS im Vorschulalter zeigt eine weitere Besonderheit, nämlich dass der unaufmerksame Subtyp sehr selten ist. In manchen Studien wurde sogar kein Kind mit dem unaufmerksamen Typ diagnostiziert (Prävalenzzahlen 0–1,7 %), während der hyperaktiv-impulsive Typ (Prävalenzzahlen 1,8–13,8 %) und der kombinierte Subtyp (Prävalenzzahlen 1,5–2,8 %) sehr viel häufiger waren (Egger et al. 2006b). In der Studie von Lavigne et al. (2009) hatten 1,8 % der 4-jährigen Kinder den unaufmerksamen, 6,8 % den hyperaktiv-impulsiven und 4,2 % den kombinierten Subtyp. In der sorgfältigen norwegischen Studie hatten 1,9 % der 4-jährigen Kinder eine ADHS, 0,2 % einen unaufmerksamen, 1,6 % einen hyperaktiv-impulsiven und 1,6 % einen kombinierten Subtyp (Wichström et al. 2012).

Dies bedeutet eine große Hilfe in der Diagnostik der ADHS bei Vorschulkindern: Da der reine unaufmerksame Subtyp der ADHS praktisch nicht vorkommt, kann man sich bei der Diagnose weitgehend auf die leichter erfassbaren Symptome der Hyperaktivität und Impulsivität konzentrieren. ADHS war mit 18,0 % der zweithäufigste Vorstellungsanlass an unserer Klinik (▶ Tab. 10) – nur ODD war mit 20.9 % häufiger (▶ Kap. 3), wobei beide Störungen bei jungen Kindern oft komorbid auftreten.

Zusammenfassend weist die ADHS im Vorschulalter Besonderheiten auf, die sich von einer ADHS bei Schulkindern unterscheidet, wie in der nächsten Tabelle zusammengefasst:

Tab. 11: ADHS im Vorschulalter (nach Egger et al. 2006b; Dreyer 2006; Kaplan und Adesman 2011; Lahey 2002)

	Vorschulalter	**Schulalter**
Prävalenz	3,3 % (2,0–7,9 %)	5–10 %
Geschlechtsverhältnis Jungen: Mädchen	2:1	3:1
Relative Prävalenz der ADHS Subtypen		
Unaufmerksam	13 %	48 %
Hyperaktiv-impulsiv	49 %	9 %
Kombiniert	38 %	43 %

Die allgemeine Prävalenz ist bei Vorschulkindern niedriger als bei Schulkindern, wobei ADHS häufiger bei älteren (4–5 Jahre) als bei jüngeren Vorschulkindern (2–3 Jahre) ist (Egger et al. 2006). Im Vorschulalter sind proportional weniger Jungen betroffen als bei älteren Schulkindern, bei denen die Jungen deutlich überwiegen (Dreyer 2006). Vor allem zeigen sich deutliche Unterschiede bezüglich der Subtypen der ADHS: Der unaufmerksame Subtyp ist im jungen Alter kaum vorhanden, der hyperaktiv-impulsive Subtyp am häufigsten. Die Prävalenz betrug in verschiedenen Studien im Schnitt 0,8 % für den unaufmerksamen, 3,1 % für den hyperaktiv-impulsiven und 2,4 % für den kombinierten Subtyp (Dreyer 2006). Wie in Tabelle 11 ersichtlich, haben von den Vorschulkindern mit ADHS nur 13 % den unaufmerksamen, aber 49 % den hyperaktiv-impulsiven Subtyp – ganz anders als bei Schulkindern, bei denen fast die Hälfte einen unaufmerksamen, aber nur 9 % den hyperaktiv-impulsiven Subtyp aufweisen (Dreyer 2006).

2.2.1 Persistenz

Zur Stabilität der Diagnose ADHS und ihrer Subtypen im Entwicklungsverlauf junger Kinder liegen umfangreiche Untersuchungen vor. Demzufolge wurde bei 75 bis 85 % von 4- bis 6-jährigen Vorschulkindern mit ADHS die Diagnose drei Jahre später erneut gestellt. In einem Follow-up über acht Jahre nahm die Diagnosehäufigkeit ab, was den Ergebnissen von Katamnesen bei initial älteren Kinder entspricht. Probanden mit vorwiegend unaufmerksamer oder vorwiegend hyperkinetisch-impulsiver Symptomatik im Vorschulalter erhielten später seltener eine ADHS-Diagnose als solche, die primär mit kombinierter Störung aufgefallen waren. Aber auch bei denjenigen Kindern, die über den Studienverlauf stabil eine ADHS-Diagnose aufwiesen, zeigten sich Veränderungen im Subtyp (Lahey et al. 2004, 2005).

Eine norwegische Studie konnte eine Kontinuität von ADHS-Symptomen ab dem Alter von 18 Monaten bis zu 3,5 Jahren zeigen. Das Risiko für eine ADHS mit 3,5 Jahren war erhöht durch frühere ADHS-Symptome und Störungen der Emotionsregulation (Overgaard et al. 2014). Eine große Faktorenanalyse von 1155 Kinder im Alter von 3 bis 5 Jahren konnte die Validität der ADHS-Kernsymptomatik in einem Hauptfaktor bestätigen. 8,5 % der untersuchten Kinder zeigten sogar eine Persistenz von schweren ADHS-Symptomen über die gesamte Zeit von 3 bis 5 Jahren. Diese ungünstigen Verläufe waren mit einer Vielzahl von psychosozialen Risikofaktoren assoziiert (Willoughby et al. 2012).

Insgesamt gehört die ADHS zu den Störungen, die im Langzeitverlauf über das Schul-, ins Jugend- und sogar Erwachsenenalter eine hohe Stabilität zeigen. Basierend auf prospektiven Daten der Dänischen Geburtskohorte von 76286 Kindern, konnten schon mit sechs und 18 Monaten Symptome identifiziert werden, die eine spätere ADHS (oder genauer eine HKS nach ICD-10) vorhersagten (Lemcke et al. 2016). Bei den sechs Monate alten Säuglingen waren dies die Dauer des Stillens, motorische Entwicklung und exzessives Schreien. Bei den 18 Monate alten Kleinkindern waren es gesteigerte motorische Aktivität, sprachliche Defizite, sowie u. a. die Unfähigkeit, Gegenstände zu holen oder sich selbst zu beschäftigen. In beiden Alterszeitpunkten empfanden die Mütter, dass die Versorgung ihrer Kinder schwierig gewesen sei. Die Studie bestätigt damit die Bedeutung von spezifischen frühen Verhaltens- und Temperamentseigenschaften für die Langzeitentwicklung.

Einen anderen Ansatz wählten Smith et al. (2017). Aus einer bevölkerungsbezogenen Kohorte wurden 170 hyperaktive 3-jährige Kinder mit 88 nicht hyperaktiven, gleichaltrigen Kontrollen prospektiv verglichen. Im Alter von 14 bis 25 Jahren hatten vor allem männliche Jugendliche/junge Erwachsene deutlich erhöhte Raten nicht nur für ADHS, Störungen des Sozialverhaltens, Depression,

Angst und Autismus-Spektrum-Störungen. Bei Frauen waren die Raten ebenfalls erhöht, erreichten aber keine Signifikanz. Diese Studie zeigt, dass das Symptom einer ausgeprägten Hyperaktivität vor allem bei Jungen ein erhebliches Entwicklungsrisiko bedeutet.

ADHS im Vorschulalter ist mit einem langfristigen Risiko nicht nur für ADHS, sondern für viele andere psychische Störungen verbunden. In einer Langzeitstudie hatten 4–6-jährige Kinder mit ADHS (n=112) im Vergleich zu Kontrollen (n=68) in allen Bereichen der Psychopathologie höhere Werte (Unaufmerksamkeit, Hyperaktivität, ODD, Störung des Sozialverhaltens, Angst und Depression) während des gesamten Schulkindes- und Jugendalter bis 18 Jahre (Lahey et al. 2016).

Auch in einer großen Meta-Analyse zeigte sich die die ADHS eindeutig als chronisch persistierende Störung, die sich vom Kindesalter bis Erwachsenalter fortsetzen kann (Caye et al. 2016). Prädiktoren für einen ungünstigen Verlauf waren Schwere der ADHS, komorbide Störung des Sozialverhaltens und komorbide Depression. Alter der Erstmanifestation der ADHS war kein Prädiktor, wobei leider nicht angegeben wurde, ab welchem Alter Kinder in diese wichtige Meta-Analyse einschlossen wurden.

Bei diesem ungünstigen Verlauf der ADHS sind eine frühe Diagnostik und Intervention umso wichtiger. Dennoch werden viele Vorschulkinder mit ADHS gar nicht adäquat diagnostiziert und behandelt. So weisen Egger et al. (2006b) darauf hin, dass in den bevölkerungsbezogenen Studien maximal 25 % der Kinder tatsächlich zur Diagnostik und Therapie vorgestellt wurden, obwohl an manchen Kliniken eine ADHS einer der wichtigsten Vorstellungsgründe ist. In der norwegischen Studie von Wichström et al. (2014) wurden nur 10,7 % der 4-Jährigen und 25,2 % der 7-Jährigen mit psychischen Störungen überhaupt vorgestellt. Dabei erhielten Jungen und Kinder mit externalisierenden Störungen (ADHS und Störung des Sozialverhaltens) häufiger Hilfe als Mädchen und Kinder mit internalisierenden Störungen (Angst- und depressive Störungen).

2.3 Diagnostik

Wenn eine sorgfältige Diagnostik durchgeführt wird, kann die Diagnose ADHS nach DSM-5 oder DC: 0-5 sicher ab dem Alter von drei Jahren gestellt werden (Egger et al. 2006b). Dazu ist einerseits klinische Erfahrung notwendig, anderseits genügend Zeit, eine detaillierte Anamneseerhebung, den psychopathologischen Befund und die klinische Interaktionsbeobachtung durchzuführen (▶ Kap. 1.3.1). Eine Diagnosestellung ab dem Alter von vier Jahren ist sehr viel eindeutiger und wird von der amerikanischen kinderärztlichen Vereinigung als Alter in der primärärztlichen Versorgung empfohlen (Wolraich et al. 2011).

Neben den allgemeinen Fragebögen (CBCL 1½–5) und SDQ stehen auch spezifische Fragebögen zur Verfügung, unter anderem die Conners Scale, ADHD Rating Scale, SNAP-4 und SKAMP-Skalen (Egger et al. 2006b). In deutscher Sprache gibt es noch den FBB-ADHS-V (Fremdbeurteilungsbogen für Aufmerksamkeitsdefizit-/Hyperaktivitätsstörung im Vorschulalter) und den VBV 3-6 (Verhaltensbeurteilungsbogen für Vorschulkinder). Eine aktuelle Übersicht über diagnostische Instrumente zur Diagnose der ADHS bei Vorschulkindern findet sich bei Zenglein et al. (2013).

Am meisten wurden die bewährten und international weit eingesetzten CBCL 1½–5 und SDQ-Fragebögen untersucht. Auffällige SDQ-Werte im Alter von fünf Jahren können eine spätere ADHS im Schulalter (vor dem Alter von 11–12 Jahren) vorhersagen. Speziell erhöhten auffällige Werte auf der Hyperaktivitäts-/Impulsivitätsskala das Risiko deutlich (Odds Ratio 20,65-fach höher) (Rimvall et al. 2016). Die CBCL 1½–5 zeigte gute prädiktive, diskriminative Eigenschaften für externalisierende Störungen wie ADHS, ODD und Störung des Sozialverhaltens (de la Osa et al. 2016). Dabei waren sowohl die traditionellen Syndromskalen, wie auch die neuen DSM-5 basierten Skalen geeignet. Die prädiktive Valenz war z. B. sehr viel geringer für depressive Störungen. Dabei sind die jeweiligen Informanden zu berücksichtigen. In einer anderen Studie schätzten Mütter im CBCL 1½–5-Fragebogen externalisierende Symptome ihres Kindes signifikant höher ein als Väter (van der Veen-Mulders et al. 2017).

Sehr viel genauer als Fragebögen sind strukturierte psychiatrische Interviews, vor allem das Strukturierte Interview für das Vorschulalter (SIVA 0-6) (Bolten et al. 2018), das auch in der klinischen Praxis gut eingesetzt werden kann und Diagnosen nach ICD-10, DSM-5 und DC: 0-5 liefert.

Wie bei älteren Kindern ist es wichtig, Informationen von anderen Informanten (Erzieher und Kindergärtnerinnen) einzuholen. Eine ADHS-Diagnose erfordert die Manifestation von Symptomen in mindestens zwei Lebensbereichen bzw. Settings (Familie plus Kindergarten, Tagesbetreuung etc.) (Tandon 2017). Dies kann die Einschätzung junger, ausschließlich intrafamiliär betreuter Kinder erschweren und eine ausführliche Verhaltensbeobachtung in der Untersuchungssituation umso mehr erforderlich machen.

Eine psychologische Testung (Intelligenztests, Entwicklungstests) ist zur Diagnosestellung der ADHS nicht notwendig, sondern bedarf einer zusätzlichen Indikation (AACAP 2007a). Eine pädiatrisch körperliche Untersuchung sollte in jedem Fall erfolgen. Ein EEG ist nicht obligat, wird aber in vielen Kliniken routinemäßig durchgeführt (AACAP 2007a).

Sehr wichtig ist die differenzialdiagnostische Abgrenzung gegenüber anderen Störungen, die mit Hyperaktivität einhergehen können. Besonders wichtig ist die Abgrenzung gegenüber alters- und entwicklungstypischer Hyperaktivität, Impulsivität und Unaufmerksamkeit. Inzwischen liegen Angaben zur Häufigkeit von subklinischen ADHS-Symptomen bei Vorschulkindern allgemein vor, sodass verglichen werden kann, welche Symptome für das jeweilige Alter noch im normalen Entwicklungsrahmen liegen. In der Arbeit von Egger und Angold (2006b) werden die einzelnen Symptom-Items aus verschiedenen Studien aufgeführt. Am häufigsten waren Items wie »häufig in Bewegung« mit einer Prävalenz von 6,3–72,7 %, »unterbricht oft« mit einer Prävalenz mit 4–46,6 %, »scheint nicht zuzuhören« mit einer Prävalenz von 3,5–36,9 %, »ist oft abgelenkt« mit einer Prävalenz von 4,8–47,8 %.

Zuletzt reicht es nicht aus, nur die Diagnose ADHS zu stellen. Komorbide Störungen müssen erfasst, bzw. ausgeschlossen werden. Ein weiterer wichtiger Risikofaktor für die weitere Entwicklung ist die hohe Komorbiditätsrate von über 55–87 % bei Vorschulkindern mit ADHS (▶ Tab. 12). Zu den häufigsten komorbiden Störungen zählen dabei Störungen des Sozialverhaltens mit oppositionellem Verhalten (ODD) und das Vollbild der Störung des Sozialverhaltens. Gerade die Kombination von ADHS und Störungen des Sozialverhaltens zeichnen sich durch einen ungünstigen, chronischen Langzeitverlauf mit Dissozialität und Delinquenz aus (Vloet et al. 2008). Verstärkend wirkt zudem, dass vor allem Kinder mit einem kombinierten Subtyp eine komorbide ODD aufweisen in Vergleich zu solchen mit einem unaufmerksamen Subtyp (Dreyer 2006).

Aber auch internalisierende Störungen können vorkommen und werden oft übersehen. In einer neuen norwegischen bevölkerungsbezogenen Studie mit 2475 4-jährigen Kindern hatten 1,9 % eine ADHS. Die häufigsten komorbiden Störungen der ADHS waren ODD (22,0 %), Störungen des Sozialverhaltens (37,7 %), Angststörungen (7,9 %) und depressive Störungen (24,1 %) (Wichström et al. 2012). Die Daten dieser großen bevölkerungsbezogenen Studie von 4-jährigen Kindern zeigen, wie hoch das Risiko (Odds Ratio) für eine komorbide Störung ansteigt, wenn ein Kind von einer ADHS betroffen ist (▶ Tab. 12). Das Risiko für eine ODD ist 17,7-fach, für eine Störung des Sozialverhaltens 35,6-fach, für depressive Störungen 4,5-fach und für Angststörungen 17,7-fach höher (Wichström et al. 2012).

Tab. 12: ADHS und komorbide Störungen (Wichström et al. 2012)

	Rate	OR
ODD	22,0 %	17,7
Störung des Sozialverhaltens	37,7 %	35,6
Depressive Störungen	24,1 %	4,5
Angststörungen	7,9 %	17,7

Diese Komorbiditätsraten sind in zugewiesenen klinischen Stichproben natürlich höher: So hatten in der Studie von Wilens et al. (2002) 62 % eine ODD, 23 % eine Störung des Sozialverhaltens, 42 % eine depressive Störung und 28 % eine Angststörung (▶ Tab. 13). Zudem ist die ADHS bei jungen Kindern häufig mit Teilleistungsstörungen und spezifischen Entwicklungsdefiziten (Motorik, Sprache, Sprechen) assoziiert. Viele Kinder mit ADHS sind zusätzlich von multiplen Komorbiditäten betroffen – 19 % hatten zwei und 12 % sogar drei komorbide Störungen (Dreyer 2006). Vorschulkinder mit ADHS zeigen ein Spektrum von Störungen der exekutiven Funktionen, vor allem Defizite der Inhibition (Schoemaker et al. 2011), die in bildgebenden Studien mit einer Verkleinerung des Corpus callosum verbunden waren (Ghassabian et al. 2013).

Tab. 13: Komorbide Störungen bei Vorschulkindern mit ADHS (nach Egger et al. 2006; Dreyer 2006; Kaplan und Adesman 2011; Lahey 2002; Wilens et al. 2002)

Komorbidität	Anteil
Gesamt	55–87 %
ODD	22–62 %
Störung des Sozialverhaltens	23–39 %
Angststörung	8–15 %
depressive Störung	13–42 %
zwei komorbide Störungen	19 %
drei komorbide Störungen	12 %

Zusammengefasst stellt die Diagnostik der ADHS im Vorschulalter hohe Anforderungen an den Untersucher und erfordert klinische Erfahrung. Die Diagnose ist mit Sicherheit schwieriger zu stellen als bei älteren Kindern und Jugendlichen. Deshalb erfordert die Diagnose bei 3-jährigen Kindern eine besondere Sorgfalt und Erfahrung, wie die AWMF-Leitlinien betonen (von Gontard et al. 2015).

Die amerikanischen Leitlinien für Kinderärzte betonen, dass die ADHS wirklich als chronische Störung eingestuft werden soll, in primärärztlichen Settings bei 4-Jährigen zusammen mit komorbiden Störungen diagnostiziert und behandelt werden soll (Wolraich et al. 2011).

2.4 Klinik

Die ADHS zeigt im Vorschulalter eine Reihe von klinischen Besonderheiten, die von Egger et al. (2006b), Sonuga-Barke et al. (2006), Greenhill et al. (2008) und Steinhoff et al. (2006) zusammengefasst wurden (▶ Tab. 11). Der wichtigste Unterschied zu älteren Kindern ist die Tatsache, dass der unaufmerksame Subtyp praktisch nicht vorkommt. Dies hat den Vorteil, dass man sich bei der Diagnosestellung auf die sichtbaren Verhaltenssymptome der Impulsivität und Hyperaktivität weitgehend beschränken kann. Dies erleichtert die Diagnosestellung, da Symptome der Unaufmerksamkeit bei jüngeren Kindern schwerer zu erfassen sind.

Ein anderes typisches Merkmal ist die hohe Komorbidität mit Störung des Sozialverhaltens mit oppositionellem Verhalten (ODD) (▶ Tab. 12 und 13). Diese Störung kommt bei der Hälfte aller Vorschulkinder als komorbide Störung vor. Diese Kombination von ADHS und ODD wird oft übersehen und ist mit einer schweren Symptomatik und einem ungünstigeren Verlauf verbunden. Weitere komorbide Störungen umfassen das Vollbild der Störung des Sozialverhaltens und seltener internalisierender Störungen wie Angst- und depressiven Störungen.

Zusätzlich finden sich eine Reihe typischer Risiken und Belastungen bei Vorschulkindern mit ADHS. Sie zeigen häufiger Störungen des Sprechens und der Sprache, leichte kognitive Defizite sowie motorische Koordinationsstörungen, die mit einem höheren Unfallrisiko verbunden sind. Typisch sind ferner eingeschränkte soziale Kompetenzen, weniger Freundschaften, Schwierigkeiten in der Beziehung zu Gleichaltrigen, problematische Interaktionen mit Eltern und mit anderen Verwandten sowie höherer familiärer Stress (▶ Tab. 14). Die Beeinträchtigung im Alltag zeigt sich ferner darin, dass Kinder mit ADHS sehr viel häufiger vom Kindergarten suspendiert werden als Kinder ohne ADHS. Diese assoziierten Probleme werden verstärkt bei der Komorbidität von ODD und ADHS.

Ohne Zweifel ist die ADHS bei Vorschulkindern eine schwere und persistierende Störung, die einen ungünstigen Langzeitverlauf aufweist (Vloet et al. 2008; Dreyer 2006). Wichtige prognostische Variablen für einen günstigen bzw. ungünstigen Verlauf sind dabei die vielfältigen sozialen Folgen der ADHS, die in Tabelle 14 zusammengefasst sind.

Tab. 14: Soziale Folgen der ADHS im Vorschulalter (zusammengefasst nach Dreyer, 2006; Lahey et al. 1998; Greenhill et al. 2006; Harpin, 2005)

Belastende Elternbeziehung	↑
Elterlicher Stress	↑
Funktionales elterliches Coping	↓
Probleme mit Gleichaltrigen	↑
Probleme mit Lehrern/Erziehern	↑
Suspendierung vom Kindergarten	↑
Leistungsprobleme	↑
Verletzungen	↑

Junge Kinder mit ADHS spielen weniger intensiv, erfordern einen höheren Grad an Überwachung und Grenzsetzungen als nichtbetroffene Kinder und halten sich nicht an alltägliche Anweisungen. In einer Studie war bei 71 % der Kinder mit ADHS die Beziehung zu ihren Eltern belastet (gegenüber 12 % der Nicht-Betroffenen). Auch alltägliche Familienaktivitäten sind eingeschränkt: So berichteten 58 % der Mütter von Vorschulkindern mit ADHS, dass sie an öffentlichen Orten nicht adäquat auf das Verhalten der Kinder eingehen konnten (Dreyer 2006). Eltern zeigen entsprechend häufiger negative

Reaktionen. Die Folgen sind eine hohe elterliche Belastung und weniger funktionales elterliches Coping – und dieser elterliche Stress kann das Familienklima auch langfristig negativ beeinflussen (Harpin 2005; Dreyer 2006).

Vorschulkinder mit ADHS sind weniger beliebt bei Gleichaltrigen und schließen weniger Freundschaften. Sie haben typischerweise nicht nur Probleme mit anderen Kindern, sondern personen- und situationsübergreifend auch mit Peers, Eltern, Lehrern und Erziehern. Insgesamt hatten in einer Studie 89 % der Kinder mindestens eine belastende soziale Beziehung (Dreyer 2006). 3- bis 5-jährige Kinder mit AHDS und aggressivem Verhalten sind weniger prosozial – wobei ihre Fähigkeiten zu Aufmerksamkeit und Aktivitätskontrolle wesentlich prosoziales Verhalten beeinflussen (Hay et al. 2010). Lehrer nahmen die Kinder in einer weiteren Studie als weniger sozial, weniger kooperativ, weniger durchsetzungsfähig, aber störender wahr (Lahey et al. 1998).

Dies kann dazu führen, dass die Kinder einen Kindergarten- oder Vorschulverweis erhalten. Tatsächlich werden Vorschulkinder mit ADHS häufiger vom Kindergarten suspendiert: In verschiedenen Studien waren dies 15–25 % gegenüber 0–0,8 % der nichtbetroffenen Kinder (Dreyer 2006; Greenhill et al. 2006). Meistens betrifft dies entweder Kinder mit einem kombinierten Subtyp oder mit komorbiden Störungen (Dreyer 2006).

Weiterhin sind die schulischen Leistungen von Vorschulkindern mit ADHS schlechter als die ihrer Altersgenossen. Dies betrifft alle Bereiche: vor allem Rechnen, aber auch den Spracherwerb mit späteren schulischen Problemen beim Lesen und Schreiben (Dreyer 2006). Diese Defizite verfestigen sich und sind selbst nach zwölf Jahren im Langzeitverlauf nachweisbar. In der Studie von Lahey et al. (1998) erhielt keines der Kontrollkinder eine Sonderförderung/Sonderbeschulung, aber 23,7 % der ADHS-Kinder mit einem kombinierten, 16,1 % mit einem hyperaktiv-impulsiven und 15,4 % mit einem unaufmerksamen Subtyp.

Ein anderes Problem sind die hohen Raten an unbeabsichtigten Verletzungen und Vergiftungen bei Vorschulkindern mit ADHS: vor allem bei dem kombinierten (32,5 %) und hyperaktiv-impulsiven (35,7 %), aber weniger bei dem unaufmerksamen Subtyp (8,3 %) und den Kontrollen (11,6 %, Lahey et al. 1998).

Zusammengefasst birgt ADHS im Vorschulalter multiple Risiken und hat weitreichende soziale Folgen (▶ Tab. 14). Besonders beeinträchtigt sind Vorschulkinder mit dem kombinierten Subtyp und mit weiteren komorbiden Störungen. Zudem gibt es einen eindeutigen Dosis-Effekt: Selbst subklinische ADHS-Symptome sind mit Beeinträchtigungen verbunden. Jedes ADHS-Symptom erhöht linear die Wahrscheinlichkeit der Beeinträchtigung um ein Odds Ratio von 1,7 (Dreyer 2006).

2.5 Ätiologie

Wie bei älteren Kindern spielen genetische Faktoren die Hauptrolle in der Entstehung der ADHS und erklären ca. 70–80 % der Varianz. So konnten Bornolova et al. (2010) anhand einer Zwillingsstudie mit 1069 Familien zeigen, dass genetische Faktoren wesentlich zur Genese externalisierender Störungen beitragen. Speziell betrug die Heritabilität für ADHS 0.73, für CD 0.51 und für ODD 0.73.

Neurobiologisch spielt eine Dysregulation vor allem der Neurotransmitter Dopamin und Noradrenalin im Bereich der Frontallappen bei der ADHS eine wichtige Rolle (Tandon und Pergjika 2017). Strukturelle Veränderung fanden sich generell bei Vorschulkindern mit ADHS nicht, wohl aber leichte Verkleinerung des Corpus callosum in Abhängigkeit von Defiziten der exekutiven Funktionen (Ghassabian et al. 2013). Modulierende Umweltfaktoren spielen insbesondere bei der Komorbidität von AHDS und ODD eine wichtige Rolle und können diese genetische Disposition aktivieren und verstärken. In diesen Fällen ist strafendes, negatives, inkonsistentes elterliches Verhalten typisch, das in der Folge reaktiv erneute Opposition des Kindes hervorruft. So entwickeln sich negative Interaktionskreise, die sich immer weiter verstärken (Sonuga-Barke et al. 2006).

Dieses negative, strafende, inkonsistente elterliche Verhalten mit einem erhöhten Risiko für Kindesmisshandlung ist typisch. Darüber hinaus finden sich bei den Eltern von Vorschulkindern mit ADHS generell vermehrt psychopathologische Auffälligkeiten und Stressbelastung, dysfunktionale Erziehungsmuster und Copingstrategien sowie ein vermindertes elterliches Kompetenzgefühl (Linderkamp 2006).

Auch Rauchen während der Schwangerschaft war mit einem erhöhten Risiko nicht nur für ADHS, sondern auch für ODD in einer norwegischen bevölkerungsbezogenen Studie verbunden (Ellis et al. 2012). Ein weiterer, mit Armut assoziierter Risikofaktor ist die Nahrungsunsicherheit, definiert als begrenzter oder unsicherer Zugang zu den nahrhaften und sicheren Nahrungsmitteln aufgrund fehlender Ressourcen. Nahrungsunsicherheit führte zu einem erhöhten Risiko sowohl für internalisierende (Odds Ration 1.47 höher), aber besonders externalisierende Symptome (Odds Ratio 2.01 höher) (Slopen et al. 2010).

2.6 Therapie

Eine allgemeine Beratung der Eltern, Psychoedukation und Einschluss von Bezugspersonen (Kindergärtner/innen, Erzieher/innen, Tagesmütter) ist selbstverständlich und soll in jedem Fall erfolgen, wie auch von den deutschen Leitlinien betont. Selbst niederschwellige Programme können für manche Kinder mit Risiken für externalisierende Störungen hilfreich sein. Präventionsprogramme im Kindergarten können prosoziales Verhalten verbessern, wie eine randomisiertkontrollierte Studie von Schell et al. (2015) zeigte. Trotz methodischer Probleme war das Ergebnis dieser Gruppeninterventionsstudie mit 221 Kindern eindeutig. Es handelt sich um ein universelles Präventionsprogramm, nicht um eine Therapiemethode. Aussagekräftiger wäre es gewesen, Kinder genau zu untersuchen und Diagnosen oder Risiken vorab zu erfassen im Sinne einer selektiven oder indizierten Prävention.

Bei einer diagnostizierten ADHS hat die Psychotherapie in diesem jungen Alter immer den Vorrang vor pharmakologischen Interventionen (Tandon 2017). In der fundierten Übersicht über Psychopharmakotherapie bei Vorschulkindern kommen Gleason et al. (2007) zu dem Schluss, dass immer erst eine Psychotherapie in Form von Elterntrainings, bzw. Eltern-Kind-Therapien erfolgen solle. Auch die amerikanischen kinderärztlichen Leitlinien betonen, dass Elterntrainings Mittel der ersten Wahl sind (Woidrach et al. 2011). In einer Metaanalyse von acht guten randomisierten Studien konnte gezeigt werden, dass Elterntrainings positive Effekte auf ADHS Symptome, Störung des Sozialverhaltens, elterliche Erziehungsfähigkeiten haben und diese Effekte langfristige bestehen. Die Gesamteffektstärke betrug 0.68. Zur Beurteilung von kombinierten Eltern-/Erziehertrainings war die Studienqualität bisher nicht ausreichend (Charach et al. 2013).

Elterntrainings sind mit leichten Variationen nach einem ähnlichen dreistufigen Prinzip aufgebaut: Als erstes Ziel wird eine Verbesserung der Eltern-Kind-Interaktion angestrebt; als zweites folgen pädagogische und verhaltenstherapeutische Interventionen, wie Punktepläne, positive Konsequenzen, gezielte Aufmerksamkeit schenken, klare Regeln und klare Anweisungen; erst dann erfolgt, falls notwendig, die dritte Stufe mit Auszeit und negativen Konsequenzen. Die Elterntrainings, bzw. Eltern-Kind-Therapien gehen weit über die Beratung und Psychoedukation hinaus, die in jedem Fall erfolgen sollte. Oft sind sie mit einem direkten »Coaching« der Eltern verbunden, z. B. mit videogestützten Rollenspielen. Nur falls diese Elterntrainings nicht wirken, solle eine Pharmakotherapie erwogen werden.

2.6.1 Psychotherapie der ADHS

Im Vorschulalter sind symptomorientierte, verhaltenstherapeutische Interventionen am wirksamsten. Dabei unterscheidet sich das Vorgehen deutlich von älteren Kindern und Jugendlichen. Kindzentrierte Interventionen, wie Selbstinstruktionstrainings, Selbstmanagementmethoden, Konzentrationstrainings sind in diesem Alter weniger wirksam. Der Fokus liegt deshalb eindeutig bei Elterntrainings und Eltern-Kind-Interaktionstherapien.

Sonuga-Barke et al. (2006) führen eine Reihe von allgemeinen Elterntrainings auf wie die Parent-Child-Interaction-Therapy (PCIT), das »Incredible Years«- und das »Helping the Noncompliant-Child«-Programm. Bei Steinhoff et al. (2006) und Greenhill et al. (2008) werden weitere Programme aufgeführt, die sich als wirksam erwiesen haben, wie z. B. das Community-Oriented-Parent Educational System (COPE) und andere mehr. Auch das Triple-P (Positive Parenting Program) Programm ist wirksam (Sanders 1999; Tandon und Pergjika 2017). Diese allgemeinen Elterntrainings sind allerdings sehr viel wirksamer in der Behandlung von Auffälligkeiten im Sozialverhalten (besser bei der ODD als bei der ADHS), haben aber eine deutliche Wirkung auch in der Reduktion spezifischer ADHS-Symptome (Sonuga-Barke et al. 2006).

Beispielhaft für ein allgemeines Elterntraining soll die Parent-Child-Interaction-Therapy (PCIT) näher dargestellt werden (▶ Tab. 15). Dabei handelt es sich um eine strukturierte Kurzzeittherapie (10–16 Sitzungen) mit dem Fokus auf die Eltern-Kind-Interaktion im Vorschulalter von 2–7 Jahren. Die Hauptindikation für PCIT sind externalisierende Störungen des Kleinkindalters mit oppositionellem, verweigerndem und aggressivem Verhalten sowie Aufmerksamkeitsstörungen (Hembree-Kigin und Mc Neil 1995). Darüber hinaus kann die PCIT auch bei internalisierenden Störungen, wie einer emotionalen Störung mit Trennungsangst, eingesetzt werden (Choate et al. 2005). Selbst bei Kindern mit geistiger Behinderung hat sich diese Therapie als wirksam erwiesen (Bagner und Eyberg 2007). Weitere Varianten des PCIT werden ausführlich bei Elkins et al. (2017) beschrieben.

Das Besondere an diesem Therapieprogramm ist die ideale Kombination von Spieltherapie und operanten verhaltenstherapeutischen Zugängen: An erster Stelle steht immer der Beziehungsaufbau. Erst müssen Eltern und Kind lernen, entspannt miteinander spielen zu können. Wenn dies erreicht ist, beginnt die eigentliche Modulation und Veränderung des Verhaltens (Hembree-Kigin und Mc Neil 1995).

Dabei werden die Inhalte erst durch Psychoedukation vermittelt, um anschließend durch ein aktives Training mit den Therapeuten eingeübt zu werden. Im Manual von

Hembree-Kigin und McNeil (1995) wird der Ablauf der Therapie genau dargestellt (▶ Tab. 15): Nach der Anfangsdiagnostik folgt der erste Block, der dem Beziehungsaufbau (über Psychoedukation und Training) gewidmet ist. Es schließt sich dann der eigentliche verhaltenstherapeutische Block (wieder mit Psychoedukation und Training) an. Nach der Abschlussdiagnostik können Folgetermine zur Aufrechterhaltung der Veränderungen vereinbart werden (sogenannte Booster Sessions). Es konnten bei der PCIT signifikante Verbesserungen, vor allem bei oppositionellen und aggressiven Störungen des Sozialverhaltens gezeigt werden. Auch eine Generalisierung auf den häuslichen Bereich, in Kindergarten und Schule bis zu ein bis zwei Jahre konnte nachgewiesen werden. Durch die neu erworbenen Kompetenzen der Eltern verbessert sich nicht nur das Verhalten des behandelnden Kindes, sondern auch der nicht behandelnden Geschwister. In einer neuen Metaanalyse von mehreren Studien zur PCIT konnten mittlere bis starke Effektstärken von 0,61 bis 1,45 errechnet werden (Thomas und Zimmer-Gembeck 2007) – dies bedeutet, dass es sich um eine außergewöhnlich wirksame Therapieform handelt.

Tab. 15: Inhalte der zwei Abschnitte der Parent-Child-Interaction-Therapy (PCIT): Beziehungsaufbau und Verhaltenstherapie (jeweils mit Psychodedukation und Training) (nach Hembree-Kigin & McNeil 1995)

1. Beziehungsaufbau	
Psycho-edukation	• Vermittlung von spieltherapeutischen Fähigkeiten mit dem Ziel: warme, herzliche Beziehung zwischen Eltern und Kind • Einfache Regeln beim Spiel: keine Befehle oder Kritik; Lob von prosozialem Verhalten (Ziel: einmal alle 20 Sekunden), Ignorieren von unerwünschtem Verhalten • Hausaufgaben: »besondere Spielzeit« zu Hause für 5 Minuten/Tag
Training	• Spielsequenz mit Eltern und Kind in Anwesenheit des Therapeuten, Lob der Eltern • Steigerung der Hausaufgaben • Qualitative Aspekte: Körper- und Augenkontakt, Höflichkeit und Feinfühligkeit
2. Verhaltenstherapie	
Psycho-edukation	• Vermittlung von Konsistenz, Vorhersagbarkeit und Konsequenz im elterlichen Verhalten • Einübung von effektiven Hinweisen: einfach, direkt, höflich, spezifisch, altersentsprechend • Überprüfung und Verstärkung der Mitarbeit (Compliance) • Time-out-Maßnahmen bei Nichtbefolgung
Training	• Demonstration und Einübung des Time-Out • Verstärkung mit Token, Modelling • Hausaufgaben pro Tag: 5 Minuten reines Spiel und 5 Minuten Einüben von Aufforderung und Spiel im Wechsel • Zunehmender Schwierigkeitsgrad • Generalisierung in der Öffentlichkeit: »Time-out-Handtuch«

Neben diesen allgemeinen Eltern-Kind-Therapien wurden ADHS-spezifische Elterntrainings entwickelt, mit dem Ziel, über die Eltern die Entwicklung von Aufmerksamkeits- und Selbstorganisationsfähigkeiten des Kindes zu trainieren. Sonuga-Barke et al. (2006) stellen ausführlich das New Forest Parenting Package (NFPP) vor. Die Hauptziele des NFPP umfassen: Die Reduktion negativer elterlicher Reaktionen; die Einübung angemessener Grenzsetzungen; die Förderung von positiven und konstruktiven Interaktionen; und schließlich die Verbesserung der Aufmerksamkeits- und Selbstorganisationsfähigkeiten. Das Programm läuft über acht Wochen und beinhaltet zunächst Psychoedukation, dann Eltern-Kind-Spiel, eine rückblickende Zusammenfassung, noch einmal ein Eltern-Kind-Spiel und eine Abschlusswoche. Die Effektstärken zur Reduktion der ADHS-Symptome liegen zwischen 0,43 und 0,87. Dies bedeutet, dass Elterntrainings tatsächlich spezifische ADHS-Effekte erzielen können, obwohl diese Effektstärken bezüglich der Reduktion oppositionellen Verhaltens höher lagen. Andere wirksame Elterntrainings umfassen nach einer Übersicht von Gleason et al. (2016a) die (»Inrcredible Years Series«)-Trainings oder das »Helping the noncompliant child«-Programm. Wie schon erwähnt, findet auch das bewährte Triple-P-Programm (Sanders 1999) seine Anwendung in der Therapie der ADHS. Selbst die Online-Version des Triple-P-Programms zeigte positive Effekte bezüglich der Reduktion von ADHS-Symptomen bei Vorschulkindern im Alter von drei bis vier Jahren in einer randomisiert-kontrollierten Studie aus Neuseeland (Franke et al. 2016).

Einige Elterntrainings wenden sich spezifisch an Väter unter der empirisch belegten Prämisse, dass eine positive Vaterbeziehung assoziiert ist mit besserer Emotionsregulation, sozialer Kognition und fokussierter Aufmerksamkeit sowie – in der Folge – mit günstigerer Gestaltung der Beziehungen zu Gleichaltrigen. Fabiano et al. (2009) verglichen zwei Elterntrainings: ein herkömmliches Programm nach dem Vorbild des Community Parent Education (COPE) und das Coaching our Acting-out Children: Heightening Essential Skills (COACHES), das gemeinsame Sportaktivitäten von Vätern und ihren Kindern einbezieht und diese für Verhaltensinterventionen nutzt. Beide Programme sehen wöchentlich zwei Trainingsstunden über acht Wochen vor, wobei in COACHES die von den Vätern in Gruppendiskussionen erlernten Verhaltensstrategien im Umgang mit ihren Kindern beim Fußballspielen umgesetzt werden. Bei vergleichbaren Effektstärken der Trainings in Hinblick auf die Reduktion von oppositionellem Verhaltens und von ADHS-Symptomen zeigte sich COACHES überlegen im Sinne besserer Ratings der Väter zum Therapieerfolg ihrer Kinder sowie einer größeren Behandlungszufriedenheit und verlässlicheren Teilnahme im Verlauf, auch hinsichtlich der Erledigung von Trainingshausaufgaben.

Wenn allerdings ein Elterntraining nicht ausreicht, können nach den deutschen AWMF-Leitlinien weitere auf die Kernsymptomatik bezogene psychotherapeutische Interventionen eingesetzt werden (von Gontard et al. 2015). Kindzentrierte psychotherapeutische Interventionen wie Selbstinstruktionstrainings, Selbstmanagementmethoden, Konzentrationstrainings sind im Vorschulalter weniger wirksam (als bei älteren Kindern) und deshalb nur indiziert, wenn Elterntrainings nicht ausreichend wirksam waren. Bei komorbiden, vor allem internalisierenden Störungen, kommen weitere Verfahren wie die psychodynamische Säuglings-Kleinkind-Eltern-Psychotherapie (SKEPT) in Frage – nicht jedoch zur Behandlung der ADHS-Kernsymptomatik.

Auch assoziierte Therapien erfordern eine spezielle Indikation, z. B. Teilleistungsstörungen. Wenn ein Kind mit ADHS motorische Teilleistungsstörungen aufweist, kann eine Ergotherapie indiziert sein. Über die Betätigung in der Ergotherapie lernt das Kind Handlungen im Spiel, beim Lernen und bei Alltagsaktivitäten zielgerichtet und effektiv zu organisieren und zu trainieren.

2.6.2 Pharmakotherapie der ADHS

Von allen Störungen des Vorschulalters hat die Pharmakotherapie bei der ADHS den größten Stellenwert. Auch im Vorschulalter ist Methylphenidat mit Abstand das Mittel der ersten Wahl (Gleason et al. 2007, Gleason und Teverbaugh 2017). Zu Methylphenidat im Vorschulalter wurden 2006 Ergebnisse einer großen multizentrischen Studie publiziert – die Preschool ADHD Treatment Study (PATS). Da die Ergebnisse so relevant für die Praxis sind, sollen die wichtigsten Arbeiten der PATS ausführlich besprochen werden.

Die PATS ist eine große multizentrische Studie, die durch das NIMH (National Institute of Mental Health) und nicht durch pharmazeutische Firmen finanziert wurde. Das aufwändige Design mit acht Phasen über 70 Wochen wurde von Kollins et al. (2006) detailliert beschrieben. Insgesamt wurden 303 Kinder im Alter von 3–5 Jahren mit der Diagnose einer ADHS aufgenommen. Die Studie wurde hinsichtlich des jungen Alters mit besonderer Sorgfalt durchgeführt. So erhielten alle Familien erst ein standardisiertes Elterntraining. Nur wenn danach Symptome mit klinischer Relevanz persistierten, wurde erst eine offene Testphase mit Methylphenidat durchgeführt. Nur wenn Kinder die Medikation tolerierten, wurde eine Subgruppe von 165 Kindern mit einem doppelt blinden Plazebo-kontrollierten Design weiter untersucht.

Dabei zeigte sich eine signifikante Reduktion von ADHS-Symptomen (verglichen mit Plazebo) bei folgenden Dosierungen: 2,5 mg (p < .01), 5 mg (p < .001), 7,5 mg (p < .001) 3 x/d, nicht jedoch bei einer geringen Dosis von 1,25 mg (p<.06) 3 x/d (Greenhill et al. 2006). Die mittlere Dosis betrug 14,2 ± 8,1 mg/d (0,7 ± 0,4 mg/kg KG/d) – d. h. die wirksame Dosis liegt etwas geringer als bei älteren Kindern. Insgesamt zeigte sich Methylphenidat auch bei Vorschulkindern als deutlich wirksam mit mittleren bis großen Effektstärken (0,4–0,8), die jedoch geringer sind als bei Schulkindern (0,6–1,0).

Die Nebenwirkungen sind bei diesen jungen Kindern häufiger als bei Schulkindern und weisen ein anderes Spektrum auf (Wigal et al. 2006). So hatten 30 % der Kinder mäßige bis schwere Nebenwirkungen (Adverse Events). Bei 11 % mussten die Medikamente wegen Nebenwirkungen abgesetzt werden. Bei fünf Kindern trat eine vorübergehende Erhöhung von Puls und Blutdruck auf. Die wichtigsten Nebenwirkungen waren: Irritabilität, emotionale Ausbrüche, repetitives Verhalten, Schlaf- und Appetitstörungen. In der langen, offenen Erhaltungsphase dieser Studie persistierten die Appetit- und Schlafstörungen, während andere Nebenwirkungen nachließen.

Ein besonderes Problem waren die Auswirkungen der Methylphenidat-Medikation auf Gewicht und Wachstum (Swanson et al. 2006). Zu Beginn der Studie waren die Kinder mit ADHS signifikant schwerer (+1,78 kg) und größer (+2,04 cm) als altersgleiche Kinder. In der Erhaltungsphase war die jährliche Wachstumsrate 20,3 % geringer als erwartet (–1,38 cm pro Jahr). 55,2 % der Kinder zeigten eine geringere Gewichtszunahme als erwartet (–1,32 kg pro Jahr).

Die Kinder der PATS-Studie konnten in einer naturalistischen Behandlungsstudie viele Jahre später nachuntersucht werden (Vitiello et al. 2015). Nach drei Jahren konnten 68,0 % (206/303) der Kinder im Alter von 7,4 Jahren, nach 6 Jahren 59,1 % (179/303) im Alter von 10,4 Jahren nachuntersucht werden. Die Studie zeigt eindeutig, dass Vorschulkinder mit ADHS langfristig beeinträchtigt sind und dass eine Therapie oft über viele Jahre notwendig ist (▶ Tab. 16). Nur ca. ein Drittel der Kinder hatte keine Pharmakotherapie, andere oft Kombinationstherapien.

Die Akzeptanz einer Pharmakotherapie für ADHS scheint zu zunehmen. In den USA waren 45 % der Eltern von 5-jährigen Vorschulkindern mit ADHS (oder einem Risiko für ADHS) durchaus offen gegenüber einer Medikation, vor allem wenn ihr Kind schwer betroffen war (Hart et al. 2017). Auch in Deutschland sind Eltern nach gründlicher Aufklärung über die sozialen Folgen und die Langzeitrisiken zunehmend bereit, zumindest einen Behandlungsversuch mit Methylphenidat zu probieren. Je nach Wirkungen und

Tab. 16: Nachuntersuchung der PATS-Studie (Vitiello et al. 2015)

	Nach 3 Jahren	Nach 6 Jahren
Keine Pharmakotherapie	34,0 %	26,8 %
Indizierte ADHS Pharmakotherapie	65,0 %	70,9 %
Stimulanzien alleine	41,3 %	40,2 %
Atomoxetin (z. T. mit Stimulanzien)	9,2 %	4,5 %
Neuroleptika (meistens mit Stimulanzien)	8,3 %	13,4 %
Andere Pharmakotherapie	7,2 %	15,1 %

möglichen Nebenwirkungen kann dann das weitere Vorgehen modifiziert werden.

Zusammengefasst liefert die multizentrische PATS-Studie wichtige Richtlinien für die Methylphenidatbehandlung bei 3- bis 5-jährigen Kindern mit der Diagnose ADHS. Wenn die Diagnose sicher ist und Psychotherapie und Elterntrainings nicht ausreichen, ist Methylphenidat auch in diesem Alter sehr wirksam. Allerdings sind Nebenwirkungen häufiger und umfassen ein anderes Spektrum als bei Schulkindern: So sind Irritabilität, emotionale Ausbrüche, vor allem repetitives Verhalten typisch. Besonders zu beachten sind Reduktion der Gewichtszunahme und der Wachstumsgeschwindigkeit: Vorschulkinder unter Methylphenidat müssen häufig gewogen, gemessen und körperlich untersucht und nach strengen kinderpsychiatrischen Standards betreut werden. Auch wurden in der PATS-Studie keine Retardpräparate untersucht, sondern nur das kurzwirksame Methylphenidat.

Wegen der gravierenden Langzeitrisiken der ADHS empfehlen Ghuman und Ghuman (2013) einen vorsichtigen pharmakologischen Behandlungsversuch, falls Elterntrainings und Verhaltenstherapie alleine nicht ausreichen und die Kinder erheblich beeinträchtigt sind. Vorschulkinder sollten genau bezüglich Nebenwirkungen überprüft werden. Ein Auslassversuch nach sechs Monaten wird ebenfalls empfohlen, um die Notwendigkeit der weiteren Pharmakotherapie zu überprüfen.

Basierend auf diesen Erfahrungen und wegen der gravierenden sozialen Folgen der ADHS im Vorschulalter (Kaplan und Adesman, 2011) empfiehlt die American Academy of Pediatrics (Wolraich et al. 2011) eine Therapie ab dem Alter von vier Jahren. Mittel der ersten Wahl sind dabei Elterntrainings. Falls nicht ausreichend, wird die Verschreibung von MPH bei persistierendem Verlauf und schwerer Symptomatik empfohlen. Diese Leitlinie richtet sich an die primärärztliche pädiatrische Versorgung.

Die Auswirkungen dieser pädiatrischen Empfehlungen (Wolraich et al. 2011) wurden von Fiks et al. (2016) nachuntersucht. Entgegen ursprünglichen Befürchtungen wurden nach Veröffentlichung der Leitlinie die Diagnose ADHS bei 4- bis 5-jährigen Kindern häufiger gestellt, was als positiv bei der Schwere der Störung zu sehen ist. Gleichzeitig nahm die Rate der Stimulanzienbehandlung nicht zu. Bei einer höheren Rate von Diagnosen bei gleichbleibender Pharmakotherapie bedeutet dies, dass proportional die Zahl der Kinder mit ADHS mit Stimulanzienbehandlung sogar abgenommen hat. So erhielten vor der Veröffentlichung der Leitlinie (n=87067 Kinder) 0,7 % der Kinder eine ADHS Diagnose und 0,4 % erhielten Stimulanzien. Nach Publikation der Leitlinie (n=56814 Kinder) erhielten 0,9 % der Kinder ein ADHS Diagnose, aber gleichbleibend nur 0,4 % Stimulanzien.

Falls MPH keine ausreichende Wirkung erbringt oder wegen Nebenwirkungen nicht toleriert wird, kann als Alternative D-Amphetamin erwogen werden, obwohl bisher keine Evidenz für eine entsprechende Indikation und Wirksamkeit bei jungen Vorschulkindern vorliegt (Fanton et al. 2009; Gleason und Teverbaugh 2017). Die Verschreibung sollte Spezialisten vorbehalten sein. Wegen der fehlenden Datenlage wird eine Verschreibung von Amphetaminen in der primärärztlichen Versorgung nicht empfohlen (Wolraich et al. 2011).

Andere Medikamente sollen nicht zur Therapie der ADHS im Vorschulalter eingesetzt werden. Atomoxetin ist nach einer großen Metaanalyse bei älteren Kindern und Jugendlichen ein sehr wirksames Medikament mit großen Effektstärken (1.37) (Gayleard und Mychailyszyn 2017). Ganz anders sind die Ergebnisse bei Vorschulkindern. So fehlen auch zu Atomoxetin Langzeitbeobachtungen. In einer kleinen Studie zeigte sich eine Beeinflussung der Kernsymptomatik der ADHS unter Atomoxetin, aber – wie bei älteren Kindern – eine geringere Effektstärke als Methylphenidat (Kratochvil et al. 2007). In einer weiteren offenen Studie von 12 Kindern im Alter von 3–5 Jahren, zeigten 75 % der Kinder eine Verbesserung, aber 67 % hatten Nebenwirkungen (Ghuman et al. 2009). In einer randomisierten Studie mit 101 Kindern im Alter von 5–6 Jahren, zeigten 40 % eine Verbesserung unter Atomoxetin, aber auch 22 % unter Placebo. Der Unterschied war nicht signifikant. Allerdings hatten 62 % weitere Beeinträchtigung und Nebenwirkungen unter Atomoxetin (Kratochvil et al. 2011). Zusammengefasst kann deshalb nach der derzeitigen Datenlage die Gabe von Atomoxetin bei Vorschulkindern nicht empfohlen werden.

Zu Guanfacin liegen keine systematischen Studien bei Vorschulkindern vor (Gleason und Teverbaugh 2017). Solange keine adäquaten Studien vorhanden sind, sollten Medikamente wie Atomoxetin oder Guanfacin im Vorschulalter nicht eingesetzt werden.

2.7 Verlauf und Prognose

Alle Studien weisen darauf hin, dass eine ADHS eine hohe Tendenz zur Persistenz zeigt. Mindestens 50 % der Vorschulkinder mit ADHS werden im Alter von sechs bis neun Jahren auffällig sein. Zugleich ist das Risiko für andere psychische Störungen erhöht. In einer Nachuntersuchung zeigten ehemalige Vorschulkinder mit ADHS im Alter von 11–14 Jahren erhöhte Raten von ADHS, externalisierende und internalisierende Störungen, von Leistungsdefiziten und Beziehungsproblemen (Lee et al. 2008). Die erhöhten Risiken persistieren oft während der gesamten Schulzeit (Spira und Fischel 2005). Typisch ist ein stabiles Problemverhalten mit erniedrigten kognitiven und sprachlichen Fähigkeiten, reduzierten adaptiven Fähigkeiten, Auffälligkeiten im Sozialverhalten, erhöhtem familiären Stress und mütterlicher Depression. Insgesamt haben Kinder mit ADHS ein deutliches Risiko, unter ihren schulischen Möglichkeiten zu bleiben.

2.8 Zusammenfassung und Empfehlungen

Die deutschen AWMF-Leitlinien (von Gontard et al. 2015) betonen die große Bedeutung der ADHS für die Langzeitentwicklung bei Vorschulkinder. Gerade zur ADHS ist in den letzten Jahren eine Vielzahl von Veröffentlichungen erschienen, sodass die Empfehlungen auf einem hohen Evidenzgrad beruhen. Die Empfehlungen für Elterntrainings und Pharmakotherapie mit Methylphenidat beruhen auf dem Evidenzgrad 1a, Amphetamine eher auf 3b bis 4.

Leider halten sich viele Experten nicht an diese Empfehlungen, wie Chung et al. (2016) zeigen konnten. Nur 7,4 % der befragten Kinderpsychiater hielten sich an die amerikanischen Leitlinien zur Behandlung der ADHS bei Vorschulkindern. Ein anderes Problem ist die mangelnde Verfügbarkeit von wirksamen Therapien, vor allem der Elterntrainings und Eltern-Kind-Therapien. Es ist zu hoffen, dass sich im nächsten Jahrzehnt die Versorgungssituation verbessern wird. Auch wäre sehr hilfreich, wenn die Behandlung mit Stimulanzien zugelassen wird – und nicht, wie bisher, als off-label-Verschreibung erfolgen muss.

Die Schlüsselempfehlungen der AWMF-Leitlinien (von Gontard et al. 2015) sind durchweg als starke Empfehlungen formuliert und finden sich zusammengefasst auf der nächsten Seite, gefolgt von dem Entscheidungsbaum und Flussdiagramm.

Schlüsselempfehlungen nach den AWMF-Leitlinien (von Gontard et al. 2015):

- Aufmerksamkeitsdefizit-/Hyperaktivitätsstörungen (ADHS, nach DSM-IV) und Hyperkinetische Störungen (HKS, nach ICD-10) sind unterschiedliche Diagnosen. Sie sollen differenziert werden.*
- Eine Aufmerksamkeitsdefizit-/Hyperaktivitäts-Diagnose soll nicht vor dem Alter von 3;0 Jahren gestellt werden. Eine Aufmerksamkeitsdefizit-/Hyperaktivitäts-Diagnose kann zwischen dem Alter von 3;0 und 4;0 Jahren gestellt werden. Diese Diagnose soll sicher erst ab dem Alter von 4;1 Jahren gestellt werden.
- Eine ausführliche Diagnostik soll durchgeführt werden, um sicher die Diagnose einer ADHS oder HKS stellen zu können.
- Komorbide Störungen sollen erfasst werden.
- Eine Beratung und/oder Psychoedukation der Eltern und/oder der Bezugspersonen soll erfolgen.
- Strukturiertes Elterntraining soll als Therapiemethode der ersten Wahl eingesetzt werden.
- Wenn ein Elterntraining nicht ausreicht, können weitere auf die Kernsymptomatik bezogene psychotherapeutische Interventionen eingesetzt werden.
- Eine Pharmakotherapie der ADHS soll nicht vor dem Alter von 3;0 Jahren durchgeführt werden. Mit besonderer Vorsicht und nur nach gründlicher Nutzen/Risiko-Abwägung kann sie in Einzelfällen als Teil einer therapeutischen Gesamtstrategie ab dem Alter von 3;0 Jahren durchgeführt werden. Die Verschreibung soll durch einen Arzt mit besonderen Kenntnissen zu Verhaltensstörungen in dieser Altersgruppe erfolgen.

Änderungen seit Erscheinen der Leitlinien:
* Die aktuelle DSM-5 hat die DSM-IV ersetzt

Entscheidungsbaum: Aufmerksamkeitsdefizit-/Hyperaktivitätsstörung (ADHS) nach den AWMF-Leitlinien (von Gontard et al. 2015)

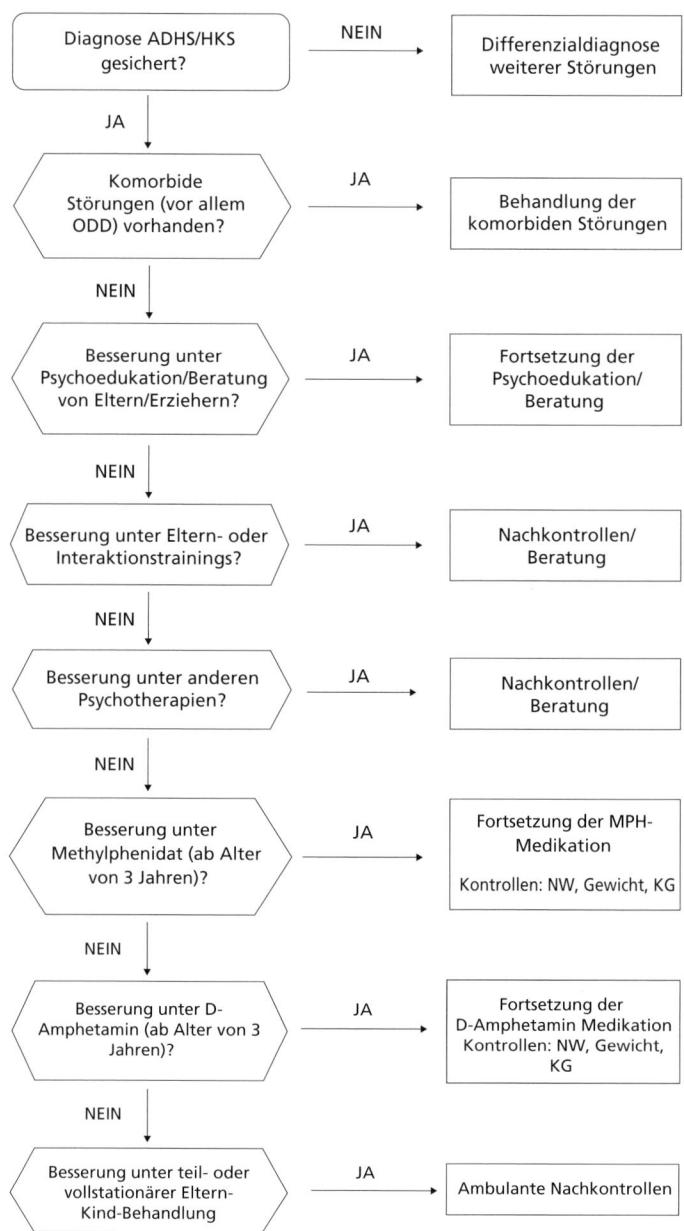

3 Störung des Sozialverhaltens mit oppositionellem Verhalten (ODD)

3.1 Definition und Klassifikation

Die Störung des Sozialverhaltens mit oppositionellem Verhalten (ODD) ist eine der wichtigsten und häufigsten Störungen des Vorschulalters. Besondere Beeinträchtigung erleben Kinder bei der häufigen Komorbidität von ODD und ADHS (▶ Kap. 2). Die ODD gilt als leichtere Variante der »eigentlichen« Störung des Sozialveraltens (CD) (AACAP 2007b). Diese beiden externalisierenden Störungen gehen mit besonderen Langzeitrisiken für die betroffenen Kinder einher und sollten früh erkannt und behandelt werden. Die Klassifikationssysteme sind bei diesen Störungen vergleichbar.

ODD mit frühem Beginn hat eine besonders ungünstige Prognose: Bei 30 % entwickelt sich später eine CD im Kindes- und Jugendalter, bei 10 % langfristig sogar eine antisoziale Persönlichkeit im Erwachsenenalter. Auch die Rate von komorbiden Störungen ist höher, wenn die ODD sich im Vorschulalter entwickelt. Eine besonders ungünstige Prognose hat die Komorbidität von ODD und ADHS (AACAP 2007b).

3.1.1 ICD-10

Die Störung des Sozialverhaltens mit oppositionellem, aufsässigem Verhalten (F91.3) wird nach ICD-10 definiert durch ein deutlich aufsässiges, ungehorsames und trotziges Verhalten bei Fehlen dissozialer oder aggressiver Handlungen, die das Gesetz oder die Rechte anderer verletzen. Mutwilliges oder ungezogenes Verhalten reicht nicht aus, stattdessen findet sich ein Muster mit durchgehend negativistischem, feindseligem, aufsässigem, provokativem und trotzigem Verhalten, welches deutlich außerhalb der Grenzen des normalen Verhaltens bei einem gleichaltrigen Kind im gleichen soziokulturellem Kontext liegt. Die allgemeinen Kriterien für eine Störung des Sozialverhaltens müssen erfüllt sein. Schwere dissoziale oder delinquente Handlungen, wie Diebstahl, Grausamkeit, Quälen, Destruktivität schließen die Diagnose aus.

Die Störung des Sozialverhaltens mit oppositionellem Verhalten wird als leichtere Form und zum Teil als Vorläufer der Störung des Sozialverhaltens angesehen. Hierbei ist ein dissoziales, aggressives, zum Teil delinquentes Verhalten mit Verletzung von Normen typisch. Nach ICD-10 unterscheidet man folgende Formen:

- Auf den familiären Rahmen beschränkte Störung des Sozialverhaltens (F91.0)
- Störung des Sozialverhaltens mit fehlenden sozialen Bindungen (F91.1)
- Störung des Sozialverhaltens bei vorhandenen sozialen Bindungen (F91.2)
- Restkategorien (F91.8, F91.9)
- Kombination mit depressiver Störung (F92.0)
- Restkategorien der Kombination mit einer emotionalen Störung (F92.8, F92.9)

Bei der Durchsicht der ICD-10-Items fallen viele Symptome auf, die im Vorschulalter entwicklungsbedingt gar nicht vorkommen können. Eine Modifikation der ICD-10-Kriterien für junge Kinder gibt es nicht.

3.1.2 DSM-5

Nach DSM-5 wird die Störung als Oppositional Defiant Disorder oder ODD bezeichnet. Da es im Deutschen keine adäquate Abkürzung für die Störung mit oppositionellem Trotzverhalten gibt, wird im weiteren Text das Kürzel ODD verwendet. Mit einer Dauer von sechs Monaten müssen vier der folgenden Items vorhanden sein:

1. Wird schnell wütend
2. Ist häufig reizbar oder lässt sich leicht ärgern
3. Ist oft verärgert und beleidigt
4. Streitet sich häufig mit Autoritätspersonen oder – bei Kindern und Jugendlichen – mit Erwachsenen
5. Widersetzt sich häufig aktiv den Anweisungen von Autoritätspersonen oder Regeln oder weigert sich, diese zu befolgen
6. Verärgert andere häufig absichtlich
7. Schiebt häufig die Schuld für eigene Fehler oder eigenes Fehlverhalten auf andere
8. Ist oft boshaft oder rachsüchtig, mindestens zwei Mal in den vergangenen sechs Monaten

Die Störung muss mit einem Leidensdruck für das Kind oder Bezugspersonen, sowie Beeinträchtigungen im Alltag verbunden sein. Andere psychische Störungen müssen ausgeschlossen werden. Die ODD wird in drei Schweregrade eingeteilt (leicht, mittel und schwer). Die Kriterien sind nicht speziell auf junge Kinder ausgerichtet, sondern auch für ältere Kinder und Jugendliche – und sogar für Erwachsene.

In der bisherigen RDC-PA Klassifikation wurden die nicht mehr aktuellen DSM-IV-Kriterien für das Vorschulalter verändert RDC-PA 2002). Leider liegen noch keine modifizierten DSM-5 Kriterien für das Vorschulalter vor.

Das Vollbild der Störung des Sozialverhaltens wird als Conduct Disorder (CD) bezeichnet. Auch dieses Kürzel wird im weiteren Text verwendet. Voraussetzung für die Diagnose ist eine längere Dauer von zwölf Monaten und ein eindeutig aggressives und delinquentes Verhalten. Symptome umfassen aggressives Verhalten gegenüber Menschen und Tieren, Zerstörung von Eigentum, Betrug oder Diebstahl und schwere Regelverstöße.

Eine besondere Subfrom der CD ist die Störung des Sozialverhaltens mit reduzierter prosozialer Emotionalität, den sogenannten callous-unemotional (CU)-Eigenschaften. Wie Frick (2014) zusammenfasst, zeigen diese Kinder keine emotionale Reaktion auf das Leid anderer Menschen, verbunden mit niedriger Ausprägung von Furcht und Angst. Die CU-Eigenschaften sind genetisch determiniert, werden aber durch dysfunktionale Erziehungspraktiken moduliert. Der Hauptmangel ist das Fehlen von Gewissen und Schuldgefühlen, sowie Empathie – Eigenschaften, die sich schon bei jungen Kindern im Alter von zwei bis drei Jahren zeigen. Wenn CU-Eigenschaften vorhanden sind, dann hat das Kind meist viele andere, zusätzliche emotionale und expansive Verhaltensprobleme. Dagegen sind CU-Traits nicht typisch für ODD, sondern nur spezifisch für CD, wie eine spanische Studie von 622 Kindern im Alter von drei bis fünf Jahren zeigen konnte (Ezpeleta et al. 2015). Bei älteren Kindern erhöhen CU-Eigenschaften das Risiko für antisoziales, delinquentes Verhalten (Pardini et al. 2010).

Nach der DSM-5 werden ODD und CD zusammen mit der sogenannten Intermittierenden explosiven Störung, der Antisozialen Persönlichkeitsstörung, der Klepto- und Pyromanie als Disruptive, Impulskontroll- und Sozialverhaltenstörungen zusammengefasst. ODD als umschriebene, mildere Form der CD ist eine der wichtigsten und häufigsten

Diagnosen des Vorschulalters. Die CD mit eindeutig dissozialem Verhalten sollte in diesem jungen Alter zurückhaltend diagnostiziert werden, kommt aber vor.

ODD kann einer CD vorhergehen, aber beide Störungen können auch separat entstehen. Diamantopoulou et al. (2010) konnten in einer prospektiven bevölkerungsbezogenen Studie von 485 Kinder im Alter von vier bis sechs Jahren (mit einer Nachuntersuchung mit zwölf bis 14 Jahren) zeigen, dass der stärkste Prädiktor für eine spätere CD frühe CD-Symptome waren und nicht eine ODD. Die weiteren Ausführungen des Kapitels werden sich überwiegend auf die ODD beschränken.

3.1.3 DC: 0-5

ODD und CD sind als Diagnosen in dem Klassifikationssystem DC: 0–5 (2016) nicht vorgesehen, was in Anbetracht der Häufigkeit und Relevanz der Störung für junge Kinder erstaunlich ist.

3.2 Prävalenz

Die Prävalenz von ODD bei 307 2- bis 5-jährigen Kindern betrug in einer epidemiologischen Studie 6,6 % (Egger und Angold 2006a). Die Spannbreite in verschiedenen Studien reicht von einem Minimum von 2,0 % bis 16,8 % (▶ Tab. 4). Damit scheint die ODD im Vorschulalter häufiger zu sein als bei älteren Kindern und Jugendlichen, die eine Prävalenz von 2–3 % aufweisen (Rockhill et al. 2006). Zusätzlich weisen 2- bis 5-jährige Kinder eine CD in 0,7–4,6 % der Fälle auf (Egger und Angold 2006a; ▶ Tab. 4). Bei 796 4-jährigen Kindern fand Lavigne et al. (2009) eine Gesamtprävalenz für ODD von 13,4 %, aber keine weiteren Fälle von CD. In eigenen Studien betrug die Prävalenz von ODD bei 718 6-jährigen Vorschulkindern 6,7 % (von Gontard et al. 2014) und bei 1676 Vorschulkindern 6,2 % (Niemczyk et al. 2015). Das Geschlechtsverhältnis beträgt 2:1 (Jungen zu Mädchen) (Rockhill et al. 2006).

Moreland und Dumas (2008) konnten mit ihrer Übersicht zeigen, dass ODD-Symptome bei Vorschulkindern zuverlässig gemessen werden können. Auch Keenan et al. (2007) konnte bei 223 klinisch vorgestellten Kindern im Alter von 3–5 Jahren zeigen, dass ODD und CD reliabel und valide diagnostiziert werden können.

Auch bei Kindern mit ODD ist die Komorbiditätsrate hoch. 25–50 % der Kinder haben zusätzlich die Diagnose einer ADHS. Diese Kombination geht mit einer stärkeren Beeinträchtigung im Alltag einher. Zusätzlich können Angst und depressive Störungen vorkommen (Rockhill et al. 2006). Auch können ODD und CD durchaus komorbide als Doppeldiagnosen auftreten, d. h. sie schließen sich nicht aus: 40 % der Kinder hatten in einer Studie eine ODD, 34 % eine CD und insgesamt 28 % eine komorbide CD und ODD (Keenan et al. 2007).

3.3 Diagnostik

Die Grundprinzipien der allgemeinen Diagnostik gelten auch für die ODD/CD (▶ Kap. 1.3). So betonen auch Rockhill et al. (2006) und Mathys et al. (2017) die Wertigkeit von allgemeinen Fragebögen wie die Child Behavior Checklist (CBCL 1½-5) (Achenbach und Rescorla 2000) und die Strengths and Difficulties Questionnaire (SDQ) (Goodman 1997). Auch die Infant-Toddler Social Emotional Assessment (ITSEA) wird empfohlen. Als weitere Fragebögen für externalisierende Störungen werden die Eyberg Child Behavior Inventory (ECBI) und die Connors Rating Scales angegeben. Diese können ergänzt werden durch strukturierte psychiatrische Interviews wie das SIVA 0-6 (Bolten et al. 2018).

Eine zunehmende Bedeutung haben Beobachtungsinstrumente gewonnen, die z. B. bei der Diagnostik autistischer Störung zum Standard gehören (ADOS). Für junge Kinder wurde deshalb das »Disruptive Behavior Diagnostic Observation Schedule« (DB-DOS) (Wakschlag et al. 2008a, b) entwickelt. Mit dem DB-DOS werden Kinder in drei Settings beobachtet: Aktiv involviert mit dem Untersucher; mit einem Untersucher anwesend, der aber mit anderen Aufgaben beschäftigt ist; und mit Eltern. Verschiedene Anforderungen werden gestellt und das kindliche Verhalten nach 21 Symptomen kodiert. Das Besondere an dem DB-DOS ist die Zuordnung zu den Problembereichen der Verhaltensregulation und der Ärgerregulation. Das Instrument zeigte sehr gute psychometrische Eigenschaften und lässt sich in 50 Minuten durchführen. Es ist geeignet für Kinder im Alter von drei bis fünf Jahren.

3.4 Klinik

Die Symptomatik wurde schon in Kapitel 3.1 beschrieben. Typisches Merkmal ist das wiederkehrende, persistierende, trotzige, ungehorsame und feindselige Verhalten gegenüber Autoritätspersonen. Das Kind wird schnell wütend, streitet sich sehr häufig mit Erwachsenen, widersetzt sich aktiv ihren Anweisungen und weigert sich, Regeln zu befolgen. Es verärgert andere vorsätzlich und schiebt die Schuld für eigene Fehler oder eigenes Fehlverhalten auf andere. Das Kind ist reizbar oder lässt sich durch andere leicht aus dem Gleichgewicht bringen, reagiert schnell zornig und ärgert sich rasch. Weitere klinische Merkmale werden unter dem Kapitel Ätiologie (3.5) diskutiert.

ODD scheint eine heterogene Störung zu sein. Ezpeleta et al (2012) konnten zwei Subtypen identifizieren: ein Typ mit Symptomen Irritabilität, Eigenwilligkeit und Verletzen von anderen; ein Subtyp mit negativem Affekt, oppositionellem und wiederstreitendem Verhalten.

3.5 Ätiologie

Nach den Übersichten von Rockhill et al. (2006) und Mathys et al. (2017, sowie den amerikanischen Leitlinien (AACAP 2007b) liegt bei ODD eine multifaktorielle Ätiologie vor, die biologische, intrafamiliäre und Umweltfaktoren umfasst.

Zu den biologischen Faktoren gehört eine genetische Belastung für externalisierende Störungen in Familien. Mathys et al. (2017) fassten die Studien zur Heritabilität (Anteil der genetischen Faktoren bei der Ätiologie) von externalisierenden Störungen zusammen. Bei ODD und CD in allen Altersgruppen beträgt sie 41 %. Bei jungen Kindern im Alter von 3 Jahren ist die Heritabilität noch höher bei 69 %, d.h. genetische Faktoren spielen eine besonders starke Rolle in dieser Altersgruppe.

Ferner finden sich deutliche Hinweise für eine starke Gen-Umwelt-Interaktion. Ein niedriger Ruhepuls, Veränderung des Serotoninstoffwechsels und intrauterine Faktoren zählen ebenfalls zu den biologischen Dispositionen. Die genetische Disposition kann ein gemeinsam erhöhtes Risiko für ADHS, CD, ODD und Depression bewirken. Bildgebende Verfahren bei älteren Kindern erbrachten strukturelle (verkleinertes Volumen Amygdala und Insel), sowie funktionelle Veränderungen (Tandon und Giedinghagen 2017).

Ein schwieriges Temperament und fehlende Flexibilität in der Aufmerksamkeit sind prädisponierende kindliche Faktoren (Mathys et al. 2017). Weitere Faktoren sind eine reduzierte Sensitivität gegenüber Bestrafung und Belohnung, sowie fehlende kognitive Kontrolle von Impulsen (Mathys et al. 2017). In der britischen prospektiven Alspac Studie waren Emotionsdysregulation und hohe Aktivität die wichtigsten Prädiktoren für ODD (Stringaris et al. 2010). Neuropsychologische Auffälligkeiten umfassen einen höheren Handlungs- als Verbal-IQ sowie Störungen der Exekutivfunktion.

Intrafamiliäre Faktoren wie Gewalt, Strafen, fehlende elterliche Überwachung, fehlende positive Interaktion, inkonsistente Disziplin und Misshandlung spielen ebenfalls eine wichtige Rolle (AACAP 2007b). Die elterliche Erziehung ist durch inkonsistente und ineffektive Reaktionen gekennzeichnet. Schließlich tragen Umweltfaktoren wie niedriger sozioökonomischer Status, Armut, fehlende familiäre Struktur und Gewalt zur Entstehung von ODD und CD bei. Weitere Risikofaktoren sind Rauchen während der Schwangerschaft und elterlicher Stress, Belastung und psychische Störungen (Tandon und Giedinghagen 2017).

Boden et al. (2010) konnte anhand einer neuseeländischen Langzeitstudie zeigen, dass frühe Risikofaktoren für eine ODD, wie auch eine CD im Alter von 14 bis 16 Jahren ähnlich sind, einschließlich Rauchen während der Schwangerschaft, sozioökonomische Risiken, kognitive Fähigkeiten, elterliches Verhalten und Einfluss von Gleichaltrigen.

In einer interessanten prospektiven Studie von 258 3-jährigen Kindern konnten Harvey und Metcalfe (2012) zeigen, dass ODD sich durch einen transaktionalen Prozess zwischen elterlichen und kindlichen Faktoren entwickelt. Sowohl elterliche Depression, wie auch väterliche Nachgiebigkeit und mütterliche Wärme interagierten mit ODD-Symptomen des Kindes über Jahre hinweg.

Wie genau elterliche und kindliche Risikofaktoren sich im Langzeitverlauf negativ beeinflussen können, konnte die Arbeit von Gross et al. (2009) aufweisen. Es handelt sich um eine prospektive Langzeitstudie von 289 Jungen, die im Alter von 1,5 bis 13 Jahren untersucht wurden. Zusammengefasst führen kindliche Auffälligkeiten im Kleinkindalter zur mütterlichen Depressivität, die wiederum das kindliche Verhalten verstärkt. Die

Studie konnte zeigen, dass fehlender Gehorsam (non compliance), aber nicht Irritabilität oder Aggressivität bei 18 Monate alten Kleinkindern der robusteste Risikofaktor für eine spätere mütterliche Depression waren. Die mütterliche Depressivität wiederum war mit externalisierenden, antisozialen (aber nicht internalisierendem) Verhalten im Alter von 11–13 Jahren assoziiert. Dabei hatte erstaunlicherweise eine mittelgradige Depressivität stärkere Auswirkungen, als wenn die Mütter schwer krank waren. Man geht davon aus, dass Kinder ihre schwerkranken Mütter eher als krank akzeptieren; sie versuchen selbst zurechtzukommen und erwarten keine Unterstützung. Bei mittelschweren Depressionen erwarten Kinder von ihren Müttern eine emotionale Unterstützung und werden dann entsprechend enttäuscht, wenn sie diese nicht erhalten. Diese Arbeit zeigt sehr klar auf, wie sich kindliche und mütterliche Risikofaktoren möglicherweise nicht gleichzeitig, sondern sequenziell negativ verstärken können.

3.6 Therapie

Wie bei anderen Störungen stehen Beratung und Psychoedukation immer an erster Stelle. Da sich die Symptomatik auch in anderen sozialen Kontexten zeigt, in denen Interaktionen mit anderen Kindern stattfinden, ist die Einbeziehung von Erziehern/-innen bei dieser Störung besonders wichtig. Elterntrainings sind Mittel der ersten Wahl und bei der ODD sogar wirksamer als bei der ADHS (AACAP 2007b; Gleason et al. 2007; Njoroge und Yang 2012). Dagegen ist bei jüngeren Kindern die Pharmakotherapie eigentlich nur bei einer komorbiden ADHS indiziert (Gleason et al. 2007).

Viele psychotherapeutische Behandlungsprogramme arbeiten nach ähnlichen verhaltenstherapeutischen Prinzipien. Es ist der Verdienst der Arbeit von Garland et al. (2008), aufzuschlüsseln, welche therapieübergreifenden Grundprinzipien in der Behandlung externalisierender Störungen erfolgreich sind. Diese wurden in einem umfangreichen Delphi-Prozess aus Therapieprogrammen mit vorab erwiesener Wirksamkeit identifiziert. Wie in Tabelle 17 ersichtlich, wird zwischen therapeutischem Inhalt und Behandlungstechniken unterschieden. Wenige Prinzipien sind ausschließlich entweder auf Eltern oder auf Kind ausgerichtet, die meisten sind für beide anwendbar. Die Autoren folgern, dass es praktikabler sein kann für Therapeuten, mehrere allgemeine therapeutische Kernelemente der Therapie zu erlernen als mehrere einzelne Therapieprotokolle.

Viele der in Tabelle 17 aufgeführten Prinzipien finden sich in den Elterntrainings, die für ODD Mittel der ersten Wahl sind. Als Beispiel wurde die bewährte Parent-Child-Interaction-Therapy (PCIT) in Kapitel 2.6 ausführlich erwähnt. Für die PCIT konnten extrem hohe Effektstärken von bis zu 1.45 in einer Metaanalyse nachgewiesen werden (Thomas und Zimmer-Gembeck 2007). Die PCIT ist auch bei der besonders schwierigen Subgruppe von Kindern mit geistiger Behinderung und ODD gut wirksam. Bei 3- bis 6-jährigen Kindern mit einem IQ von 55 bis 75 konnte in einer randomisiert kontrollierten Studie eine Reduktion des externalisierenden Verhaltens, eine Reduktion von elterlichem Stress und eine Zunahme von positiven Interaktionen nachgewiesen werden (Bagner und Eyberg 2007). Eine niederländische Studie konnte für PCIT sogar sehr hohe Effektstärken von 1.88 nachweisen (Abrahamse et al. 2012). In einem neuen Cochrane Review von 1078 Teilnehmern zeigte sich eine signifikante Reduktion von Auffälligkeiten des Sozialverhaltens durch verhaltenstherapeutische Gruppentrainings für Eltern (Furlong et al. 2012). Auch die bewährten Triple-P-Programme waren allgemein mit mittleren Effektstärken (von .31 bis .73) zur Verbesserung des kindlichen Verhaltens assoziiert (Thomas und Zimmer-Gembeck 2007). Manche Varianten des Triple-P-Programms führten sogar zu sehr hohen Effektstärken.

Dass strukturierte Elterntrainings Mittel der ersten Wahl sind, wurde in einer neuen norwegischen Studie untermauert (Larsson et al. 2009). In einer randomisiert kontrollierten Studie wurden 127 Kinder im Alter von 4–8 Jahren in drei Gruppen aufgeteilt: Ein Elterntraining (das Incredible Years Programm); ein Elterntraining plus Kindertherapie; oder eine Warteliste. Beide Therapiegruppen hatten ähnliche Resultate ohne signifikante Unterschiede mit einem Therapieerfolg bei zwei Dritteln der Kinder. Auch das elterliche Verhalten besserte sich: Positive Interaktion nahm zu, strafendes, inkonsequentes elterliches Erziehungsverhalten und elterlicher Stress nahmen ab. Die Studie zeigt ferner, dass eine zusätzliche Einzeltherapie des Kindes keine Besserung des Erfolges brachte.

Im deutschsprachigen Bereich ist vor allem das Präventionsprogramm für expansives Problemverhalten (PEP) bekannt (Plück et al. 2006). Das PEP besteht aus einem Eltern- und einem Erzieherprogramm und ist für Kinder im Alter von 3–6 Jahren geeignet. Es handelt sich nicht um ein Elterntraining im engeren Sinne, sondern ist als Präventionsprogramm bei Kindern mit expansiven Verhalten konzipiert, ohne dass Kriterien einer klinischen Diagnose erfüllt sein müssen (es handelt sich um eine indizierte Prävention). In einer Studie von 198 Kindern von 3–10 Jahren zeigen sich signifikante Effekte bzgl. externalisierenden Verhaltens und eine Besserung elterlicher

Tab. 17: Allgemeine evidenzbasierte Elemente der Therapie von externalisierenden Störungen (Alter 4 bis 13 Jahren) (verkürzt nach Garland et al. 2008)

Therapeutischer Inhalt	Eltern	Kind
Positive Verstärkung	X	
Effektive Grenzsetzung/Bestrafung	X	X
Beziehungsaufbau zwischen Eltern und Kind	X	
Problemlöse-Fähigkeiten	X	X
Bewältigung von Wut und Ärger	X	X
Umgang mit Affekten		X
Training/Vorbereitung auf Rückschläge		X
Behandlungstechniken		
Positive Verstärkung		X
Umsetzen von Bestrafung/Grenzsetzung	X	X
Psychoedukation	X	X
Hausaufgaben	X	X
Rollenspiele	X	X
Modelling	X	X
Vermittlung von Materialien	X	X
Ziele und Fortschritte überprüfen	X	X

Psychopathologie (Hautmann et al. 2008). Immerhin hatten 22 % der Kinder die Diagnose ADHS und 30 % ODD.

Falls ein Elterntraining nicht ausreicht, sollen primär kindbasierte verhaltenstherapeutische Interventionen gewählt werden (AWMF-Leitlinien; von Gontard et al. 2015). Kindbasierte verhaltenstherapeutische Interventionen haben sich in der Behandlung der ODD bei älteren Kindern bewährt (AACAP 2007b). Auch für das Vorschulalter wurden kindbasierte Trainingsprogramme entwickelt, wie die »Dinosaur School« als Teilkomponente des Incredible Years (IY)-Programms (Mathys et al. 2017). Trotz eingeschränkter Studienlage, empfehlen Gleason et al. (2007) kognitiv-verhaltenstherapeutische Interventionen auch im Vorschulalter als Mittel der zweiten Wahl nach Elterntrainings. Auch Interventionen im Kindergarten und Schule können ergänzend eine wichtige Rolle spielen, ums soziale Kompetenzen zu stärken (Mathys et al. 2017).

Eine Pharmakotherapie der isolierten ODD soll dagegen nach den AWMF-Leitlinien (von Gontard et al. 2015) nicht durchgeführt werden. Eine Pharmakotherapie einer sicher diagnostizierten komorbiden ADHS kann nach den Ausführungen zur Pharmakotherapie der ADHS durchgeführt werden. ADHS ist die häufigste komorbide Diagnose bei Vorschulkindern mit ODD. Wegen der besonderen Beeinträchtigungen bei dem Vorliegen beider Diagnosen ist eine Pharmakotherapie der ADHS in diesen Fällen indiziert. Methylphenidat ist dabei Mittel der ersten Wahl.

Auch Gleason et al. (2007) und Gleason und Teverbaugh (2017) betonen, dass Psychotherapie bei Vorschulkindern mit ODD absolut im Vordergrund steht. Es gibt keine randomisiert kontrollierten Studien zur Pharmakotherapie der ODD bei Vorschulkindern. Die Wirkung von Neuroleptika wurde bisher nur in Fallserien beschrieben. Falls extreme Aggressivität und Impulsivität z. B. neuroleptisch (etwa mit Risperidon) behandelt wird, sollte die Psychotherapie unbedingt fortgesetzt werden. Nach spätestens sechs Monaten sollte die Neuroleptikabehandlung abgesetzt werden. Auch für die Indikation einer Zusatzmedikation (SSRIs oder Stimulanzien) für die Behandlung der ODD-Kernsymptomatik reicht die Evidenz nicht aus. Von daher spielt die Pharmakotherapie bei dieser jungen Altersgruppe eine untergeordnete Rolle. Wegen der nicht zureichenden Studienlage soll nach der AWMF-Leitlinie deshalb bei Vorschulkindern mit ODD (ohne ADHS) auf eine Pharmakotherapie verzichtet werden.

3.7 Verlauf und Prognose

Obwohl es sich bei der ODD um eine leichtere und umschriebene Variante einer Störung des Sozialverhaltens handelt, ist die Prognose ungünstig, wie in den amerikanischen Leitlinien (AACAP 2007b) zusammengefasst. ODD kann im gesamten Kinder- und Jugendalter vorkommen. ODD mit frühem Beginn hat eine besonders ungünstige Prognose: Bei 30 % entwickelt sich später eine CD im Kindes- und Jugendalter, bei 10 % langfristig sogar eine antisoziale Persönlichkeit im Erwachsenenalter. Auch die Rate von komorbiden Störungen ist höher, wenn die ODD sich im Vorschulalter entwickelt. Eine besonders ungünstige Prognose hat die Komorbidität von ODD und ADHS.

In klinischen Populationen zeigte sich eine hohe Persistenz von ODD und CD bei 223 3- bis 5-jährigen Kindern. Drei Jahre später hatten 80 % der Kinder mit ODD und 60 % der Kinder mit CD weiterhin diese Diagnose (Keenan et al. 2011).

Schwere Symptome einer CD können schon bei jungen Kindern vorkommen und persistieren. 216 Vorschulkinder wurden mit drei und mit sechs Jahren untersucht. Vorläufer einer CD mit sechs Jahren konnten vorhergesagt werden durch Stehlen, Zerstören von Gegenständen und nicht-reaktive Aggression (Rolon-Arroyo et al. 2014).

Auch Bufferd et al. (2012) konnten zeigen, dass 10,2 % der Drei- und 8,9 % der Sechsjährigen von ODD betroffen sind, d. h. dass sich die Störung nicht spontan zurückbildet (▶ Tab. 7).

ODD kann bei Vorschulkindern sehr unterschiedlich verlaufen, wie Ezpeleta et al. (2016) zeigen konnten. Dabei spielt die Irritabilität als Leitsymptom eine besondere Rolle. Von dem Alter von drei Jahren bis zum Alter von fünf Jahren zeigten jeweils ein Drittel der Kinder einen persistierenden Verlauf der Irritabilität (31,9 %), eine Zunahme der Symptomatik (33,2 %) oder eine Abnahme (34,9 %). Die Gruppen mit persistierender oder zunehmender Irritabilität hatten eine schlechtere Prognose.

Der ungünstige Verlauf konnte in mehreren anderen Studien aufgezeigt werden. Harvey et al. (2009) z. B. untersuchten 168 3-jährige Kinder mit auffälligen Verhaltensscores für Hyperaktivität und Aktivität. 58 % dieser Kinder erfüllten später mit sechs Jahren die Diagnose für ADHS und/oder ODD. Die Genauigkeit der Vorhersage für eine spätere Diagnose betrug 76 % für ADHS und 67 % für ODD/CD.

Auch Lavigne et al. (2001) konnte die Persistenz der Diagnose ODD nachweisen. 510 2- bis 5-jährige Kinder wurden zu vier Zeitpunkten bis zu sechs Jahre später nachuntersucht (d. h. im Alter von 8–11 Jahren). 140 Kinder erfüllten die Diagnose einer ODD zu Beginn der Studie: Es zeigte sich eine hohe Stabilität zu einer späteren ODD und zu ADHS, aber nicht zu Angst- oder affektiven Störungen. In Tabelle 18 sind die Ergebnisse der Kinder dargestellt, die zu Beginn nur eine Einzeldiagnose ODD hatten. Auch sechs Jahre später hatten 50 % der Kinder eine Diagnose – am häufigsten die Kombination von ODD und einer komorbiden Störung.

Tab. 18: Verlauf von 140 Kindern mit ODD im Alter von 2–5 Jahren (Lavigne et al. 2001)

Diagnosen	2. Untersuchung (12–24 Monate später)	5. Untersuchung (48–72 Monate später)
ODD	24,8 %	5,3 %
ODD mit komorbiden Störungen	14,7 %	18,7 %
ADHS	9,1 %	4,0 %
Keine Diagnose	41,3 %	50,7 %

Noch ungünstiger ist die Prognose, wenn das Vollbild einer CD vorliegt. In einer prospektiven Studie wurden 273 selektierte Kinder mit 3–5 Jahren erstmals untersucht – und dann erneut mit 6–9 Jahren. Zu diesem Zeitpunkt hatten 46 Kinder eine Störung des Sozialverhaltens entwickelt. Prädiktoren für eine CD waren: Aggression gegenüber Menschen und Tieren, sowie hoch intensive Verweigerung, Zerstören von Gegenständen, Betrug, Stehlen und Probleme mit Gleichaltrigen. Mit einer normalen Entwicklung waren Wutausbrüche, niedrig ausgeprägtes Zerstören von Gegenständen und Betrug assoziiert, d. h. diese Symptome sind als normativ anzusehen (Hong et al. 2015).

Die beste Übersicht zum Langzeitverlauf von externalisierenden Störungen bei Jungen (es gibt praktisch keine Arbeiten zu Mädchen) findet sich bei Campbell et al. (2000). Im Prinzip können vier Gruppen unterschieden werden:

1. Die »Early Starters«: Diese Gruppe zeigt durchgängig aggressives, antisoziales Verhalten vom Vorschul- bis zum Jugendalter.

2. Die »Late Starters«: In dieser Gruppe beginnt die Aggression und Störung des Sozialverhaltens im Jugendalter bei Kindern, die vorher unauffällig waren.
3. »Rückbilder«: Diese Kinder waren im jungen Alter auffällig. Die Symptome bilden sich zurück, sodass sie im späten Kindes- und Jugendalter nicht mehr auffällig sind.
4. Schließlich die Gruppe der Kinder, die nie auffälliges externalisierendes Verhalten zeigt.

Campbell et al. (2000) weist darauf hin, dass die Gruppe der »Early Starters« 5–7 % der dreijährigen Kinder ausmacht und ein besonders hohes Risiko aufweist. Während die anderen drei Gruppen durch einzelne Risiken belastet sein können, ist bei den »Early Starters« typisch, dass sie multiple Risiken in allen Domänen aufweisen: Zu diesen gehören schwieriges Temperament, Aggressivität, Hyperaktivität, ineffektive elterliche Erziehung, geringe häusliche Struktur, mütterliche Depression, negative Lebensereignisse, niedriges Einkommen und gefährliche Nachbarschaft. Diese Gruppe gilt es früh zu identifizieren, da sie einen chronischen Verlauf mit hohen Auffälligkeiten bis zum Jugendalter aufweist.

Wilson et al. (2009) bezeichnen diese »Early starters« als »Early-onset life-course persistent conduct disorder« (LP-CD) als gravierendes Risiko für spätere Delinquenz und antisoziale Persönlichkeitsstörung und empfehlen ein Screening, Diagnostik und Behandlung im Vorschulalter.

3.8 Zusammenfassung und Empfehlungen

Zusammengefasst ist die ODD bei Vorschulkindern eine chronisch verlaufende Störung, die mit langfristigen Entwicklungsrisiken einhergeht. Eine frühe und intensive Therapie ist unbedingt zu empfehlen, vor allem bei der prognostisch ungünstigen Kombination von ODD und ADHS.

Wie Gleason et al. (2007) betonen, steht die Psychotherapie bei Vorschulkindern absolut im Vordergrund. Es gibt keine randomisiert kontrollierten Studien zur Pharmakotherapie der ODD bei Vorschulkindern. Von daher spielt die Pharmakotherapie bei dieser jungen Altersgruppe eine untergeordnete Rolle.

Die Evidenzgrade zu Elterntrainings und Eltern-Kind-Therapien sind hoch (1a). Die Behandlung der komorbiden ADHS (1a) beruht ebenfalls auf einem hohen Evidenzgrad.

Die Deutschen AWMF-Leitlinien haben im Konsens Schlüsselempfehlungen formuliert, die unten aufgeführt werden. Zuletzt findet sich ein Entscheidungsbaum zur Übersicht der Behandlungsschritte.

> **Schlüsselempfehlungen nach den AWMF-Leitlinien (von Gontard et al. 2015)**
>
> - Die Diagnose einer Störung des Sozialverhaltens mit oppositionellem Verhalten soll nach der ICD-10 gestellt werden.
> - Die Diagnose einer Störung des Sozialverhalten mit oppositionellem Verhalten sollte nicht vor dem Alter von 3;0 Jahren gestellt werden.
> - Komorbide Störungen von ODD sollen erfasst werden.
> - Eine detaillierte und spezifische Diagnostik der ODD/CD soll durchgeführt werden.

- Eine Beratung soll in jedem Fall durchgeführt werden.
- Weitere Bezugspersonen (Erzieherinnen, Tagesmütter etc.) sollten mit Einverständnis der Sorgeberechtigten in die Diagnostik und das Behandlungskonzept einbezogen werden.
- Strukturiertes Elterntraining soll als Mittel der ersten Wahl durchgeführt werden.
- Falls ein Elterntraining nicht ausreicht, sollen primär kindbasierte verhaltenstherapeutische Interventionen gewählt werden.
- Eine Pharmakotherapie der isolierten ODD soll nicht durchgeführt werden. Eine Pharmakotherapie einer sicher diagnostizierten komorbiden ADHS kann nach den Ausführungen zur Pharmakotherapie der ADHS dieser Leitlinie durchgeführt werden.

Entscheidungsbaum: Störung des Sozialverhaltens mit oppositionellem Verhalten (ODD) nach den AWMF-Leitlinien (von Gontard et al. 2015)

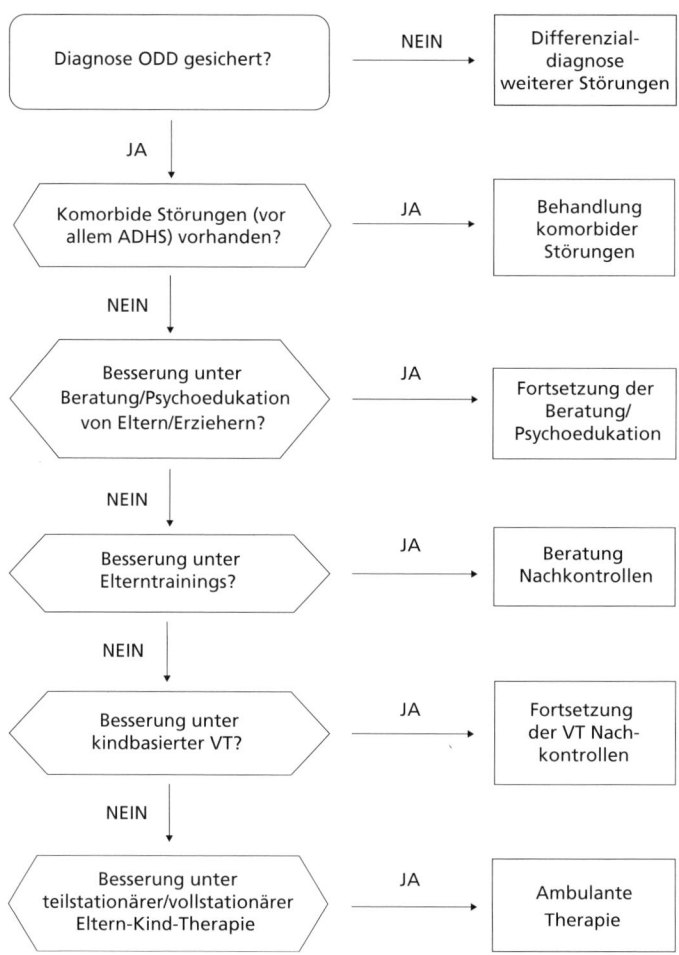

4 Ausscheidungsstörungen

4.1 Definition und Klassifikation

Ausscheidungsstörungen sind typischerweise Störungen, die immer eine Altersdefinition beinhalten. Das Erlernen der Kontinenz ist eine der wichtigsten Aufgaben des Vorschulalters – eine Fähigkeit, die Kinder zu unterschiedlichen Zeitpunkten erlernen. Dies bedeutet, dass viele Vorschulkinder noch einnässen und einkoten, ohne dass es sich dabei um Störungen handelt. Es sind eben Kinder, die im Rahmen ihrer Entwicklung diese Schritte später nehmen als andere. Deshalb wird nach den neuen S2k-Leitlinien zur Enuresis und funktionellen (nicht-organischen) Harninkontinenz von einer physiologischen Inkontinenz gesprochen, wenn die Kinder das jeweilige Definitionsalter für eine Störung noch nicht erreicht haben (Kuwertz-Bröking und von Gontard 2015)

Die typische Reihenfolge der Kontinenzentwicklung ist: das Erlangen von 1. der Stuhlkontinenz, 2. der Harnkontinenz tags und 3. zuletzt der Harnkontinenz nachts (Largo et al. 1977, 1978, 1996). Der Erwerb der Kontinenz bedeutet für Kinder einen großen Entwicklungsschritt, der von Eltern aktiv unterstützt werden sollte. Am günstigsten ist es, wenn Eltern aktive Signale ihres Kindes zum Sauber- und Trockenwerden wahrnehmen, diese aufgreifen und spielerisch unterstützen. Das Ziel ist es, eine möglichst zeitnahe und entspannte Übereinstimmung von kindlichem Wunsch und elterlicher Aktivität zu erreichen (Largo et al. 1996).

Das Sauberkeitstraining beginnt bei den meisten Kindern im Zeitraum von 18–42 Monaten. In einer amerikanischen Studie von 1192 Kindern wurde das Sauberkeitstraining im Alter von 0,75–5,0 Jahren untersucht, das mit einem Median von 2,4 Jahren begonnen wurde (Bloom et al. 1993). Die US-amerikanischen und kanadischen pädiatrischen Vereinigungen empfehlen einen Beginn mit 18 Monaten, vorausgesetzt das Kind zeigt Interesse und Bereitschaft (Kiddoo et al. 2012).

Ein frühes Sauberkeitstraining hat keinen Einfluss auf das Trockenwerden nachts (Largo et al. 1996). Auch tagsüber hat das elterliche Sauberkeitstraining einen nur vorübergehenden Effekt in der frühen Kindheit, da viele Kinder einen Rückfall erleiden, wie die Schweizer Längsschnittstudien zeigen konnten (Largo et al. 1996). Am ehesten hat ein frühes Training einen Einfluss auf die Sauberkeit, da viele Kinder dann früher eine Stuhlkontinenz erreichen.

Neue Studien zeigen, dass vor allem der späte Beginn problematisch sein kann. In der großen britischen Alspac Studie von 8334 Kindern war ein Sauberkeitstraining nach dem Alter von 24 Monaten (im Vergleich zu 15 bis 24 Monaten) mit verzögerter Trockenheit, Einnässen tags und Rückfällen verbunden (Joinson et al, 2009). In einer Studie aus Taiwan von 318 Kindergartenkindern wurde das Sauberkeitstraining durchschnittlich mit 24 Monaten begonnen, ein früher Beginn vor 18 Monaten war mit einer niedrigeren Rate von Einnässen tags und nachts verbunden (Yang 2011).

Als Störung werden Ausscheidungsstörungen erst angesehen, wenn zu dem jeweiligen Definitionsalter davon ausgegangen werden kann, dass die Reifungsschritte der Kontinenzentwicklung bei den meisten Kindern erreicht werden. Da dieses Buch das Alter von 0–5 Jahren behandelt, wird dieses Kapitel nach den Altersdefinitionen gegliedert.

4.1.1 Ab dem Alter von fünf Jahren: Enuresis nocturna und funktionelle Harninkontinenz

Nach ICD-10 (und DSM-5) wird die Enuresis als unwillkürlicher Harnabgang ab dem Alter von fünf Jahren nach Ausschluss organischer Ursachen definiert. Eine Dauer von drei Monaten muss vorliegen, die Frequenz muss zweimal pro Monat (ICD-10) oder zweimal pro Woche (DSM-5) betragen. Die grobe Einteilung der Subtypen nach ICD-10 (und DSM-5) entspricht nicht mehr dem aktuellen Forschungsstand. Deshalb wurden von der ICCS (International Children's Continence Society) aktuelle Klassifikationsvorschläge unterbreitet (Austin et al. 2016), die auch von den deutschen AWMF-Leitlinien übernommen wurden (Kuwertz-Bröking und von Gontard 2015).

Die Einteilung der Enuresis nocturna findet sich in Tabelle 19. Enuresis oder Enuresis nocturna bezeichnet deskriptiv jede Form des Einnässens – unabhängig von begleitenden Symptomen tags. Der Begriff Enuresis diurna ist obsolet und sollte vermieden werden. Liegen Symptome des unteren Harntrakts vor, bezeichnet man die Enuresis als nicht monosymptomatisch (sonst: monosymptomatisch). Betrug das längste Trockenintervall mehr als sechs Monate, bezeichnet man die Enuresis als sekundär (sonst: primär). Nach Tabelle 19 können dementsprechend vier Subgruppen unterschieden werden.

Die wichtigsten Formen des Einnässens tags finden sich in Tabelle 20. Einnässen tags wird als funktionelle Harninkontinenz bezeichnet. Neben den angeführten Formen in Tabelle 20 werden von der ICCS noch seltenere Formen wie Obstruktion, vaginaler Reflux und das Syndrom der gesteigerten Miktionsfrequenz angegeben (Austin et al. 2016). Ganz entscheidend ist folgende Feststellung: Nässt ein Kind tags und nachts ein, hat es auch zwei Diagnosen: Eine Enuresis nocturna und eine Harninkontinenz.

Tab. 19: Übersicht über Formen des nächtlichen Einnässens

	Längstes trockenes Intervall < 6 Monate	Längstes trockenes Intervall > 6 Monate
Allgemein	Primäre Enuresis nocturna (PEN)	Sekundäre Enuresis nocturna (SEN)
*Keine Blasenfunktionsstörungen tags**	Primäre monosymptomatische Enuresis nocturna (PMEN)	Sekundäre monosymptomatische Enuresis nocturna (SMEN)
Blasenfunktionsstörungen tags vorhanden*	Primäre nicht monosymptomatische Enuresis nocturna (PNMEN)	Sekundäre nicht monosymptomatische Enuresis nocturna (SNMEN)

*: Zeichen von Drang, Aufschub, Dyskoordination, Einkoten; d. h. ähnlich wie bei der funktionellen Harninkontinenz, jedoch kein Einnässen tags

Tab. 20: Übersicht über die wichtigsten Leitsymptome der funktionellen Harninkontinenz: beim Vorliegen dieser Symptome muss die entsprechende Verdachtsdiagnose durch weitergehende Untersuchungen erhärtet werden

Form des Einnässens tags	Wichtigste Leitsymptome
Häufige Formen	
Dranginkontinenz	Häufiger Toilettengang > 7 x/d, kleine Mengen, Drangsymptome
Harninkontinenz bei Miktionsaufschub	Seltener Toilettengang < 5 x/d mit Hinauszögern
Detrusor-Sphinkter-Dyskoordination	Pressen zu Beginn und während des Wasserlassens, unterbrochener Harnfluss
Seltene Formen	
Stressinkontinenz	Einnässen beim Husten, Niesen, Anspannen, kleine Mengen
Lachinkontinenz	Einnässen beim Lachen, große Mengen mit kompletter Entleerung
Unteraktive Blase	Unterbrochener Harnfluss, Blasenentleerung nur mit Pressen möglich

4.1.2 Ab dem Alter von vier Jahren: Enkopresis

Nach ICD-10 und DSM-5 wird die Enkopresis als willkürliches oder unwillkürliches Absetzen von Stuhl an nicht dafür vorgesehenen Stellen bei einem Kind ab vier Jahren nach Ausschluss organischer Ursachen definiert. Eine Dauer von sechs Monaten (DSM-5: drei Monaten) und eine Frequenz von einmal pro Monat muss vorliegen.

Die wichtigste Unterscheidung, die von der DSM-5 vorgenommen wird, liegt darin, ob die Enkopresis mit einer Verstopfung (Obstipation) assoziiert ist oder nicht (▶ Tab. 21). Diese Differenzierung hat für die Therapieplanung entscheidende Konsequenzen. Die Bedeutung der Obstipation wurde nochmals von den neuen Klassifikationsvorschlägen der pädiatrischen Gastroenterologen betont, den Rome-IV-Kriterien (Hyams et al. 2016, Benninga et al. 2016).

Nach Rome-IV wird zwischen der Obstipation unterschieden (die mit Einkoten einhergehen kann oder nicht) und der nicht retentiven Stuhlinkontinenz. Diese Einteilung ist aus zwei Gründen wichtig: Die Obstipation wird als übergeordnete Störung angesehen (und nicht die Enkopresis oder Stuhlinkontinenz): Es gibt Kinder mit chronischer Obstipation, die einkoten, und solche, die nur obstipiert, aber kontinent sind. Die Definition der zweiten Störung ist ebenfalls wichtig: Es gibt eindeutig viele Kinder, die einkoten, aber nicht verstopft sind. Dies wurde von manchen Gastroenterologen abgestritten, die meinten, dass jedes Einkoten auch mit einer Obstipation assoziiert sei.

Ferner ist nach den Rome-IV-Kriterien eine kurze Dauer von einem Monat erforderlich. Auch werden die Symptome genau beschrieben, die bei einer Diagnosestellung erfüllt sein müssen.

4.1.3 Unter dem Alter von vier Jahren: Toilettenverweigerungssyndrom und Toilettenphobie

Bis zum Alter von fünf Jahren dürfen Kinder tags und nachts einnässen – bis zum Alter von vier Jahren dürfen sie sogar einkoten-, ohne dass dies störungsrelevant ist. Dennoch gibt es auch bei jüngeren Kindern funktionelle Ausscheidungsstörungen, die für Eltern und Kind belastend sein können und durchaus eine Relevanz für die spätere Entwicklung haben. Drei dieser Störungen, die nicht als ICD-10- oder DSM-5-Diagnosen aufgeführt sind, finden sich in Tabelle 21.

Das Toilettenverweigerungssyndrom (TVS) ist nicht nur häufig, sondern auch klinisch hoch relevant. Das TVS wird durch eine besondere Angewohnheit von Kleinkindern definiert: Sie verwenden die Toilette zwar zum Wasserlassen, weigern sich jedoch hartnäckig, Stuhl in die Toilette abzusetzen. Sie bestehen auf eine Windel für die Defäkation. Wenn das Verhalten länger als ein Monat persistiert, wird die Diagnose gestellt. Komorbide psychische Störungen sind häufig (Niemczyk et al. 2014; Wagner et al. 2017).

Dagegen ist die Toilettenphobie eine Subform der isolierten Phobien: Kinder zeigen eine ängstliche Vermeidung der Toilette sowohl für das Wasserlassen, wie auch für die Defäkation. Oft sind andere Angst- und phobische Symptome vorhanden. Die Toilettenphobie ist selten (Wagner et al. 2017).

Weitere funktionelle gastrointestinale Syndrome wurden von der Klassifikation der pädiatrischen Gastroenterologie beschrieben. Neben der allgemeinen Rome-IV-Klassifikation (Hyams et al. 2006) wurde eine spezielle Klassifikation für Säuglinge und Kleinkinder (Infants und Toddlers) separat publiziert (Benninga et al. 2006). Auch diese Formen sind in Tabelle 21 aufgeführt. Typisch für die Säuglings-Dyschesie ist ein heftiges Schreien, Pressen mit anschließendem Absetzen von weichen Stühlen bei Säuglingen unter dem Alter von neun Monaten. Die funktionelle Diarrhöe ist durch mehrere tägliche weiche, schmerzfreie und flüssige Stühle gekennzeichnet bei Kindern im Alter von 6–60 Monaten.

Bei der funktionellen Obstipation sind seltene Defäkationen mit harten, schmerzhaften, großkalibrigen Stühlen typisch. Die Kinder retinieren Stuhl, die Stuhlmassen sind tastbar oder im Ultraschall sichtbar. Manche Kinder fangen wieder an einzukoten, nachdem sie kontinent waren. Eine besondere Subform der Obstipation ist die Slow-Transit-Constipation, die durch einen frühen Beginn, beschwerten Mekoniumabgang und typischerweise weichen (statt üblicherweise harten) Stuhl gekennzeichnet sind. Diese Form ist genetisch bedingt und selten.

Tab. 21: Übersicht über Subtypen der Enkopresis und funktionelle gastrointestinale Störungen

Ab dem Alter von 4 Jahren	
Enkopresis mit Obstipation	• Seltener Stuhlgang auf der Toilette • Zeichen von Stuhlretention • Große Stuhlmengen • Nicht normale Stuhlkonsistenz • Tastbare Skybala • Schmerzen bei Defäkation • Bauchschmerzen • Reduzierter Appetit • Erhöhte Compliance (dadurch reduzierte Anal-rektale Sensibilität) • Typische Ultraschallzeichen • Verlängerte Kolon-Transitzeit • Auffällige Defäkationsdynamik • Laxanzien therapeutisch hilfreich • Hohe psychische Komorbidität (30–50 %)

Tab. 21: Übersicht über Subtypen der Enkopresis und funktionelle gastrointestinale Störungen – Fortsetzung

Enkopresis ohne Obstipation	• Täglicher Stuhlgang auf der Toilette • Kleine Stuhlmengen • Normale Stuhlkonsistenz • Selteneres Einkoten • Keine Skybala, Schmerzen, Ultraschallzeichen • Guter Appetit • Unauffällige Colon-Transitzeit, Sensibilität • Verschlechterung durch Laxanzien • Hohe psychische Komorbidität (30–50 %)
Vor dem Alter von 4 Jahren	
Toilettenverweigerungssyndrom	• Kleinkindalter • Miktion auf Toilette • Weigerung, auf der Toilette Stuhl abzusetzen • Verlangen nach Windel für Defäkation • Dauer > 1 Monat • Häufig Stuhlretention in der Vorgeschichte • Risikofaktor für spätere Obstipation und Enkopresis • Oft mit Störung des Sozialverhaltens mit oppositionellem Verhalten assoziiert
Toilettenphobie	• Vermeidung von Toilette für Miktion und Defäkation • Phobische Symptome
Säuglings-Dyschesie	• Heftiges Schreien und Pressen • Absetzen von weichen Stühlen • Alter unter 9 Monate
Funktionelle Diarrhoe	• Täglich mehrere weiche, schmerzfreie und flüssige Stühle • Alter 6 bis 60 Monate
Funktionelle Obstipation	• Seltene Defäkation • Stuhlretention, rektale Stuhlmassen • Harte, schmerzhafte, großkalibrige Stühle • Wiedereinkoten nach erworbener Kontinenz
Slow-Transit-Constipation	• Früher Beginn • Erschwerter Mekoniumabgang • Schwere, therapieresistente Obstipation • Weiche Stühle • Genetische Belastung

4.2 Prävalenz

Die wichtigsten Prävalenzangaben von drei Studien sind in Tabelle 22 aufgeführt und verdeutlichen anschaulich, warum bei den klassischen Ausscheidungsstörungen eine Altersdefinition unbedingt erforderlich ist.

Tab. 22: Übersicht der Prävalenzzahlen der Enuresis nocturna, des Einnässens tags und der Enkopresis**

Alter (Jahre)	Enuresis nocturna	Einnässen tags	Enkopresis
Vorschulalter			
2	92,5 %[1]	98 %, 93 %*[2]	97 %, 90 %*[2]
3	43,2 %[1]	47 %, 16 %*[2]	46 %, 18 %*[2]
4	20,2 %[1]	12 %, 2 %*[2]	8 %, 1 %*[2]; 2,8 %[3]
5	15,7 %[1]	12 %, 3 %*[2]	7 %, 1 %*[2]; 2,2 %[3]
Schulkindalter			
6	13,1 %[1]	2,9 %[2]	4,0 %, 3 %*[2]; 1,9 %[3]
7	10,3 %[1]	3,6 %[2]	1,3 %[2]
8	7,4 %[1]	4,0 %[2]	2,3 %[2]
9	4,5 %[2]	4,5 %[2]	1,3 %[2]
10	2,5 %[1]	3,0 %[2]	1,7 %[2]

** z. T. mit unterschiedlichen Definitionen; Prävalenzen der Studien deshalb nicht direkt vergleichbar
[1] Fergusson et al. 1986; Fergusson und Horwood 1994 (Neuseeland)
[2] Largo et al. 1978, 1996 (Schweiz; 1. Zürcher Longitudinal Studie); * männlich; weiblich (2. Zürcher Longitudinal Studie)
[3] Bellman 1966 (Schweden)

Nachts nässen über 90 % der 2-jährigen, über 40 % der 3-jährigen und 20 % der 4-jährigen ein. Bei so hohen Prävalenzzahlen kann es sich natürlich nicht um eine Störung handeln, sondern um eine physiologische Inkontinenz. Mit fünf Jahren sind immer noch 15 % vom nächtlichen Einnässen betroffen, was eine Störungsdefinition rechtfertigt. Im weiteren Verlauf im Schulkindalter sieht man eine kontinuierliche Abnahme der Prävalenz. Für die Enuresis nocturna wurde eine spontane Remissionsrate von 15 % pro Jahr berechnet.

Beim Einnässen tags (funktionelle Harninkontinenz) nässen fast alle 2-jährigen Kinder tagsüber noch ein. Mit drei Jahren sind es 47 % der Jungen und 16 % der Mädchen, dann kommt ein großer Sprung herab auf 12 % der Jungen und 2–3 % der Mädchen für das Alter von 4–5 Jahren. Obwohl die Störungsdefinition für das Einnässen tags auch bei fünf Jahren liegt, ist es in der klinischen Praxis z. B. durchaus gerechtfertigt, bei 4-jährigen tags einnässenden Kindern, die sehr motiviert sind und sehr unter der Problematik leiden, schon in diesem Alter mit der Therapie zu beginnen. Ein noch deutlicher Sprung vollzieht sich im Alter von sechs Jahren. Im Gegensatz zum nächtlichen Einnässen findet man keine kontinuierliche spontane Remission, sondern das Einnässen tags persistiert während des Schulkindalters und nimmt erst zur Pubertät hin ab: 3–4 % der Schulkinder sind betroffen.

Bei der Enkopresis koten über 90 % der 2-jährigen Kinder ein, bei den 3-jährigen sind es 18–46 %. Der Häufigkeitssprung kommt tatsächlich mit dem Alter von vier Jahren: 1–8 % der Kinder koten ein, was die Störungsdefinition von vier Jahren tatsächlich rechtfertigt. Im weiteren Verlauf sieht man auch bei der Enkopresis keine kontinuierliche spontane Remission (wie es bei der Enuresis nocturna üblich ist) – während des gesamten Schulkindalters koten 1–3 % der Kinder ein.

Bei den Prävalenzangaben muss berücksichtigt werden, dass unterschiedliche Definitionen verwendet werden. Ganz entscheidend ist die Häufigkeitsdefinition, d. h. wie oft pro Woche muss ein Kind einnässen, damit dies als Störung gelten kann. In einer neuen epidemiologischen Studie von 10819 Kindern konnten Swithinbank et al. (2010) zeigen, dass zwar 15,5 % der 4,5-jährigen Kinder tags einnässen. Legt man allerdings eine strenge Definition von mindestens zwei nassen Tagen pro Woche zugrunde, sind es nur noch 1,8 %.

Auch »verstecken« sich hinter den allgemeinen Prävalenzzahlen unterschiedliche Verläufe. Heron et al. (2008) konnte zeigen, dass für das Einnässen tags und für das Einkoten vier verschiedene Verlaufformen ab dem Alter von 4,5 Jahren vorkommen: Es gibt Kinder, die kontinuierlich trocken sind; es gibt Kinder, die eine spontane, kontinuierliche Remission zeigen; es gibt eine Gruppe, die kontinuierlich einnässt und einkotet; und schließlich gibt es eine Gruppe, die erst sauber und trocken wird, um einen Rückfall zu erleiden. Der Gipfel für Rückfälle liegt bei 6,5 Jahren, also im Einschulungsalter.

Für die anderen Ausscheidungsstörungen liegen keine oder nur ungenaue Prävalenzangaben vor. Dabei ist die funktionelle Obstipation im Kleinkindalter am häufigsten: 16 % der 22 Monate alten Kleinkinder sind obstipiert. Eine früh beginnende Obstipation hat eine ungünstige Prognose: Bei 40 % der Kinder beginnt die Obstipation sogar im ersten Lebensjahr (Benninga et al. 2016). Auch die Toilettenverweigerung scheint häufig zu sein, obwohl keine bevölkerungsbezogenen Daten vorliegen. In einer Serie von 482 Kindern zeigten 22 % aller Kleinkinder im Alter von 13–18 Monaten diese Symptomatik (Taubman 1997). Vermutlich handelt es sich dabei um die leichteren und vorübergehenden Verläufe, die sich oft rasch und spontan zurückbilden. Die Prävalenz von schweren, mit Obstipation verbundenen Verläufen ist nicht bekannt. Zu den anderen Störungen liegen keinerlei Prävalenzzahlen vor.

4.3 Diagnostik

Gerade im Vorschulalter gilt besonders, dass organische Erkrankungen ausgeschlossen werden müssen, dass die Diagnostik aber möglichst wenig invasiv und belastend gestaltet werden sollte. Auch sollten komorbide psychische Störungen erfasst werden. Bezüglich Einzelheiten darf auf die weiterführende Literatur verwiesen werden, unter anderem von Gontard (2004, 2010 und 2018) und Franco et al. (2015). Für die meisten Kinder reicht die Standarddiagnostik vollkommen aus. Diese besteht aus: Anamnese, Miktionsprotokoll, Fragebogen, körperliche Untersuchung, Ultraschall und Urinstatus (Kuwertz-Bröking und von Gontard 2015).

Die Anamnese ist entscheidend und sollte ausführlich mit genügend Zeit erhoben werden. Das zweitwichtigste Instrument ist das

Miktionsprotokoll. Über 48 Stunden werden Urin und Trinkmengen gemessen, Miktionshäufigkeit und andere Symptome mit zeitlichen Angaben aufgezeichnet. Das Miktionsprotokoll liefert für die Therapie wichtige Angaben, die Eltern im Alltag übersehen. Fragebögen können die Anamnese unterstützen. Jedes Kind sollte komplett körperlich kinderärztlich untersucht werden. Eine Routineultraschalluntersuchung hat sich bewährt, vor allem da drei funktionelle Parameter therapieleitende Hinweise ergeben: eine Verdickung der Blasenwand und Resturinbildung bei Kindern mit funktioneller Harninkontinenz; und eine Erweiterung des Rektumdurchmessers bei Kindern mit Obstipation. Ein Urinstatus sollte routinemäßig erfolgen zum Ausschluss eines Harnwegsinfektes. Bei Verdacht auf einen Infekt sollte eine Urinbakteriologie erfolgen. Nur bei Indikation ist eine Uroflowmetrie zu empfehlen, die ebenfalls nicht invasiv ist. Alle weitergehenden Untersuchungen benötigen eine spezielle Indikation zum Ausschluss organischer Ursachen.

Organische Ursachen umfassen strukturelle, neurogene und sonstige pädiatrische Erkrankungen. Die Rate von organischen Ursachen beträgt schätzungsweise bei der Enuresis nocturna < 1 %, bei dem Einnässen tags bis zu 10 % (überwiegend Harnwegsinfekte), bei der Enkopresis mit Obstipation ca. 5 %, bei der Enkopresis ohne Obstipation unter 1 %.

Zur Diagnostik begleitender, komorbider Störungen ist eine kinder- und jugendpsychiatrische Diagnostik sinnvoll. In anderen medizinischen Settings sollte zumindest ein Screening mit einem Verhaltensfragebogen erfolgen und die Kinder mit auffälligen Problemscores sollten zur Diagnostik weitergeleitet werden (von Gontard et al. 2011).

4.4 Klinik

Auch die klinische Symptomatik kann in diesem Zusammenhang nur kursorisch zusammengefasst werden. Bezüglich Einzelheiten muss auf die weiterführende Literatur (von Gontard 2004, 2010 und 2018) und die neuen interdisziplinären Leitlinien (Kuwertz-Bröking und von Gontard 2015) verwiesen werden (▶ Kap. 4.3).

Für die monosymptomatische Enuresis nocturna sind ein »tiefer Schlaf«, schwere Erweckbarkeit und normale Blasenfunktion typisch. Bei der nicht-monosymptomatischen Enuresis nocturna nässen die Kinder zwar nur nachts ein, zeigen aber tagsüber alle Zeichen, die auch Kinder mit funktioneller Harninkontinenz haben können.

Die wichtigsten Leitsymptome des Einnässens tags finden sich in Tabelle 20. Bei der Dranginkontinenz ist es typisch, dass die Kinder häufig (mehr als siebenmal am Tag) mit Drangsymptomen zur Toilette rennen und kleine Urinmengen absetzen. Bei der Harninkontinenz bei Miktionsaufschub ist dagegen ein seltener Toilettengang mit Hinauszögern der Miktion und Urinretention typisch. Bei einer Detrusor-Sphinkter-Dyskoordination kommt es zu einem unterbrochenen Harnfluss während der Miktion, da der Blasenschließmuskel reflektorisch anspannt (statt zu entspannen). Die anderen Formen sind extrem selten. Bei der Stressinkontinenz kommt es zum Einnässen kleiner Mengen beim Anstieg des intraabdominellen Drucks beim Husten, Niesen und Anspannen. Bei der Lachinkontinenz kommt es reflektorisch zum Einnässen großer Mengen mit kompletter Blasenentleerung nur beim Lachen. Schließlich handelt es sich bei der unteraktiven Blase um eine Detrusordekompensation, die Blase kann nicht komplett ohne zusätzlich Bauchpresse entleert werden.

Wichtige klinische Zeichen der Enkopresis finden sich in Tabelle 21. Bei der Obstipation ist typisch: seltener Stuhlgang auf der Toilette, große, meist harte Stuhlmenge und Schmerzen bei der Defäkation. Die Kinder klagen über Bauchschmerzen und über reduzierten Appetit. Skybala sind tastbar, im Ultraschall sieht man ein erweitertes Rektum als Zeichen der Stuhlretention. Bei der Enkopresis ohne Obstipation ist der Stuhlgang auf der Toilette häufig. Die Stuhlkonsistenz ist normal und weitere somatische Zeichen fehlen. Bei dem Toilettenverweigerungssyndrom setzen die Kinder zwar Urin auf der Toilette ab, verlangen aber hartnäckig nach der Windel für die Defäkation. Bei der Toilettenverweigerung handelt es sich im Prinzip auch um eine Retentionsstörung. Unbehandelt haben die Kinder ein deutlich erhöhtes Risiko für eine Obstipation und eine spätere Enkopresis (Taubman 1997). Andererseits kann die Obstipation auch prädisponierender Faktor für das TVS sein und diesem vorausgehen (Blum et al. 2004). Die Symptomatik der selteneren Störungen ist in Tabelle 21 ersichtlich.

Obwohl die meisten Kinder mit Ausscheidungsstörungen nicht psychisch auffällig sind, ist die Rate von begleitenden psychischen Störungen signifikant erhöht. Wie viele epidemiologische Studien zeigen konnten, beträgt die Rate komorbider psychischer Störungen bei älteren Schulkindern: 20–30 % bei der Enuresis nocturna, 20–40 % beim Einnässen tags, 30–50 % bei der Enkopresis (von Gontard et al. 2011).

Über das Vorschulalter liegen wenige Studien zu komorbiden psychischen Störungen vor. In einer epidemiologischen Studie konnte gezeigt werden, dass die Rate von ADHS bei 1391 6,2-jährigen Kindern bei der Einschulungsuntersuchung deutlich erhöht war: 9,4 % der Kinder mit Enuresis nocturna und sogar 36,7 % der Kinder mit Einnässen tags zeigten klinische relevante ADHS Symptome – im Vergleich zu 3,4 % der Kinder, die nicht einkoteten (von Gontard et al. 2010). Weitere repräsentative, bevölkerungsbezogene Studien von Vorschulkindern konnten erhöhte Raten von ängstlich-depressiven Symptomen (Equit et al. 2014) und ODD (von Gontard et al. 2015, Niemczyk et al. 2015) nachweisen, d.h. auch junge Kinder mit Ausscheidungsstörungen haben häufig komorbide psychische Störungen.

Nach klinischer Erfahrung überwiegen bei den Vorschulkindern mit Ausscheidungsstörungen eindeutig die externalisierenden Störungen, vor allem ODD. Gerade bei Kindern mit einer Harninkontinenz bei Miktionsaufschub und einem TVS ist eine begleitende ODD typisch und erschwert die Behandlung deutlich (Niemczyk et al. 2014). Bei den Kindern mit Enkopresis findet sich eine gemischte Psychopathologie mit sowohl internalisierenden wie auch externalisierenden Störungen.

4.5 Ätiologie

Auch die ätiologischen Zusammenhänge können nur grob zusammengefasst werden.

Bei der Enuresis nocturna handelt es sich um eine genetisch bedingte Reifungsstörung des zentralen Nervensystems mit drei Hauptmechanismen: Einer vermehrten Urinbildung nachts (Polyurie), einer erschwerten Erweckbarkeit und einer fehlenden Inhibition des Entleerungsreflexes der Blase. Bei der primären Enuresis nocturna spielen Umweltfaktoren praktisch keine Rolle, bei der sekundären Enuresis nocturna können belastende Lebensereignisse und komorbide psychische Störungen einen Rückfall auslösen.

Bei der funktionellen Harninkontinenz zeigt die Drang- und Lachinkontinenz eine deutliche genetische Komponente. Bei der Harninkontinenz bei Miktionsaufschub spielen genetische Faktoren keine Rolle: Es handelt sich um ein erlerntes, oft oppositionell verweigerndes Verhalten. Auch bei der Detrusor-Sphinkter-Dyskoordination geht man von einem erlernten Verhalten aus.

Bei der Enkopresis handelt es sich um ein multifaktorielles Geschehen. Genetische Faktoren spielen bei der Obstipation eine deutliche, bei der nicht retentiven Enkopresis keine Rolle. Sowohl kindliche, wie auch elterliche Faktoren spielen dabei eine Rolle, wie eine epidemiologische Studie an 10819 Kindern im Alter von 1,5–9,5 Jahren zeigen konnte (Joinson et al. 2008). Bei Kindern mit Enkopresis (aber auch mit Einnässen tags) fanden sich sowohl kindliche Entwicklungsstörungen, schwieriges Temperament, aber auch mütterliche Depressionen und Angststörungen als Risikofaktoren in der Vorgeschichte. Bei dem TVS konnten ebenfalls Risikofaktoren beschrieben werden, wie Geburt von Geschwistern, verspätetes Toilettentraining, begleitende Verhaltensauffälligkeiten und schwieriges Temperament (Taubman 1997, Blum et al. 1997 und 2004).

Wie mehrere Studien zeigen konnten, spielt das Alter des Sauberkeitstrainings für die Enuresis nocturna keine, für das Einnässen tags eine untergeordnete Rolle. Am ehesten hat das elterliche Sauberkeitstraining einen Effekt auf die Stuhlkontinenz. Dabei scheinen beide elterlichen Extremverhalten beim Sauberkeitstraining ein Risiko für Enkopresis und Obstipation zu sein: Sowohl ein zu frühes, aktives und negatives Sauberkeitstraining, wie auch eine zu passive, zu späte und Laisser-faire-Haltung der Eltern erhöhen das Risiko. Am günstigsten ist es, die aktiven Signale des Kindes und dessen Wunsch nach Sauberkeit aufzugreifen und diese aktiv zu unterstützen, wie es die meisten Eltern zum Glück auch tun (Largo et al. 1996).

4.6 Therapie

Auch bezüglich der Therapie muss auf die weiterführende Literatur (von Gontard 2004, 2010 und 2018) und die AWMF-Leitlinien (Kuwertz-Bröking und von Gontard 2015) verwiesen werden. Die wichtigsten Schritte sollen in diesem Zusammenhang kurz zusammengefasst werden. Eine exakte Diagnostik mit Identifikation der Subtypen, der Ausscheidungsstörungen und der begleitenden psychischen Störungen ist obligat. Ebenso sind Beratung und Psychoedukation selbstverständlich. Dabei ist die Altersdefinition für viele Eltern nicht bekannt. Viele Eltern erwarten, dass ihr Kind ab dem Alter von zwei Jahren sauber und trocken sein sollte. Der psychische Druck wird zum Teil durch die Familie, aber oft durch den Kindergarteneintritt verstärkt. Immer noch meinen manche Erzieher, dass Kinder mit dem Eintritt in den Kindergarten sauber und trocken sein sollten und dass dieses als allgemeines Reifungszeichen zu sehen ist. Diese Annahmen konnte inzwischen widerlegt werden: Kinder dürfen bis zum Alter von vier Jahren einkoten und bis zum Alter von fünf Jahren einnässen.

Die Therapie der Enuresis nocturna beginnt immer erst ab dem Alter von fünf Jahren. Der erste Schritt ist eine Baseline mit Kalenderführung: Kinder werden gebeten in einem Kalender trockene und nasse Nächte zu vermerken (z. B. mit einem Sonne-Wolken-Symbol). Es konnte gezeigt werden, dass 15–20 % aller Kinder durch diese einfachen Maßnahmen innerhalb von vier Wochen trocken werden. Falls sich eine deutlich Besserung bei der Kalenderführung zeigt, kann diese gerade bei jungen Kindern länger fortgesetzt werden.

Für Kinder, die weiter einnässen, ist das Mittel der Wahl eine apparative Verhaltenstherapie (AVT) mit einem Klingelgerät. Korrekt durchgeführt, führt dieses bei 70 % der Kinder zum Erfolg mit dem besten Langzeitergebnissen. Auch bei 5-jährigen Kindern mit Leidensdruck und Therapiemotivation kann eine apparative Verhaltenstherapie ohne Probleme durchgeführt werden. Wenn die Kinder allerdings nicht motiviert sind oder die häuslichen Bedingungen die Durchführung der AVT erschweren sollten, ist es sinnvoll, mit dieser Therapie, die Mitarbeit erfordert, zu warten. Das Mittel der zweiten Wahl ist eine medikamentöse Behandlung mit Desmopressin in einer Dosierung von 0,2–0,4 mg p. o. am Abend. Einzelheiten finden sich bei von Gontard (2018). Auch Desmopressin kann ohne Probleme bei 5-jährigen Kindern gegeben werden. 70 % werden trocken, allerdings ist die Rückfallhäufigkeit nach Absetzen hoch. Die seltene Nebenwirkung von Hyponatriämie ist zu beachten. Trizyklische Antidepressiva sollten in diesem Alter nicht verabreicht werden.

Die Behandlung der Enuresis tags (funktionelle Harninkontinenz) richtet sich nach der Diagnose: Bei der Dranginkontinenz hat sich ein kognitives Training bewährt. Die Kinder werden aufgefordert, den Harndrang wahrzunehmen, auf die Toilette zu gehen und dieses in einem Plan (so genannte »Fähnchenpläne«) zu vermerken. Falls diese kognitiv-verhaltenstherapeutischen Maßnahmen nicht ausreichen sollten, kann eine Kombination mit einem Anticholinergikum (Propiverin oder Oxybutinin) oder einer transdermalen elektrischen Nervenstimulation (TENS) auch bei jungen Kindern durchgeführt werden. Bei der Harninkontinenz bei Miktionsaufschub ist das Hauptziel, die Miktionsfrequenz auf siebenmal zu erhöhen. Auch dieses wird protokolliert. Die begleitende ODD erschwert oft die Behandlung. Bei der Detrusor-Sphinkter-Dyskoordination ist ein Biofeedbackverfahren Mittel der Wahl. Auch beim Einnässen tags gilt die Altersdefinition von fünf Jahren, wenn allerdings ein 4-jähriges Kind hoch motiviert ist, z. B. im Kindergarten von anderen Kindern geärgert wird und trocken werden will, kann die Therapie auch bei 4-jährigen Kindern in Ausnahmefällen begonnen werden.

Die Grundbehandlung der Enkopresis ist einfach. Kinder werden aufgefordert, dreimal am Tag nach den Mahlzeiten (Frühstück, Mittag- und Abendessen) jeweils 5–10 Minuten auf der Toilette zu sitzen. Wichtig ist es, dass die Kinder entspannt sitzen (z. B. mit Fußhocker, Kindersitz oder Toilettenleiter). Die Toilettensitzungen sollten positiv gestaltet werden, z. B. durch Lesen oder Malen oder Spielen. Der Verlauf sollte ebenfalls dokumentiert werden. Die Zeit nach den Mahlzeiten ist wichtig, da zu diesem Zeitpunkt die postprandialen Entleerungsreflexe am aktivsten sind und eine Regulierung des Stuhlgangs dadurch am ehesten erreicht werden kann.

Falls eine Obstipation vorliegt, wird ebenfalls dieses Toilettentraining durchgeführt. Zusätzlich sind abführende Maßnahmen erforderlich. Als Erstes müssen die zurückgehaltenen Stuhlmassen entfernt werden. Dies bezeichnet man als Desimpaktion, die üblicherweise oral mit dem Laxanz Polyethylenglykol (PEG) erfolgt. Dazu sind höhere Dosierungen als bei der Erhaltungstherapie (siehe unten) erforderlich (z. B. 1,5g/kg KG/d bis zur Desimpaktion). PEG ist für die Indikation der Desimpaktion ab dem Alter von fünf Jahren zugelassen. Bei schweren Fällen der Obstipation ist eine Desimpaktion mit phosphathaltigen (bei jungen Kleinkindern sorbithaltigen) Klistieren erforderlich.

Nachdem die Stuhlmassen entfernt worden sind, ist neben dem Toilettentraining eine Erhaltungstherapie mit oralen Laxanzien über längere Zeit (6–24 Monaten) zu empfehlen. Das Mittel der ersten Wahl ist PEG, das ab dem Alter von zwei Jahren zugelassen ist. Die Dosierung beträgt 0,2–0,8 g/kg KG/d in zwei Dosen. Es bietet sich an, z. B. mit einer mittleren Dosis von 0,4 g/kg KG/d zu beginnen und nach Wirkung zu dosieren (Nurko et al. 2008). Das Mittel PEG zeigt praktisch keine Nebenwirkungen – nur bei Überdosierung kommt es zum flüssigen Stuhl. Einzelheiten zur Therapie finden sich bei von Gontard (2010). Dieses Behandlungsschema eignet sich genauso für Kinder mit einer funktionellen Obstipation ohne Einkoten.

Bei leichten Formen des Toilettenverweigerungssyndroms ist eine Psychoedukation und Reduktion von intrafamiliärem Stress und Anspannung ausreichend (Niemczyk et al. 2014). Eltern werden gebeten, ihren Kindern wieder die Windel anzuziehen und auf alle aktiven Aspekte des Sauberkeitstrainings zu verzichten. Sie sollten ihren Kindern erklären, dass sie erst dann wieder normale Unterhosen anziehen dürfen, wenn sie auf die Toilette gehen. Diese einfachen Maßnahmen führten in einer Studie bei 90 % der Kinder zu einer Heilung (Taubman 1997). Bei schweren chronischen Verläufen des TVS sind die gleichen Therapieschritte notwendig wie bei einer Enkopresis: Das Toilettentraining wird dreimal am Tag durchgeführt. Wenn die Kinder obstipiert sind, wird nach einer Desimpaktion eine orale Laxanzienbehandlung mit PEG durchgeführt. Diese aktive Behandlung des TVS ist notwendig, da das Risiko für eine spätere Enkopresis und Obstipation deutlich erhöht ist.

Im Gegensatz dazu wird die Toilettenphobie wie eine isolierte Phobie verhaltenstherapeutisch behandelt (Wagner et al. 2017). Zu den anderen seltenen Formen liegen keine spezifischen Therapieempfehlungen vor.

4.7 Verlauf und Prognose

Unter Therapie ist der Verlauf der Enuresis nocturna am günstigsten. Beim Einnässen tags sind es oft die komorbiden psychischen Störungen wie ODD und/oder ADHS, die die Prognose erschweren. Den ungünstigsten Verlauf zeigt die Enkopresis mit oder ohne Obstipation – trotz Therapie entwickelt sich oft ein chronischer Verlauf über viele Jahre. Von daher ist es gerade bei der Enkopresis (unter Obstipation) wichtig, dass die Erhaltungstherapie mit Toilettentraining und Laxanzien lange genug fortgesetzt wird und die Kinder regelmäßig untersucht werden.

4.8 Zusammenfassung und Schlüsselempfehlungen

Die Empfehlungen für die Enuresis nocturna beruhen auf einem hohen Grad der Evidenz, ebenso für die Enkopresis. Das Einnässen tags wurde bisher am wenigsten erforscht. Alle Empfehlungen beruhen auf Studien für ältere Kinder, sollen aber trotzdem erwähnt werden, da die Therapie meist ab dem Alter von vier bzw. fünf Jahren indiziert ist.

Für die *Enuresis nocturna* (ab dem Alter von fünf Jahren) beträgt der Evidenzgrad für die Kalenderführung 2b, für die apparative Verhaltenstherapie 1a und für Desmopressin 1a.

Für die *funktionelle Harninkontinenz* werden die Evidenzgrade für die einzelnen Subformen getrennt angegeben. So beträgt bei der *Dranginkontinenz* der Evidenzgrad für das kognitive Training (»Fähnchenplan«) 2b, für die Pharmakotherapie mit Propiverin und Oxybutinin 1b und für TENS 1a. Bei der *Harninkontinenz bei Miktionsaufschub* beruht das verhaltenstherapeutische Training bisher auf einem Evidenzgrad von 4, bei der Detrusor-Sphinkter-Dyskoordination das Biofeedbacktraining 3.

Bei der *Enkopresis* (ab dem Alter von vier Jahren; Obstipation schon unter vier Jahren) liegt der Evidenzgrad für das Toilettentraining bei 2b, für die Laxanzienbehandlung mit PEG bei 1a.

Der Evidenzgrad bei dem *Toilettenverweigerungssyndrom* beträgt für Beratung, Stressreduktion bei leichten Formen 4, für Toilettentraining, Laxanzien mit PEG bei schweren Formen 4.

Alle anderen Empfehlungen beruhen auf Evidenzgrad 4–5.

Schlüsselempfehlungen nach den AWMF-Leitlinien (von Gontard et al. 2015)

- Organische Ursachen der Ausscheidungsstörungen sollen ausgeschlossen werden.
- In der Diagnostik der Ausscheidungsstörungen sollen der Typ der Ausscheidungsstörung und komorbide psychische Störungen erfasst werden.
- Die Enuresis nocturna und die funktionelle Harninkontinenz sollen nicht vor dem Alter von 5;0 Jahren behandelt werden, danach kann eine Behandlung erfolgen.
- Die Enkopresis soll nicht vor dem Alter von 4;0 Jahren diagnostiziert und kann danach behandelt werden.
- Eine Obstipation soll behandelt werden. Ein Toilettenverweigerungssyndrom kann behandelt werden.

Entscheidungsbäume: Ausscheidungsstörungen nach den AWMF-Leitlinien (von Gontard et al. 2015)

a) Alter unter 4 Jahren: Toilettenverweigerungssyndrom und Obstipation

Toilettenverweigerungssyndrom

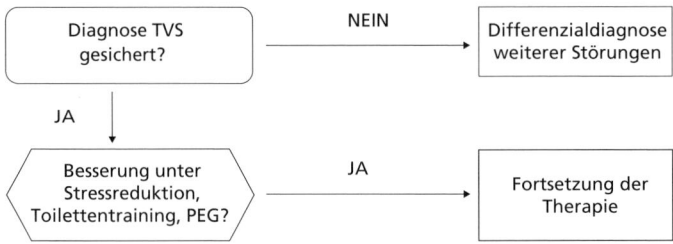

Obstipation

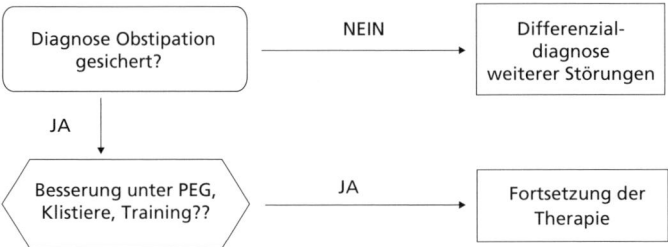

Entscheidungsbäume: Ausscheidungsstörungen nach den AWMF-Leitlinien (von Gontard et al. 2015)

b) Alter ab 4 Jahren: Enkopresis

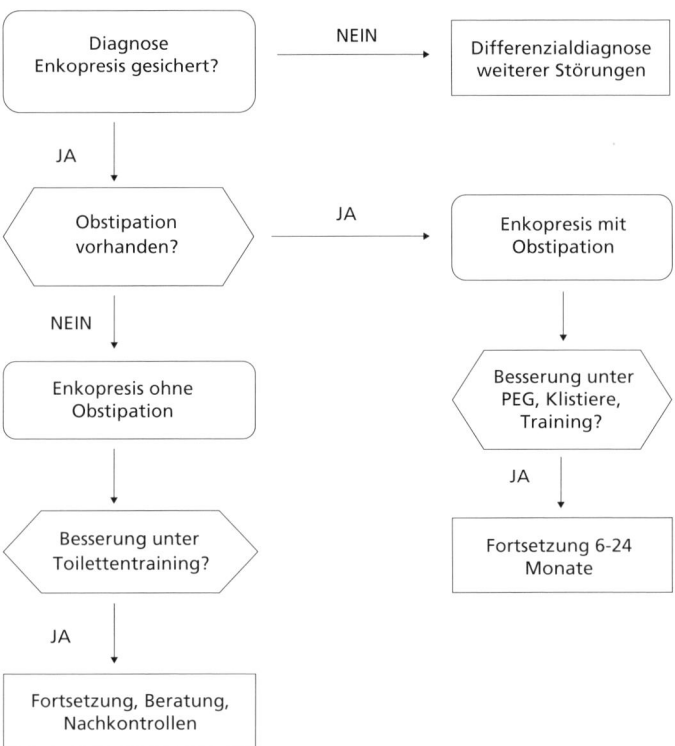

4 Ausscheidungsstörungen

c) Alter ab 5 Jahren: Funktionelle (nicht-organische) Harninkontinenz tags

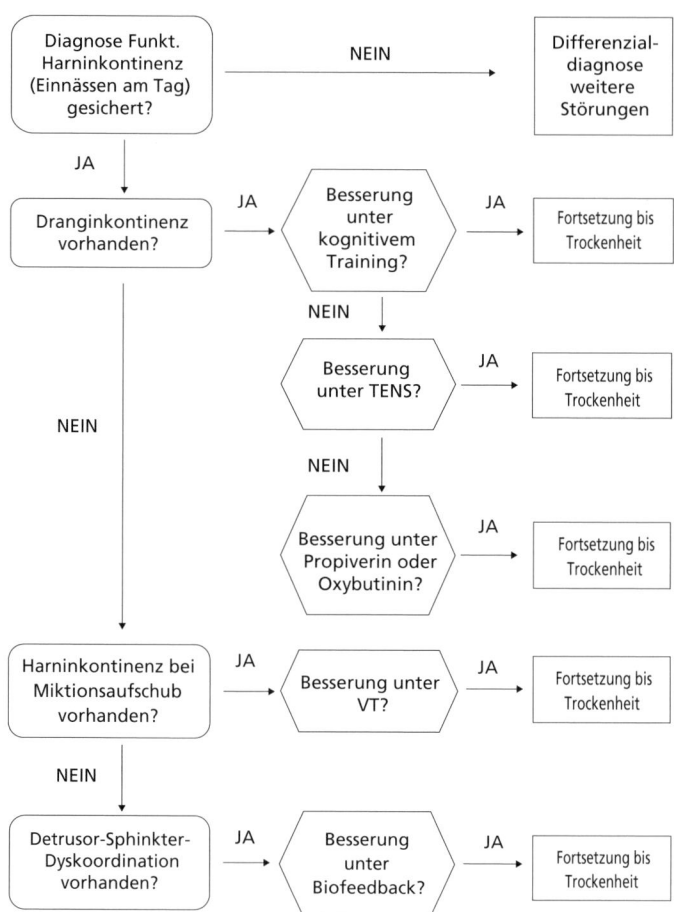

100

Entscheidungsbäume: Ausscheidungsstörungen nach den AWMF-Leitlinien (von Gontard et al. 2015)

d) Alter ab 5 Jahren: Enuresis nocturna

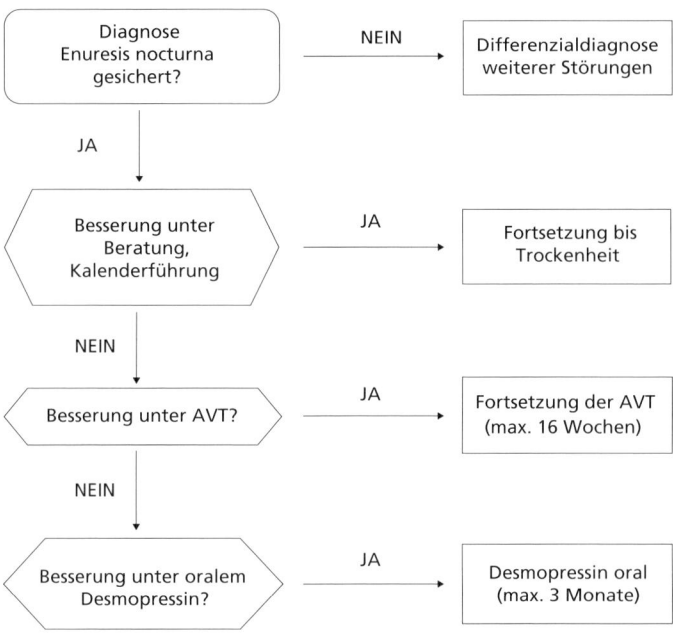

5 Posttraumatische Belastungsstörungen (PTBS)

5.1 Definition und Klassifikation

Die posttraumatische Belastungsstörung (PTBS) gehört zu den Störungen im Vorschulalter, die relativ intensiv erforscht wurden und die schon jetzt über eine gut fundierte Datenlage verfügen. Typische Traumen, die eine PTBS im Vorschulalter auslösen können, sind Unfälle, Katastrophen, Krieg, Wahrnehmung von Tod und Sterben, Angriffe von Hunden und von anderen Tieren, körperliche und sexuelle Misshandlung, Erleben von häuslicher Gewalt und invasive medizinische Interventionen. Als Folge eines bedrohlichen Traumas treten mit einer Latenz Symptome der Reinszenierung des Traumas, Vermeidung, Rückzug und erhöhtem Arousal auf. Die PTBS ist eine schwere Störung, die persistiert und auch junge Kinder langfristig beeinträchtigen kann.

5.1.1 ICD-10

Von allen Klassifikationssystemen ist die ICD-10 am wenigsten geeignet, einer PTBS im Vorschulalter gerecht zu werden. Die Kriterien sind für das Erwachsenen-, aber wenig für das Vorschulalter anwendbar. Eine PTBS (F43.1) entsteht nach ICD-10 als verzögerte oder protrahierte Reaktion auf ein belastendes Ereignis oder eine Situation außergewöhnlicher Bedrohung oder mit katastrophalem Ausmaß, das nahezu bei jedem tiefgreifende Verzweiflung auslösen würde. Typische Merkmale sind das wiederholte Erleben des Traumas durch sich aufdrängende Erinnerungen in Träumen, durch das Gefühl, betäubt zu sein, Anhedonie und Vermeidung von traumaassoziierten Situationen. Sowohl eine Amnesie, wie auch eine erhöhte Sensitivität und Erregung mit Schlafstörungen, Konzentrationsschwierigkeiten, Hypervigilanz und Schreckhaftigkeit können vorkommen. Die PTBS tritt mit einer Latenz von Wochen bis üblicherweise sechs Monaten nach dem Trauma auf. Eine alterstypische Anpassung der ICD-10-Kriterien gibt es nicht.

5.1.2 DSM-5

Auch die nicht mehr aktuellen DSM-IV-Kriterien waren für das Vorschulalter nicht sensitiv genug, da eine verbale Beschreibung innerer Zustände wie Wiedererinnerungen und Flashbacks oft nicht möglich ist. In einer Studie zeigten sich z. B. die DSM-IV-Kriterien bei 51 Vorschulkinder im Alter von 1,5 bis 5 Jahren nicht als ausreichend sensitiv genug um eine PTBS sicher zu diagnostizieren. Nur 4 % erfüllten die Kriterien nach DSM-IV, aber immerhin 24 % nach der DC: 0-3 R (der Vorläuferversion der DC: 0-5) (Loeb et al. 2011). In einer anderen Studie von 284 3- bis 6-jährigen Kindern, die mindestens ein lebensbedrohliches Trauma erlebt hatten, erfüllten nur 13 % die Kriterien für eine PTBS nach DSM-IV, aber 44 % nach DSM-5 (Scheeringa et al. 2012).

Es wurden deshalb alternative Kriterien zur Diagnose der PTBS von der Arbeitsgruppe um Scheeringa vorgeschlagen, die nicht von Verbalisierungsfähigkeiten abhängig und auf das Entwicklungsalter angepasst sind. Diese neuen Kriterien wurden in mehreren rigorosen Studien validiert. Bei Scheeringa et al. (2003) wurden z. B. 62 Kinder nach Trauma mit 63 gesunden Kontrollen untersucht. Nach den alternativen Kriterien betrug die Rate von PTBS 26 % im Vergleich zu 0 % nach den traditionellen DSM-IV-Kriterien. Diese neuen Vorschläge wurden in der DSM-5 integriert.

Es ist ein großer Fortschritt der DSM-5, dass separate Kriterien der PTBS für junge Kinder unter sechs Jahren aufgenommen wurden. Es wäre wünschenswert, wenn dies für alle Störungen möglich wäre. Die Kriterien sind in Bereichen identisch mit denen der DC: 0-5 (2016). Allerdings ist die DC: 0-5 (2016) im Detail noch etwas präziser formuliert für das junge Entwicklungsalter, sodass dies die bevorzugte Klassifikation ist.

5.1.3 DC: 0-5

Nach der DC: 0-5 (2016) kann die PTBS ab einem Alter von 12 Monaten diagnostiziert werden. Eine Dauer von einem Monat und eine Beeinträchtigung sind notwendig. Ansonsten müssen mindestens ein Symptom der Reinszenierung des Traumas, ein Symptom der Vermeidung und des Rückzugs und zwei Symptome des Hyperarousals und Schreckhaftigkeit vorhanden sein (▶ Anhang III).

5.2 Prävalenz

Nach den oben diskutierten Kritikpunkten an der fehlenden Sensitivität der DSM-IV-Kriterien ist es nicht verwunderlich, dass die Prävalenzangaben in den epidemiologischen Studien entsprechend niedrig ausfallen (▶ Tab. 4). In vielen Studien wurde kein einziger Fall von PTBS diagnostiziert (z. B. Lavigne et al. 2009). Insgesamt beträgt die Prävalenz in den bisherigen Studien zwischen 0,1 % und 0,6 % (McDonnell und Glod 2003, Egger und Angold 2006a).

Bevölkerungsbezogene Studien mit den DC: 0-5 Kriterien gibt es noch nicht. Man kann davon ausgehen, dass sich bei bis zu einem Drittel der Kinder nach schweren Traumata eine PTBS nach diesen Kriterien entwickelt (Graf et al. 2008). Auch ist die PTBS-Rate bei Inanspruchnahmepopulation an Kliniken zum Teil sehr hoch. So hatten 20 % der Kinder in der Studie von Frankel et al. (2004) eine PTBS nach DSM-IV und DC:0–3R.

5.3 Diagnostik

Auch bei der PTBS erfolgt die Diagnostik den allgemeinen Kriterien, wie in Kapitel 1.3 dargestellt. Darüber hinaus gibt es für die PTBS eine Reihe standardisierter Fragebogenverfahren und strukturierte Interviews, die den diagnostischen Prozess erleichtern. Diese wurden bei Scheeringa (2006) und Graf et al. (2008) ausführlich dargestellt. An Fragebogenverfahren bieten sich an:

- Der PTSD- Symptoms Preschool Age Children (PTSD-PAC)-Fragebogen mit 18 Items
- Der Trauma Symptoms Checklist for Young Children (TSCYC) mit 90 Items
- Der Traumatic Events Screening Inventory – Parents Report mit 24 Items
- Die Pediatric Emotional Distress Scale – Early Screener (PEDS-ES) mit 21 Items
- Auch die Child Behavior Checklist (CBCL 1½–5) kann als Screeninginstrument für die PTBS verwendet werden.

Diese Fragebögen können auch als Screening-Instrumente nützlich sein. Die Pediatric Emotional Distress Scale - Early Screener (PEDS-ES) zeigte in einer Studie gute psychometrische Eigenschaften und war fähig, posttraumatische Symptome nach Verletzungen bei Kindern im Alter von 2–6 Jahren zu erfassen (Kramer et al. 2013). Weitere Fragebögen und Instrumente finden sich bei Wolmer et al. (2017) und bei Johnson-Reid und Wideman (2017).

Mehrere strukturierte Interviews liegen vor:

- Die Posttraumatic Stress Disorder, Semi-Structured Interview and Observational Record for Infants and Young Children (PTSD-SSIORIYC). Dieses klinisch valide Instrument wurde ins Deutsche übersetzt und ausführlich bei Graf et al. (2008) dargestellt. Es ist ein semistrukturiertes Interview und Beobachtungsinstrument zugleich. Neben einer Auflistung möglicher Traumata enthält es einen detaillierten Fragekatalog zu Symptomen und deren Folgen nach der Alternativklassifikation von Scheeringa et al. (2003), die inzwischen in der DSM-5 und der DC: 0-5 Eingang gefunden haben.
- Das neuere Preschool Child Interview for PTSD and Observational Record (PCIP-OR), das für das Alter von 18 Monaten bis 6 Jahren geeignet ist und wiederum Interview mit Beobachtung kombiniert (siehe Schechter et al. 2011)
- Auch das PTBS-Modul des Preschool Age Psychiatric Assessment (PAPA) ist ein valides und reliables Instrument zur Diagnose im Vorschulalter
- Als neuestes Strukturiertes Interview steht im deutschsprachigen Bereich das Strukturierte Interview für Vorschulkinder (SIVA 0-6) zur Verfügung (Bolten et al. 2018).

Wichtige Aspekte, die bei der Diagnostik berücksichtigt werden sollten sind nach Johnson-Reid und Wideman (2017): Reaktionen von Kind und Bezugspersonen, Änderungen im kindlichen Verhalten, Umgebungsressourcen, die das Kind und Familie stabilisieren könnten, die Qualität der Bindung an die Bezugspersonen und deren Fähigkeit, die psychische und körperliche Gesundheit des Kindes zu gewährleisten.

5.4 Klinik

Die erste und ausführlichste Übersicht über klinische Zeichen bei Vorschulkindern findet sich bei Scheeringa et al. (2003). In diesem Alter zeigten Kinder Zeichen, die sich von älteren Kindern und Jugendlichen unterscheiden: Intrusive und wiederholte Erinnerungen an das Trauma sind vorhanden, aber oft nicht ersichtlich. Kinder wirken emotional wenig belastet. Zwei Gründe wurden hierfür diskutiert: Möglicherweise erfahren Kinder eine

Entlastung, wenn sie über das Trauma reden; anderseits könnte es auch sein, dass Erinnerungen ohne gleichzeitige Belastung auftreten. Kinder zeigen oft ein eingeschränktes Spielverhalten, sowie häufige Wutanfälle. Flashbacks sind vorhanden, sind aber für die jungen Kinder oft nicht verbal mitteilbar, sondern nur im Verhalten sichtbar. Auch können Kinder das Gefühl der Entfremdung nicht in Worten mitteilen. Vermeidung und Gefühle der Betäubung sind bei Kindern im Vorschulalter geringer ausgeprägt. Stattdessen zeigen sich neue Verhaltensweisen: Sie können schon erworbene Fähigkeiten verlieren, sie werden trennungsängstlich und aggressiv und entwickeln neue Ängste.

Typische Traumen, die eine PTBS im Vorschulalter auslösen können, sind Unfälle, Katastrophen, Krieg, Wahrnehmung von Tod und Sterben, Angriffe von Hunden und von anderen Tieren, körperliche und sexuelle Misshandlung, Erleben von häuslicher Gewalt und invasive medizinische Interventionen. Auch Verbrennungen sind mit einer PTBS assoziiert. Von 110 Kindern im Alter von 1–6 Jahren mit Verbrennungen hatten 25 % eine PTBS nach DSM-5 nach einem Monat und 10 % nach 6 Monaten (De Young et al. 2011).

Oft wird übersehen, dass die PTBS nicht alleine auftritt, sondern in bis zu 90 % der Fälle mit mindestens einer weiteren komorbiden Störung. So hatten in der Studie von Scheeringa et al. (2003) 75 % der Kinder mit PTBS eine ODD, 63 % eine emotionale Störung mit Trennungsangst, 38 % eine ADHS und 6 % eine depressive Störung. Diese komorbiden Störungen können entweder vorausgehen und somit das Risiko für eine PTBS erhöhen oder, im Gegenteil, sekundär als Folge der PTBS auftreten.

Die Klinik der PTBS lässt sich eindrücklich an einer wichtigen Arbeit von Scheeringa und Zeanah (2008) illustrieren. 70 Vorschulkinder im Alter von 3–6 Jahren wurden nach Hurricane Katrina, der die Stadt New Orleans verwüstete, detailliert untersucht, unter anderem mit strukturierten Interviews. 66 % der Kinder wurden evakuiert, 20 % waren von den Eltern getrennt, 90 % hatten alle Spielsachen verloren, 21 % hatten den Tod eines Haustieres, 9 % den eines Familienmitgliedes miterlebt.

Während nur 16 % der Kinder eine PTBS nach DSM-IV-Kriterien erlitten hatten, erfüllten 50 % die alternativen Kriterien nach Scheeringa et al. (2003). Bei den Kindern mit PTBS waren komorbide Störungen ausgesprochen häufig. 61 % hatten eine ODD, 43 % eine Depression, 33 % eine ADHS und 21 % eine emotionale Störung mit Trennungsangst. Es wurde diskutiert, ob die ODD (die bei Erwachsenen im Rahmen einer PTBS nicht typisch ist) als Zeichen eines Hyperarousals gedeutet werden kann. Während depressive Störungen nach dem Trauma deutlich zunahmen, war die Rate der ADHS nur leicht erhöht. Dies würde bedeuten, dass depressive Störungen Folge von und ADHS ein Risikofaktor für eine PTBS sein könnten. Interessanterweise entwickelte kein einziges Kind eine neue komorbide Störung, ohne gleichzeitig von einer PTBS betroffen zu sein.

Doch auch die Eltern waren von dem Trauma betroffen. 36 % der Mütter hatten eine PTBS, 25 % eine Depression. Es gab eine hoch signifikante Korrelation zwischen PTBS/Depression bei Eltern und Kindern, sodass von einer »Beziehungs-PTBS« gesprochen werden kann. Man muss von einer bidirektionalen Interaktion ausgehen: Betroffene Eltern können ihre Kinder nicht genügend schützen; anderseits bedeutet es für Eltern eine enorme Belastung, das Leiden ihres Kindes miterleben zu müssen.

Diese mütterliche PTBS ist nicht nur mit einer kindlichen PTBS assoziiert, sondern mit einer Vielzahl anderer psychischen Symptome. 116 Mutter-Kind-Paare (Alter der Kinder 18 bis 54 Monate), die die Terrorangriffe auf das World Trade Center in New York erlebt hatten, wurden untersucht. Eine mütterliche Depression und PTBS erhöhte das Risiko für emotionale und aggressive kindliche Symptome des Kindes. Belastete Mütter waren weniger in der Lage, ihre Kinder emotional zu unterstützen, sondern verstärkten sogar ihre Ängste durch unangemessene Überreaktionen (Chemtob et al. 2010).

Mütterliche PTBS erhöht zudem auch das Risiko für Kindesmisshandlung und Gewalterfahrungen. So hatten 6 % von 97 Müttern von 3–5-jährigen Kindern, die in kinderärztlichen Praxen vorgestellt wurden, klinisch relevante PTBS-Symptome. Kinder von Müttern mit PTBS erlitten häufiger Traumata und wurden häufiger körperlich misshandelt (Chemtob et al. 2013). In einer anderen Studie wurden 77 Kinder im Alter von 18 bis 48 Monaten, die häusliche Gewalt erfahren hatten und in Kinderkliniken vorgestellt wurden, untersucht (Schechter et al. 2011). Wiederum korrelierten kindliche und mütterliche PTBS Symptome hoch signifikant. Die Autoren folgern, dass die Entwicklung der PTBS bei Kindern sehr davon abhängt, inwieweit Mütter trotz häuslicher Gewalt psychisch so stabil sind, dass sie die Emotionen, das Arousalniveau und Aggression ihrer Kinder modulieren und ausgleichen können.

Extreme Kriegssituationen sind für Kinder sehr traumatisierend. In einer israelischen Studie wurde bei 122 3- bis 6-jährigen Kindern, die über vier Wochen täglich Raketenbeschuss erlebt hatten, die Rate von PTBS untersucht (Wolmer et al. 2015). 4 % der Kinder entwickelten eine PTBS nach den DSM-IV Kriterien, aber 14 % der Kinder nach den sensitiveren DSM-5 Kriterien. Die Schwere der PTBS hing mit der Anzahl der belastenden Ereignisse (wie z. B. Verlust von Familienangehörigen, Krankenhausaufnahmen, Exposition von Gewalt) zusammen. In einer anderen Studie von 167 Vorschulkindern (Alter 4 bis 6,5 Jahre) über die Auswirkungen der Raketenbeschüsse fanden sich hohe Raten von PTBS bei Kindern (21,0 %) und ihren Müttern (8,4 %) (Slone et al. 2015). Die Kinder mit PTBS hatten hohe Rate von psychosomatischen Symptomen (wie Bauch- und Kopfschmerzen), sowie Obstipation und Durchfall. Der wichtigste Risikofaktor für eine kindliche PTBS war eine gleichzeigte PTBS bei ihren Müttern.

5.5 Ätiologie

Auch bei der PTBS handelt es sich um eine multifaktoriell bedingte Störung, wie von Scheeringa (2006) ausführlich dargestellt. Bezüglich Risikofaktoren zeigte sich, dass Mädchen ein höheres Risiko für eine PTBS tragen als Jungen. Auch sind jüngere Kinder stärker betroffen als ältere Vorschulkinder. Während der Schweregrad des Traumas einen Einfluss auf die Entwicklung auf eine PTBS hat, sind die unmittelbaren emotionalen und kognitiven Reaktionen, die bei Erwachsenen ein wichtiger Prädiktor für den weiteren Verlauf sind, bei Vorschulkindern nicht zu erfassen. Wie schon oben erwähnt, scheinen manche komorbiden Störungen nicht Folge der PTBS zu sein, sondern das Risiko für diese Störung zu erhöhen. Auch elterliche Psychopathologie und eigene elterliche PTBS bedeuten Risikofaktoren für das Kind, wobei die Interaktionen in beide Richtungen wirken (s. o., die sogenannte »Beziehungs-PTBS«). Andererseits gibt es Hinweise, dass Mütter, deren Kinder eindeutig von einer PTBS betroffen sind, sensibler und einfühlsamer mit ihren Kindern umgehen, als Mütter von weniger schwer betroffenen Kindern. Besonders belastend für Kinder scheint das Miterleben der Bedrohung ihrer Eltern zu sein, z. B. im Rahmen von häuslicher Gewalt. Im Gegensatz zu Erwachsenen sind körperliche physiologische Begleitsymptome nicht eindeutig vorhanden. In einer Studie zeigten Vorschulkinder nicht generell eine Zunahme der Pulsfrequenz, stattdessen fand sich ein Interaktionseffekt: Die erhöhte Herzfrequenz trat nur auf, wenn Eltern eine negative Disziplin und Haltung ihren Kindern gegenüber zeigten.

5.6 Therapie

Wie bei anderen Störungen ist eine Beratung und Psychoedukation selbstverständlich. Wegen der Persistenz der PTBS-Symptomatik reicht diese meistens nicht aus. Darüber hinaus sollte es in der Akutsituation auch eine psychosoziale Versorgung geben. Ziel ist es, dem Kind (und ggfs. seinen Angehörigen) das Gefühl von Sicherheit zu geben und die Grundbedürfnisse zu befriedigen. Nach Johnson-Reid und Wideman (2017) zählt dazu, die Fragen der Kinder in einer verständlichen Sprache zu beantworten, sie zu Aktivitäten anzuregen, Entspannungsmöglichkeiten und Sicherheit zu vermitteln, alltägliche Routinen und Rituale einzuführen, Geduld zu zeigen, aber auch Grenzen zu setzen. Von weiteren aktiven Akutinterventionen zur Aufarbeitung der traumatischen Erfahrung wie dem Debriefing werden widersprüchliche Effekte berichtet, sodass diese nicht empfohlen werden können (AWMF-Leitlinie von Gontard et al. 2015).

Kinder, die länger als drei Monate Symptome einer PTBS zeigen, sollten mit spezifischen psychotherapeutischen Verfahren behandelt werden (Chu und Lieberman 2010, NICE 2013, Graf et al. 2008, Scheeringa et al. 2006).

Bei der Behandlung der PTBS finden allgemeine, wie auch spezifische psychotherapeutische Verfahren ihren Einsatz (Übersicht bei Graf et al. 2008, Scheeringa 2006). Allerdings werden die meisten Kinder nicht zur Behandlung vorgestellt. In einer Studie waren es nur 31 % (Scheeringa 2006). Einige Grundprinzipien gelten für alle Therapien, wie von Scheeringa (2006) zusammengefasst: Das Reden über das Trauma ist für Vorschulkinder nicht schädlich; im Gegenteil, sie reden offen darüber. Der Fokus der Therapie sollte auf die begleitenden Gefühle der Kinder gerichtet sein. Das Prinzip von Offenheit und Ehrlichkeit sollte beibehalten werden und Kindern sollten direkte Antworten auf ihre Fragen gegeben werden. In den Therapien sind elterliche Reaktionen, insbesondere Schuldgefühle, Nachgiebigkeit und Überbehütung zu beachten und zu bearbeiten.

Eine bewährte Therapieform für die PTBS ist eine für das Vorschulalter angepasste, traumafokussierte kognitive Verhaltenstherapie (Njoroge und Yang 2012). In randomisiert kontrollierten Studien zeigten sich positive Effekte. Drei Wirkfaktoren konnten identifiziert werden: Der Fokus auf die Emotionen der Traumaerinnerung; eine Organisation und Artikulation der Erzählung des Traumas; eine Modifikation der Grundkognition über sich und seine Umgebung. Die kognitive Verhaltenstherapie ist bei Kindern ab drei Jahren geeignet, wobei vermittelnde Variablen wie mütterliche Depression beachtet werden müssen. Positive Imaginationen, Relaxationsverfahren, Angst- und Stressmanagement, Stärkung von sozialen Kompetenzen und begleitende Elterngespräche sind weitere Komponenten der traumafokussierten kognitiven Verhaltenstherapie (Miron und Scheeringa 2017).

Eine andere wirksame Therapie ist die Child-Parent-Psychotherapy (CPP), die von Liebermann und Van Horn (2008) ausführlich beschrieben wurde. Es handelt sich um eine kombinierte Therapie, bestehend aus Einzelsitzungen mit den Eltern und gemeinsamen Eltern-Kind-Sitzungen. Das Ziel ist es, unerwünschtes Verhalten der Kinder zu verändern, entwicklungspassende Interaktion zu verstärken und die Eltern so zu begleiten, dass sie gemeinsam mit ihren Kindern das Trauma verarbeiten und bewältigen können. Die Wirksamkeit konnte unter anderem von Liebermann et al. (2005) aufgezeigt werden. Es wurden 75 Kinder im Alter von 3–5 Jahren mit einer PTBS (nach DC: 0–3R) behandelt. In einem randomisiert-kontrollierten Design wurde entweder eine CPP (einmal wöchentlich über ein Jahr) oder ein Fallmanagement mit individuell vermittelter, allgemeiner Psychotherapie durchgeführt. Dabei zeigte sich die CPP wirksam in der Reduktion von kindlichen Symptomen, aber auch der mütterlichen Psychopathologie, insbesondere mütterlichen Vermeidungssymptomen. Die CPP wird wegen ihrer Wirksamkeit besonders empfohlen (Martinez-Torteya et al. 2017).

Eine Vielzahl von anderen, traumafokussierten Therapien für junge Kinder findet sich bei Johnson-Reid und Wideman (2017). Falls diese Therapien nicht zur Verfügung stehen, kommen auch pychodynamische Therapien in Frage. Die psychodynamische Säuglings-Kleinkind-Elternpsychotherapie (SKEPT) kann geeignet sein, die betroffenen Kinder und Eltern zu entlasten. Die Gefahr der transgenerationellen Transmission traumatischer Erfahrung kann in diesem gemeinsamen therapeutischen Rahmen reduziert werden (Cierpka und Windaus 2007). Die Begleitung von Eltern und Kindern ermöglicht so eine gemeinsame Bewältigung und Verarbeitung des Traumas. Bisher liegen nur zur SKEPT Einzelfallstudien vor.

Als weitere Therapien werden von Graf et al. (2008) die EMDR (Eye Movement Desensitization and Reprocessing) erwähnt, wobei die Wirksamkeit bei Kindern unter sechs Jahren bisher noch nicht systematisch überprüft wurde.

Auch kindgerechte Psychotherapien, d. h. Spieltherapien unter Einsatz von kreativen Medien, kommen zum Einsatz, unter anderem mit einem Fokus auf das Trauma. Es empfiehlt sich deshalb ein pragmatisches Vorgehen: ein anderes psychotherapeutisches Verfahren sollte gewählt werden, wenn keine PTBS-spezifische Therapie zur Verfügung steht. Allerdings gibt es keine gute Evidenz für die Wirksamkeit dieser unspezifischen Interventionen. Familien sollten, wenn möglich, in die Behandlung einbezogen werden. Von Interventionen, die ausschließlich auf elterliche Beteiligung setzen, sind allerdings keine positiven Effekte auf die PTBS-Symptomatik zu erwarten (NICE 2005).

Gerade bei terrorbedingten Traumata bieten sich zudem Lehrer- und Erziehervermittelte Interventionen, sowie Gruppentherapien an (Wolmer et al. 2017). Ein weiteres niedrigschwelliges Verfahren setzt Puppen ein, die von den Kindern spielerisch versorgt werden und als Übergangsobjekt den Kindern eine Möglichkeit geben, ihre Sorgen und Ängste zu modulieren (ebd.).

Es gibt keine Indikation für eine Pharmakotherapie bei Vorschulkindern mit PTBS. Die empirische Basis für den Einsatz von Antidepressiva (SSRIs) ist sehr gering (Gleason und Teverbaugh 2017). Es kann deshalb keine Empfehlung für eine Psychopharmakotherapie der PTBS ausgesprochen werden (Gleason et al. 2007). Eine komorbide ADHS kann bei entsprechender Indikation mit MPH behandelt werden.

5.7 Verlauf und Prognose

Der Verlauf der PTBS ist bei Vorschulkindern ungünstig. Symptome sind selbst zwei Jahre später noch vorhanden – oft mit erheblichen Beeinträchtigungen im Alltag (Scheeringa 2006). 62 Kinder im Alter von 20 Monaten bis sechs Jahren zeigten in der Studie von Scheeringa et al. (2005) einen besonders ungünstigen Verlauf: nach den alternativen RDC-PA-Kriterien entwickelten 25,8 % das Vollbild einer PTBS – aber nach einem Jahr waren es immer noch 23,4 % und nach zwei Jahren 22,9 %. Einzelne, subklinische Symptome wie Vermeidung und Hyperarousal nahmen sogar über den Verlauf von zwei Jahren zu. Die Rate der Kinder mit Beeinträchtigung lag höher als die Kerngruppe mit dem Vollbild der PTBS.

Insgesamt ist die PTBS eine schwere und persistierende Störung, die über genetische, endokrinologische, immunologische und zentralnervöse Faktoren ein weites Spektrum an Folgen auch für die körperliche Gesundheit hat. So ist das Risiko für Infektionserkrankungen, chronische körperliche Erkrankungen, Effekte auf Verhalten, Kognition und Emotionsregulation erhöht (Johnson-Reid und Wideman 2017).

Zusammengefasst kann man nicht davon ausgehen, dass die PTBS sich bei jungen Kindern spontan zurückbildet – im Gegenteil, Kinder sind auch langfristig beeinträchtigt und benötigen aktive Psychotherapie.

5.8 Zusammenfassung und Empfehlungen

Im Gegensatz zu vielen anderen Störungen liegen für die PTBS im Vorschulalter gut validierte diagnostische Instrumente sowie wirksame Therapieverfahren vor. Komorbide Störungen und vor allem elterliche Psychopathologie sind unbedingt zu beachten.

In der Übersicht von Gleason et al. (2007) wurden Empfehlungen zur Behandlung der PTBS im Vorschulalter klar formuliert. Die Empfehlungen für eine traumafokussierte Verhaltenstherapie und für die Child Parent Psychotherapy beruhen auf einem hohen Evidenzgrad von 1a. Alle anderen Empfehlungen beruhen auf einem geringeren Evidenzgrad von 2b bis 4, zum Teil auf Expertenmeinungen (Grad 5).

> **Schlüsselempfehlungen nach den AWMF-Leitlinien (von Gontard et al. 2015)**
>
> - Zur Diagnose der PTBS sollen die RDC-PA Kriterien verwendet werden.*
> - Eine PTBS soll erst ab dem Alter von 18 Monaten diagnostiziert werden. Subklinische Symptome können sich bereits früher manifestieren und behandlungsbedürftig sein.
> - Komorbide Störungen der PTBS sollen erfasst und behandelt werden.
> - Bei Verdacht auf komorbide psychische Störungen der Eltern sollen eine Diagnostik und Behandlung empfohlen werden.

- Eine Beratung als Basismaßnahme soll, auch bei subklinischen Formen der PTBS, sofort erfolgen. Das Trauma soll identifiziert und das Risiko einer Kindeswohlgefährdung minimiert werden.
- Eine Psychotherapie der PTBS soll zeitnah erfolgen. Traumaspezifische Therapien sollen Vorrang haben. Falls keine PTBS-spezifische Psychotherapie zur Verfügung steht, sollen andere verhaltenstherapeutische oder psychodynamische Therapien zum Einsatz kommen.
- Eine Pharmakotherapie der PTBS soll nicht durchgeführt werden.

Änderungen seit Erscheinen der Leitlinien:
* Die DC: 0-5 Kriterien sollen verwendet werden

Entscheidungsbaum: PTBS (Posttraumatische Belastungsstörung) nach den AWMF-Leitlinien (von Gontard et al. 2015)

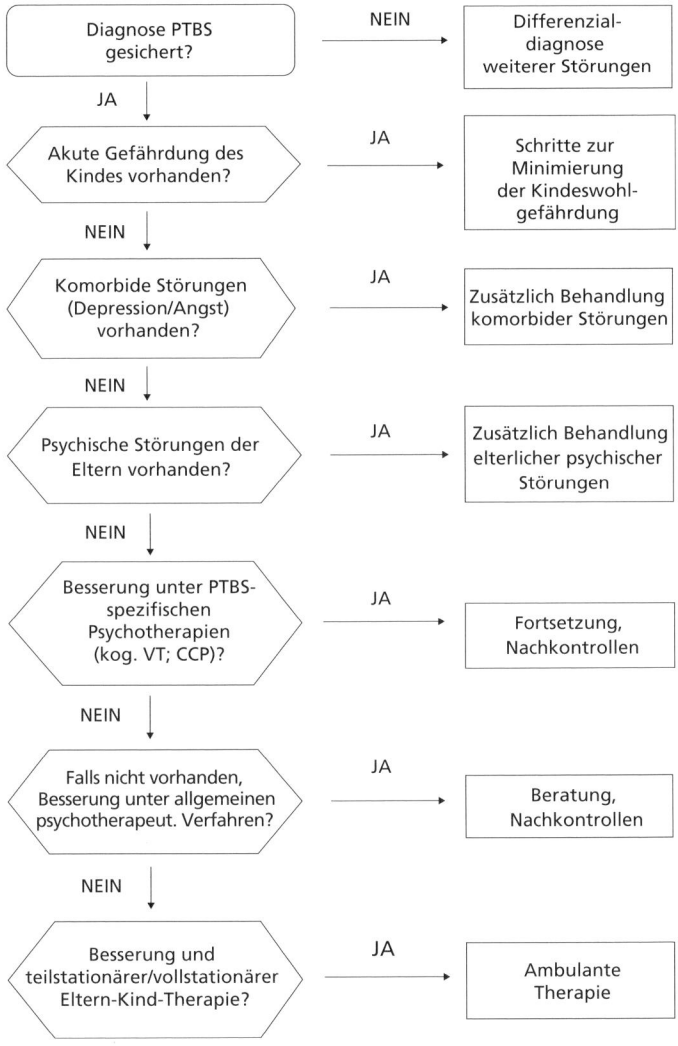

6 Bindungsstörungen

6.1 Definition und Klassifikation

Bindungsstörungen sind typische Störungen des Kleinkindalters, da definitionsgemäß die Symptomatik in den ersten fünf Lebensjahren beginnt. Sie wurden erstmals vor 50 Jahren beschrieben (siehe von Klitzing 2009). Trotz ihrer hohen klinischen Bedeutung erfolgten systematische Untersuchungen der Bindungsstörungen erst seit Mitte der 1990er Jahre (Stafford und Zeanah 2006; Duft et al. 2017). Dabei findet sich eine deutliche Diskrepanz zwischen der Erforschung der Bindungsstörungen an sich, über die es trotz der hohen klinischen Relevanz relativ wenige Studien gibt, und den populär gewordenen, durch die Bindungstheorie geleiteten Untersuchungen an unterschiedlichen Populationen. Zu dem letzteren Ansatz (mit dem Schwerpunkt auf Fragen der Bindungssicherheit) findet man viele Studien, die jedoch oft eine sehr geringe klinische Relevanz aufweisen. Insgesamt finden sich keine eindeutigen Überschneidungen zwischen Typen der Bindungssicherheit (nach der Bindungstheorie) und klinischen Bindungsstörungen, sodass diese Begriffe klar differenziert werden müssen (Stafford und Zeanah 2006).

6.1.1 Bindungsstörungen

Global handelt es sich bei den Bindungsstörungen nach den amerikanischen Leitlinien (AAPAC 2005) um Deprivationssyndrome mit der impliziten Annahme, dass eine eindeutig bevorzugte spezifische Bindungsperson fehlt. Alle Klassifikationssysteme unterschieden zwischen zwei Typen: 1. Einem gehemmten introvertierten Subtyp und 2. einem enthemmten extravertierten Subtyp. Die Nomenklatur der Klassifikationssysteme ist ähnlich, aber stimmt nicht ganz überein, sodass es zum Teil zu Verwechslungen kommen kann.

ICD-10

Nach ICD-10 werden Bindungsstörungen als anhaltende Störungen der sozialen Beziehungsfähigkeit im Individuum definiert. Sie sind meist Folge von Deprivation, Trennungen, Beziehungsabbrüchen, Heimunterbringung und Misshandlung und treten situationsübergreifend in verschiedenen Beziehungen auf.

Nach der ICD-10 ist die Reaktive Bindungsstörung des Kindesalters (F94.1) definiert durch

- einen Beginn vor dem 5. Lebensjahr;
- deutlich widersprüchliche oder ambivalente soziale Reaktionen in verschiedenen Situationen;
- eine emotionale Störung mit Verlust emotionaler Ansprechbarkeit, sozialem Rückzug, mit aggressiven Reaktionen auf eigenes Unglücklichsein oder das anderer, und/oder ängstlicher Überempfindlichkeit;

- den Nachweis, dass soziale Gegenseitigkeit und Ansprechbarkeit möglich ist, und dadurch, dass eine tiefgreifende Entwicklungsstörung ausgeschlossen wurde.

Die Bindungsstörung des Kindesalters mit Enthemmung (F94.2) wird nach ICD-10 definiert durch:

- anhaltende diffuse Bindungen während der ersten fünf Lebensjahre;
- ein relatives Fehlen selektiver sozialer Bindungen: Trost wird bei Unglücklichsein nicht gesucht, die Auswahl der tröstenden Personen ist wahllos;
- wenig modulierte soziale Interaktion mit unvertrauten Personen;
- Anklammerungsverhalten oder aufmerksamkeits-heischendes und unterschiedlich freundliches Verhalten ohne Situationsspezifität.

DSM-5

Die DSM-5 unterscheidet ebenfalls zwischen zwei verschiedenen Kategorien, der Reaktiven Bindungsstörung mit überwiegend internalisierender Symptomatik und der Beziehungsstörung mit Enthemmung mit externalisierenden Zeichen. Damit wird unterstrichen, dass es sich nicht um Subtypen einer Störung handelt, sondern um zwei unterschiedliche klinische Muster (Zeanah und Gleason 2015). Dies stellt eine große Veränderung gegenüber der bisherigen DSM-IV-Klassifikation dar, die die Reaktive Bindungsstörung als übergeordnete Kategorie mit zwei Subtypen vorsah.

Bindungsstörungen sind Folgezustände nach Misshandlung, aber auch Vernachlässigung, und sind durch ein Fehlen von fokussierter Bindung an eine spezifische, bevorzugte Person gekennzeichnet. Nach der DSM-5 wurde ein stärkerer Fokus auf abweichendes, unmoduliertes und wahlloses Verhalten vor allem gegenüber fremden Erwachsenen gelegt (Zeanah und Gleason 2015). Ein kognitives Alter von neun Monaten ist Voraussetzung für eine Diagnose. Eine weitere Modifikation der DSM-5-Kriterien für das Vorschulalter liegt noch nicht vor.

DC: 0-5

In der DC: 0-5 (2016) findet sich ebenfalls die Zweiteilung in unterschiedliche Störungen, dieses Mal wieder mit einer veränderten Nuance in der Terminologie: neben der Reaktiven Bindungsstörung wird die Soziale Bindungsstörung mit Enthemmung definiert (▶ Anhang III). Diese Einteilung entspricht der neuen Forschungslage, dass es sich eher um zwei grundsätzliche unterschiedliche Störungen handelt: den gehemmten Typ mit einer guten Prognose und den enthemmten Typ mit einem auch langfristig ungünstigen Verlauf (Rutter et al. 2009; Zeanah und Gleason 2015). Auch bei der DC: 0-5 (2016) soll unter dem Alter von neun Monaten die Diagnose nicht gestellt werden, aber eine Mindestdauer der Störung ist zur Diagnose nicht erforderlich (▶ Anhang III).

In der DC: 0-5 (2016) ist es sowohl bei der Reaktiven Bindungsstörung, wie auch bei der Sozialen Bindungsstörung mit Enthemmung erforderlich, dass die fehlende Bindung zu einer erwachsenen Bezugsperson, das Vorliegen von Vernachlässigung und Beeinträchtigungen nachgewiesen werden. Die Symptomkriterien sind gerade für junge Kinder gut formuliert, sodass die DC: 0-5 die derzeit bevorzugte Klassifikation ist.

Bei der Reaktiven Bindungsstörung müssen mindestens zwei Symptome des sozialen Rückzugs, Schwierigkeiten der Emotionsregulation und Ausschluss von Autismus-Spektrum-Störungen vorliegen. Bei der Sozialen Bindungsstörung mit Enthemmung sind zwei Symptome der Enthemmung und Distanzlosigkeit und der Verhaltensimpulsivität zur Diagnose erforderlich (▶ Anhang III).

Andere Klassifikationsvorschläge

Andere Klassifikationsvorschläge, die sich stärker an der Bindungstheorie orientieren, haben sich aufgrund fehlender empirischer Fundierung nicht durchgesetzt (Zeanah 2000, Boris und Renk 2017) und werden von den AWMF-Leitlinien nicht unterstützt (von Gontard et al. 2015). So verstehen manche Autoren unter Bindungsstörungen psychopathologische Symptommuster und psychische Störungsbilder, für deren Entwicklung das Vorhandensein unsicherer Bindungsmuster am Ende des ersten Lebensjahres ein bewiesenes oder hypothetisiertes Risiko darstellt. Brisch (2009) subsumiert unter dem Begriff Bindungsstörung einen weiten Bereich von Verhaltens- und Störungsmustern, für deren Entstehen unsichere Bindungsmuster ein Risiko darstellen, wie beispielsweise die Abwesenheit von Bindungsverhalten, undifferenziertes Bindungsverhalten, übersteigertes Bindungsverhalten, gehemmtes Bindungsverhalten, aggressives Bindungsverhalten, Bindungsverhalten mit Rollenumkehr und psychosomatischer Symptomatik (von Klitzing 2009).

Die Übereinstimmung zwischen Bindungsstörungen und der populären Bindungstheorie sind gering, wie im nächsten Abschnitt dargestellt.

6.1.2 Bindungstheorie

Nach John Bowlby wird Bindung als ein biologisch festgelegtes Motivationssystem verstanden. Bindung ist eine Organisation von Verhaltensweisen, über die das Kleinkind unter Stress und Belastung äußere Nähe und (Körper-)Kontakt zu Bezugspersonen herstellt und dadurch Schutz, Unterstützung und Trost erhält. Im weiteren Sinne erfolgt dadurch auch eine Regulation innerer emotionaler Zustände. Das gegenläufige Organisationssystem ist nach der Bindungstheorie das der Exploration, d. h. das komplementäre Bedürfnis nach Autonomie und Erkundung. Sichere Bindung ist durch eine ausgewogene Verwirklichung von Bindungs- und Explorationsverhalten gekennzeichnet, unsichere Bindung durch eine Diskrepanz oder Dysregulation zwischen den beiden Bedürfnissen (Ziegenhain 2009).

Die Bindungsqualität kann im Zeitfenster von 12–18 Monaten experimentell mit der »fremden Situation« (FS) einer hoch standardisierten Laborsituation erfasst werden. Die »fremde Situation« besteht aus acht festen Sequenzen mit Trennung und Wiedervereinigung, die in Tabelle 23 zusammengefasst ist. Es wirken nach einer allgemeinen Einleitung Mutter (oder Vater), das Kind und eine dem Kind nicht bekannte »fremde« Person mit. Dabei wird das Verhalten des Kindes bei Trennung und vor allem bei der Wiedervereinigung mit der Bezugsperson beurteilt.

Nach der »fremden Situation« können vier Bindungstypen unterschieden werden (► Tab. 24): Sicher gebunden (B); unsicher vermeidend gebunden (A); unsicher ambivalent gebunden (C); und die Restkategorie unsicher desorganisiert gebunden (D).

Sicher gebundene Kinder (B) sind bei Trennung unglücklich, können sich bei Wiedervereinigung aber rasch beruhigen. Unsicher vermeidend gebundene Kinder (A) zeigen bei Trennung keine Reaktion und ignorieren bei Wiedervereinigung die Eltern. Unsicher ambivalent gebundene Kinder (C) sind bei Trennung sehr aufgeregt, bei Wiedervereinigung lassen sie sich nicht beruhigen und klammern sich an die Eltern. Unsicher desorganisierte Kinder (D) zeigen ein widersprüchliches, wechselndes Verhalten mit Stereotypien, Angst, Leere und Umherlaufen.

In diesem Zusammenhang ist es wichtig zu betonen, dass die Bindungsqualität keine Diagnose darstellt und selbst unsichere Bindung nicht notwendigerweise mit Pathologie assoziiert sein muss. Nach Rutter et al. (2009) ist diese Assoziation sogar so gering, dass sie klinisch nicht nützlich ist. Auch die

Annahme, dass Bindungssicherheit über elterliche Feinfühligkeit vermittelt wird, zeigt sich in neueren Studien nicht – die erklärte Varianz ist sehr gering (Rutter et al. 2009).

Sichere Bindung (B) kann als eher ein protektiver Faktor verstanden werden und ist mit stabilen, sozialen Beziehungen assoziiert, obwohl die Vorhersagekraft der sozialen Funktionsfähigkeit von Erwachsenen in Langzeitstudien sehr schwach war (Rutter et al. 2009). Unsichere Bindung (A, C) ist nicht gleichzusetzen mit einer generellen Störung des Kindes oder der Eltern-Kind-Beziehung, sondern nur einer von vielen möglichen Risikofaktoren. Nur die unsicher desorganisierte Bindung (D) ist mit Psychopathologie des Kindes assoziiert, vor allem mit externalisierenden Störungen, aber nicht unbedingt mit Bindungsstörungen. Ohne Zweifel findet sich der Typ (D) häufiger in Risikogruppen, z. B. nach Misshandlung, wobei die Auslöser sehr unspezifisch sein können (Rutter et al. 2009). So sagen desorganisierte Bindungsmuster in der frühen Kindheit z. B. das Auftreten von Externalisierungssymptomen mit einer Effektstärke von 0.29 voraus (van Ijzendoorn et al. 1999).

Tab. 23: Sequenzen der »Fremden Situation«: Episoden 5 und 8 (Wiedervereinigung) sind zur Beurteilung der Bindungssicherheit besonders wichtig

Episode	Anwesende*	Beobachtungsschwerpunkt
1	Mu, Ki, Einf.	Spontane Trennung von der Mutter
2	Mu, Ki	Neugier, Spielqualität, Kommunikation
3	Mu, Ki, Fr	Reaktion auf Fremde, Aufbau einer Spielbeziehung, Rückversicherung
4	Ki, Fr	Trennungsschmerz, Spielbeziehung, Suchverhalten, Spielqualität
5	*Mu, Ki*	*Grußverhalten, Bindungsverhalten, sichere Basis, Rückkehr zum Spiel, Interaktionsverhalten*
6	Ki	Trennungsschmerz, Spielqualität, Bewältigungsstrategie
7	Ki, Fr	Spezifisches Grußverhalten, Trostbereitschaft, Spielqualität, Suchverhalten
8	*Mu, Ki*	*Grußverhalten, Bindungsverhalten, sichere Basis, Rückkehr zum Spiel*

* Einf = Einführung; Mu = Mutter oder Vater; Ki = Kind; Fr = fremde Person

Tab. 24: Bindungsqualität nach der »Fremden Situation«

Bindungstyp	Merkmale	Häufigkeit
Unsicher vermeidend gebunden (A)	Bei Trennung keine Reaktion, bei Wiedervereinigung Ignorieren der Eltern	ca. 25 %
Sicher gebunden (B)	Bei Trennung unglücklich, bei Wiedervereinigung rasche Beruhigung	ca. 65 %
Unsicher ambivalent gebunden (C)	Bei Trennung sehr aufgeregt, bei Wiedervereinigung keine Beruhigung, Klammern	ca. 10 %
Unsicher desorganisiert (D)	Widersprüchliches, wechselndes Verhalten, Stereotypien, Angst, Leere, Umherlaufen	ca. 14 %

Insgesamt ist das Bindungsparadigma, obwohl zurzeit sehr populär, im klinischen Kontext mit Sicherheit überbewertet. Nach Rutter et al. (2009) handelt es sich um ein sinnvolles Konstrukt, um soziale Beziehungen zu verstehen. Die »fremde Situation« und andere Bindungsinstrumente sind im klinischen Kontext nicht sinnvoll einzusetzen, da sie zu aufwändig und nicht ausreichend valide sind. Statt der kategorialen Einteilung der Bindungssicherheit in Typen A, B, C und D plädieren Rutter et al. (2009) für eine quantitative, dimensionale Erfassung der Bindungsfähigkeit, was eine höhere klinische Bedeutung hätte.

Zusammengefasst ist die Bindungstheorie zur Diagnose von Bindungsstörungen weder erforderlich noch therapieleitend – die aktuelle klinische Symptomatologie und die Deprivations- bzw. Misshandlungsvorgeschichte ist entscheidend. Bindungsmuster, wie sie am Ende des ersten Lebensjahres in der Fremdensituation beobachtet werden, stellen weder klinische Diagnosen noch Indikatoren für Psychopathologie dar (von Klitzing 2009). Allerdings haben sich für die Diagnostik modifizierte Durchführungen der Fremden Situation bewährt.

6.2 Prävalenz

Zur Prävalenz gibt es keine eindeutigen Angaben. In vielen epidemiologischen Studien wurde kein Kind mit einer Bindungsstörung diagnostiziert (s. Egger und Angold 2006a, Lavigne et al. 2009). In einer dänischen Studie hatten 0,9 % der 1,5-jährigen Kinder eine Bindungsstörung nach ICD-10 und 0,5 % nach DC:0–3 (Skovgaard et al. 2007). Allgemein wird von einer Prävalenz von unter 1 % ausgegangen. In einer städtischen, sozialbenachteiligten Population betrug die Rate von Bindungsstörungen bei 1646 6- bis 8-jährigen Kindern 1,4 % (Minnis et al. 2013). Die Prävalenz ist deutlich erhöht in Risikogruppen, z. B. bei 25 % der Kinder in Pflegefamilien und 10 % in Heimen (AACAP 2005).

6.3 Diagnostik

Neben den allgemeinen Empfehlungen zur Diagnostik (▶ Kap. 1.3) gibt es zur Erfassung zu Bindungsstörungen keine standardisierten diagnostischen Verfahren (im Gegensatz z. B. zur PTBS) (Duft et al. 2017). Es handelt sich um eine klinische Diagnose, bei der die Beobachtung entscheidend ist. Dabei sollte das freie Spiel mit Bezugspersonen, das Verhalten nach Trennung und Wiedervereinigung und die Beziehungsgestaltung zu fremden Personen und neuen Objekten beobachtet werden. Dabei sollte vor allem beobachtet werden: der emotionale Stress des Kindes, die Trostfindung bei »anderen Personen« und die Bevorzugung einer Bezugsperson (Stafford und Zeanah 2006).

Ein strukturiertes Vorgehen als Variation der fremden Situation mit Trennungs- und Wiedervereinigungssequenzen findet sich in den amerikanischen Leitlinien (AACAP 2005). In acht Episoden ist damit eine klinische (allerdings nicht standardisierte) Einschätzung des Bindungsverhaltens möglich. Das Instrument findet sich übersetzt bei Ziegenhain (2009).

6.4 Klinik

Die klinische Symptomatik und vor allem der Verlauf unterscheidet sich bei den beiden Subtypen sehr viel mehr als bisher angenommen, wie von Stafford und Zeanah (2006) und Rutter et al. (2009) dargestellt.

6.4.1 Reaktive Bindungsstörung

Bei diesen Kindern sind die Exploration und das Kontaktverhalten eingeschränkt. Sie suchen keinen Trost bei Bezugspersonen, sie ziehen sich emotional zurück und sind emotional gehemmt. Sie wirken abgestumpft und gleichzeitig beobachtend.

Die Störung tritt zwar auch als Folge von Deprivation und Misshandlung auf, allerdings ist sie sehr viel seltener als der enthemmte Typ bei Kindern in Heimen. Während der Heimunterbringung wurden Kinder mit dem gehemmten Typ in mehreren Studien von einer geringeren Zahl von Bezugspersonen versorgt, sodass sie eine größere Chance hatten, ein sicheres Bindungsverhalten einzuüben. Es wird davon ausgegangen, dass Kinder mit der reaktiven Bindungsstörung die Grundfähigkeit zu spezifischen Bindungen entwickelt haben, d. h. sie prinzipiell Bindungen aufbauen können. Dazu passt, dass nur bei der reaktiven Bindungsstörung Zusammenhänge mit einer sicheren Bindung (B) nachgewiesen wurden (Rutter et al. 2009).

Werden Kinder mit dem gehemmten Typ in »gesunden Familien« platziert, beginnen sie oft schon innerhalb von wenigen Tagen spezifische Bindungen aufzubauen. Im weiteren Verlauf kann sich diese Bindungsstörung unter günstigen Umgebungsbedingungen komplett zurückbilden und weist eine gute Prognose auf. Eine gute Versorgung ist gekennzeichnet durch Feinfühligkeit und emotionaler Verfügbarkeit und scheint für viele Kinder auszureichen (Zeanah und Gleason 2015). Bei vielen Kindern sind zusätzliche psychotherapeutische Interventionen nicht erforderlich (Zeanah und Gleason, 2015).

6.4.2 Soziale Bindungsstörung mit Enthemmung

Die Soziale Bindungsstörung mit Enthemmung zeigt ein vollkommen anderes klinisches Bild. Die Kinder suchen zwar Trost bei Bezugspersonen, dieses Verhalten ist aber unspezifisch und wahllos. Insgesamt zeigen sie ein distanzgemindertes Verhalten, auch gegenüber fremden Personen, ohne adäquate Zurückhaltung. Die Dauer der Deprivation beeinflusst den Schweregrad der Störung. Diese Kinder hatten in Institutionen eine größere Zahl von Bezugspersonen als die Kinder mit dem gehemmten Typ. Nach Rutter et al. (2009) ist der enthemmte Typ nicht assoziiert mit einer unsicheren Bindung (A, C oder D).

Der wichtigste Unterschied zwischen den beiden Subtypen ist die Tendenz zur Persistenz bei der Sozialen Bindungsstörung mit Enthemmung. Es finden sich Restsymptome trotz optimaler Förderung und positiver Erziehungserfahrungen selbst 1–4 Jahre nach Adoption. In den wenigen Langzeituntersuchungen zeigten mindestens 40 % der Kinder und Jugendlichen selbst viele Jahre nach Adoption Auffälligkeiten in ihrem Bindungsverhalten. Nach Rutter et al. (2009) handelt es sich bei der enthemmten Form, d. h. der desinhibierten sozialen Bindungsstörung um ein Störungsbild mit einem relativen Misslingen, verbindliche soziale Beziehungen zu entwickeln. Es handelt sich nicht um eine vorübergehende Störung, sondern oft um bleibende Residualsyndrome trotz optimaler Behandlung. Trotz dieser gravierenden Unterschiede sind auch Mischformen möglich, die Symptome aus beiden Bereichen zeigen.

Die Soziale Bindungsstörung mit Enthemmung hat langfristig eine ungünstige Prognose selbst nach Adoption und optimaler Versorgung. Oft sind weitere Interventionen notwendig.

Bei beiden Bindungsstörungen können andere Störungen komorbid auftreten – oder sie müssen differenzialdiagnostisch ausgeschlossen werden (Stafford und Zeanah 2006). Neue Studien zeigen, dass auch Kinder mit geistiger Behinderung eine Bindungsstörung aufweisen können, allerdings muss ein kognitives Entwicklungsalter von mindestens neun Monaten vorliegen. Dieses wurde als Kriterium in die Kriterien der DSM-5 (APA 2013) und der DC: 0-5 (2016) aufgenommen.

Die Differenzialdiagnose zu Autismus-Spektrum-Störungen kann in Einzelfällen schwierig sein. Wenn keine Hinweise auf eine Deprivation/Misshandlung vorlagen, können Bindungsstörungen mit Sicherheit ausgeschlossen werden. Kinder mit autistischen Störungen haben meistens keine Misshandlungserfahrungen gemacht und sind sehr wohl fähig, selektive Bindungen einzugehen. Auch depressive Störungen sind eine wichtige Differentialdiagnose, gerade bei der Reaktiven Bindungsstörung: beide können durch einen negativen Affekt und sozialen Rückzug gekennzeichnet sein, aber bei der Depression ist die Bindungsfähigkeit nicht eingeschränkt (Zeanah und Gleason 2015).

Schwieriger ist die Differenzialdiagnose mit der PTBS. Trotz klinischer Ähnlichkeiten haben Kinder mit Bindungsstörungen eher längerfristige, andauernde Traumatisierungen erlebt, während bei der PTBS gravierende, aber umschriebene Traumata typisch sind. Störungen des Sozialverhaltens müssen einerseits ausgeschlossen werden, andererseits kann eine Bindungsstörung mit einem dissozialen, delinquenten Verhalten koexistieren. In diesem Fall ist es gerechtfertigt, zwei Diagnosen zu vergeben. Auch die Differenzialdiagnose zur ADHS kann sehr schwierig sein, da gerade Kinder mit dem enthemmten Typ durch Hyperaktivität und Aufmerksamkeitsstörungen auffallen können. In diesem Fall ist es durchaus möglich, dass eine Bindungsstörung und eine ADHS gleichzeitig vorhanden sein können. Auch können Bindungsstörungen und Störungen des Sozialverhaltens komorbid vorhanden sein (Zeanah und Gleason 2015; Duft et al. 2017).

6.5 Ätiologie

Schon in der Definition der Bindungsstörungen finden sich explizit ätiologische Aspekte: Deprivations- und Misshandlungserfahrungen müssen vorgelegen haben. Da unter ähnlichen Bedingungen nicht alle Kinder eine Bindungsstörung entwickeln, müssen protektive und Risikofaktoren die Wahrscheinlichkeit für eine Bindungsstörung in dem individuellen Kind erhöhen bzw. vermindern. Durch die bisherige Forschung sind viele Risikofaktoren identifiziert worden, wie die Dauer der Deprivation, Heimunterbringung und andere Umgebungsfaktoren, sowie Zahl der betreuenden Bezugspersonen des Kindes und deren Feinfühligkeit. Weitere Risiken sind perinatale Risiken, Minderwuchs des Kindes, der desorganisierte Bindungstyp D und Gen-Umwelt-Interaktionen, die u. a. die Serotonin-Transporter-Gene betreffen (Zeanah und Gleason 2015). Neurobiologisch sind Veränderungen der Struktur und Funktion der grauen und der weißen Substanz des zentralen Nervensystems nachgewiesen worden, die sich zurückbilden können. Eine Störung der Konnektivität zwischen Amygdala und präfrontalem Kortex ist besonders betroffen (Zeanah und Gleason 2015; Duft et al. 2017). Neuropsychologische Defizite, wie auch elektrophysiologische Veränderungen konnten in Studien nachgewiesen werden (Duft et al. 2017).

6.6 Therapie

Die Grundvoraussetzung für die Therapie der Bindungsstörungen ist eine verlässliche, stabile und vorhersagbare Umwelt für das Kind. Es ist essentiell, dass eine emotional zuverlässige und konstante Beziehungsperson vorhanden ist, die dem Kind Umsorgung, Stimulation, Unterstützung, Struktur und Überwachung bieten kann (Stafford und Zeanah 2006). Falls dieses durch die derzeitige Bezugsperson nicht gewährleistet werden kann, ist eine Fremdplatzierung in einer Pflege- oder Adoptionsfamilie sowie in geeigneten therapeutischen Heimen unbedingt erforderlich. Eine enge Zusammenarbeit mit dem Jugendamt nach Artikel 1 § 4 im Rahmen des neuen Bundeskinderschutzgesetzes (01.01.2012) in Verbindung mit §§ 8a und 8b SGB VIII ist hierbei unerlässlich.

Wegen der Schwierigkeiten von Kindern mit Bindungsstörungen in der Beziehungsgestaltung zu ihren Bezugspersonen spielt die Beratung und Psychoedukation eine noch größere Rolle als bei anderen Störungen. Selbst bei Fremdplatzierung ist eine begleitende Elternarbeit auch langfristig notwendig, um die Eltern in ihrem Umgang mit den spezifischen Bindungsschwierigkeiten des Kindes zu begleiten und ein elterliches feinfühliges Verhalten zu fördern. Dabei sind gerade der Umgang mit Nähe und Distanz der Eltern besonders schwierig.

Erst wenn eine sichere Umgebung für das Kind gewährleistet ist, sind weitergehende Psychotherapien indiziert, wie von Ziegenhain (2009) und Stafford und Zeanah (2006) dargestellt. Oft bieten sich videogestützte Eltern-Kind-Therapien mit unterschiedlichem Fokus an. Der Fokus kann einerseits auf elterlichen Repräsentanzen liegen und Reinszenierungen ungelöster Konflikte aus der Kindheit der Eltern bearbeiten. Auf der Verhaltensebene werden Eltern im Umgang mit dem Kind unterstützt, Stärken und Ressourcen werden gefördert und Umdeutungen vorgenommen. In randomisiert-kontrollierten Studien zeigten sich positive Effekte für die PCIT und die Child Parent Psychotherapy (CPP) (Njoroge und Yang 2012).

Die von Ziegenhain (2009) beschriebene entwicklungspsychologische Beratung hat zum Ziel, den Eltern mit Hilfe von Videosequenzen ihr Verhalten aus der Perspektive des Kindes zu zeigen. Auch Interventionen wie das Triple P bzw. Stepping Stones (Sanders 1999), SAFE (Brisch 2012, Ziegenhain et al. 2012) beziehen bindungsorientierte Aspekte mit ein.

Weitere strukturierte Eltern-Kind-Therapien kommen in Frage, wie die Child-Parent-

Psychotherapy (CPP) (Liebermann und Van Horn 2008), die Interaction Guidance (Mc Donough 2004), das STEEP-Programm (Steps Toward Effective and Enjoyable Parenting; Erickson und Egeland 2006) und das Circle of Security-Programm (Cooper et al. 2005). Es darf auf die Übersichten von Duft et al. (2017) und Martinez-Torteya et al. (2017) für weitere Ausführungen zur Therapie von Bindungsstörungen verwiesen werden. Die psychodynamische Säuglings-Kleinkind-Elternpsychotherapie SKEPT ist eine weitere Alternative. Sie bezieht sich im Kern auf die Entwicklung der Eltern-Kind-Beziehung und hat damit einen Zugang zur Behandlung von Bindungsstörungen (Cierpka und Windaus 2007).

Kindzentrierte Spieltherapien, kognitive Verhaltenstherapien und Gruppentherapien können ebenfalls indiziert sein mit dem Ziel, das Selbstwertgefühl zu stärken, soziale Kompetenzen zu verbessern und die emotionale Problematik zu bearbeiten. Bei allen diesen Therapieempfehlungen wurden bisher keine randomisiert kontrollierten Studien zur Behandlung von Bindungsstörungen durchgeführt. So konnte Puckering et al. (2011) in einer offenen Therapiestudie mit einem intensiven Elterntraining von Kindern mit einer Bindungsstörung zeigen, dass sich zwar das mütterliche Wohlbefinden verbesserte, aber nicht das kindliche Verhalten an sich oder die Eltern-Kind-Interaktion. Diese bisher nicht empirisch untersuchten Therapien sollen erst eingesetzt werden, falls Eltern-Kind-Therapien nicht ausreichen. Auch gibt es keine Empfehlungen zur Pharmakotherapie im Vorschulalter (Gleason et al. 2007; Duft et al. 2017).

Duft et al. (2017) weisen darauf hin, dass manche bisher propagierten Therapien unbedingt zu vermeiden sind. Diese umfassen Behandlungsansätze, die die körperliche Bewegungsfreiheit des Kindes einschränken, wie Festhaltetherapien und sogenannte Wiedergeburtstherapien. Diese sind nicht evidenzbasiert und können negative Folgen für das Kind haben.

6.7 Verlauf und Prognose

Der unterschiedliche Verlauf des Reaktiven Bindungsstörung und der Desinhibierten Sozialen Bindungsstörung wurde schon unter 6.4 zusammengefasst. Bei der Reaktiven Bindungsstörung handelt es sich um eine vorübergehende, nicht persistierende Störung, die sich unter günstigen Umgebungsbedingungen vollkommen zurückbilden kann. Aus der Sozialen Bindungsstörung mit Enthemmung entwickeln sich bei vielen Kindern Residualsyndrome mit langfristiger Beeinträchtigung trotz optimaler Therapie (Zeanah und Gleason 2017).

6.8 Zusammenfassung und Empfehlungen

Die Bindungsstörungen sind wichtige, beeinträchtigende Störungen, die chronisch verlaufen können. Dennoch werden sie relativ wenig beforscht. Die Evidenzgrade sind geringer als bei der PTBS, da es wesentlich weniger Behandlungsstudien zu diesem Thema gab. Die meisten Therapieempfehlungen liegen auf einem mittleren bis geringen Evidenzgrad zwischen 2 b und 5.

> **Schlüsselempfehlungen nach den AWMF-Leitlinien (von Gontard et al. 2015)**
>
> - Bindungsstörungen sind Folgestörungen nach emotionaler und/oder körperlicher Deprivation, multiplen Beziehungsabbrüchen und/oder Misshandlung in der frühen Kindheit. Es sollen ein gehemmter und ein ungehemmter Subtyp unterschieden werden.
> - Zur Diagnose von Bindungsstörungen sollen die RDC-PA-Kriterien verwendet werden.*
> - Bindungsstörungen können ab dem Entwicklungsalter von neun Monaten diagnostiziert werden.
> - Zur Diagnose von Bindungsstörungen soll zusätzlich zur Basisdiagnostik das Verhalten bei Trennung von der Bezugsperson und bei Wiedervereinigung, sowie die langfristige Beziehungsgestaltung klinisch erfasst werden.
> - Komorbide Störungen bei Bindungsstörungen sollen erfasst und behandelt werden.
> - Primär soll bei Bindungsstörungen das Vorliegen einer Kindeswohlgefährdung beurteilt werden.
> - Eine Beratung und Psychoedukation der aktuellen und bei Indikation der primären Bezugspersonen soll erfolgen.
> - Falls Beratung und Psychoedukation nicht ausreichen, sollen zur Therapie der Bindungsstörungen interaktions- und beziehungsorientierte Eltern-Kind-Therapien mit den aktuellen Bezugspersonen durchgeführt werden. Bei Indikation sollen einzeltherapeutische Verfahren zum Einsatz kommen.
> - Eine Psychopharmakotherapie der Bindungsstörung soll nicht durchgeführt werden

Änderungen seit Erscheinen der Leitlinien
* Aktuelle Empfehlung: nach DC: 0-5 statt RDC-PA

Entscheidungsbaum: Bindungsstörungen nach den AWMF-Leitlinien (von Gontard et al. 2015)

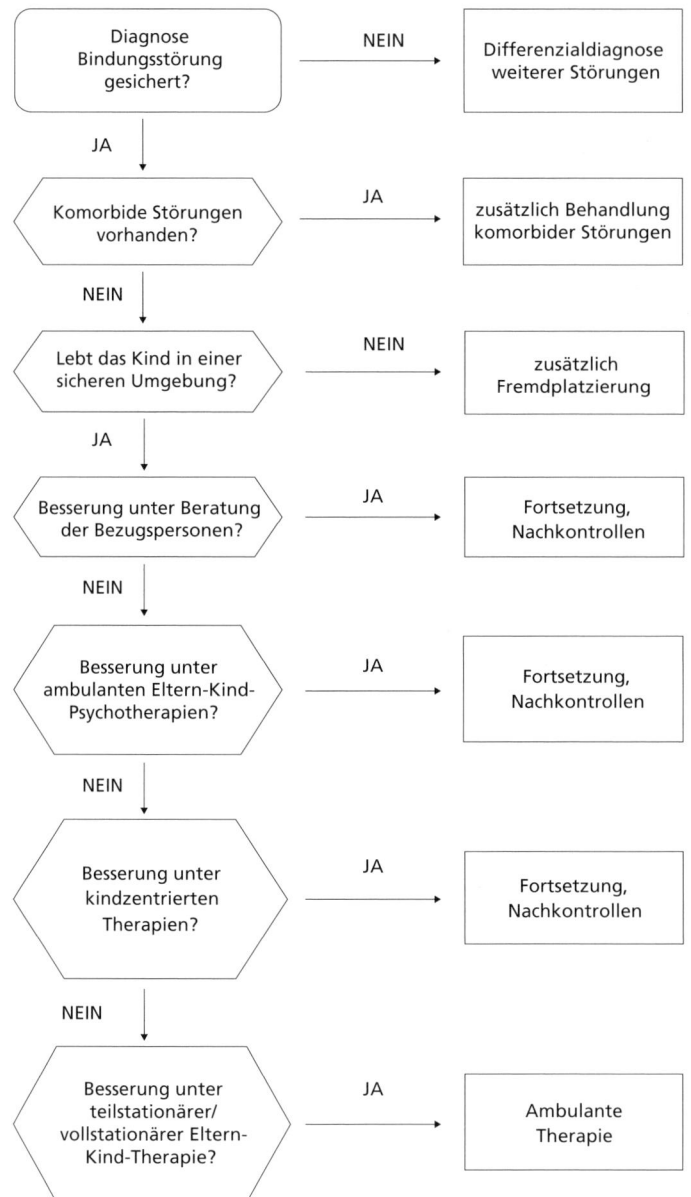

7 Depressive Störungen

7.1 Definition und Klassifikation

Über introversive Störungen, vor allem über depressive Störungen, sind sehr viel weniger Studien durchgeführt worden als über externalisierende Störungen, obwohl beide ähnlich häufig sind. Nach Egger und Angold (2006a) (▶ Tab. 4) beträgt die Rate von introversiven Störungen 3,3 % bis 20,3 %, die von externalisierenden Störungen 3,5 % bis 14,9 %.

Die geringe Beschäftigung mit depressiven Störungen bei jungen Kindern liegt zum Teil darin, dass man früher davon ausging, eine Depression mit typischer Symptomatik könne vor der Pubertät nicht auftreten. Wenn sie vorhanden sei, dann würde sie sich eher indirekt durch lavierte oder maskierte Symptome wie somatische Beschwerden, Aggression usw. zeigen (Luby et al. 2002 und 2003). Inzwischen hat die Forschung der letzten Jahre gezeigt, dass die Diagnose depressiver Störungen ab dem Alter von drei Jahren sichergestellt werden kann und sie sich mit typischer Symptomatik zeigen. Ferner konnte nachgewiesen werden, dass die Diagnose eine hohe Stabilität aufweist und mit erheblichen sozialen Beeinträchtigungen einhergeht (Luby et al. 2002).

7.1.1 ICD-10

Nach ICD-10 werden depressive Störungen definiert durch bedrückte Stimmung, Interessensverlust, Freudlosigkeit und Antriebsverminderung. Zusätzlich sind oft Konzentration, Aufmerksamkeit, Selbstwertgefühl und -vertrauen vermindert. Weitere Symptome umfassen erhöhte Ermüdbarkeit, Schuldgefühle, Gefühl von Wertlosigkeit, pessimistische Zukunftsgedanken, Schlaf- und Appetitstörungen, Gewichtsabnahme und Suizidgedanken.

Depressive Störungen werden nach ICD-10 deskriptiv, phänomenologisch in leichte (F32.0), mittelschwere (F32.1) und schwere Episoden (F32.2) sowie in rezidivierende depressive Episoden eingeteilt (F33). Episoden werden schon ab einer Dauer von zwei Wochen diagnostiziert. Es gibt keine für das Vorschulalter angepassten ICD-10-Kriterien.

Im Kindesalter oft übersehen und nicht adäquat berücksichtigt ist die Diagnose der Dysthymie (F34.1), die auch komorbid mit anderen depressiven Störungen auftreten kann. Unter einer Dysthymie versteht man nach ICD-10 eine chronische depressive Verstimmung, die nicht die Kriterien einer depressiven Episode erfüllt, d. h. von der Symptomatik geringer ausgeprägt ist. Eine Dauer von zwei Jahren muss vorliegen.

7.1.2 DSM-5

Die Einteilung der Depression nach DSM-5 ist ähnlich. Man spricht von einer »Major Depressive Disorder«, die einfach und rezidivierend und in den Schweregraden mild, mäßig und schwer auftreten kann. Zusätzlich soll kodiert werden, ob es sich um eine einzelne oder rezidivierende Episode handelt, ob psychotische Symptome, eine Remission oder weitere Merkmale vorliegen. Zwei Items der DSM-5 beinhalten einen spezifischen Hinweis auf Kinder: Statt eines depressiven Affekts ist bei Kindern oft eine reizbare Stimmung vorhanden; statt Gewichtsverlust gilt bei Kindern im Wachstumsalter die fehlende Gewichtszunahme als Symptom. Auch bei der Definition der dysthymen Störung wird Rücksicht auf die Besonderheiten des Kindesalters genommen: Eine Dauer von einem (statt zwei Jahren) gilt als ausreichend für die Diagnosestellung in dieser Altersgruppe. Darüber hinaus führt die DSM-5 eine neue Kategorie ein, die Disruptive Affektstörung, gekennzeichnet durch wiederholte Wutausbrüche, die häufig bei Kindern und Jugendlichen anzutreffen sein sollen. Die Validität dieser Störung ist noch nicht genügend gesichert.

Eine gesonderte Anpassung der DSM-5-Kriterien an das Vorschulalter gibt es noch nicht.

7.1.3 DC: 0–5 (2016)

Unter Affektiven Störungen werden von der DC:0–5 (2016) die depressive Störung der frühen Kindheit, die dysregulierte Ärger- und Affektstörung und eine Restkategorie zusammengefasst. Die komplizierte Trauerreaktion wird unter den Trauma-, Belastungs- und Deprivationsstörungen klassifiziert und in diesem Buch bei den Anpassungsstörungen besprochen.

Da Kinder meistens nicht durchgängig depressive Symptome zeigen und eine größere Fluktuation affektiver Zustände aufweisen, wurde vor allen das Kriterium. Das erste Symptom einer Depression ist die gedrückte Stimmung und Reizbarkeit. Als zweites ist die Anhedonie (keine Freude bei Aktivitäten und Spiel) mit Abstand das wichtigste Symptom bei Vorschulkindern, wie die Studien von Luby et al. (2002 und 2003) zeigen konnten. Ferner müssen zwei oder mehr Zusatzsymptome wie Appetit- und Schlafstörungen vorliegen. Das angegebene Mindestalter von zwei Jahren ist jünger als das der deutschen Leitlinien von drei Jahren (von Gontard et al. 2015). Viele der Items wurden auch in der Formulierung für das junge Alter in eine passende Wortwahl umformuliert, sodass die DC:0–5 (2016) von allen die genauste zu sein scheint.

7.2 Prävalenz

Die Prävalenzangaben in epidemiologischen Studien sind gering, was durch geringe Sensitivität der bisherigen DSM-IV-Kriterien für diese Altersgruppen bedingt sein könnte. So konnten Luby et al. (2002) zeigen, dass 76 % der Kinder mit depressiven Störungen nach den modifizierten RDC-PA-Kriterien (2002) nicht erfasst werden, wenn die traditionellen DSM-IV-Kriterien verwendet werden. So betrug die Prävalenz für eine Major Depression 0,3 % und für eine Dysthymie ebenfalls 0,3 % in der Studie von Lavigne et al. (2009). Die bei Egger und Angold (2006a) referierten Studien ergeben Depressionsraten zwischen 0 % und 2,1 % (▶ Tab. 4). Auch bei den neuen repräsentativen Studien liegt die Depressionsrate zwischen 0,3 % und 1,8 %. In der großen dänischen Studie von 1,5-jährigen Kindern betrug die Rate von Störungen des Affekts nach DC:0–3 2,8 %, wobei leider nicht zwischen depressiven und Angststörungen differenziert wurde. In einer spanischen epidemiologischen Studie von 1427 3- bis 6-jährigen Kindern konnten 16 Kinder identifiziert werden, die die Kriterien für eine Major Depression nach DSM-IV erfüllten. Dies entspricht einer Prävalenz von 1,12 % (Domenech-Llaberia et al. 2009).

Egger und Angold (2006a) konnten in ihrer eigenen Studie eine Depressionsrate von 2,1 % bei 2- bis 5-jährigen Kindern mit einem strukturierten Interview (PAPA) nachweisen und darüber hinaus den Typ der depressiven Störung aufschlüsseln. So hatten 1,4 % eine Major Depression nach DSM-IV, 0,6 % eine Dysthymie und 0,7 % eine Minor Depression (nicht näher spezifizierte depressive Störung). Die Prävalenz nimmt mit zunehmendem Alter zu und ist bei älteren Kindern häufiger. Während nur 0,3 % der 2-jährigen von einer depressiven Störung betroffen waren, waren es 3,0 % der 5-jährigen. Das Geschlechtsverhältnis ist im Vorschulalter gleich, ebenso im späteren Kindesalter – erst bei Jugendlichen sind zweimal mehr Mädchen als Jungen betroffen (Costello et al. 2006).

In einer eigenen repräsentativen Schuleingangsuntersuchung von 647 Kindern im mittleren Alter 6,17 Jahre hatten 6,5 % der Jungen und 4,3 % der Mädchen klinisch relevante Depressionsscores nach der Preschool Feelings Checklist von Luby et al. (2004) (Fuhrmann et al. 2014). Depressive Symptome waren häufiger bei Kindern mit Sprach- und Sprechstörungen, motorischen Auffälligkeiten, sonderpädagogischen Förderbedarf und mit Trennung der Eltern. Der Migrationshintergrund spielte keine Rolle. Diese Studie zeigt, dass kindliche Teilleistungsstörungen ein bisher nicht erkannter Risikofaktor für depressive Störungen sind.

In einer anderen bevölkerungsbezogenen Studie von 2079 Kindern im mittleren Alter von 6,2 Jahren hatten 12,7 % der Kinder ängstlich-depressive Symptome nach der Child Behavior Checklist (CBCL) (Equit et al. 2014).

Zusammengefasst ist die Rate von depressiven Störungen im Vorschulalter geringer als im späteren Kindes- und Jugendalter. Allerdings sind ältere Vorschulkinder ähnlich häufig betroffen wie Schulkinder, wenn man entsprechende epidemiologische Daten vergleicht. Demnach sind 2,8 % der Kinder, 5,6 % der Jugendlichen von einer depressiven Störung betroffen mit einer lebenslangen Prävalenz von 10–20 % (Costello et al. 2006).

7.3 Diagnostik

Auch bei depressiven Störungen gelten die allgemeinen Prinzipien, die in Kapitel 1.3 dargestellt wurden. An spezifischen Instrumenten wurde ein kurzer Depressionsfragebogen mit 20 Items für das Alter von 3–5 Jahren entwickelt: Die »Preschool Feelings Checklist« (Luby et al. 2004). Der Fragebogen verfügt über gute psychometrische Eigenschaften und ist als Screeningfragebogen sehr gut geeignet (Fuhrmann et al. 2014). An strukturierten Interviews ist die SIVA 0–6 besonders geeignet (Bolten et al. 2018).

Eine besondere Relevanz haben allerdings Beobachtungsinstrumente des Spielverhaltens. Nach Luby et al. (2006) gehört die Beobachtung zu den wichtigsten diagnostischen Bausteinen in der Abklärung der Depression. Sie sollte deshalb Teil jeder Diagnostik sein. Es kann entweder eine unstrukturierte Spielsituation beurteilt werden oder eine strukturierte, vorgegebene Situation mit spezifischen Aufgaben (Spiel mit Bauklötzen und Labyrinth, Namen benennen) (Luby et al. 2006). Dabei können eingeschränktes Spiel, nicht altersentsprechende Symbolisierungsfähigkeit, geringere Compliance, mehr Vermeidung sowie geringere Begeisterung und weniger ausgeprägte positive Affekte beobachtet werden.

Dagegen sollten Instrumente, bei denen Kinder die Informanten sind, vorsichtig interpretiert werden. In einer Studie von 110 Kindern im Alter von 4–5 Jahren wurde der Frage nachgegangen, ob auch Vorschulkinder als Informanten zur Diagnose der Depression eine Rolle spielen könnten (Luby et al. 2007). Unter anderem wurde das Berkeley Puppet-Interview verwendet. Dabei werden zwei Handpuppen eingesetzt, die gegensätzliche Angaben machen, von denen das Kind eine wählen soll. Die Studie zeigte, dass Kinder nur die zentralen Symptome ihrer Depression benennen können, die mit elterlichen Angaben und Diagnosen hoch korrelieren. Allerdings besteht kein Zusammenhand der kindlichen Angaben mit komplexeren und abstrakteren Symptomen und Konstrukten der Depression. Die wichtigsten Kernsymptome, die Kinder angaben, waren: »Ich weine viel«, »Ich bin ein unglückliches Kind«, »Ich bin ein fröhliches Kind«. Allerdings muss festgestellt werden, dass auch die Elternangaben bezogen auf depressive Störungen ihrer Kinder oft nicht besonders valide sind. Es kann also durchaus sein, dass ein Kind zu Recht im Interview depressive Symptome angibt, die von den Eltern nicht in ihren Ratings angegeben wurden. Deshalb ist ein Multiinformanten-Ansatz bei der Diagnostik zu befürworten (Kraemer et al. 2003, Perren et al. 2006).

7.4 Klinik

Depressive Störungen können sicher ab dem Alter von drei Jahren diagnostiziert werden (Luby und Belden 2006, 2017) – davor sollte eine äußerste Zurückhaltung bei der Diagnosestellung gewahrt werden. Ältere psychoanalytische Annahmen einer »Säuglingsdepression« sind mit Sicherheit überholt. Guedeney (2007) weist mit zahlreichen Argumenten nach, dass die Diagnose vor dem Alter von 18–24 Monaten nicht gestellt werden kann und sicher erst ab dem Alter von drei Jahren. Bei jüngeren Kindern plädiert er dafür, eher von einem Symptom des Rückzugsverhaltens (Withdrawal Behavior) zu sprechen.

Die Kriterien für eine depressive Störung der inzwischen nicht mehr aktuellen DSM-IV (RDC-PA 2002) wurden im Verlauf der Zeit modifiziert, validiert und in der DC: 0-5 (2016) übernommen. Luby et al. (2002) untersuchten 136 Kinder im Alter von 3–5 Jahren. 36 % der Kinder hatten eine depressive Störung nach den modifizierten Kriterien, nur 9 % nach den klassischen DSM-IV-Kriterien. Ferner konnten sie zeigen, dass die Diagnose eine hohe Stabilität nach sechs Monaten aufweist und mit erheblichen sozialen Beeinträchtigungen einhergeht.

Zwei Symptome sind bei Vorschulkindern besonders bedeutsam: Anhedonie, d. h. Unfähigkeit, Freude bei Aktivitäten und im Spiel zu erleben, ist mit Abstand das spezifischste Symptom und kann als Screeningsymptom für depressive Störungen verwendet werden (Luby und Belden 2006). Die Anhedonie zeigte sich durchweg als spezifischer Marker, vor allen von schweren Formen der Depression (Luby et al. 2006, 2017). Das sensibelste Symptom, das 98 % aller Kinder mit einer Depression aufweisen, ist »Traurigkeit/Irritabilität« (Luby et al. 2003). Weitere wichtige Symptome sind Schuld- und Schamgefühle, verbunden mit dem Bedürfnis nach Rückversicherung durch die Eltern (Luby und Belden 2017).

Bei Betrachtung der Symptome der Vorschuldepression zeigt sich, dass weitere Symptome, die in anderen Altersgruppen wegweisend sind, auch in dieser Altersgruppe entscheidend zur Diagnose beitragen. Folgende spezifische Symptome wurden als besonders wichtig identifiziert und konnten in Abgrenzung zu Kindern mit externalisierenden Störungen und gesunden Kontrollen signifikant häufiger nachgewiesen werden: Anhedonie, Traurigkeit/Irritabilität, keine Energie, Aktivitätsänderung, Schwierigkeiten bei Denken/Konzentration, pessimistische Kognitionen, Gewicht/Appetitprobleme, Schlafprobleme, Themen von Tod/Suizid im Spiel oder in Worten. Weitere assoziierte Symptome umfassen Heulen/Weinen, aggressives Spiel, trauriges, beängstigendes traumatisches Spiel, Unterreaktivität, Regression, somatische Beschwerden, fehlende Begeisterung, Rückzug, Angst, von zu Hause wegzugehen.

In einer wichtigen neuen Studie konnten Bufferd et al. (2017) zwischen normativen und nicht-normativen, d. h. depressionstypischen Symptomen unterscheiden Es wurden Internetbasierte Tagebucheinträge über 14 Tage von 291 Kindern im Alter von 3–5 Jahren ausgewertet. Normativ, d. h. altersentsprechend waren Symptome wie Trauer, Weinerlichkeit, Empfindlichkeit und Irritabilität. Dies bedeutet, dass alle Kinder ab und zu diese Emotionen zeigen können. Nicht-normative Symptome waren dagegen Anhedonie, Interessensverlust, geringes Selbstwertgefühl, Reden über Tod, Appetitstörung, Gewichtsverlust und Konzentrationsstörung. Dies zeigt, dass die Depression bei jungen Kindern nicht nur quantitativ, sondern auch qualitativ ein anderes Symptomcluster beschreibt.

Ein weiteres typisches Merkmal ist die hohe Komorbiditätsrate mit externalisierenden Störungen. Bei 174 3–5-jährigen Kindern konnten Luby et al. (2003) zeigen, dass 42 % der Kinder mit einer depressiven Störung auch eine ADHS, 62 % eine ODD und 41 % beide Diagnosen aufweisen (ADHS plus ODD). Nur 28 % hatten eine zusätzliche Angststörung. Interessanterweise bedeutet das gleichzeitige Auftreten von einer depressiven und einer externalisierenden Störung (ADHS und/oder ODD) keine Verschlechterung der Symptomatik – im Gegenteil, Kinder mit beiden Diagnosen waren im Spiel und ihrer Funktionsfähigkeit deutlich besser als Kinder nur mit einer depressiven Störung (Luby et al. 2006). Dies bedeutet, dass eine zusätzliche externalisierende Störung als protektiver Faktor gilt und zum Ausgleich führt – und nicht, wie erwartet, zu einer Exazerbation der Depression.

Auch komorbide Angststörungen sind häufig und in ihrer Symptomatik ähnlich. Wie Sterba et al. (2007) in ihrer Faktorenanalyse zeigen konnten, dass im Vorschulalter z. B. depressive und generalisierte Angststörung große Überlappungen zeigen.

Die Bedeutung der Komorbidität bei Kindern mit Depression wird durch neue Studien unterstrichen. Von 236 untersuchten Kinder im Alter von fünf Jahren hatten 18 Kinder eine Kombination von Depression und Angststörung, 43 Kinder eine »reine« Angststörung – aber nur drei Kinder eine »reine« Depression ohne Angststörung (von Klitzing et al. 2014). Die 7,6 % Kinder mit einer kombinierten Angst und Depression waren schwerer beeinträchtigt, hatten weitere komorbide Störungen, mehr Probleme mit Gleichaltrigen. Auch die Familien waren mehr belastet mit ungünstigen Wohnverhältnissen, familiären Konflikten und psychischen Störungen. Die Kombination von Angst- und depressiven Störungen scheint demnach eine besondere Risikokonstellation zu sein.

Auch in der großen norwegischen Studie von Wichström et al. (2012) konnte gezeigt werden, dass die »reine« Depression bei vierjährigen Kindern selten vorkommt: 76,8 % der Kinder mit einer Depression hatten eine andere Störung – bei 37 % war es eine Angststörung. Andersherum hatten 20,8 % der Kinder mit einer Angststörung eine weitere Störung – in 12,0 % war die Depression die häufigste komorbide Störung.

Ferner ist das Spielverhalten von Kindern mit einer depressiven Störung beeinträchtigt, wie Luby et al. (2006) an 152 3- bis 5-jährigen Kindern zeigen konnten. Insbesondere Kinder mit einer depressiven Störung und Anhedonie zeigten eine geringere Compliance, mehr Vermeidung, weniger Begeisterung und weniger positive Erfahrung. Dies unterstreicht nochmals die Bedeutung der Anhedonie als Schweregrad-Indikator. In der gleichen Studie konnten Belden und Luby (2006) zusätzlich zeigen, dass die depressive Problematik sehr stark mit elterlicher Unterstützung korrelierte. Diese wurde definiert als generelle, positive Einstellung ihren Kindern gegenüber sowie ihre aktive Unterstützung zu Wohlergehen und Wachstum. Die mütterliche Unterstützung zeigte sich dabei als wichtige vermittelnde Variable für viele Aspekte des kindlichen Spiels – außer bei der Begeisterung des Kindes. In anderen Worten, die Begeisterung (oder der Mangel an Begeisterung) des Kindes besteht unabhängig von mütterlichen Einstellungen und Aktivitäten. Dies wiederum unterstreicht die Feststellung, dass die Anhedonie einen besonderen Aspekt der Depression bei jungen Kindern darstellt und nur wenig in Interaktionen modelliert wird.

7.5 Ätiologie

Wie bei älteren Kindern spielen genetische, biologische und anlagebedingte Faktoren als Risikofaktoren eine Rolle (Luby und Belden 2006). So war die familiäre Belastung für bipolare Störungen und Suizidversuche bei Vorschulkindern mit Depression deutlich erhöht (Luby et al. 2002). Stärker als bei älteren Kindern spielen belastende Lebensereignisse und vor allem Erfahrungen in der Interaktion mit ihren Bezugspersonen eine große Rolle. Ein besonders bedeutsamer Risikofaktor ist die mütterliche, in geringerem Maß auch die väterliche Depressivität. Schon bei Säuglingen und bei Kleinkindern von Müttern mit depressiven Störungen können weniger positive und mehr negative Affekte nachgewiesen werden. Das Thema der mütterlichen Depression wird ausführlich in Kapitel 15 behandelt.

Auch Temperamentseigenschaften des Kindes spielen eine Rolle in der Ätiologie der depressiven Störung bei jungen Kindern (Whalen et al. 2017). Besondere Probleme bei Vorschulkindern mit Depression sind ihre Schwierigkeiten, Emotionen adäquat zu regulieren (Luby und Belden 2017).

Depressive Störungen haben auch bei jungen Kindern neurobiologische und psychophysiologische Korrelate. In einer kleinen Pilotstudie wurden elf Kinder mit depressiver Störung (4,5 Jahre) mit einer funktionellen Bildgebung untersucht. Es fand sich ein Zusammenhang mit Schwere der Depression und Aktivität der rechten Amygdala (fMRI) bei Bildern mit negativem Affekt (Gaffrey et al. 2011). Weiterhin waren Schuldgefühle mit eine verkleinerten Amygdala im MRT assoziiert (Bede et al. 2015). Auch die Stressreaktion über Cortisolausschüttung war in einer Studie verändert. 174 Kinder im Alter von 2–5 Jahren wurden in drei Gruppen eingeteilt und verglichen: Kinder mit Depression, mit anderen psychischen Störungen und mit keiner Störung. Es wurde der Speichelcortisol vor und nach Stressoren gemessen. Die Kinder mit Depression hatten einen zunehmende Cortisolanstieg nach allen Stressoren (wie Trennung von Eltern und frustrierendes Spielen) (Luby et al. 2003).

7.6 Therapie

Wie bei anderen Störungen stellen Beratung und Psychoedukation die Grundlage der Therapie dar (AACAP 2007c). Zur Psychoedukation können Elternratgeber wie der von Fuhrmann und von Gontard (2016) herangezogen werden. Auch die Einbeziehung von Kindergärtnerinnen kann zur Therapie der depressiven Störung von jungen Kindern hilfreich sein. Spezifische Inhalte, die sich Fuhrmann und von Gontard (2016) in der Beratung von Eltern als hilfreich erwiesen haben, finden sich in folgender Übersicht:

> **Wichtige Inhalte in der Beratung von Eltern bei Vorschulkindern mit depressiven Störungen (Fuhrmann und von Gontard 2016)**
>
> - Akzeptieren Sie die Depression Ihres Kindes
> - Beobachten Sie Ihr Kind
> - Seien Sie für Ihr Kind da
> - Nehmen Sie Ihr Kind als eigene Persönlichkeit wahr
> - Unterstützen Sie die sozialen Kontakte mit anderen Kindern
> - Unternehmen Sie etwas Angenehmes, Entspannendes mit Ihrem Kind
> - Verstärken Sie nicht-depressives Verhalten Ihres Kindes
> - Stärken und ermutigen Sie Ihr Kind
> - Aktivieren Sie Ihr Kind
> - Pflegen Sie Rituale
> - Überdenken Sie Ihren Erziehungsstil
> - Bauen Sie äußeren Stress ab
> - Achten Sie auf sich.

Leider gibt es nur eine randomisiert kontrollierte Studie zur Therapie depressiver Störungen im Vorschulalter (Luby et al. 2012). Sie konnte zeigen, dass eine Variante der Parent-Child-Interaction-Psychotherapy (PCIT), die PCIT-ED (Emotion Development), signifikant wirksamer war als Psychoedukation. Bei dieser Variante der PCIT liegt der Fokus auf der Regulation von Emotionen, der Identifikation negativer Affekte und der Verstärkung positiver Affekte (Luby 2013; Elkind et al. 2017). Eltern-Kind-Therapien haben sich auch in der Behandlung anderer emotionaler Störungen als wirksam erwiesen (Njoroge und Yang 2012). So konnten Lieberman et al. (2006) in einer randomisiert kontrollierten Studie zeigen, dass die Effekte der Child-Parent-Psychotherapy (CPP) für die PTBS (nicht für depressive Störungen im engeren Sinne) auch langfristig noch sechs Monate nach Behandlung anhalten.

Ansonsten kommen kognitive Verhaltenstherapien, personenzentrierte sowie tiefenpsychologisch fundierte Psychotherapien in Frage. Ein Beispiel ist die »Psychoanalytische Kurzzeittherapie (PaKT)« (Göttken und von Klitzing 2014). Bei dieser Therapieform werden Kinder ab einem Alter von vier Jahren behandelt. Dabei wird ein Fokus der zugrundeliegenden intrapsychischen und interpersonellen Konflikte definiert und bearbeitet. Das Ziel ist es, einen Zugang zu unbewussten Gefühlen der Hoffnungslosigkeit und Hilflosigkeit des Kindes zu finden, ein Verständnis hierfür zu entwickeln und bewusst zu machen. Eine zentrale Annahme ist bei einer depressiven Störung z. B., dass unbewusste, aggressive Gefühle nicht nach außen, sondern – im Gegenteil – nach innen gerichtet werden. Erste Studien zur Wirksamkeit dieser vielversprechenden Methode werden zu Zeit durchgeführt.

Auch kognitive Verhaltenstherapien sind im klinischen Alltag sinnvoll, wenn sie auf das Alter des Kindes angepasst werden, spieltherapeutische Elemente und eine intensive Elternarbeit einschließen (siehe Fuhrmann und von Gontard 2016, Miron und Scheeringa 2017).

Falls eine elterliche Psychopathologie vorliegt, wird eine Therapie der Eltern empfohlen (Gleason et al. 2007). So konnten Gunlicks et al. (2008) in einer Übersicht über zehn Studien von Kindern im Alter von 0–8 Jahren zeigen, dass es Hinweise auf Besserung des kindlichen Verhaltens allein durch die erfolgreiche psychiatrische, psychotherapeutische und/oder medikamentöse Behandlung der elterlichen Depression gibt.

Wegen der unbefriedigenden Studienlage soll möglichst keine Pharmakotherapie zur Behandlung depressiver Störungen in diesem Alter veranlasst werden (Gleason und Teverbaugh 2016). So gibt es keine Wirksamkeitsnachweise von Antidepressiva (SSRIs) bei jungen Kindern. In Fallserien wurden häufige Nebenwirkungen, vor allem Hypermotorik, beschrieben (Gleason und Teverbaugh 2017).

7.7 Verlauf und Prognose

Eine Psychotherapie ist auch wegen der ungünstigen Langzeitprognose der depressiven Störung wichtig. So fanden Luby et al. (2009) in ihrer Stichprobe von 306 Vorschulkindern über einen Verlauf von 24 Monaten eine ausgeprägte Kontinuität bzw. Rückfallwahrscheinlichkeit der depressiven Symptomatik, nämlich mit einem 4-fach erhöhten Risiko für depressive 3–5-Jährige, auch im frühen Schulalter an einer Depression zu leiden. Stärkster Prädiktor hierfür war eine familiäre Belastung mit affektiven Störungen, auch nach Kontrolle für intermittierende Life-Events. Oppositionelle Störungen erwiesen sich als stärker prädiktiv für die Entwicklung einer Depression als Angststörungen. 57 % der Kinder durchliefen wiederholte depressive Episoden und 18 % zeigten einen chronischen Verlauf, wobei letztere mit der ausgeprägtesten Symptomatik bei Ersterfassung aufgefallen waren.

Auch ist die Depression bei jungen Kindern langfristig mit einem erhöhten Risiko für depressive Störungen im Schulkindesalter verbunden (Luby und Belden 2017).

7.8 Zusammenfassungen und Empfehlungen

Zusammengefasst handelt es sich bei depressiven Störungen im Vorschulalter um beeinträchtigende, chronisch verlaufende, aber oft übersehene Störungen. Die Forschung der letzten Jahre konnte das klinische Bild zunehmend detailliert beschreiben. Nach wie vor fehlen gute Studien zur Therapie. Deshalb betragen die Evidenzgrade bei Vorschulkindern für Eltern-Kind-Therapien 1b, für die Behandlung der elterlichen Depression 1a: Alle anderen Therapieempfehlungen liegen auf Evidenzgrad von 2b bis 5. Dies bedeutet, dass dringend weitere, qualitativ hochwertige Therapiestudien benötigt werden.

Schlüsselempfehlungen der AWMF-Leitlinien (von Gontard et al. 2015)

- Die Diagnose einer depressiven Störung sollte erst ab dem Alter von 3;0 Jahren gestellt werden. Subsyndromale Symptomkonstellationen können bereits deutlich früher nachweisbar sein.
- Die modifizierten RDC-PA- oder DC:0-3R-Kriterien sollen zur Diagnose einer depressiven Störung verwendet werden.*
- Bei der Diagnostik depressiver Störungen soll in Ergänzung zur Basisdiagnostik besonderer Wert auf die Spielbeobachtung und das Einholen von Selbstbeurteilungen gelegt werden.
- Die Anhedonie als Leitsymptom der Depression im Vorschulalter soll besonders beachtet werden.
- Komorbide Störungen der depressiven Störung sollen erfasst werden.
- Bei depressiven Störungen soll eine Beratung erfolgen
- Falls eine psychische Störung bei den Eltern vorliegt, soll eine Behandlung empfohlen werden.
- Psychotherapie soll die Haupttherapieform in der Behandlung der Depression im Vorschulalter sein.
- Auf eine Psychopharmakotherapie der depressiven Störung im Vorschulalter soll verzichtet werden.

Änderungen seit Erscheinen der Leitlinien:
* Aktuell: Kriterien nach DC: 0-5 (2016) werden empfohlen

Entscheidungsbaum: Depressive Störungen nach den AWMF-Leitlinien (von Gontard et al. 2015)

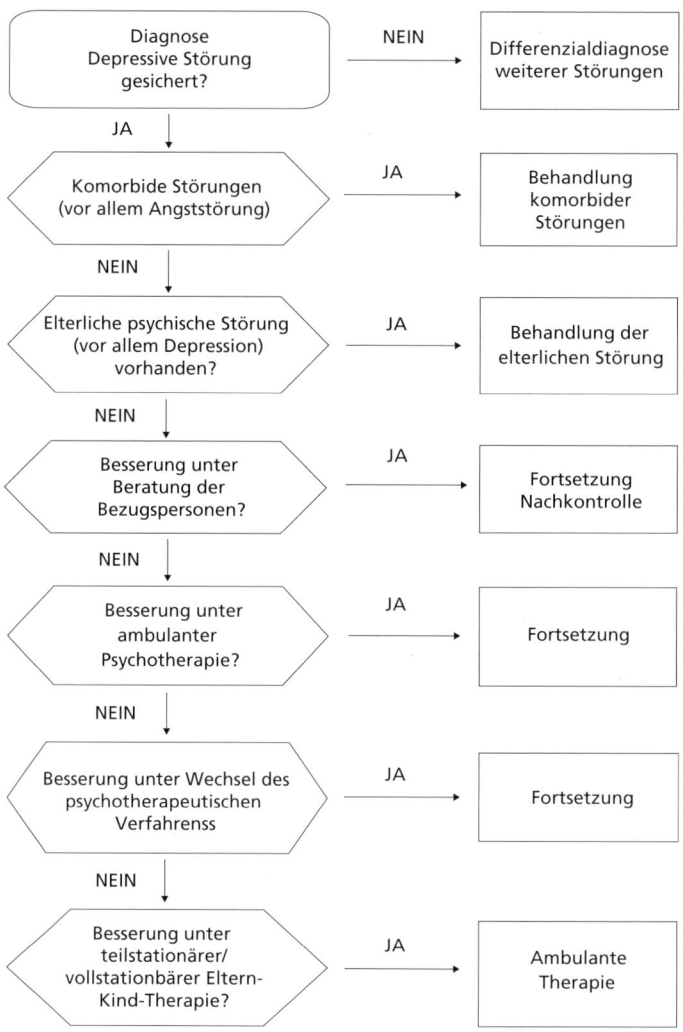

8 Angststörungen

8.1 Definition und Klassifikation

Obwohl Angststörungen im Vorschulalter ausgesprochen häufig sind und mit erheblichen Beeinträchtigungen einhergehen, ist in diesem Bereich nur eine sehr geringe Forschungsaktivität geleistet worden (Sylvester und Pine 2017). Grundlegende Informationen zu Klinik, Diagnostik und Therapie fehlen leider immer noch.

8.1.1 ICD-10

Nach ICD-10 werden Angststörungen zunächst unter den emotionalen, d h. introversiven Störungen klassifiziert. Die ICD-10 unterscheidet zwischen einer emotionalen Störung mit Trennungsangst des Kindesalters (F93.0), einer phobischen Störung des Kindesalters (F93.1), einer Störung mit sozialer Ängstlichkeit des Kindesalters (F93.2) und einer generalisierten Angststörung des Kindesalters (F93.80). Diese vier Grundtypen der Angststörungen lassen sich im gesamten Kindes- und Jugendalter nachweisen.

Das Hauptmerkmal der emotionalen Störung mit Trennungsangst (F93.0) ist eine fokussierte, übermäßig ausgeprägte Angst vor der Trennung von solchen Personen, an die das Kind gebunden ist (üblicherweise Eltern oder andere Familienmitglieder). Die Diagnose beruht auf dem Nachweis, dass die Trennung von einer Hauptbezugsperson das gemeinsame Element der verschiedenen angstauslösenden Situationen darstellt. Die Symptomatik ist nach ICD-10 detailliert aufgeführt. Es müssen mindestens drei von acht typischen Symptomen vorliegen, wie z. B. Sorge um Krankheit, Verlust oder Tod der Bezugsperson; Verweigerung, die Schule zu besuchen; Trennungsschwierigkeiten am Abend beim Einschlafen; Alpträume; somatische Symptome und andere mehr. Eine generalisierte Angststörung und andere psychische Erkrankungen müssen ausgeschlossen sein. Die Problematik muss mindestens vier Wochen bestehen und der Beginn vor dem 6. Lebensjahr liegen, d. h. es wird als typische Störung gerade junger Kinder angesehen.

Typisch für eine phobische Störung des Kindesalters (F93.1) ist eine anhaltende und wiederkehrende Angst vor verschiedenen Objekten und Situationen, die übermäßig ausgeprägt mit deutlich sozialen Beeinträchtigungen verbunden ist. Neben einer Dauer von vier Wochen müssten eine generalisierte Angststörung und andere psychische Störungen ausgeschlossen werden. Im weiteren Verlauf dieses Kapitels wird diese Störung als spezifische Phobie bezeichnet.

Bei der Störung mit sozialer Ängstlichkeit des Kindesalters (F93.2) zeigen Kinder eine durchgängige oder wiederkehrende Furcht vor Fremden oder meiden diese. Diese Furcht kann sich hauptsächlich auf Erwachsene, auf Gleichaltrige oder beide beziehen. Die Kinder zeigen zusätzlich ein vermeidendes Verhalten. Typisch sind Befangenheit, Verlegenheit oder übertriebene Sorge über die Angemessenheit ihres Verhaltens Fremden gegenüber.

Sie zeigen eine deutliche Beeinträchtigung in sozialen Beziehungen, dagegen befriedigende, selektive Beziehungen zu Familienmitgliedern und zu gut bekannten Gleichaltrigen. Wieder müssen eine generalisierte Angststörung und andere psychische Störungen ausgeschlossen sein, die Störung muss vier Wochen anhalten und vor dem 6. Lebensjahr beginnen. Im Weitern wird bei dieser Störung von einer sozialen Phobie gesprochen.

Die generalisierte Angststörung des Kindesalters ist dagegen durch eine Vielzahl von nicht objektgebundenen Ängsten und Sorgen gekennzeichnet (F93.80). Diese müssen über einen Zeitraum von mindestens sechs Monaten an mindestens der Hälfte der Tage bestehen. Die Kinder haben Schwierigkeiten, die Sorgen zu kontrollieren. Typische Symptome sind Ruhelosigkeit, Müdigkeit, Konzentrationsschwierigkeiten, Reizbarkeit, Muskelverspannung und Schlafstörungen. Typisch sind das Auftreten in mehreren Situationen, ein Beginn vor dem 18. Lebensjahr, soziale Beeinträchtigungen und der Ausschluss anderer psychischen Störungen.

Die ICD-10 kodiert ferner Angststörungen unter F40.0 bis F41.9 als Störungen, die während der gesamten Lebensspanne auftreten können. In diesem Zusammenhang soll lediglich festgehalten werden, dass es zwei Angststörungen im Vorschulalter nicht gibt, nämlich die Agoraphobie (F40.0) und die Panikstörung (F41.0). Diese sind typische Störungen, die sich erst im späteren Jugend-, zum Teil erst im Erwachsenalter manifestieren. Eine alterstypische Anpassung der ICD-10-Kriterien für das Vorschulalter gibt es nicht.

8.1.2 DSM-5

In der DSM-5 werden in dem Kapitel Angststörungen die Störung mit Trennungsangst, der selektive Mutismus, die spezifische Phobie, die Panikstörung, die Agoraphobie, die generalisierte Angststörung und Substanz-/Medikamenteninduzierte Angststörung unterschieden. Die Definitionen gelten für alle Altersstufen, enthalten Zusätze für Kinder (z. B. bei der sozialen Phobie und der generalisierten Angststörung) und sind wenig spezifisch für das Vorschulalter, wie auch die inzwischen nicht mehr aktuellen DSM-IV-Kriterien (Warren et al. 2006).

8.1.3 DC: 0-5

Die DC:0-5 (2016) ist die wesentliche Klassifikation der Angststörungen im frühen Alter (▶ Anhang III). Die einzelnen Items werden exakt beschrieben mit den zum Teil typischen Beispielen für das Vorschulalter. Die Angststörungen müssen von entwicklungstypischen Ängsten und ängstlichem Temperament abgegrenzt werden. Für alle Angststörungen gilt, dass sie emotional belastend sind und Kind und Familie beeinträchtigen, dass sie situationsübergreifend auftreten, persistieren und dass sie nicht kontrolliert werden können. Die DC: 0-5 (2016) unterscheidet zwischen Trennungsangst, sozialer Phobie, generalisierter Angststörung, selektivem Mutismus, der Störung mit Inhibition gegenüber Neuem und einer Restkategorie. Die erforderliche Zahl der Symptome und Mindestdauer werden jeweils angegeben.

Interessanterweise ist eine spezifische Phobie, einer der häufigsten Störungen bei jungen Kindern, nicht mehr aufgeführt (im Gegensatz zur früheren DC: 0-3R (2005)), so dass die ICD-10 und DSM-5 Kriterien verwendet werden müssen.

Typisch für die Störung mit Trennungsangst sind die für das Alter exzessiven Ängste vor einer befürchteten Trennung – oder nach einer Trennung von Bezugspersonen oder der gewohnten Umgebung. Zu den Symptomen zählen: Stress und Sorgen, Widerwillen und Weigerung, die gewohnte Umgebung zu verlassen; Schlafprobleme, Albträume und Beeinträchtigungen. Die Störung muss mindestens ein Monat vorhanden sein. Eine Altersdefinition ist nicht vorgesehen.

Kinder mit einer sozialen Phobie zeigen ausgeprägte oder persistierende Ängste vor einer oder mehreren sozialen Situationen und Leistungssituationen mit Gleichaltrigen und Erwachsenen (wie Geburtstags- und Familienfeiern, Spielkreisen usw.). Die Ängste äußern sich in Weinen, Panik, Wutanfällen, Rückzug, Erstarren und Klammern. Dies führt zu einer Vermeidung der gefürchteten Situation und zu ausgeprägten Einschränkungen und Beeinträchtigungen mit einer Mindestdauer von zwei Monaten und einem Mindestalter von 24 Monaten.

Kinder mit einer generalisierten Angststörung zeigen deutliche und anhaltende Ängste und Sorgen an mehr als der Hälfte der Tage. Typisch sind Unruhe, leichte Ermüdbarkeit, Konzentrationsstörungen, Gereiztheit, Anspannung und Schlafstörungen, die das Kind erheblich beeinträchtigen. Die Mindestdauer beträgt zwei Monate. Die Diagnose sollte mit Vorsicht unter einem Alter von 36 Monaten gestellt werden.

Der selektive Mutismus ist durch die Unfähigkeit gekennzeichnet, in spezifischen sozialen Situationen zu sprechen. Das Verhalten ist nicht Folge einer mangelnden Vertrautheit mit der Sprache erklärbar und führt zu Beeinträchtigungen mit einer Mindestdauer von einem Monat (kein Mindestalter angegeben).

Bei der Störung mit Inhibition gegenüber Neuem geht es nicht, wie bei der sozialen Phobie, um eine Furcht vor Menschen, sondern vor allem Neuen. Das Kind erstarrt, versucht die Situation zu vermeiden und hat einen negativen Affekt (Mindestdauer ein Monat, Mindestalter 24 Monate).

Andere Angststörung der frühen Kindheit ist eine Restkategorie für Angststörungen, die nicht unter die o. g. Diagnosen fallen.

Trotz aller Unterschiede gehen alle Klassifikationssysteme davon aus, dass spezifische Angstsyndrome im Vorschulalter tatsächlich voneinander differenziert werden können. Inzwischen konnten vier Faktorenanalysen Hinweise für die Validität dieser Syndrome erbringen, d. h. die typischen Angstsyndrome lassen sich tatsächlich im Vorschulalter trotz Überlappungen und komorbiden Auftreten voneinander unterscheiden.

8.1.4 Faktorenanalysen

In einer Faktorenanalyse von 755 2- bis 6-jährigen Kindern konnten fünf DSM-IV-typische Syndrome identifiziert werden. Die Faktoren umfassten: Soziale Phobie, Trennungsangst, generalisierte Ängste, Zwangsstörung und Angst vor körperlicher Verletzung. Dies spricht dafür, dass schon im Vorschulalter von abgrenzbaren Störungsbildern ausgegangen werden kann (Spence et al. 2001). Auch Sterba et al. (2007) konnten drei emotionale Syndrome unterscheiden: Die soziale Phobie und Störung mit Trennungsangst ließen sich klar voneinander differenzieren, während die generalisierte Angst und depressive Störungen einen Faktor bildeten. Dies bedeutet, dass möglicherweise depressive Symptome und generalisierte Ängste bei jungen Kindern eng mit einander verbunden sind. Schließlich konnten in einer bevölkerungsbezogenen Zwillingsstudie von 4564 4-jährigen Zwillingspaaren fünf Faktoren differenziert werden: Allgemeine Belastung, Trennungsängste, Ängste, Zwangssymptome und Schüchternheit/Inhibition (Eley et al. 2003). In einer weiteren Studie bei 1110 2–3-jährigen Kindern konnten vier Faktoren identifiziert werden: soziale Phobie, Trennungs- und generalisierte Ängste (Mian et al. 2012).

Zusammengefasst ist die DC:0-5 (2016) für das Vorschulalter die relevanteste Klassifikation. Die vorgeschlagenen Störungseinheiten scheinen valide zu sein und lassen sich im Vorschulalter klar differenzieren.

8.2 Prävalenz

Angststörungen gelten als valide Diagnosen ab dem Alter von 18 Monaten nach den AWMF-Leitlinien (von Gontard et al. 2015) und ab dem Alter von 24 Monaten nach der DC: 0-5 (2016). Ängste als Symptome können schon vor diesem Alter auftreten.

Die Prävalenz der Angststörungen bei jungen Kindern ist hoch. Nach den vier von Egger und Angold (2006a) aufgeführten Studien (▶ Tab. 4) beträgt die Prävalenz der generalisierten Angststörung 0,2–6,5 %, der Trennungsangst 0,3–5,4 %, der sozialen Phobie 0,1–4,6 % und der spezifischen Phobie 0–5,4 %. Die Angaben zwischen einzelnen Studien divergieren stärker als z. B. bei den externalisierenden Störungen. Dies könnte dafür sprechen, dass Angstsymptome leicht übersehen werden können. So zeigten von 796 4-jährigen Kindern in der Studie von Lavigne (2009) 0,6 % eine generalisierte Angststörung und 3,9 % eine Trennungsangst, allerdings beruhend auf Fragebogenangaben.

In einer eigenen repräsentativen Studie von 1342 Vorschulkindern im Alter von 4–7 Jahren (mittleres Alter 6;1 Jahre), betrug die Gesamtprävalenz von Angststörungen 22,2 %. Störung mit Trennungsangst betraf 7 %, soziale Phobie 10,7 %, spezifische Phobie 9,8 % und Depression/generalisierte Angststörung 3,4 % der Kinder (Paulus et al. 2015).

Die Gesamtprävalenz in einer großen, bevölkerungsbezogenen Studie bei 4-jährigen Kindern für Angststörungen allgemein betrug 19,6 %, für eine spezifische Phobie betrug 9,1 %, für eine Störung mit Trennungsangst 4,4 %, für eine generalisierte Angststörung 3,9 % und für einen selektiven Mutismus 1,5 % (Wichström et al. 2012).

In der Studie von Egger und Angold (2006b) betrug die Prävalenz der Trennungsangst 2,4 %, der generalisierten Angststörung 6,5 %, der sozialen Phobie 2,1 % und der spezifischen Phobie 2,3 %. Es gab keine Geschlechtsunterschiede. Ältere 4- bis 5-Jährige waren mit 11,4 % signifikant häufiger betroffen als Jüngere mit 2–3 % (7,7 % für alle Angststörungen). Auch konnte diese Studie klar zeigen, dass die meisten Angststörungen nicht alleine auftreten, sondern in Kombination mit anderen Störungen (▶ Tab. 25).

Wie man sieht, besteht eine hohe Komorbiditätsrate mit anderen Angststörungen, aber auch mit introversiven Störungen wie Depression und PTBS. Dies bedeutet, dass bei der Diagnose einer Angststörung gezielt nach introversiven Störungen gesucht werden muss. Auch lassen sich im Vorschulalter Angst- und depressive Störungen nicht immer eindeutig voneinander trennen.

Eine Komorbidität mit externalisierenden Störungen fehlt fast vollkommen: Nur bei der generalisierten Angststörung trat eine ADHS komorbid auf.

Auch die neue norwegische Studie von Wichström et al. (2012) liefert wichtige Hinweise für die Bedeutung von komorbiden Störungen bei 4-jährigen Kindern mit Angststörungen: das Risiko für eine komorbide Depression war 6,4-fach höher, für eine ADHS 0,95-fach (d. h. niedriger) und für eine ODD 1,81-fach höher.

Obwohl Kinder mit Angststörungen erheblich beeinträchtigt sind, wurden nur 9,9 % zur Diagnostik und Therapie vorgestellt (Egger und Angold 2006b). Mit einer Gesamtprävalenz von 9,4 % sind Angststörungen bei Vorschulkindern ähnlich häufig wie bei präpubertären Schulkindern unter dem Alter von zwölf Jahren (Cartwright-Hatton et al. 2006).

Tab. 25: Angststörungen und komorbide Störungen bei 307 2- bis 5-jährigen Kindern (nach Egger und Angold 2006b)

Störung	Isolierte Störung	Komorbidität	Komorbide Störungen
Störung mit Trennungsangst	21 %	79 %	Depression, soziale Phobie, PTBS
Generalisierte Angststörung	47 %	53 %	ADHS, Störung mit Trennungsangst, PTBS
Soziale Phobie	45 %	55 %	Störung mit Trennungsangst, spezifische Phobie
Spezifische Phobie	0 %	100 %	Depression, soziale Phobie, PTBS

8.3 Diagnostik

Zum jetzigen Zeitpunkt beruht die Diagnose der Angststörungen überwiegend auf einer klinischen Einschätzung. Dabei hat die Anamnese einen besonderen Stellenwert, wie bei Egger und Angold (2006b) detailliert dargestellt wird. Auch die unstrukturierte Beobachtung der Interaktion zwischen Kind und Eltern bzw. dem Untersucher dient der klinischen Einschätzung. Bisher gibt es weniger standarisierte Verfahren. Allgemeine Fragebögen wie die Child Behavior Checklist (CBCL 1½–3) (Achenbach und Rescorla 2000) sowie die ITSEA (Infant-Toddler Social Emotional Assessment) spielen eine wichtige Rolle. Andere Fragebögen umfassen die Preschool Anxiety Scales-Revised (PAS-R); die Fear Survey Schedule for Infants and Preschoolers und die Infant Preschool Scale for Inhibited Behaviors wurden entwickelt (Egger und Angold 2006b, Del Carmen-Wiggins und Carter 2004, Sylvester und Pine 2017).

Inzwischen wurde ein spezifisches Beobachtungsinstrument entwickelt in Analogie zu den Instrumenten, die den Goldstandard in der Autismusdiagnostik darstellen, die Anxiety Dimensional Observation Scale mit guten psychometrischen Eigenschaften (Mian et al. 2015). Dazu werden vier Situation eingeführt, die bei Kindern Ängste standardisiert evozieren können. Die kindlichen Reaktionen werden standardisiert erfasst.

Das neueste strukturierte Interview mit den Kriterien für DC. 0-5 (2016) Diagnosen ist das SIVA 0-6 (Bolten et al. 2018). Dagegen sind die Angaben der Kinder selbst in strukturierten Instrumenten mit Vorsicht zu interpretieren. In dem Berkeley Puppet Interview (BPI) werden Kinder mit Hilfe von zwei Handpuppen befragt. Luby et al. (2007) konnten zeigen, dass Kinder zwar zentrale Symptome der Angst benennen können, dass aber der Zusammenhang mit übergeordneten Konstrukten nicht nachzuweisen war. Die wichtigsten Kernsymptome, die Kinder selber angeben waren: »Es ist schwer, Eltern auf Wiedersehen zu sagen«; »Ich habe viele schlechte Träume«; »Ich habe Angst, andere Kinder zu fragen, ob sie mit mir spielen wollen«.

8.4 Klinik

Die klinischen Symptome lassen sich am besten anhand der Kriterien der DC: 0-5 (2016) nachvollziehen. Diese finden sich unter Kapitel 8.1, sowie in Anhang III. Danach lassen sich die vier großen Subgruppen der Angststörungen bei jungen Kindern relativ gut unterscheiden: Die Störung mit Trennungsangst, die spezifische Phobie (nach ICD-10 oder DSM-5), die soziale Phobie und die Generalisierte Angststörung. In diesem Kontext soll speziell auf den selektiven Mutismus und die Störung mit Inhibition gegenüber Neuem eingegangen werden.

8.4.1 Selektiver Mutismus

Der selektive Mutismus ist durch die Unfähigkeit definiert, in bestimmten Situationen mit bestimmten Personen zu sprechen – trotz Beherrschung der gesprochenen Sprache (DC. 0-5 2016). Es ist sinnvoll, dass der selektive Mutismus als Angststörung klassifiziert wird, da der überwiegende Teil der Kinder die Kriterien vor allem für eine komorbide soziale Phobie erfüllt (Muris und Ollendick 2015).

Typisch ist der Beginn in der frühen Kindheit. Das Durchschnittsalter bei Beginn liegt zwischen 2–5 Jahren. Oft wird der selektive Mutismus spät erkannt nach einen schon chronifizierten Verlauf. Assoziierte Risikofaktoren sind andere Entwicklungs- und Teilleistungsstörungen, Störungen des Sprechens und der Sprache, Zweisprachigkeit und Migration. Ansonsten spielen genetische, temperamentsbedingte und Umweltfaktoren eine wichtige Rolle in der Genese (Hua und Major 2016). In der Behandlung steht die Psychotherapie im Vordergrund, vor allem ein kognitiv-verhaltenstherapeutisches Vorgehen mit Einbeziehung der Eltern. Modifikationen des PCIT-Programms zur Therapie des selektiven Mutismus zeigen positive Effekte (Elkins et al. 2017). Falls kein Erfolg unter Psychotherapie eintritt, kann bei älteren Kindern eine Pharmakotherapie mit SSRI-Antidepressiva erfolgreich sein. Die wichtigsten Medikamente, die nur unter einer genauen Kosten-Nutzen-Abwägung eingesetzt werden sollten, sind Fluoxetin, Sertralin und Citalopram (Manassis et al. 2016). Weitere Hinweise zur Therapie des selektiven Mutismus finden sich in der Übersicht von Melfsen und Warnke (2007).

8.4.2 Störung mit Inhibition gegenüber Neuem

Bereits gegen Ende des ersten Lebensjahres zeigt sich eine relativ hohe Stabilität von Temperamentmerkmalen. Temperamentbedingte Gehemmtheit (Behavioral Inhibition, BI) kann als weiterer Risikofaktor für Angststörungen angesehen werden. In der Übersicht von Hirshfeld-Becker et al. (2008a) wird die BI als »ausgeprägte Zurückhaltung oder Ängstlichkeit gegenüber bekannten Personen oder Situationen oder Ereignissen« definiert. Sie betrifft 10–15 % aller Kinder und zeigt eine mäßige Stabilität vom Vorschul- zum Jugendalter, zum Teil ins Erwachsenenalter.

Kinder mit BI sind ruhig, zurückhaltend, schweigsam, weinerlich und vermeidend. In Gruppen sind sie eher einsam, beobachtend und bewegen sich am Rand des Geschehens. Sie sind vorsichtiger, zurückhaltender und fühlen sich unwohl in Gesprächen. Sie sind weniger extravertiert und sozial eingebunden. Es fanden sich in Studien multiple physiologische Korrelate, die für einen erhöhten Sympathikotonus und eine erhöhte Reaktivität der Amygdala sprechen. Auch eine mäßige Erblichkeit konnte in Familienuntersuchungen nachgewiesen werden.

Ohne Zweifel ist das Risiko für Angststörungen bei Kindern mit BI erhöht (Hirshfeld-

Becker et al. 2008a). Vor allem bei Eltern mit Angststörungen haben Vorschulkinder mit ausgeprägter BI ein deutlich erhöhtes Risiko für soziale Phobien und möglicherweise für andere Störungen (wie Depression). Wie einzelne Studien zeigen konnten, sind Vorläufer der BI schon sehr früh nachweisbar.

Die BI kann gemessen werden unter standardisierten Laborbedingungen, mit Beobachtungsinstrumenten und Fragebogenverfahren. So sind die psychometrischen Eigenschaften des Behavioral Inhibition Questionnaire – Short Form (BIQ-SF) gut (Vreeke et al. 2012). Die Werte korrelieren mit Angst- und internalisierenden, aber nicht mit externalisierenden Symptomen.

Möhler et al. (2008) konnten schon im Säuglingsalter Prädiktoren für eine spätere BI nachweisen: Weinen bei unvertrauten Auslösern im Alter von vier Monaten sagte eine BI im Alter von 14 Monaten voraus. Wenn eine BI vorhanden ist, dann zeigen diese Kinder tatsächlich ein spezifisches Risiko für soziale Phobien. So konnten Biedermann et al. (2001) zeigen, dass 2- bis 6-jährige Kinder (überwiegend aus Risikofamilien) mit BI (N = 64) im Vergleich zu denen ohne BI (N = 152) ein signifikant erhöhtes Risiko für soziale Phobien hatten. Gleichzeitig war das Risiko für eine Störung des Sozialverhaltens signifikant reduziert, d.h. BI wirkt als ein protektiver Faktor gegenüber der Entwicklung von Störungen des Sozialverhaltens.

In einer eigenen Studie hatten rückblickend 9,6 % der Jungen und 8,7 % der Mädchen im zweiten Lebensjahr Zeichen einer Behavioralen Inhibition. Dieses Temperamentsmerkmal erhöhte das Risiko nicht nur später eine soziale Phobie zu entwickeln. Darüber hinaus hatten Kinder mit Behavioraler Inhibition eine höhere Wahrscheinlichkeit, Trennungsängste, generalisierte Ängste und Phobien zu entwickeln (Paulus et al. 2015).

Basierend auf diesen Forschungsergebnissen wurde in der Vergangenheit kontrovers diskutiert, ob die Behaviorale Inhibition nicht nur einem Temperamentsmerkmal, sondern darüber hinaus auch einer eigenen Störung entsprechen könnte. Schon in der nicht mehr aktuellen Überarbeitung der DSM-IV Kriterien (RDC-PA 2002) wurde die Kategorie einer Störung der Inhibition/Vermeidung vorgeschlagen. Während die soziale Phobie sich nur in der Interaktion mit anderen Personen manifestiert, wird eine Störung der Inhibition generell durch neue Stimuli, d.h. auch durch neue Objekte und Situationen ausgelöst. Auch empfinden Kinder mit einer sozialen Phobie Gefühle von Peinlichkeit und Demütigung, die bei der Inhibition nicht vorliegen müssen. Egger und Angold (2006b) meinten damals, dass es aufgrund der Datenlage noch verfrüht sei, von einer eigenständigen Störung zu sprechen. Dennoch waren die Forschungsergebnisse zur BI so beeindruckend, dass die Angst vor neuen Eindrücken (und nicht nur vor fremden Personen) eine spezielle Problematik im Vorschulalter zu sein schien.

Das wirklich Neue an der DC: 0-5 (2016) ist, dass zum ersten Mal eine eigene Angststörung beschrieben wurde, die dieser Extremausprägung der Temperamentseigenschaft der Behavioralen Inhibition entspricht. Zur Diagnose muss nicht nur die Furcht vor Neuem (nicht nur soziale und Leistungssituationen) vorhanden sein, sondern eine erhebliche Beeinträchtigung des Kindes. Es ist zu erwarten, dass in den nächsten Jahren vermehrt über dieses wichtige Störungsbild geforscht werden wird.

8.5 Ätiologie

Ohne Zweifel spielen neurologische und genetische Faktoren als Disposition bei Angststörungen eine wichtige Rolle. In einer Zwillingsstudie von 4564 4-jährigen Zwillingen zeigte sich eine besonders hohe Heritabilität für Zwangssymptome und Schüchternheit/Inhibition (Eley et al. 2003). Dies unterstreicht die genetische Ätiologie der Behavioralen Inhibition (BI). Der größte Anteil gemeinsamer Umweltfaktoren zeigte sich bei der Störung mit Trennungsangst. Die allgemeine Heritabilität für Angststörungen beträgt 40–65 % (Whalen et al. 2017). Erste Bildgebungs- und EEG-Studien wurden bei Vorschulkindern durchgeführt mit heterogenen Ergebnissen (Sylvester und Pine 2017).

Elterliche Angststörungen spielen eine große Rolle in der Ätiologie kindlicher Ängste (ebd.). Auch weitere psychische Störungen wie eine elterliche Depression können das Risiko erhöhen (ebd.).

Eine Vielzahl anderer Risikofaktoren spielt bei der Ätiologie der Angststörungen eine Rolle, wie von Egger und Angold (2006b) zusammengestellt. Zu diesen gehören sozioökonomischer Status; belastende Lebensereignisse; elterliches Verhalten, einschließlich Überinvolvierung, Unterstützung von vermeidendem Verhalten, sowie kontrollierendem elterlichen Verhalten; Temperamentsfaktoren wie BI und Ängstlichkeit; psychophysiologische Faktoren wie Puls, Herzrate und Hautwiderstand; sexueller Missbrauch; körperliche Erkrankung; kognitive Defizite; familiäre Disharmonie und elterliche Belastung durch Angststörungen, Depression und Alkoholismus.

8.6 Therapie

Eine Beratung und gegebenenfalls Behandlung der Eltern ist besonders wichtig, da Eltern oft eigene Ängste und Angststörungen haben. Zur Psychoedukation kann der Elternratgeber von Fuhrmann und von Gontard (2016) hilfreich sein. Wichtige Hinweise für die Beratung von Eltern finden sich in der folgenden Übersicht:

> **Inhalte der Elternberatung von Kindern mit Angststörungen (Fuhrmann und von Gontard 2016):**
>
> - Reden Sie mit Ihrem Kind
> - Beobachten Sie Ihr Kind
> - Konfrontieren Sie Ihr Kind schrittweise mit der Angst
> - Führen Sie »Helfer« in Angstsituationen ein
> - Seien Sie Modell für nicht-ängstliches, mutiges Verhalten
> - Loben/Verstärken Sie Angst bewältigendes, mutiges Verhalten
> - Fördern Sie das Selbstbewusstsein Ihres Kind
> - Überdenken Sie Ihren Erziehungsstil

- Arbeiten Sie als Eltern zusammen
- Üben Sie Entspannungsverfahren ein
- Achten Sie auf sich
- Unterstützen Sie die sozialen Kontakte mit anderen Kindern

Hirshfeld-Becker et al. (2008b) betonen, dass Eltern intensiv in die Therapie einbezogen werden müssen, da viele Eltern eine eigene Angststörung aufweisen. Dadurch haben sie Schwierigkeiten, ihre jungen Kinder im Umgang mit Ängsten zu unterstützen und tragen im Gegenteil dazu bei, die Angstsymptomatik aufrechtzuerhalten. Im Sinne eines Modelllernens übernehmen Kinder das ungünstige Coping-Verhalten der Eltern. Eltern schränken Kinder in ihrer Autonomie ein, diskutieren Konflikte, sind überprotektiv, können schlecht Grenzen setzen und unterstützen aktiv Vermeidungsverhalten. Von daher müssen sie unbedingt aktiv einbezogen werden, damit eine Behandlung ihrer Kinder wirksam sein kann. Auch die aktive Mitarbeit von Erzieherinnen ist gerade bei der Störung mit Trennungsangst und der sozialen Phobie von großer Bedeutung.

Bei der Therapie von Angststörungen ist deshalb eine enge Einbindung der Eltern unbedingt erforderlich, am besten in spezifischen Eltern-Kind-Therapien. Der empfohlene Schwerpunkt liegt auf kognitiven verhaltenstherapeutischen Zugängen sowie auf Elterntrainings. Bei einer Psychopharmakotherapie wird extreme Zurückhaltung empfohlen.

In den letzten Jahren gab es erste erfolgversprechende Therapiestudien. In einer Pilotstudie konnten Choate et al. (2005) anhand von drei Familien zeigen, dass eine Adaptation der Parent-Child-Interaction-Therapy (PCIT) positive Effekte bei der Trennungsangst zeigte. Obwohl die PCIT bisher bei Kindern mit externalisierenden Störungen indiziert war, scheint das Konzept des elterlichen Trainings und der Kombination von spieltherapeutischen und verhaltenstherapeutischen Elementen auch für internalisierende Störungen effektiv zu sein. Diese Therapieform wurde in neuen Studien untersucht und durch weitere Module speziell zur Behandlung von Angststörungen ergänzt (Elkins et al. 2017).

Basierend auf der PCIT wurde ein spezielles Programm zur Therapie junger Kinder (4–8 Jahre) mit anderen Angststörungen (soziale und spezifische Phobien, generalisierte Angststörung) untersucht (das CALM – Coaching Approach Behavior and Leading by Modelling) (Comer et al. 2012). Positive Effekte konnten in dieser ersten Studie nachgewiesen werden. Die neuesten randomisiert-kontrollierten Untersuchungen zeigen einen deutlichen Effekt dieser modifizierten PCIT-Version (Elkins et al. 2017).

Eine weitere Adaptation der PCIT (das so genannte Turtle Program) richtet sich an Kinder mit einer Behavioralen Inhibition (BI), d. h. einer Störung der Inhibition gegenüber Neuem nach DC: 0-5 (2016) (Elkins et al. 2017).

Aus der Psychotherapieforschung bei älteren Kindern und Jugendlichen mit Angststörungen zeigt sich, dass bisher nur für die kognitiv-verhaltenstherapeutische Psychotherapie ein empirischer Nachweis für die Wirksamkeit erbracht werden konnte (In-Albon und Schneider 2007). Übersichtsarbeiten zeigen, dass ca. 70-80 % der Kinder nach einer kognitiven Verhaltenstherapie keine Angststörung mehr aufweisen. Die Stabilität der erreichten Erfolge konnte für mehrere Jahre nachgewiesen werden. Auch bei jungen Kindern ab dem Alter von drei Jahren zeigte die kognitive Verhaltenstherapie in randomisiert-kontrollierten Studien signifikante Effekte für die generalisierte Angststörung, spezifische und soziale Phobien, sowie Trennungsangst (Njoroge und Yang 2012).

So wurde eine spezielle kognitiv-verhaltenstherapeutische Therapie für Kinder mit

Trennungsangst entwickelt, ein manualisiertes Eltern-Kind-Programm (Trennungsangstprogramm Für Familien, TAFF) (In-Albon und Schneider 2007). 43 Kinder im Alter von 5 bis 7 Jahren mit Trennungsangst wurden randomisiert-kontrolliert zugeteilt entweder zu 16 Sitzungen Therapie (TAFF) (n=21) + 4-wöchigem Follow-up oder zu einer 12-wöchigen Wartekontrollgruppe (n=22). Das Programm beinhaltet Sitzungen mit Kindern alleine, mit Eltern alleine und gemeinsame Stunden. Es umfasst Elemente der Information, Psychoedukation und Exposition. Kindgerechte Materialien werden eingesetzt. Nach der TAFF-Therapie hatten 76,2 % der Kinder keine Trennungsangst mehr – verglichen mit 13,6 % der Kinder der Wartelistengruppe (Schneider et al. 2011).

Hirshfeld-Becker et al. (2008b) beschreiben ein manualisiertes kognitiv-verhaltenstherapeutisches Eltern-Kind-Training mit insgesamt zwanzig Behandlungseinheiten, das »Being Brave Program«. In einer ersten Pilotstudie von neun Kindern im Alter von 4–7 Jahren konnte eine deutliche Reduktion von Angstsymptomen in 15 bis 20 Sitzungen nachgewiesen werden.

Ein weniger aufwändiges, reines Elterntraining mit nur acht Einheiten wurde von Kennedy et al. (2009) vorgestellt. 71 Kinder im Alter von 3–4 Jahren mit einer BI plus einem Elternteil mit einer Angststörung wurden entweder einer sechsmonatigen Warteliste oder der Behandlungsgruppe zugeteilt. 67 % der Mütter hatten eine Angststörung (59 % soziale Phobie), ebenso 42 % der Väter (30 % soziale Phobie) und alle Kinder (überwiegend soziale Phobie). In einer Gruppentherapie der Eltern wurden ihnen Psychoedukation, Coping-Strategien, soziale Kompetenzen, Expositionsprinzipien vermittelt. Der Fokus lag dabei im Umgang mit den kindlichen Ängsten. Nach sechs Monaten konnte eine signifikante Reduktion der BI des Kindes nachgewiesen werden, ebenso wie eine signifikante Reduktion der Angststörungen. So hatten 47 % der Kinder nach sechs Monaten keine Angststörung, im Vergleich zu 7 % der Kontrollen. Interessanterweise fand sich keine signifikante Reduktion der Angstsyndrome der Eltern. Die Studie spricht dafür, dass eine frühe Intervention ausgesprochen sinnvoll ist und dass selbst ein Elterntraining wirksam sein kann, d. h. die aufwändigeren Eltern-Kind-Therapien wie die PCIT oder das oben vorgestellte »Being Brave Program« nicht für alle Kinder notwendig sind.

Fox et al. (2012) untersuchten ein präventives, kognitiv-verhaltenstherapeutisches Interventionsprogramm für leichte und mittelstarke Ängste bei 16 3–5-jährigen Kindern (SEED – Strengthening Early Emotional Development). Zur gleichen Zeit wurden getrennte Eltern- und Kindergruppen über zehn Sitzungen durchgeführt. Angstsymptome konnten bei Eltern und Kindern reduziert werden. Weitere Hinweise zur Wirksamkeit kognitiv-verhaltenstherapeutischer Zugänge finden sich bei Miron und Scheeringa (2017).

Psychodynamische Therapien können bei generalisierten und Trennungsängsten sinnvoll sein, obwohl die Forschungslage hierzu gering ist. So kann in psychodynamischen Eltern-Kind-Therapien (SKEPT) der Zusammenhang zwischen den kindlichen Ängsten und den oft nicht bewussten elterlichen Ängsten oder traumatischen Erfahrungen bewusstgemacht und erarbeitet werden, was oft zu einem Rückgang der kindlichen Angstsymptomatik führt (Cierpka und Windaus 2007). Für ältere Vorschulkinder kommen auch tiefenpsychologisch fundierten Interventionen in Frage, die auch bei Schulkindern indiziert sind. Für psychodynamische Kurzzeitpsychotherapien liegen erste Studien vor (Kronmüller et al. 2005, Muratori et al. 2002).

Eine Psychopharmakotherapie kann wegen der fehlenden Datenlage nicht empfohlen werden (Gleason et al. 2007). Randomisiert-kontrollierte Studien von Angststörungen bei jungen Kindern existieren nicht, lediglich einzelne Fallberichte zum Einsatz z. B. von Fluoxetin (Gleason und Teverbaugh 2017)

8.7 Verlauf und Prognose

Overgaard et al. (2014) konnten eine frühe Stabilität von Angstsymptomen vom Alter von 18 Monaten bis 3,5 Jahren nachweisen. Bufferd et al. (2012) konnten ferner zeigen, dass Angststörungen eine hohe Kontinuität vom Alter von 3 Jahren bis 6 Jahren aufweisen (▶ Tab. 7). Das Risiko für ein 3-jähriges Kind auch im Alter von 6 Jahren von einer Angststörung betroffen zu sein, ist vierfach erhöht (bei der sozialen Phobie sogar 60-fach erhöht).

Zum weiteren Langzeitverlauf von Angststörungen aus dem Vorschulalter heraus gibt es wenige Studien. Die Forschung zur BI weist darauf hin, dass dieser Marker eine mäßige Stabilität sogar bis ins Erwachsenenalter aufweist. In anderen Worten, es gibt Hinweise dafür, dass die Disposition für Angststörungen sich langfristig hält. Dies ist bei der nachgewiesenen genetischen Disposition auch zu erwarten. Anderseits konnten Hirshfeld-Becker et al. (2008b) auch zeigen, dass Kinder mit BI trotz des erhöhten Risikos von psychotherapeutischen, vor allem kognitiv-verhaltenstherapeutischen Intervention profitieren können. Nach Sylvester und Pine (2017) haben Vorschulkinder mit Angststörungen ein deutlich erhöhtes Risiko für Angststörungen als Schulkinder und Jugendliche.

8.8 Zusammenfassung und Empfehlungen

Auch bei Angststörungen fehlen gute Therapiestudien, obwohl es in den letzten Jahren positive Entwicklungen gab. Die Evidenzgrade liegen trotz der Häufigkeit der Angststörungen für junge Kinder immer noch auf einem niedrigeren Niveau als für ältere Kinder und Jugendliche (AACAP 2007d). Nach der derzeitigen Studienlage sind Eltern-Kind-Therapien Mittel der ersten Wahl, gerade bei jüngeren Kindern. Die Evidenzgrade betragen 1a für die Elternprogramme und Eltern-Kind-Therapien, 1b für kognitiv-verhaltenstherapeutische Interventionen und für psychodynamische Therapien bei 4 bis 5.

> **Schlüsselempfehlungen nach den AWMF-Leitlinien (von Gontard et al. 2015)**
>
> - Zur Diagnose von Angststörungen sollen die DC: 0-3R-Kriterien verwendet werden.*
> - Es sollen vier Angststörungen unterschieden werden: Trennungsangst, spezifische Phobien, soziale Ängstlichkeit und generalisierte Angststörung.**
> - Die Diagnose einer Angststörung soll nicht vor dem Alter von 18 Monaten gestellt werden. Subklinische Angstsymptome können schon vorher nachweisbar sein.
> - Komorbide Störungen der Angststörungen sollen erfasst werden.
> - Eine detaillierte und spezifische Diagnostik der Angststörungen soll durchgeführt werden.
> - Eine Beratung und Psychoedukation soll bei Angststörungen durchgeführt werden.
> - Falls bei Eltern der Verdacht einer eigenen Angststörung besteht, sollen eine eigene Diagnostik und ggf. Therapie empfohlen werden.

- Eltern-Kind-Therapien sollen als Mittel der ersten Wahl bei Kindern unter 3;0 Jahren mit Angststörungen durchgeführt werden.
- Bei Kindern im Alter von 3;0-5;11 Jahren sollen auch verhaltenstherapeutische und psychodynamische Therapien angeboten werden.
- Eine Psychopharmakotherapie der Angststörung soll nicht erfolgen.

Änderungen seit Erscheinen der Leitlinien
*Aktuell: DC: 0-5 (2016)
**Inzwischen nach DC: 0-5 (2016) sind es fünf Störungen, d. h. zusätzlich noch der selektive Mutismus und die Störung mit Inhibition gegenüber Neuem; dagegen wird die spezifische Phobie nicht mehr separat definiert (d. h. hier gelten die ICD-10- oder DSM-5-Kriterien)

Entscheidungsbaum: Angststörungen nach den AWMF-Leitlinien (von Gontard et al. 2015)

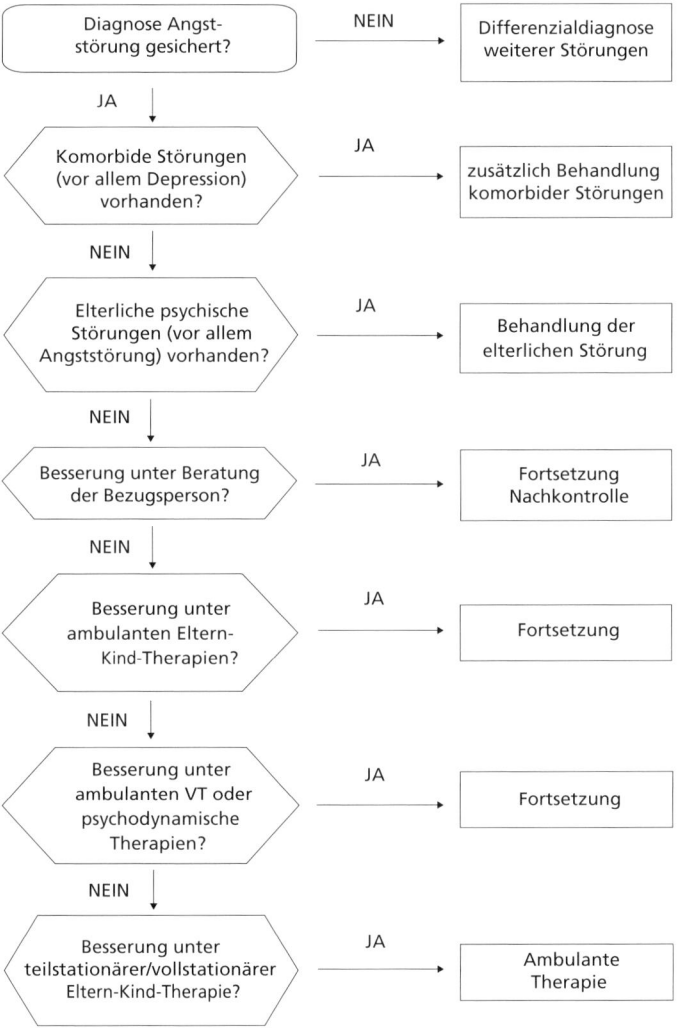

9 Anpassungsstörungen

9.1 Definition und Klassifikation

Die Gruppe der Anpassungsstörungen ist ein »Stiefkind« der Kinder- und Jugendpsychiatrie im Allgemeinen, nicht nur bei Vorschulkindern. So gibt es in vielen der Standardlehrbücher noch nicht einmal ein Kapitel über diese Störungen – obwohl sie gerne und häufig diagnostiziert werden, da sie eine gute spontane Remission implizieren. Die Diagnose der Anpassungsstörung wird im Kindes-, wie auch im Erwachsenenalter häufig vergeben. In einer Studie des dänischen Registers von psychiatrisch behandelten Menschen mit Stress-bezogenen Störungen waren Anpassungsstörungen wesentlich häufiger als akute Stress Reaktionen oder PTBS – bei Erwachsenen (67,5 %), wie auch bei Kindern (64 %) (Gradus et al. 2014). Trotz dieser Häufigkeit ist in den letzten Jahren keine neue Arbeit zu Anpassungsstörungen bei Vorschulkindern erschienen.

9.1.1 ICD-10

Nach ICD-10 handelt es sich um Zustände von subjektivem Leiden und emotionaler Beeinträchtigung, die soziale Funktionen und Leistungen behindern und während des Anpassungsprozesses nach einer entschiedenen Lebensveränderung auftreten. Zur Diagnose ist es zunächst notwendig, eine psychosoziale Belastung von einem nicht außergewöhnlichen oder katastrophalen Ausmaß zu identifizieren. Die Symptome beginnen innerhalb eines Monats nach dem Ereignis und bilden sich meistens innerhalb von sechs Monaten zurück. Nur eine depressive Reaktion kann auch länger (bis zu zwei Jahre) andauern. Die Symptomatik der Anpassungsstörungen ist variabel und umfasst depressive und Angstsymptome sowie Auffälligkeiten im Sozialverhalten. Nach ICD-10 wird unterschieden zwischen

- der kurzen depressiven Reaktion (F43.20);
- der längeren depressiven Reaktion bis zu zwei Jahren (F43.21);
- der Verbindung aus Angst- und depressiver Reaktion (F43.22);
- der Anpassungsstörung mit
  - vorwiegender Beeinträchtigung von andern Gefühlen (F43.23);
  - mit vorwiegender Störung des Sozialverhaltens (F43.24);
  - mit gemischter Störung von Gefühlen und Sozialverhalten (F43.25);
- sowie einer Restkategorie (F43.28).

Die Art der Stressoren können nach der ICD-10 entweder unter den Z-Faktoren erfasst werden (Faktoren, die den Gesundheitszustand beeinflussen und zur Inanspruchnahme von Gesundheitsdiensten führen) oder auf der 5. Achse der MAS kodiert werden. Die dort aufgeführten psychosozialen Belastungen beziehen sich auf die letzten sechs Monate und können, falls sie akut auftreten, Symptome der Anpassungsstörung nach sich ziehen.

9.1.2 DSM-5

Nach der DSM-5 kann die Symptomatik bis zu drei Monate nach dem Stressor auftreten. Eine akute Anpassungsstörung bildet sich innerhalb von sechs Monaten zurück, eine chronische persistiert für länger als sechs Monate. Die beschriebene Symptomatik ist vergleichbar mit der ICD-10-Klassifikation.

9.1.3 DC: 0-5

Anpassungsstörungen werden nach der DC:0-5 (2016) unter den Trauma-, Stress- und Deprivationsstörungen aufgeführt. Ein besonderer Schwerpunkt liegt bei der DC:0-5-Klassifikation auf der komplizierten Trauerstörung der frühen Kindheit. Der Verlust der Hauptbezugsperson ist gerade in diesem Alter ein besonders schwerwiegender Stressor, da junge Kinder nicht die emotionalen und kognitiven Ressourcen haben, mit einem so schweren Verlust umzugehen. Zusätzlich sind oft andere Bezugspersonen ebenfalls in ihrem eigenen Trauerprozess involviert und können das Kind möglicherweise nicht adäquat unterstützen. Zur Diagnose ist erforderlich, dass die Symptomatik nach dem erlittenen Verlust (Tod oder bleibenden Verlust einer Bezugsperson) auftritt, an den meisten Tagen innerhalb von 30 Tagen persistiert. Sehr detailliert sind die Symptome beschrieben (▶ Anhang III): Unter anderem weint, sucht und ruft das Kind nach der verlorenen Bezugsperson, es lässt sich nicht trösten, es zieht sich emotional zurück, es zeigt Ess- und Schlafprobleme, der affektive Ausdruck ist eingeschränkt und depressiv, Erinnerung an den Verlust löst entweder heftige emotionale Reaktionen oder im Gegenteil Gleichgültigkeit aus. Dies ist eine schwere Störung mit erheblichen Beeinträchtigungen, die alle Vorschulkinder betreffen kann. Die Diagnose sollte mit Vorsicht unter einem Alter von neun Monaten gestellt werden.

Die Anpassungsstörung im weiteren Sinne erfordert nach DC: 0-5 (2016) wieder den Zusammenhang mit einem Stressor und dem Auftreten eines breiten Spektrums von Symptomen innerhalb von zwei Wochen, den Ausschluss einer anderen psychischen Störung und das Vorhandensein von Beeinträchtigungen. Bei der Anpassungsstörung gibt es keine Altersbegrenzungen. Die Anpassungsstörung ist zeitlich begrenzt auf einen Verlauf von zwei Wochen bis drei Monaten.

9.2 Prävalenz

Anpassungsstörungen sind bei Inanspruchnahmepopulationen hoch. So litten 8 % von 1083 Kindern unter dieser Störung nach DC:0–3 (Emde und Wise 2003) (▶ Tab. 8). In der Studie von Frankel et al. (2004) hatten 20 % der ambulant vorgestellten Kinder eine Anpassungsstörung nach DSM-IV und 19 % nach DC:0–3. Bei Equit et al. (2011) hatten nur 6,0 % der vorgestellten Kinder eine Anpassungsstörung nach ICD-10, 8,0 % nach DC: 0-3R (2005) – und 0,7 % eine verlängerte Trauerreaktion (▶ Tab. 9). Dies bedeutet, dass bei klinischen Studien Selektionseffekte einen wichtigen Einfluss auf die Häufigkeit haben.

In den bevölkerungsbezogenen Studien (▶ Tab. 4) wurde kein einziges Kind mit einer Anpassungsstörung diagnostiziert, d. h. es liegen keine repäsentativen Prävalenzzahlen vor. Nur in der dänischen epidemiologischen Studie waren 0,9 % aller 18 Monate alten

Kinder von einer Anpassungsstörung betroffen (Skovgaard et al. 2007). Dies spricht dafür, dass Anpassungsstörungen häufig übersehen werden.

9.3 Diagnostik

Die üblichen Prinzipien der Diagnostik gelten auch bei Anpassungsstörungen (▶ Kap. 1.3). Darüber hinaus weist Hill (2006) darauf hin, dass der tatsächliche zeitliche Zusammenhang zwischen Stressor und Symptomatik nachgewiesen werden muss. Auch ist es wichtig, die subjektive Bedeutung des Stressors für das Kind sowie die subjektiven elterlichen Einstellungen und Coping-Mechanismen zu explorieren. Die Symptomatik umfasst ein breites Spektrum von internalisierenden und externalisierenden Symptomen, die sich z. B. wie eine depressive Episode oder einer Störung des Sozialverhaltens manifestieren – nur, dass sie erst nach einem leichteren traumatischen Erlebnis auftreten und sich meistens zurückbilden. Spezifische standarisierte Instrumente oder Beobachtungsverfahren gibt es nicht.

9.4 Klinik

Auch zur klinischen Ausprägung der Anpassungsstörungen liegen kaum Studien vor. Campbell et al. (2002) gehen detailliert auf die Auswirkungen von zwei Stressoren ein, die im Vorschulalter von besonderer Bedeutung sind, nämlich die Trennung/Scheidung der Eltern und die Geburt von Geschwistern.

Bei Trennung/Scheidung der Eltern sind vor allem Jungen im Vorschulalter betroffen. Nicht nur die Trennung, sondern andere gleichzeitige Veränderungen im Leben können belastend sein, wie z. B. Umzüge, Veränderungen im Alltag und neue Bezugspersonen. Typisch sind einerseits introversive Symptome wie Alpträume, Schuldgefühle und Verlassenheitsgefühle, andererseits Zunahme der Eltern-Kind-Konflikte mit externalisierenden Symptomen.

Bei der Geburt von Geschwistern ist die Ambivalenz bei Vorschulkindern typisch. Es findet sich eine gemischte Reaktion mit Neugier und Freude wie auch negative Ablehnung. Die Symptome umfassen Klammern, Trennungsängste, Einnässen, Füttern und Trinkprobleme sowie oppositionell-aggressives Verhalten und zunehmende Eltern-Kind-Konflikte.

9.5 Ätiologie

Nach Hill (2006) können Stressoren unterschieden werden in:

1. *Normative Stressoren*, die fast alle Kinder erleben, z. B. Kindergarten- oder Schuleintritt.
2. *Nicht normative Stressoren*, die spezifisch für das jeweilige Kind sind, wie z. B. spezifische Verluste, sowie tägliche Belastungen (»daily hassles«), d. h. geringe, aber kumulative Stressoren.

Die Auswirkung der Stressoren ist abhängig von der Zahl der Stressoren, dem Zeitpunkt und ihrer Synchronizität, d. h. ob sie zusammen auftreten oder nicht. Auch ist es von Bedeutung, ob sie für das Kind unvorhersehbar sind oder auf vorherigen Erfahrungen beruhen. Auch die subjektive Einschätzung des Kindes sowie der Coping-Stil sind von entscheidender Bedeutung für das Auftreten einer Anpassungsstörung. Obwohl die ICD-10 von einer individuellen Disposition oder Vulnerabilität ausgehen, gibt es keine Studien zu einer möglichen genetischen Disposition.

Zwei Studien haben den Zusammenhang zwischen Lebensereignissen und Verhalten untersucht und damit weitere ätiologische Zusammenhänge aufgezeigt. In einer Schuleingangsuntersuchung wurden 1887 Kinder im Alter von 5,0 und 6,9 Jahren untersucht (Fürniss et al. 2009). Mehr als 80 % der Kinder hatten mindestens ein belastendes Ereignis in ihrem bisherigen Leben erlitten. Die wichtigsten Lebensereignisse waren Geburt eines Geschwisterkindes (40,3 %), Tod eines Verwandten (nicht Elternteil) (27,5 %), Operation (25,8 %), Krankenhausbehandlung (24,5 %), Wiederaufnahme von Arbeit durch die Eltern (19,1 %), neuer Kindergarten (15,6 %), Umzug (14,5 %), Wegzug des besten Freundes (14,5 %), Trennung der Eltern (12,1 %), Abwesenheit des Vaters (6,7 %), Scheidung der Eltern (6,2 %), Einzug von Verwandten oder Freunden (5,5 %), Verlust des Arbeitsplatzes der Eltern (5,1 %), Auszug eines älteren Geschwisters (2,1 %), Wiederheirat der Eltern (1,9 %), Unfall der Eltern (1,5 %), Tod eines Elternteils (0,9 %). Die mittlere Zahl von Lebensereignissen betrug 2,2, mit einer Spannbreite von 0–9.

Kumulative Lebensereignisse waren signifikant mit auffälligem Verhalten korreliert, gemessen im Gesamtscore der Child Behavior Checklist. Dabei bestand ein direkter Zusammenhang zwischen Zahl der Lebensereignisse und Rate von klinischen Auffälligkeiten nach der CBCL. Bei keinem Lebensereignis zeigten 5,6 % der Kinder klinisch relevante Auffälligkeiten, bei einem Lebensereignis 8,0 %, bei zwei 9,2 %, bei drei 14,2 %, bei vier 20,9 % und bei fünf oder mehr sogar 29,4 %.

Ferner konnten Fürniss et al. (2009) fünf Faktoren von Lebensereignissen identifizieren, die Auswirkungen auf kindliches Verhalten hatten. In absteigender Reihenfolge nach Bedeutung waren diese Faktoren: Trennung/Scheidung, kindliche Gesundheit, Umzug, Arbeit der Eltern, Gesundheit der Eltern und Familienangehörigen.

Die Arbeit zeigt eindeutig den Zusammenhang von Lebensereignissen und klinisch auffälligem Verhalten auf, wobei die Symptomatik in Fragebögen und nicht in einem standardisierten Interview erfasst wurde. Auch sind die Verhaltenssymptome nicht als Anpassungsstörungen nach ICD-10 oder DSM-IV interpretierbar, da die Lebensereignisse der ersten sechs Lebensjahre kumulativ berücksichtigt wurden und nicht ein unmittelbarer Zusammenhang zwischen Lebensereignis und Anpassungsstörung untersucht wurde.

Die Arbeit von Mongillo et al. (2009) weist daraufhin, dass qualitative (nicht nur quantitative) Unterschiede zwischen Anpassungsstörungen und PTBS auch im Vorschulalter nachzuweisen sind. Insgesamt sind junge Kleinkinder im Alter von 18–36 Monaten besonders empfänglich für Traumata. In einer bevölkerungsbezogenen Studie von 917 Kindern im Alter von 6–36 Monaten wurden neun Hauptlebensereignisse nach der Child Life Events Scale erfasst. Diese umfassten: Hundebiss, Autounfall, Krankenhausbehandlung, Wahrnehmung von Gewalt in der Nachbarschaft, Wahrnehmung der Bedrohung eines Familienmitgliedes durch eine Waffe, Wahrnehmung, dass jemand Familienmitglieder geschlagen, geschubst oder getreten hat, schwere körperliche Verletzung, medizinische Operationen oder andere potentiell traumatische Ereignisse.

23 % der Kinder hatten im Alter von 6–36 Monaten mindestens eines dieser Trauma-Ereignisse erlebt. Diese Kinder zeigten auffällige Fragebogenwerte, sowohl für internalisierende, wie auch für externalisierendes Verhalten. Typische Symptome waren repetitives Verhalten, Sprechen über das Ereignis, das Vermeiden von Körperkontakt, ein trauriges Aussehen, häufiges Weinen, albernes Verhalten, Wutausbrüche, Irritabilität, Schlafstörungen, Sorgen über den eigenen Körper.

Nur 20 % dieser Kinder, d. h. 5 % der Gesamtgruppe zeigten dramatische Änderungen nach dem Trauma. Die Kinder mit einer dramatischen Änderung nach Trauma zeigten ein qualitativ anderes Spektrum von Verhaltenssymptomen, die typisch waren für eine PTBS. Zu diesen gehörten das Wiedererleben des Traumas, Vermeidung und Gefühl der Abstumpfung sowie Zeichen eines Hyperarousals.

Diese Arbeit ist wichtig, da sie aufzeigt, dass nicht alle Kinder nach einem Trauma eine auffällige Verhaltenssymptomatik entwickeln. Nur 23 % der Kinder zeigen Symptome, die einer Anpassungsstörung entsprechen können, wobei auch in dieser Studie keine klinischen Diagnosen erhoben wurden. Nur 1/5 dieser Gruppe, d. h. 5 % der Gesamtgruppe entwickelten Zeichen einer PTBS. Dies spricht dafür, dass Anpassungsstörung und PTBS sich nicht nur quantitativ, sondern auch qualitativ unterscheiden.

9.6 Therapie

Anpassungsstörungen können trotz der guten Prognose für Eltern und Kinder belastend sein. Eine Beratung ist in jedem Fall angezeigt. Eltern sollten praktische, pädagogische Hinweise über den Umgang mit ihren Kindern im Alltag vermittelt bekommen. Auch die Vermittlung der Unterschiede zwischen Anpassungsstörungen und PTBS kann hilfreich sein. Eine Psychotherapie ist bei leichten Formen nicht notwendig. Der Schwerpunkt der Beratung liegt auf Psychoedukation und der Aktivierung der Ressourcen (Hill et al. 2006).

Zur Therapie der Anpassungsstörungen gibt es keine standardisierten Therapiestudien. Hill et al. (2006) betonen, dass, wenn möglich, der Stressor entfernt und vermieden werden sollte. Bei schwerer Ausprägung richtet sich die Therapieform nach der jeweiligen Symptomatik. Bei schweren oder chronisch verlaufenden Anpassungsstörungen (vor allem der verlängerten Trauerreaktion) kann deshalb eine Psychotherapie sinnvoll und indiziert sein.

9.7 Verlauf und Prognose

Zum Langzeitverlauf der Anpassungsstörungen gibt es keine Studien. Nach ihrer Definition bilden sie sich innerhalb von sechs Monaten zurück, wobei nach DSM-5 chronische Anpassungsstörungen auch länger persistieren können. Nach der DC: 0-5 (2016) liegt die Rückbildungsdauer der Anpassungsstörung zwischen zwei Wochen und drei Monaten. Auch ist im Verlauf nicht geklärt, ob sich andere psychische Störungen aus einer Anpassungsstörung heraus entwickeln können, wie es nach klinischer Einschätzung bei vielen Kindern der Fall zu sein scheint.

Ohne Zweifel ist die komplizierte Trauerstörung der frühen Kindheit eine besonders schwere Form der Anpassungsstörung. Auch zu dieser Störung liegen keine Daten zu Langzeitverläufen vor.

9.8 Zusammenfassung

Obwohl zeitlich limitiert, können Anpassungsstörungen mit erheblicher emotionaler Belastung für Eltern und Kind assoziiert sein. Allgemeine Empfehlungen liegen nicht vor. Generell sind nach Hill (2006) eine gute Diagnostik und Differenzialdiagnose notwendig. Die Therapie umfasst vor allem Beratung, Psychoedukation und Aktivierung von Ressourcen, wobei die subjektive Einschätzung von Eltern und Kind eingezogen werden muss. Erst bei schwereren Formen (wie bei der komplizierten Trauerstörung der frühen Kindheit) mit einem längeren Verlauf sind spezifische psychotherapeutische Interventionen zu empfehlen. Alle Evidenzgrade der Empfehlungen liegen auf einem niedrigen Niveau von 5, d. h. es handelt sich in Ermangelung von Therapiestudien um Expertenempfehlungen.

> **Schlüsselempfehlungen nach den AWMF-Leitlinien (von Gontard et al. 2015)**
>
> - Zur Diagnose von Anpassungsstörungen sollen die ICD-10-Kriterien verwendet werden.
> - Als besonders wichtige Anpassungsstörung gilt die verlängerte Trauerreaktion.* Zur Diagnose sollen die DC: 0-3R-Kriterien verwendet werden.**
> - Anpassungsstörungen sollen detailliert und spezifisch diagnostiziert werden.
> - Bei einer Anpassungsstörung sollen eine Beratung und Psychoedukation erfolgen.
> - Bei schwerer Ausprägung oder protrahiertem Verlauf der Anpassungsstörung sollen eine weiterführende Diagnostik und ggf. eine Psychotherapie durchgeführt werden.

Änderungen seit Erscheinen der Leitlinien:
*Nach DC: 0-5: Komplizierte Trauerstörung der frühen Kindheit
**Aktuell: DC: 0-5 (2016)

Entscheidungsbaum: Anpassungsstörungen nach den AWMF-Leitlinien (von Gontard et al. 2015)

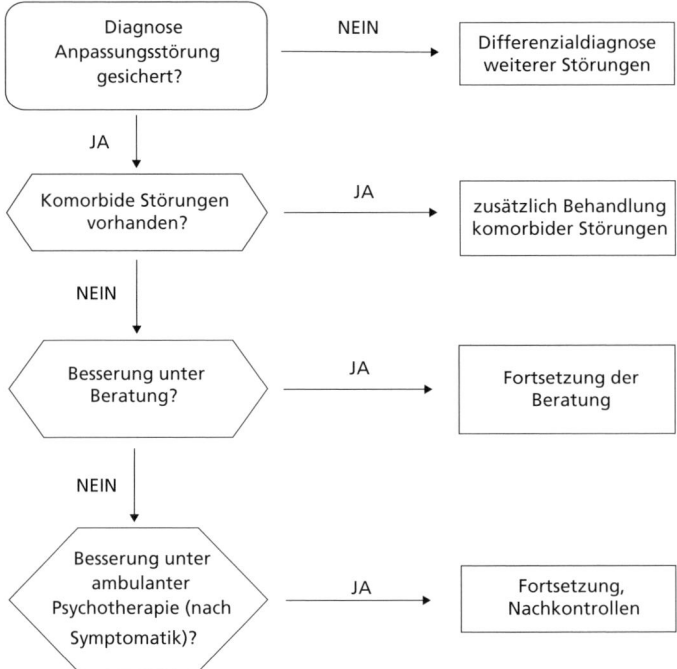

10 Sensorische Verarbeitungsstörungen

10.1 Definition und Klassifikation

Keine Störungsgruppe bei Säuglingen, Klein- und Vorschulkindern wird so kontrovers diskutiert wie die sensorischen Verarbeitungsstörungen oder die sogenannten Regulationsstörungen, obwohl sie häufig diagnostiziert werden.

Der Begriff sensorische Verarbeitungsstörung nach DC: 0-5 (2016) ersetzt den bisherigen Begriff Regulationsstörung, der in den verschiedenen Klassifikationssystemen vollkommen unterschiedlich definiert wurde. So existieren verschiedene Definitionen der Konstrukte »Regulation« oder »Selbstregulation«. Selbstregulation wird allgemein als ein System der persönlichen Steuerung definiert, das den Prozess der Lenkung von Gedanken, Verhalten und Gefühle beinhaltet, um Ziele zu erreichen. Das Konzept der Regulation ist sehr beliebt, aber die Definitionen sind wiederum sehr mehrdeutig (Burman et al. 2015). So verstehen manche Autoren unter Regulation eine Abstimmung von inhibitorischen und exzitatorischen Prozessen, andere eine Integration von physiologischen, emotionalen, aufmerksamkeitsbezogenen und kognitiven Prozessen, und zuletzt andere eine Steuerung durch Bezugspersonen (Koregulation) (Feldman et al. 2015).

Aus den Problemen bei der Selbstregulation und Regulation leiten sich die Konstrukte der Regulationsstörungen ab. Historisch lassen sich zwei Entwicklungslinien nachzeichnen, die deutschen und die internationalen Entwicklungen, die im Folgenden erläutert werden.

10.1.1 Regulationsstörungen nach den deutschen Leitlinien

Die Diagnose »Regulationsstörung« war vor allem in Deutschland sehr populär und wurde als übergeordnete Hauptkategorie für Störungen des Schreiens, des Essens, des Schlafens und der Affektregulation im Kleinkindalter propagiert (Schmidt und Poustka 2007). Zu den Regulationsstörungen war die bisherige Forschungsaktivität gering, sodass qualitativ hochwertige Studien fehlen.

Nach den ersten deutschen Leitlinien (Schmidt und Poustka 2007) wurde unter einer Regulationsstörung »eine für das Alter, bzw. Entwicklungsstand des Kleinkindes außergewöhnliche Schwierigkeit verstanden, sein Verhalten in einem, häufig aber mehreren Kontexten (Selbstberuhigung, Schreien, Schlafen, Füttern, Zwiegespräche und Spiel, kurze Trennung, Grenzsetzung und andere) angemessen zu regulieren«. Es wurde eine Vielzahl von Problembereichen aufgeführt, bei denen kritisch gefragt werden muss, ob es sich tatsächlich um Störungen oder nur um belastende Symptome handelt. Ohne Zweifel sind Schlaf-, Ess- und Schreistörungen eigene klinisch relevante Störungen. Symptome wie Spielunlust, chronische Unruhe, exzessives Klammern, exzessives Trotzverhalten, aggressiv oppositionelles Verhalten, Freud- und Interesselosigkeit und Kummer sind ebenso Manifestationen, die unter dem Überbegriff »Regulationsstörung« nach den ersten deutschen Leitlinien subsumiert wurden. Es wurde allerdings nicht nach Schweregrad unterschieden und die Abgrenzung zu andern Störungen wie der ODD nicht genügend berücksichtigt. Letztendlich handelte es sich um eine Mischung von Symptomen, die, nicht empirisch gestützt, zu der weiten Störungskategorie der Regulationsstörungen zusammengefasst wurden.

Ferner plädierten die Leitlinien für ein dimensionales Vorgehen – im deutlichen Gegensatz zu den internationalen Entwicklungen, die auch bei Kleinkindern kategoriale Störungseinheiten mit hoher diagnostischer Validität identifiziert haben: »Es handelt sich bei den umschriebenen Symptomkonstellationen weniger um nosologisch abgrenzbare Gruppen, als vielmehr um Extremvarianten normaler Entwicklungsphänomene. Dementsprechend bietet sich auch eher ein dimensionales als kategoriales Krankheitsverständnis an«.

Um diesen Traditionen Rechnung zu tragen, wurde in den neuen AWMF-Leitlinien ein Subtyp A definiert, der eine Vielzahl von Symptomen in verschiedenen Bereichen, die im Entwicklungsverlauf schwanken können, definiert. Auch Dauer und Ausschlusskriterien wurden festgelegt. Nach den AWMF-Leitlinien (von Gontard et al. 2015) wird der Typ A nach folgenden Kriterien definiert:

- Es müssen mindestens zwei regulatorische Bereiche betroffen sein.
- Eine oder mehrere Symptomkonstellationen können die Kriterien einer anderen Störung erfüllen (z. B. Schlafstörung, Fütterstörung, Angststörung), in diesem Fall sind sie zunächst als solche zu klassifizieren.
- Nur bei Vorliegen zusätzlicher regulatorischer Symptome werden danach alle regulatorisch auffälligen Bereiche dokumentiert; d. h. erst bei Hinzutreten eines weiteren, auffälligen kindlichen Verhaltensbereiches oder Wechsels der Symptomatik im Entwicklungsverlauf und Erfüllen der übrigen aufgeführten Kriterien wird von einer Regulationsstörung gesprochen.
- Folgende zusätzliche Kriterien sollten erfüllt sein:
  – Dauer der Symptomatik mindestens ein Monat, Auftreten an mindestens vier Tagen der Woche
  – Die Symptome sind typischerweise sehr variabel bezüglich der Intensität, Dauer und Häufigkeit ihres Auftretens.
  – Unterschiedliche Symptomkonstellationen können sich im Entwicklungsverlauf typischerweise ablösen.
  – Die Symptome können auf bestimmte Bezugspersonen begrenzt sein und gehen regelhaft mit dysfunktionalen Interaktionsmustern einher
- Regulationsstörungen können sich in folgenden Bereichen und Symptomen manifestieren:
  – persistierendes exzessives Schreien
  – Schlafstörungen
  – Fütter- und Essstörungen
  – Sonstige psychische Auffälligkeiten wie Trennungsängste, exzessive Wutanfälle, oppositionelles Verhalten, exzessive Nahrungsaufnahme.

Leider ist diese Kategorie noch nicht empirisch gestützt, da es praktisch keine Forschung zu dieser Problematik gibt.

10.1.2 Internationale Entwicklungen

Die internationale Tradition, die von der Vorläuferversion der DC: 0-5 (2016) übernommen wurde, bevorzugte eher eine deskriptiv-phänomenologisch begründete Klassifikation in einzelnen Störungsgruppen der Regulationsstörungen (DC: 0-3R 2005). So wurden die Fütterstörungen und die Schlafstörungen als separate Störungen definiert. Regulationsstörungen wurden offiziell als »Regulationsstörungen der sensorischen Verarbeitung« bezeichnet, um die besondere Abhängigkeit dieser Störungen von externen Stimuli zu betonen. Regulationsstörungen wurden als anlagebedingte Störungen der Antwort auf sensorische Reize konzeptualisiert. Kinder zeigen persistierende, einschränkende Schwierigkeiten in der adäquaten Regulation von Emotionen, Verhalten und Motorik – jeweils als Antwort auf sensorische Reize. Es wurden drei Typen unterschieden: der überempfindliche Typ (mit zwei Subtypen, dem ängstlich-vorsichtigen und dem negativ-oppositionellen Subtyp), der unterempfindliche-unterreagierende und der stimulationssuchende-impulsive Typ. Um dieser Tradition Rechnung zu tragen, wurden die Definitionen der DC: 0-3R (2005) ebenfalls als Typ B in die AWMF-Leitlinie aufgenommen (▶ Anhang II).

Im Gegensatz zu den internationalen Empfehlungen sollte die Diagnose von Regulationsstörungen (Typen A und B) nach den AWMF-Leitlinien (von Gontard et al. 2015) auf die ersten drei Lebensjahre begrenzt sein. Ab dem Alter von 3;0 Jahren sollte eine Zuordnung der einzelnen Symptome zu bekannten Störungskategorien (ODD, Angststörung etc.) erfolgen. Eine Diagnose bei jungen Säuglingen (0–6 Monaten) muss nach den Leitlinien zurückhaltend gestellt werden, da regulatorische Probleme sehr häufig sind, zeitlich beschränkt auftreten und als normale Entwicklungsphänomene aufzufassen sind.

10.1.3 ICD-10 und DSM-5

Sensorische Verarbeitungsstörungen (oder Regulationsstörungen) sind keine Diagnosen, die nach ICD-10 oder DSM-5 vorgesehen sind.

10.1.4 DC: 0-5

Bei der DC: 0-5 (2016) wurde der Begriff Regulationsstörung fallen gelassen und stattdessen der Name sensorische Verarbeitungsstörung gewählt (▶ Anhang III). Zwei Hauptkategorien wurden beschrieben, die sensorische Über- und Unterreaktivitätsstörung. Der Name deutet an, dass das Kind äußere sensorische Reize der Umgebung nicht adäquat reguliert, sondern bei diesen Störungen mit Emotionen und Verhaltenssymptomen reagiert.

Bei der ersten Form (der Sensorische Überreaktivitätsstörung) zeigt das Kind eine durchgängige Überempfindlichkeit auf Reize, auf die es intensiv reagiert und die es zu vermeiden versucht. Eine Autismus-Spektrum-Störung muss ausgeschlossen werden. Bei der zweiten Form (der Sensorische Unterreaktivitätsstörung) zeigt das Kind eine durchgängige Unterempfindlichkeit auf Reize, es reagiert gedämpft und ist unempfindlich für Alltagsreize.

Bei beiden Formen muss das Kind mindestens sechs Monate alt sein und die Symptome müssen drei Monate persistieren. Die Störung muss ferner für das Kind beeinträchtigend sein.

Die DC: 0-5 (2016) sieht zusätzliche eine Restkategorie vor, die durch atypische Reaktionen auf Sinnesreizen gekennzeichnet ist.

10.2 Prävalenz

In einer Inanspruchnahmepopulation von 1083 Kindern aus fünf Zentren waren Regulationsstörungen nach DC:0–3 mit 21 % die häufigste Diagnose (▶ Tab. 8) (Emde und Wise 2003). Allerdings fand sich zwischen den Zentren eine enorme Spannbreite von 5–43 %.

Dies bedeutet, dass aufgrund unterschiedlicher Selektionseffekten, Zuweisungspraktiken und diagnostischen Vorlieben an manchen Zentren fast jedes zweite Kind, an anderen Zentren jedes 20. Kind die Diagnose erhielt.

In der Studie von Equit et al. (2011) hatten 9,0 % der Kinder eine Regulationsstörung nach DC: 0-3R (▶ Tab. 9). In der eigenen Klinik hatten von 894 Kindern mit einem mittleren Alter von 3,9 Jahren 16,5 % eine Diagnose einer Regulationsstörung nach DC: 0-3R (2005). Dies war die dritthäufigste Diagnose (nach ADHS und ODD) bei Kindern, die ambulant vorgestellt wurden (▶ Tab. 10).

In einer retrospektiven Analyse von 177 Kindern mit einem Durchschnittsalter von 31 Monaten (0–58 Monate) fanden sich Regulationsstörungen nach DC: 0–3 bei 14 % der Kinder (Frankel et al. 2004). Interessant sind die Vergleiche der Diagnosen nach DSM-IV und DC: 0–3R (Frankel et al. 2004). Die meisten Kinder mit einer Regulationsstörung hätten nach DSM-IV entweder eine ODD oder eine ADHS. Andersherum hätten nur 41 % der Kinder mit ODD auch eine Regulationsstörung nach DC: 0–3 (▶ Tab. 26).

Regulationsstörungen sind nicht auf das Säuglingsalter beschränkt, sondern zeigen einen typischen Gipfel im zweiten Lebensjahr (Mothander et al. 2008). Bei 138 Kindern (Durchschnittsalter 34 Monate) wurde die Diagnose einer Regulationsstörung nach DC: 0-3 bei 19 % (N = 26) der Kinder gestellt. Im Alter von 0–11 Monaten waren es 23 %, von 12–23 Monaten 35 %, von 24–35 Monaten 23 % und von 36–47 Monaten 19 %.

In der dänischen epidemiologischen Studie erfüllten 7,1 % der 18 Monate alten Kinder die Kriterien für ein Regulationsstörung DC: 0–3 (▶ Tab. 5) (Skovgard et al. 2007). Von den 18 Kindern mit einer Regulationsstörung hätten nach ICD-10 fünf Kinder ein HKS, fünf eine Störung der Emotionen und des Sozialverhaltens, jeweils ein Kind eine emotionale Störung oder eine Fütterstörung und sechs Kinder keine Diagnose (▶ Tab. 27).

Tab. 26: Regulationsstörungen: Vergleich der Diagnosen nach DSM-IV und DC: 0–3 (Frankel et al. 2004)

DSM-IV		DC:0–3
ODD (N = 22)	→	41 % (9) Regulationsstörungen
		14 % (3) PTBS
		5 % (1) gemischte emotionale Störung
		41 % (9) keine DC:0–3 Diagnose
65 % (13) ODD oder ADHS	←	Regulationsstörungen (N = 20)

Tab. 27: Regulationsstörungen: Vergleich der Diagnosen nach (DC: 0–3) – ICD-10-Diagnosen (Skovgaard et al. 2007)

DC:0–3	ICD-10	N
Regulationsstörungen (N = 18)	HKS (F90)	5
	Störung der Emotionen und des Sozialverhaltens (F92)	5
	Emotionale Störung (F93)	1
	Fütterstörung (F98.2)	1
	Keine Diagnose	6

10.3 Diagnostik

Die Diagnose der sensorischen Verarbeitungsstörung ist so schwierig, da das Konstrukt unklar definiert ist. So fehlen nach DC: 0–5 (2016) genaue Kriterien, wie Zahl oder Intensität der Symptome, die für die Diagnose vorhanden sein müssen. Hilfreich ist die Dokumentation der spezifischen sensorischen Reize, die für das Kind Schwierigkeiten bereiten können.

Die Diagnose beruht auf einer klinischen Einschätzung, die Anamnese und Beobachtung spielt dabei eine große Rolle, wie in Kapitel 1.3 dargelegt. Für die Einschätzung des Verhaltens bei Neugeborenen und jungen Säuglingen darf auf die aktuelle Übersicht von Lean et al. (2017) verwiesen werden. Für ältere Vorschulkinder gibt es nach Gomez et al. (2004) nur einen spezifischen Fragebogen zu Regulationsstörungen, der »Temperament and Atypical Behavior Scales« (TABS). Weitere, allgemeine Fragebögen erfassen Teilaspekte der Fähigkeiten zur Selbstregulation und sind bei Gomez et al. (2004) dargestellt. Auch gibt es keine spezifischen standardisierten Beobachtungsinstrumente. Andere allgemeine Beobachtungsinstrumente werden ebenfalls bei Gomez et al. (2004) erläutert. Als spezifisches psychiatrisches Interview steht die SIVA 0-6 (Bolten et al. 2018) zur Erfassung sensorischer Verarbeitungsstörungen zur Verfügung.

10.4 Klinik

Nach der DC:0–5-Definition (2016) zeigen Kinder mit einer sensorischen Verarbeitungsstörung Symptome auf zwei Ebenen: eine qualitativ und quantitativ veränderte Reizverarbeitung und eine Reaktion auf den Reiz. Typische Zeichen der Überreaktion sind überschießende Emotionen und Handlung, die nicht näher spezifiziert werden, sowie eine Vermeidung der irritierenden Reize. Bei der Unterreaktion sind gedämpfte emotionale und Handlungsreaktionen typisch, die ebenfalls nicht genau definiert sind.

Insgesamt fehlen nach wie vor empirische Studien zu dieser Störungsgruppe, auch zu klinischen Aspekten (Barton und Robbins 2000).

10.5 Ätiologie

Das Konstrukt der sensorischen Verarbeitungsstörung geht von konstitutionellen Defiziten in der Informationsverarbeitung verschiedener sensorischer Modalitäten aus. Es sind also intrinsische Grundschwierigkeiten, die im weiteren Verlauf durch Lernerfahrungen und der Interaktion mit Bezugspersonen moduliert werden können. Begleitende physiologische, autonome, überwiegend kardiale Veränderungen wurden nur an kleinen Gruppen von Kindern nachgewiesen (Barton und Robbins 2000). Dies bedeutet, dass auch zur Ätiologie die Datenlage mehr als spärlich ist. Auch mögliche genetische Dispositionen sind nicht erforscht.

10.6 Therapie

Diagnostik, Elternberatung und Psychoedukation sind die Grundlagen der Intervention. Dies kann die Eltern entlasten und bei transienter Symptomatik ausreichend sein. Die Beratung soll Eltern helfen, mit den sensorischen Besonderheiten ihres Kindes umzugehen; ihr Kind besser zu verstehen und mit ihm zu interagieren; Umwelteinflüsse so zu verändern, dass sie besser zu ihrem Kind passen und adäquate Antworten des Kindes auf sensorische Erfahrungen zu fördern. Die Beratung ist umso wichtiger bei Beziehungsstörungen, elterlichen psychischen Störungen und Symptomen sowie belastenden Lebensereignissen in den Familien. Dysfunktionale Interaktionen und Kommunikationsmuster, aber auch fehlende Kenntnis entwicklungspsychologischer Kompetenzen und Bedürfnisse des Säuglings sind häufig. Weitere Schwerpunkte der Beratung sind neben der Bearbeitung von Schuldgefühlen die Einübung von Grenzsetzung, Strukturgebung und Konsistenz im Verhalten bei gleichzeitiger Steigerung der elterlichen Empathie (siehe Papousek et al. 2004).

Zur Therapie fehlen systematische Studien. Gomez et al. (2004) weisen darauf hin, dass zwar mehrere Therapiemanuale vorliegen, aber keine guten Therapiestudien. Nach Barton und Robbins (2000) wird meistens eine Mischung aus Ergotherapie und Eltern-Kind-Psychotherapie empfohlen.

Aus der Ergotherapie entlehnt werden Eltern beraten, Umwelteinflüsse so zu dosieren, dass Ihre Kinder nicht über- oder unterreizt sind. Global sollen hyperreagierende Kinder weniger, unterreagierende mehr und adäquatere Stimuli erhalten. Zu weiteren ergotherapeutischen Techniken zählen vestibuläre Stimulation durch rhythmische Bewegungen; aktivierende Aktivitäten; graduierte Exposition zu neuen Reizen und bei älteren Kindern Verbalisierung der Empfindungen und Erarbeitung von Coping-Strategien. Die Eltern werden angeleitet, die Signale ihres Kindes besser verstehen und Umwelteinflüsse so zu dosieren, dass ihr Kind ein angemessenes Erregungsniveau erreichen und halten kann. Allerdings liegen zur Ergotherapie der sensorischen Verarbeitungsstörungen keine Studien vor.

Im Konzept der psychodynamischen Säuglings-Eltern-Kleinkind-Therapie (SKEPT) werden dysfunktionale Interaktionsmuster und elterlichen Zuschreibungen durch die Identifizierung und Bearbeitung der zugrundeliegenden Konflikte korrigiert (Cierpka und Windaus 2007).

Das Münchner Konzept einer integrativen, kommunikationszentrierten Eltern-Säuglings-/Kleinkind-Beratung und -Psychotherapie wird seit vielen Jahren erfolgreich angewendet (Papousek et al. 2004). Eine retrospektive Auswertung von 701 Familien mit Säuglingen und Kleinkindern, die unter einer Regulationsstörung litten, ergab, dass sich in 88,9 % eine vollständige oder überwiegende Besserung zum Zeitpunkt des Therapieabschlusses ergeben hatte, bei 7,7 % kam es zu einer leichten Besserung. Der Behandlungserfolg stand in signifikantem Zusammenhang mit dem Ausmaß der Beziehungsstörung zwischen Mutter und Kind. Während sich bei ungestörter Mutter-Kind-

Beziehung eine vollständige Besserung in 75,7 % fand, lag dieser Anteil bei manifest gestörten Beziehungen nur bei 8,0 % (Wollwerth de Chuquisengo und Papousek 2004).

Zuletzt gibt es keinerlei empirische Hinweise, dass eine Pharmakotherapie sinnvoll sein könnte. Deshalb sollte auf sie verzichtet werden.

10.7 Verlauf und Prognose

Falls es sich bei den sensorischen Verarbeitungsstörungen um intrinsische, anlagebedingte Störungen handelt, müsste die Symptomatik schon früh vorhanden sein. In der dänischen epidemiologischen Studie hatten 7,1 % der Kinder eine Regulationsstörung nach DC: 0–3 (1994) im Alter von 18 Monaten (Skovgaard et al. 2007). In einer zweiten Veröffentlichung untersuchten die Autoren mögliche prädiktive Faktoren in den ersten zehn Lebensmonaten für eine Regulationsstörung im Alter von 18 Monaten (Skovgaard et al. 2008). Es ließen sich erstaunlicherweise keinerlei Prädiktoren für die gesamte Gruppe der Regulationsstörungen identifizieren. Nur falls eine Komorbidität von Regulationsstörungen und HKS vorlag, gingen Auffälligkeiten in der sozialen Interaktion und Kommunikation den Störungen voraus. In anderen Worten: Diese methodisch hochwertige Studie konnte keine durchgängigen Vorläufer der Regulationsstörungen im ersten Lebensjahr nachweisen – wie es nach dem Konstrukt zu erwarten wäre.

Es gibt nur eine Verlaufsstudie von Kindern mit klinischer gesicherter Diagnose von Regulationsstörungen nach DC:0–3R (2005). Bron et al. (2012) untersuchten 112 Kinder mit der Diagnose einer Regulationsstörung nach DC: 0-3R im Alter von 2;1 Jahren. Im Alter von 9;2 Jahren konnten 44 Kinder nachuntersucht werden. Von diesen hatten 59 % einen CBCL-Gesamtwert im klinischen und Grenzbereich (84. Perzentile). 43 % hatten einen auffälligen internalisierenden und 52 % einen externalisierenden Wert. Dabei unterschied sich die Rate von auffälligen Gesamtwerten nach Typ der Regulationsstörung: beim überempfindlichen Typ (ängstlich/vorsichtig) waren 40 % auffällig, beim überempfindlichen Typ (negativ/oppositionell) 71 % und beim stimulationssuchenden/ impulsiven Typ 67 % der Kinder. Diese hochwertige Studie zeigt, dass Kinder mit einer Regulationsstörung nach DC: 0-3R (2005) ein langfristiges Risiko tragen für psychische Symptome, vor allem bei einem oppositionellen und stimulationssuchenden Verhalten. Es ist zu wünschen, dass in der Zukunft ähnliche Studien folgen werden zu den sensorischen Verarbeitungsstörungen nach DC: 0-5 (2016).

Die Langzeiteffekte von Regulationssymptomen (nicht Störungen), insbesondere auf die Entwicklung von HKS/ADHS, wurden in der »Mannheimer Risikokinder Studie« analysiert (Becker et al. 2004). In einer Geburtskohorte von 319 Kindern wurden Regulationssymptome auf Symptomebene über Elterninterview und Beobachtung erfasst. Es konnten drei Faktoren identifiziert werden: Irritabilität, Hyporeaktivität und die Regulierung somatischer Funktionen.

120 Kinder hatten isolierte Regulationsprobleme aus einem der drei Bereiche, mit einer Ausprägung von mehr als einer Standardabweichung. 55 Kinder (17 %) hatten multiple Regulationsprobleme, definiert durch Irritabilität und Regulierung somatischer Funktionen mit einer Ausprägung von mehr als einer Standardabweichung. Im Al-

ter von 2–11 Jahren zeigten die isolierten Regulationsprobleme eine geringe Persistenz und hyperkinetische Symptome waren nicht häufiger. Dagegen fand man bei den multiplen Regulationsproblemen global mehr hyperkinetische Symptome – allerdings war dieser Unterschied nach Kontrolle für familiäre Risikofaktoren nicht mehr signifikant. Von daher folgern die Autoren, dass isolierte Regulationsprobleme eine ausgesprochen gute Prognose aufweisen und dass auch bei multiplen Regulationsproblemen der Beitrag für spätere hyperkinetische Störungen zu vernachlässigen ist.

Der prädiktive Wert von Regulationssymptomen (nicht Störungen) im Säuglingsalter auf spätere hyperkinetische Störungen (nach ICD-10) wurde in der gleichen »Mannheimer Risikokinder Studie« von Esser et al. (2007) analysiert. Im Alter von acht Jahren hatten 26 Kinder ein HKS. Als Prädiktoren im Säuglingsalter fand sich bezüglich organischer Risiken lediglich ein niedriges Geburtsgewicht von unter 1500 g. Dagegen spielten psychosoziale Risiken wie psychische Störung, chronische Belastung der Eltern und Vernachlässigung eine wesentliche Rolle. Dagegen waren bis auf Kontaktstörungen keine kindlichen Faktoren (also keine kognitiven, motorischen oder neurologischen Auffälligkeiten) mit einer späteren HKS assoziiert. Die Autoren folgern, dass es keine spezifischen Vorboten im Alter von drei Monaten für eine spätere HKS gibt: »Insgesamt bleibt die Vorhersage später hyperkinetischer Kinder aus dem Säuglingsalter vorliegenden Bedingungen unbefriedigend.«

10.8 Zusammenfassung und Empfehlungen

Allgemeine Empfehlungen zur Behandlung sind nicht möglich, da das Konstrukt der sensorischen Verarbeitungsstörung schlecht operationalisiert ist und keine guten Therapiestudien vorliegen. Alle oben erwähnten Empfehlungen beruhen auf einem niedrigen Evidenzgrad von 5, d. h. Expertenmeinungen. Barton und Robbins (2000) kamen deshalb zu dem Schluss, dass, obwohl die breite Kategorie der sensorischen Verarbeitungsstörungen (bzw. Regulationsstörungen) vorläufig durch klinische Erfahrung und eine sich vergrößernde Datenbasis unterstützt wird, die Subtypen widersprüchlich, verwirrend und empirisch nicht gut gestützt sind. Bei dem Mangel von eindeutigen Daten zur Prävalenz der Störung und der Reliabilität der Diagnose schlugen die Autoren vor, dass der Begriff »Störung« vorsichtig verwendet werden sollte. Auch in den letzten zwei Jahrzehnten fehlt qualitativ hochwertige Forschung.

Zusammengefasst sollte aufgrund des internationalen Konsens das Konstrukt der sensorische Verarbeitungsstörung nach DC:0-5 (2016) bevorzugt werden. Es ist zu hoffen, dass dieses Konstrukt durch systematische klinische Forschung in den nächsten Jahren überprüft wird.

10.8 Zusammenfassung und Empfehlungen

Schlüsselempfehlungen nach den AWMF-Leitlinien (von Gontard et al. 2015)

- Typ A: Regulationsstörung ohne Störung der sensorischen Verarbeitung mit fluktuierendem Verlauf soll als eine der beiden Formen erwogen werden.
- Typ B: Zur Diagnose von Regulationsstörungen mit Störung der sensorischen Verarbeitung sollen die Kriterien der DC: 0-3R verwendet werden.*
- Regulationsstörungen sollen nur bis zum Alter von 3;0 Jahren diagnostiziert werden.
- Die Diagnose von Regulationsstörungen soll auf einer klinischen Diagnostik beruhen. Andere Störungen sollen differenzialdiagnostisch ausgeschlossen werden.
- Eine Beratung soll bei beiden Formen der Regulationsstörung durchgeführt werden.
- Eine Eltern-Kind-Psychotherapie soll bei schwerer Symptomatik erfolgen.
- Zusätzlich sollten assoziierte Therapien (Ergo/Physiotherapie) vor allem bei Typ B bei gezielter Indikation zum Einsatz kommen.
- Eine Psychopharmakotherapie soll nicht erfolgen.

Änderungen seit Erscheinen der Leitlinien:
*Aktuell: sensorische Verarbeitungsstörungen nach DC: 0-5 (2016)

Entscheidungsbaum: Sensorische Verarbeitungsstörungen (Regulationsstörungen) nach den AWMF-Leitlinien (von Gontard et al. 2015)

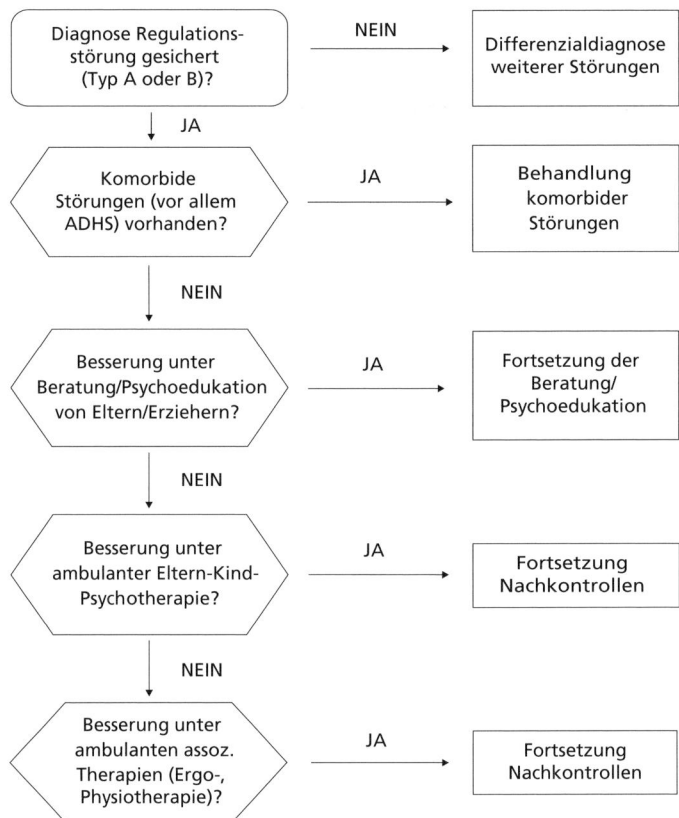

11 Essstörungen

11.1 Definition und Klassifikation

In der Vergangenheit wurde zwischen Fütter- und Essstörungen unterschieden. Bei Fütterstörungen im engeren Sinne ist ein unabhängiges Essen durch das Kind nicht möglich, die Nahrungsaufnahme erfolgt in dyadischen Beziehungen. Bei den Essstörungen dagegen ist Essen unabhängig von den Bezugspersonen möglich. Trotz dieser wichtigen Unterscheidung wird immer noch oft bei Vorschulkindern global von einer Fütterstörung gesprochen, obwohl es sich eigentlich bei den älteren Vorschulkindern um eine Essstörung handelt. Auch bei Säuglingen und Kleinkindern, die gefüttert werden, wurde in der Vergangenheit der eigene aktive Beitrag am Essen vernachlässigt. Aus diesem Grund schlägt die DC: 0-5 (2016) vor, generell immer von Essstörungen zu sprechen.

Essstörungen sind schwere Störungen mit der Tendenz zur Persistenz und einem erhöhten Risiko für spätere Essstörungen. Während manifeste Essstörungen selten sind und 1–2 % aller Vorschulkinder betreffen, ist ein problematisches Essverhalten sehr häufig und bei 20–25 % der Kinder anzutreffen (Chatoor 2009). Die Klassifikationsvorschläge der DC: 0–3R (2005) und der DC: 0-5 (2016) erlauben ein sehr viel differenzierteres diagnostisches und therapeutisches Vorgehen als bisher möglich.

Nach den deutschen Leitlinien sollten Essstörungen nicht in der Neugeborenenperiode diagnostiziert werden, sondern erst ab dem Alter von einem Monat. Fütterprobleme können natürlich schon bei Neugeborenen vorhanden sein, haben aber allgemein noch keinen Krankheitswert.

11.1.1 ICD-10

Die ICD-10 beschreibt unter Fütterstörung im frühen Kindesalter (F98.2) »eine für das frühe Kindesalter spezifische Störung beim Gefüttert-Werden mit unterschiedlicher Symptomatik«. Allgemein umfasst sie Nahrungsverweigerung und extrem wählerisches Essverhalten bei angemessenem Nahrungsangebot, einer einigermaßen kompetenten Betreuungsperson und in Abwesenheit einer organischen Erkrankung. Begleitend kann Rumination vorhanden sein.

Als Kriterien werden angeführt: Eine anhaltende Unfähigkeit, adäquat zu essen, oder anhaltende Rumination oder Regurgitation von Speisen, Gewichtsstörungen über einen Monat, Beginn vor dem 6. Lebensjahr und Ausschluss anderer psychischer organischer Störungen. Diese Beschreibung ist so allgemein gehalten, dass sie klinisch von wenig Relevanz ist.

Die zweite Störung, die Pica, ist so selten im klinischen Alltag, dass sie ebenfalls von keiner großen Bedeutung ist. Unter Pica (F98.3) versteht man nach ICD-10 einen anhaltenden Verzehr nicht essbarer Substanzen bei einem Kind ab dem Alter von zwei Jahren. Eine Häufigkeit von zweimal pro Woche und eine Dauer von einem Monat werden zur Diagnose vorausgesetzt. Bis auf eine geistige Behinderung müssen andere psychische Störungen ausgeschlossen werden und das Essverhalten darf nicht kulturell akzeptiert sein.

Obwohl die Ingestion nicht essbarer Substanzen im Kleinkindalter sehr häufig ist, ist die Pica als umschriebene Störung selten. Meist ist sie mit geistiger Behinderung assoziiert und tritt als Folge psychosozialer Risiken, Deprivation und Trennungserlebnissen auf (Chatoor und Khushlani 2006). Sie wird deshalb in diesem Kapitel nicht weiter behandelt.

Die klassischen Essstörungen nach ICD-10, Anorexia nervosa (F50.0) und die Bulimia nervosa (F50.2), spielen in diesem Alter keine Rolle, da sie bei Vorschulkindern nicht auftreten. Nach Nicholls und Bryant-Waugh (2008) ist eine Anorexia nervosa frühestens ab dem Alter von sieben Jahren möglich. Ein einziger Fall von einer Bulimia nervosa wurde in der gesamten Weltliteratur unter dem Alter von zehn Jahren beschrieben. Etwas früher kann ein »Binge Eating Disorder« nach DSM-IV auftreten, aber auch dieses erst ab dem Alter von sechs Jahren. Während also die klassischen Essstörungen entwicklungsbedingt in diesem Alter ausgeschlossen werden können, sind die atypischen Essstörungen in der ICD-10 nicht adäquat abgebildet, weswegen alternative Klassifikationen unbedingt notwendig sind.

11.1.2 DSM-5

Nach DSM-5 ist die allgemeine Essstörung anders definiert wie bei ICD-10. Die DSM-5 vermeidet den Begriff Füttern, sondern definiert allgemein eine »Störung mit Vermeidung oder Einschränkung der Nahrungsaufnahme«, die zu Gewichtsverlust und Mangelerscheinungen führen kann. Diese unzureichende Nahrungsaufnahme kann durch Desinteresse am Essen, Vermeidung von Nahrung mit bestimmten sensorischen Eigenschaften und Sorge um aversive Folgen von Essen bedingt sein. Ursächliche körperliche und psychische Erkrankungen müssen ausgeschlossen werden. In den DSM-5-Definitionen klingen die Grundstörungen der bisherigen DC: 0-3R-Klassifikation (2005) an, die in der Monographie von Chatoor (2009) genau definiert wurden. In einer retrospektiven Analyse von 2 231 vorgestellten Kindern in pädiatrisch-gastroenterologischen Ambulanzen lag die DSM-5-Störung mit Vermeidung oder Einschränkung der Nahrungsaufnahme in 1,5 % der Kinder sicher und in 2,4 % möglicherweise vor (Eddy et al. 2015). Es handelte sich allerdings um 8–18-jährige Kinder und Jugendliche, d.h. nicht um Vorschulkinder, bei denen die Diagnose möglicherweise häufiger wäre.

Weiterhin wird in der DSM-5 Pica, wie auch eine Ruminationsstörung definiert. Bei der Pica findet sich keine feste Altersangabe, nur der Hinweis, dass das Essverhalten unangemessen für das Entwicklungsalter sein muss. Weiter definiert die DSM-5 die Rumination als separate Störung, die bei der ICD-10 als Teil der Fütterstörung gesehen wurde. Die Rumination wird definiert durch wiederholtes Hochwürgen und Widerkäuen von Speisen nach Ausschluss organischer Erkrankungen sowie einer Anorexia und Bulimia nervosa, sowie anderer psychischen Störungen. Insgesamt stellt die DSM-5-Definition der »Störung mit Vermeidung oder Einschränkung der Nahrungsaufnahme« einen Fortschritt gegenüber der ICD-10 dar. Nach wie vor sind Pica und Rumination zu selten, um in der Praxis der häufigen Essstörungen relevant zu sein.

11.1.3 DC: 0-3R (2005)

Entgegen der anderen Kapitel in diesem Buch werden die bisherigen DC: 0-3R (2005) Kriterien aus folgenden Gründen beibehalten und ausführlicher behandelt:

Die Differenzierung nach DC: 0-3R (2005) war die detaillierteste Klassifikation der Essstörungen, die für die Praxis therapieleitend war und direkt in der Behandlung eingesetzt werden konnte. Sie wurde von den AWMF-Leitlinien (von Gontard et al. 2015) übernommen und in vielen Kliniken und Praxen verwendet.

Umso erstaunlicher war deshalb die Entscheidung der DC: 0-5 (2016), diese Klassifikation nicht weiter zu entwickeln, sondern komplett zu ersetzen. Deshalb werden an unserer Klinik beide Einteilungen – der DC: 0-3R, wie auch der DC: 0-5 kombiniert und verwendet.

Die DC: 0-3R (2005) sah sechs verschiedene Subtypen der Essstörung bei jungen Kindern vor (▶ Anhang II) und reflektierte die Erfahrungen der Arbeitsgruppe von Chatoor (2009). Die Validität der meisten dieser Essstörungen ist noch nicht so etabliert wie für viele andere psychische Störungen im Vorschulalter (z. B. ADHS oder ODD). Eine Übersicht der sechs Subtypen der DC: 0-3R (2005) findet sich in Tabelle 28.

Nach DC: 0–3R (2005) und Chatoor (2009) können diese sechs Essstörungen nach folgenden Kriterien unterschieden werden:

Tab. 28: Übersicht über die sechs Formen der Fütterstörungen nach DC: 0–3R (2005)

Diagnose	Hauptsymptome	Beginn	Beobachtung	Wachstumsdefizit
Regulations-Fütterstörung	Zu abgelenkt, zu unruhig, zu schläfrig	Neugeborenen-Alter	Geringe Mutter-Kind-Reziprozität	Ja
Fütterstörung der reziproken Interaktion	Wachstumsdefizit, Deprivation, Vernachlässigung, fehlende elterliche Sorge, Defizite in sozialer Interaktion	Erstes LJ	Defizit in der Mutter-Kind-Beziehung	Ja
Frühkindliche Anorexie	Geringer Appetit, oft Nahrungsverweigerung, geringe Gewichtszunahme	< 3. LJ	Mutter-Kind-Konflikt über die kindliche Nahrungsverweigerung	Ja
Sensorische Nahrungsverweigerung	Anhaltende Nahrungsverweigerung bestimmter Nahrungsmittel	Einführung von Breikost, fester Nahrung	Mutter-Kind-Konflikt wegen selektiver Nahrungsverweigerung	Spezifische Ernährungsdefizite
Fütterstörung assoziiert mit medizinischen Erkrankungen	Kind beim Füttern gestresst, keine ausreichende Nahrungsaufnahme	Jedes Alter	Beginnt zu essen, aber zunehmender Stress beim Füttern	Ja
Fütterstörung assoziiert mit Insulten des gastrointestinalen Traktes	Anhaltende Verweigerung von Flaschen, fester oder jeder Nahrung	Jedes Alter	Kind schon beim Hinsetzen zum Essen oder beim Anbieten von Nahrung gestresst	Abhängig von Dauer

Regulations-Fütterstörung

Typische Zeichen sind Fütter- und Gedeihprobleme seit der Neugeborenenperiode. Kinder zeigen beim Füttern Schwierigkeiten, einen ausgeglichenen Zustand beim Füttern zu erreichen und beizubehalten (sie sind dabei zu schläfrig, agitiert oder belastet/gequält). Die diagnostischen Kriterien (Chatoor 2009) lauten:

a. Die Fütterschwierigkeiten beginnen in den ersten Lebensmonaten und sollten mindestens zwei Wochen vorhanden sein.
b. Das Kind hat Schwierigkeiten, einen ausgeglichenen Zustand der Wachsamkeit zu erreichen und aufrecht zu erhalten; es ist entweder zu schläfrig oder zu agitiert und/oder gestresst, um gefüttert zu werden.
c. Das Kind nimmt nicht altersentsprechend Gewicht zu oder zeigt einen Gewichtsverlust.
d. Die Fütterschwierigkeiten können nicht durch eine körperliche Erkrankung erklärt werden.

Fütterstörung der reziproken Interaktion

Das Kind zeigt keinen alterstypischen reziproken Austausch mit seiner Bezugsperson während der Esssituation (nicht adäquaten Blickkontakt, Lächeln, Reden). Oft liegt eine schwerwiegende Störung der Mutter-Kind-Beziehung vor und Gedeihstörungen sind vorhanden. Die diagnostischen Kriterien (Chatoor 2009) lauten:

a. Diese Fütterstörung wird üblicherweise im 1. Lebensjahr beobachtet, wenn das Kind wegen einer akuten medizinischen Problematik vorgestellt wird und die Unterernährung festgestellt wird.
b. Das Kind weist ein Fehlen von entwicklungsangemessenen Zeichen einer sozialen Reziprozität (Blickkontakt, Lächeln, Lautieren) mit der primären Bezugsperson während der Fütterung auf.
c. Das Kind zeigt einen signifikanten Wachstumsmangel.
d. Die primäre Bezugsperson hat oft die Fütter- und Wachstumsprobleme des Kindes nicht bemerkt oder verleugnet diese.
e. Die Wachstumsstörung und der Beziehungsmangel ist nicht allein Folge einer organischen Erkrankung oder einer tiefgreifenden Entwicklungsstörung.

Frühkindliche Anorexie

Der Name ist unglücklich gewählt, da der Begriff Anorexie eine Beschäftigung mit Gewicht und eine Körperschemastörung impliziert, die diese Kinder natürlich nicht haben. Sie verweigern adäquate Essensmengen und zeigen Gedeihstörungen. Typischerweise teilen sie ihr Hungergefühl nicht mit, zeigen kein Interesse am Essen, aber dafür umso mehr Exploration und Interaktion mit ihren Bezugspersonen. Sekundäre Konflikte zwischen Eltern und Kind können die Folge sein. In einer kleinen Studie zeigten sich Hinweise auf Interaktionsstörungen zwischen Kind und beiden Eltern (Triaden) und weniger positive gemeinsame Erlebnisse (Lucarelli et al. 2017). Die diagnostischen Kriterien (Chatoor 2009) lauten:

a. Diese Fütterstörung ist gekennzeichnet durch die Weigerung des Kindes, adäquate Essensmengen für eine Dauer von mindestens einem Monat aufzunehmen.
b. Der Beginn der Nahrungsverweigerung tritt oft auf während des Übergangs von Löffelfütterung zum eigenen Essen, typischerweise im Alter zwischen sechs Monaten und drei Jahren.
c. Hungergefühle werden selten mitgeteilt, das Kind zeigt mangelndes Interesse an Nahrung und Essen, es würde lieber spielen, herumlaufen oder reden als zu essen.
d. Das Kind zeigt einen signifikanten Wachstumsmangel.

e. Die Nahrungsverweigerung ist nicht Folge eines traumatischen Erlebnisses betreffend Mund- und Rachenraum oder Gastrointestinaltrakt.
f. Die Nahrungsverweigerung ist nicht Folge einer zugrundeliegenden körperlichen Erkrankung.

Sensorische Nahrungsverweigerung

Das Kind verweigert konsequent Nahrungsmittel mit speziellem Geschmack, Struktur oder Geruch. Die Essensverweigerung tritt oft beim Übergang zu neuen Nahrungsmitteln auf. Die bevorzugte Nahrung wird problemlos gegessen, Ernährungsdefizite und Störungen der Mundmotorik können auftreten. Diese Fütterstörung ist durch folgende Kriterien definiert (Chatoor 2009):

a. Diese Fütterstörung ist gekennzeichnet durch die konsistente Verweigerung des Kindes, spezifische Nahrungsmittel mit speziellem Geschmack, Struktur, Temperatur oder Geruch zu essen über eine Dauer von mindestens einem Monat.
b. Der Beginn der Nahrungsverweigerung beginnt bei der Einführung neuer oder anderer Nahrungsmittel, die das Kind ablehnt.
c. Die kindlichen Reaktionen auf die abgelehnte Nahrung reichen von Grimassieren oder Ausspucken bis zu Würgen und Erbrechen. Nach einer aversiven Reaktion weigert sich das Kind, das Essen weiter zu essen, generalisiert häufig und verweigert andere Nahrung mit ähnlicher Farbe, Aussehen oder Geruch. In der Folge kann das Kind ganze Nahrungsgruppen oder -typen ablehnen.
d. Das Kind weigert sich widerstrebend, neue, unbekannte Nahrung auszuprobieren, aber isst die bevorzugte Nahrung ohne Schwierigkeiten.
e. Ohne Nahrungsergänzungsmittel zeigt das Kind spezifische Nahrungsdefizite (z. B. Vitamin, Eisen, Zink oder Eiweiß), aber normalerweise keine Wachstumsstörung und kann sogar übergewichtig sein; und/oder kann es zusätzlich Störungen der Mundmotorik und der expressiven Sprache zeigen; und/oder kann das Kind im Vorschulalter Ängste während der Mahlzeiten aufweisen und soziale Situationen, die Essen einschließen, vermeiden.
f. Die Nahrungsverweigerung folgt nicht einem traumatischen Erlebnis im Bereich des Mund-/Rachenraumes.
g. Die Weigerung, spezifische Nahrung zu essen, ist nicht assoziiert mit Nahrungsmittelallergien oder andere körperliche Erkrankungen.

Fütterstörung assoziiert mit medizinischen Erkrankungen

Wegen einer zugrundeliegenden körperlichen Erkrankung beginnt das Kind zu essen, zeigt aber erhebliche Schwierigkeiten, die Fütterung aufrecht zu erhalten. Die diagnostischen Kriterien (Chatoor 2009) lauten:

a. Diese Fütterstörung ist gekennzeichnet durch Nahrungsverweigerung und ungenügende Nahrungsaufnahme für eine Dauer von mindestens zwei Wochen.
b. Die Nahrungsverweigerung kann in jedem Alter beginnen und an Intensität zu- und abnehmen, abhängig von der grundlegenden körperlichen Erkrankung.
c. Das Kind beginnt die Fütterung bereitwillig, zeigt aber im Verlauf der Fütterung Belastung und verweigert die Fortsetzung.
d. Das Kind hat eine medizinische Grunderkrankung, die als Grund der Belastung angesehen werden kann (z. B. gastroösophagealer Reflux, Herz- oder Lungenerkrankungen).
e. Das Kind zeigt eine mangelnde Gewichtszunahme oder kann sogar Gewicht verlieren.
f. Die medizinische Behandlung verbessert die Fütterproblematik, aber vermag sie nicht vollständig zu vermindern.

Fütterstörung assoziiert mit Insulten des gastrointestinalen Traktes

Diese Störung wurde ursprünglich posttraumatische Fütterstörung genannt (Chatoor 2002). Der neue Begriff wurde gut gewählt, um Verwechslungen mit der PTBS zu vermeiden. Die Nahrungsverweigerung tritt nach aversiven, quälenden, einzelnen oder wiederholten Reizen des oberen Gastrointestinaltraktes auf (wie Würgen, Erbrechen, Reflux, Sondierung, Absaugen). Beispielhaft verweigert das Kind die Flasche, aber isst vom Löffel, trinkt aus der Flasche nur im Schlaf oder verweigert feste Nahrung, aber trinkt Flüssigkeiten. Erinnerungen an das traumatische Ereignis zeigen sich in antizipatorischen Reaktionen, wenn das Kind in Fütterposition gebracht wird. Es ist oft beim Anbieten von Nahrung gestresst und weigert sich, die Nahrung herunterzuschlucken. Die diagnostischen Kriterien (Chatoor 2009) lauten:

a. Diese Fütterstörung ist gekennzeichnet durch einen plötzlichen Beginn einer schweren und hartnäckigen Nahrungsverweigerung.
b. Die Nahrungsverweigerung kann in jedem Alter, vom Säugling bis zum Erwachsenenalter auftreten.
c. Die Nahrungsverweigerung tritt nach einem traumatischen Erlebnis oder wiederholten traumatischen Insulten des Oropharynx oder Gastrointestinal-Traktes (wie Würgen, Verschlucken, Erbrechen, gastroösophagealer Reflux, Einführung von Nasensonden oder Endotracheal-Sonde, Absaugen oder Füttern mit Gewalt) aus, das eine intensive Belastung beim Kind auslöst.
d. Die anhaltende Nahrungsverweigerung zeigt sich, in Abhängigkeit von der erlebten Fütterungsart und in Assoziation mit dem traumatischen Ereignis, entweder bei der Flaschenfütterung oder beim Essen von festen Nahrungsmitteln, mit einem der folgenden Symptome: Es verweigert die Flasche, aber mag die Löffelfütterung akzeptieren (obwohl es konsequent die Flasche im Wachzustand verweigert, kann es aus der Flasche trinken, wenn es schläfrig ist oder schläft). Es verweigert feste Nahrung, aber akzeptiert Flüssigkeiten oder breiförmige Nahrung. Es verweigert jede orale Nahrungszufuhr.
e. Erinnerung an die traumatischen Erlebnisse lösen Stress und Belastung aus mit mindestens einem der folgenden Symptome: Es zeigt antizipatorischen Stress, wenn es in die Essensposition gebracht wird. Es zeigt eine intensive Abwehr, wenn die Bezugsperson sich mit Flasche oder Nahrung nähert. Es zeigt Abwehr, die Nahrung herunterzuschlucken, die in den Mund gebracht wird.
f. Die Nahrungsverweigerung bedeutet eine akute und/oder langfristige Beeinträchtigung von Gesundheit, Ernährung und Wachstum und kann die Entwicklung von altersentsprechendem Ess- und Fütterverhalten beeinträchtigen.

11.1.4 Atypische Essstörungen nach WCEDCA

Obwohl die Klassifikation von Chatoor (2009) und DC:0–3R (2005) für das junge Vorschulalter ausgesprochen nützlich ist und die dort vorkommenden Essstörungen adäquat abbildet, findet man bei älteren Vorschulkindern oft Essstörungen, die in diesem Schema nicht genügend berücksichtigt wurden. Wie oben erwähnt, kommen bei Vorschulkindern die klassischen Essstörungen Anorexia nervosa und Bulimia nervosa nicht vor. Aber auch bei älteren Schulkindern sind die so genannten »atypischen« Essstörungen sehr viel häufiger als die klassischen und machen 40–60 % aller Fälle aus (WCEDCA 2007). Diese häufige, bisher wenig beachtete Gruppe von Essstörungen wird als EDNOS (Eating Disorder Not Otherwise Specified) bezeichnet. Es handelt sich ebenfalls um eine heterogene Gruppe von Störungen, wie in Tabelle 31 dargestellt.

Nach der Working Group for the Classification of Eating Disorders in Children and Adolescents (WCEDCA 2007) und Nicholls and Bryant-Waugh (2008) werden ebenfalls sechs verschiedene Essstörungen unterschieden, die alle dadurch gekennzeichnet sind, dass die Kinder sich nicht mit Gewicht und Aussehen beschäftigen, d. h. dass keine Körperschemastörung vorliegt und dass organische Ursachen ausgeschlossen wurden. Auch werden bei diesem Schema adäquate typische komorbide, psychische Störungen mit berücksichtigt. Es können unterschieden werden:

- *Emotionale Störung mit Nahrungsvermeidung:* Es kommt zu einer Nahrungsvermeidung und Gewichtsverlust im Rahmen einer emotionalen Störung, vor allem bei Depression und Angststörungen. Die introversive, emotionale Störung ist somit die Hauptdiagnose. Diese Kategorie hat Ähnlichkeiten mit einem psychogenen Appetitverlust nach ICD-10 (F50.8).
- *Selektive Essstörung:* Eine eingeschränkte, einseitige Auswahl und Abneigung gegenüber neuen Nahrungsmitteln sind typische Zeichen dieser Störung. Die Kinder sind eher scheu und zurückhaltend und zeigen Angstsymptome. Die Störung ist häufiger bei Kindern mit autistischen Störungen. Das Risiko für spätere Essstörungen wie die Anorexia nervosa ist erhöht. Diese Kategorie zeigt Ähnlichkeiten mit der sensorischen Nahrungsverweigerung nach DC: 0–3R (2005).
- *Nahrungsphobien:* Hierbei handelt es sich um eine generell mit Essen assoziierte Phobie. Kinder haben Angst vor Erbrechen, Würgen, Schlucken oder Vergiftung und vermeiden deshalb Essen. Oft lässt sich ein Auslöser eruieren. Angst und Zwangsstörungen sind assoziiert.
- *Funktionelle Dysphagie:* Bei dieser Störung findet sich eine Nahrungsvermeidung bei einer spezifischen Schwierigkeit beim Schlucken. Die Kinder zeigen Angst vor Steckenbleiben der Nahrung oder vor dem Würgen. Die Störung kann mit anderen Essstörungen zusammen auftreten. Besonders wichtig ist hierbei der Ausschluss der Dysphagie aufgrund von medizinischen Ursachen wie neurologischen Erkrankungen, infantiler Zerebralparese, Frühgeburtlichkeit, Zustand nach Tracheotomie und kraniofazialen Fehlbildungen (Prasse und Kikano 2009).
- *Nahrungsverweigerung:* Auch diese Kategorie fehlt bei der DC: 0–3R (2005). Im Prinzip handelt es sich um eine ODD – das oppositionell-verweigernde Verhalten manifestiert sich vor allem beim Essen. Die Kinder verweigern aktiv die Nahrung und zeigen meistens ein oppositionelles Verhalten in anderen Situationen. Oft kommt es zu eskalierenden Auseinandersetzungen mit den Eltern.
- *Durchgängiges Verweigerungssyndrom:* Bei dieser schweren Störung verweigern Kinder nicht nur das Essen und Trinken, sondern stellen andere Alltagsfunktionen ein. Sie wirken oft stuporös. Auch bei Schulkindern ist diese Störung zum Glück sehr selten, jedoch ist sie auch bei 4-jährigen Kindern beschrieben worden (Nunn et al. 2014).

Beide Klassifikationssysteme, das der DC: 0–3R (2005) und der WCEDCA (2007), sind im klinischen Alltag wichtig und notwendig. Leider wurde die Terminologie dieser beiden Klassifikationsvorschläge nicht angeglichen. Auch wurde bisher nicht untersucht, wie sich Störungen des frühen Vorschulalters (DC: 0–3R 2005) zu Störungen des späten Vorschul- und Schulalters entwickeln (Nicholls und Bryant-Waugh 2008). Ein Defizit der DC: 0–3R (2005) liegt in der fehlenden Berücksichtigung von komorbiden psychischen Störungen, wie es bei der WCEDCA (2007) selbstverständlich ist. Einzelne Störungen sind eher mit depressiven, andere mit autistischen, andere mit Zwangs- und schließlich andere mit externalisierenden Störungen assoziiert. Ein Hauptdefizit der DC: 0–3R (2005) ist es,

Tab. 29: Atypische Essstörungen bei Kindern – EDNOS (Eating disorders not otherwise specified) (nach WCEDCA 2007, Nicholls and Bryant-Waugh 2008)

Störung	Symptomatik
Emotionale Störung mit Nahrungsvermeidung	• Nahrungsvermeidung • Gewichtsverlust • Emotionale Störung (Depression, Angst) • Keine abnorme Beschäftigung mit Gewicht und Körperschema • Keine Erkrankung des ZNS oder Medikamentennebenwirkung
Selektive Essstörung	• Eingeschränkte, einseitige Auswahl von Nahrungsmitteln • Weigerung, neue Nahrungsmittel auszuprobieren • Angstsymptome • Häufig bei Autismus-Spektrum-Störungen • Keine abnorme Beschäftigung mit Gewicht und Körperschema • Gewicht kann normal, erniedrigt oder erhöht sein
Nahrungsphobien	• Phobie assoziiert mit Essen • Angst vor Erbrechen, Würgen, Schlucken, Vergiftung • Auslöser vorhanden • Angst- und Zwangsstörungen
Funktionelle Dysphagie	• Nahrungsvermeidung • Schwierigkeiten beim Schlucken • Assoziation mit anderen Essstörungen möglich • Keine abnorme Beschäftigung mit Gewicht und Körperschema • Ausschluss organischer Dysphagie
Nahrungsverweigerung	• Episodische, intermittierende oder situationsabhängige Nahrungsverweigerung • ODD • Keine abnorme Beschäftigung mit Gewicht und Körperschema
Durchgängiges Verweigerungssyndrom	• Schwerwiegende Verweigerung von Essen, Trinken, Laufen, Sprechen, Hygiene • Ablehnung von Hilfestellungen

dass die aktive, oppositionelle Nahrungsverweigerung überhaupt nicht berücksichtigt ist. Kleinkinder mit ODD können von vielen anderen Bereichen gerade die emotional hoch aufgeladene Essenssituation als Hauptfeld der Verweigerung wählen – mit entsprechenden, zum Teil schwerwiegenden Auseinandersetzungen und Interaktionsstörungen (Chatoor und Ganiban 2003).

11.1.5 Faktorenanalysen von Essstörungen

Aufgrund der derzeitigen Datenlage ist eine empirische Validierung der Essstörungen durch Faktoren- und Clusteranalysen, vor allem an epidemiologischen Patientengruppen sehr wichtig, um die diagnostische Validität der Subgruppen der Essstörungen zu untermauern. Dieser Ansatz, der von der Symptomatik ausgeht, konnte bei vielen Störungen (wie z. B. der Angststörung) zeigen, dass DSM-basierte Syndrome sich auch im Vorschulalter abbilden. Es ist wichtig, dass dieser Zugang auch für die einzelnen Altersgruppen vorgenommen wird.

In der Studie von Maldonado-Duran et al. (2008) wurden 30 Kinder im Alter von 24 Monaten nach einem Screening von 339 Kindern ausgewählt. Es handelte sich dabei um Kinder, die nicht an der Klinik vorgestellt, sondern aus der allgemeinen Bevölkerung rekrutiert wurden. Das Besondere an der Studie ist die ausführliche, detaillierte kinderpsychiatrische Diagnostik. Es konnten vier Subgruppen identifiziert werden:

- Kinder mit fehlendem Arousal und Schluckschwierigkeiten, die durch niedrigen Muskeltonus, Müdigkeit und Schluckstörungen gekennzeichnet waren.
- Kinder mit Schwierigkeiten der Konzentration, sensorischen Integration und Selbstregulierung. Diese Kinder waren leicht abgelenkt durch externe Stimuli, konnten während des Essens nicht entspannen, wirkten leicht gelangweilt und zeigten Schwierigkeiten mit Weinen und Schlafen.
- Kinder mit selektivem Essen, die Flüssigkeiten bevorzugten oder bestimmte Geschmacksrichtungen.
- Gemischte Essstörungen, unter anderem mit selbstinduziertem Erbrechen.

Die ersten beiden Gruppen betrafen überwiegend Säuglinge im Alter von 1–11 Monaten, die beiden letzten Gruppen Kinder im Alter von 7–23 Monaten. Trotz der Schwierigkeiten wirkten die Mütter relativ kompetent im Umgang mit der Esssituation.

Eine andere Faktorenanalyse untersuchte 93 Kinder im Alter von 36 Monaten, die ebenfalls aus der allgemeinen Bevölkerung rekrutiert wurden (Lewinsohn et al. 2005). Es konnte vier Faktoren identifiziert werden: 1. Selektives Essen von einer eingeschränkten Zahl von Nahrungsmitteln; 2. eine Nahrungsverweigerung gegenüber spezifischen Nahrungsmitteln; 3. ein Kampf um Kontrolle mit den Eltern und 4. positives elterliches Verhalten.

Die häufigsten Items waren »Essen ausspucken« bei 79 % der Kinder und »Wütend sein, wenn sie etwas nicht zu essen bekommen« bei 71 %. Selektives Essen war mit mütterlichen Alkoholproblemen, Verweigerung mit mütterlicher Psychopathologie im Allgemeinen assoziiert (Lewinsohn et al. 2005).

In einer bevölkerungsbezogenen Studie von 1090 Vorschulkindern im mittleren Alter von 5,75 Jahren vermieden die Hälfte der Kinder bestimmte Nahrungsmittel (53 %), 23,2 % zeigten ein selektives Essen und 25,9 % eine Aversion gegenüber ungewohnter Nahrung. 18 % der Kinder aßen weniger als andere Kinder, 20,6 % verweigerten Essen in bestimmten Situationen, 24,7 % hatten häufige Wutanfälle und 17,8 % waren ängstlich. Es konnten drei Klassen berechnet werden: die normalen Esser (60,7 %), die Kinder, die sich Sorgen um ihr Gewicht machten (5,2 %) und die selektiven Esser (34,1 %) (Equit et al. 2014).

Alle letztgenannten Studien zeigen, dass zur empirischen Validierung der Syndrome der Essstörungen noch erhebliche Arbeit geleistet werden muss. Der Aspekt der Verweigerung, ob aktiv oder passiv, muss in zukünftigen Klassifikationen näher berücksichtigt werden. Trotz der Unvollständigkeit und der Vorläufigkeit der Empfehlungen, ist nach wie vor das System der DC: 0–3R (2005) gerade für die jüngeren Kinder wegweisend und wurde deshalb von der deutschen Leitlinie (von Gontard et al. 2015) übernommen.

11.1.6 DC: 0-5

Nachdem sich die sechs Subtypen der Essstörungen der DC: 0-3R (2005) und Chatoor (2009) im klinischen Alltag gut etabliert haben und zunehmend auch Studien hierzu veröffentlicht wurden, war es verwunderlich, dass sie in der neuen DC: 0-5 (2016) komplett gestrichen wurden.

Ein Fortschritt der DC: 0-5 (2016) ist die Beschränkung auf den Begriff Essstörung für alle Kinder. Dabei soll der aktive Beitrag des Kindes in der Gestaltung seiner Essensaufnahme unterstrichen werden. Allerdings wurden nur drei globale Kategorien definiert, nämlich die Störung des Überessens, die Essstörung mit Einschränkung der Nahrungsaufnahme (in Analogie zur DSM-5) und die atypische Essstörung (▶ Anhang II).

Die *Störung des Überessens* wird durch übermäßiges Essen und gesteigerte Beschäftigung mit Nahrung definiert. Die Einführung dieser Gruppe ist ein großer Fortschritt. Bei allen bisherigen Klassifikationen fehlte eine Hauptgruppe, nämlich die der Kinder, die zu viel essen mit dem Risiko für eine Adipositas. In einer prospektiven Untersuchung konnte gezeigt werden, dass frühes Essverhalten im Alter von drei Monaten mit späterer Gewichtsentwicklung verbunden war. Säuglinge, die einen starken Drang zum Essen bei Konfrontation mit Nahrung zeigten (food responsiveness), zeigten später eine größere Gewichtszunahme und einen höheren BMI. Dagegen war ein verlangsamtes Essen und verzögertes Sättigungsgefühl mit einer geringeren Gewichtszunahme und niedrigerem BMI verbunden (Quah et al. 2015). In ihrer systematischen Übersicht konnten Benton et al. (2015) zeigen, dass mütterliche Depression mit Adipositas bei Vorschulkindern assoziiert war und einen eindeutigen Risikofaktor darstellt. Von daher ist es positiv, dass diese Problematik jetzt Berücksichtigung findet.

Die *Essstörung mit Einschränkung der Nahrungsaufnahme* beschreibt ein gegenteiliges Verhalten mit verminderter Nahrungsaufnahme und einer Vielzahl von begleitenden Verhaltenssymptomen, einschließlich fehlendes Interesse, Verweigerung, Vigilanzprobleme, wählerisches Essen, usw. In dieser Gruppe findet man die beschriebenen Subformen von Chatoor (2009), allerdings wesentlich weniger genau definiert und in einer Störung zusammengefasst.

Bei der *atypischen Essstörung* werden sehr divergente Verhaltensweisen zusammengefasst wie Horten, Pica und Rumination, die in der DSM-5 besser beschrieben und definiert werden.

Bei Keren (2015) werden die Gründe erläutert für den Verzicht auf die bisherigen Kategorien von Chatoor (2009). Die Gruppen seien nicht deskriptiv, sondern ätiologisch definiert, Symptome würden überlappen, der Begriff frühkindliche Anorexie sei irreführend und die Effekte auf Gewicht und Gedeihen seien nicht genügend berücksichtigt. Die Argumente sind z. T. nachvollziehbar, z. T. entsteht der Eindruck, dass es sich eher um eine persönliche und wissenschaftspolitische Interessensvertretung handelt.

Zusammengefasst sind die DC: 0-5-Kriterien (2016) für den klinischen Alltag in manchen Bereichen ein Fortschritt, in anderen allerdings ein Rückschritt, sodass es Sinn macht, die bisherigen DC: 0-3R (2005) als einzige Ausnahme zusätzlich weiter zu verwenden.

11.2 Prävalenz

Neue epidemiologische Studien zeigen, dass Esssymptome häufig sind, dass sie eine Tendenz zur Persistenz zeigen und dass die Qualität der Ernährung auch langfristige Entwicklungseffekte hat. Nach Chatoor (2009) beträgt die Prävalenz von manifesten Essstörungen in der Altersgruppe der Vorschulkinder 1–2 %. Dagegen sind subklinische Esssymptome bei jungen Kindern mit einer Häufigkeit von 20–25 % nicht selten und können beeinträchtigend sein. Es ist deshalb wichtig, diese beiden Gruppen zu unterscheiden – solche Kinder mit Essstörungen und solche mit Essproblemen.

Wichtige epidemiologische Daten liefert die Studie von Wright et al. (2007) bei über 455 Kindern im Alter von 2,5 Jahren: Bei 20 % (N = 89) lagen nach Elternangaben eine Essproblematik vor. 18 % aßen nur eine eingeschränkte Zahl von Nahrungsmitteln und 8 % wurden eindeutig als wählerische Esser (»faddy« oder »picky eaters«) bezeichnet.

Die 89 Kinder mit Esssymptomen unterschieden sich in verschiedenen Bereichen: 49 % aßen eine eingeschränkte Zahl von Nahrungsmitteln, 39 % bevorzugten Getränke gegenüber fester Nahrung, 4 % tranken nur Flüssigkeiten, 23 % aßen zu langsam, 18 % waren nicht an Essen interessiert.

Die Eltern entwickelten folgende Strategien im Umgang mit den Essproblemen ihrer Kinder: 85 % boten neue Nahrungsmittel an, 67 % ließen Fernsehen oder Video gleichzeitig laufen, 74 % spielten Spiele mit ihren Kindern. Viele Eltern griffen zu strafenden Maßnahmen: 55 % gaben ihren Kindern keinen Nachtisch, 28 % nahmen das Essen weg, 19 % zwangen ihre Kinder zum Essen, 12 % drohten und 3 % schlugen ihre Kinder.

Seit der Veröffentlichung der Arbeit von Wright et al. (2007) hat sich in den letzten zehn Jahren das Essverhalten von Vorschulkindern deutlich verändert. Servin et al. (2017) erfassten in einer schwedischen bevölkerungsbezogenen Studie die Rate von Diäten bei jungen Kindern. Von 3221 Vorschulkindern hatten 19 % spezielle Diäten. Die nicht-medizinischen Diäten (12 %) umfassten eine vegetarische Ernährung (4,8 %), den Verzicht auf Schweinefleisch (7,8 %), Rindfleisch (0,8 %) und Geflügel (0,6 %). Zu den medizinischen Diäten (6,3 %) gehörten der Verzicht auf Kuhmilch (3,5 %), Eier (1,2 %), Lactose (1,1 %) und Gluten (0,5 %). Leider wurde in dieser Studie nicht der Zusammenhang mit Essstörungen untersucht. In einer anderen Studie konnte gezeigt werden, dass die Qualität der Nahrungsmittel, die im Alter von 6–11 Monaten von Säuglingen gegessen wurden, sich signifikant auf IQ-Werte im Alter von vier Jahren auswirkt. Gerade das Essen von Obst, Gemüse und selbst zubereiteten Speisen hatte besonders positive Wirkung – auch wenn für andere Faktoren kontrolliert wurde (Gale et al. 2009).

In einer prospektiven Langzeitstudie von 5122 Müttern gaben 20,2 % der Mütter von 2- bis 4-jährigen Kindern an, dass ihr Kind manchmal und 7,6 % dass es oft unregelmäßig isst (McDermott et al. 2008). Die Essprobleme zeigten eine hohe Persistenz: 48 % der sechs Monate alten Kinder mit Essstörungen zeigten im Alter von 2–4 Jahren ebenfalls ein irreguläres Essen. Dabei spielten sowohl kindliche wie auch mütterliche Faktoren eine Rolle. Beim Kind konnten chronische körperliche Erkrankungen, Schläfrigkeit und ängstlich-depressive Symptome, bei den Müttern ebenfalls körperliche Erkrankungen sowie Depression und Angst identifiziert werden. Essprobleme und -störungen können auch langfristig (über sechs Jahre) persistieren (Östberg und Hagelin 2010).

Trotz dieser eindeutigen Häufigkeit von Esssymptomen bei jungen Kindern, gibt es keine epidemiologischen Daten zu der Prävalenz der Essstörungen nach DC: 0–3R (2005), DC: 0-5 (2016) oder WCEDCA (2007).

11.3 Diagnostik

Die in Kapitel 1.3 aufgeführten allgemeinen Prinzipien der Diagnostik gelten natürlich auch für Kinder mit Essstörungen. Darüber hinaus sind einige Besonderheiten der Diagnostik zu beachten:

Mehr als bei anderen Störungen ist eine enge Zusammenarbeit mit der Pädiatrie unbedingt notwendig. Organische Ursachen müssen ausgeschlossen und dürfen nicht übersehen werden. Nach Bernard-Bonnin (2006) sind dies vor allem strukturelle und neurologische Entwicklungsstörungen. Zu den strukturellen Störungen gehören Fehlbildungen des Naso-Oro-Pharynx-Bereichs, wie z. B. Lippen-Kiefer-Gaumenspalten, Pierre-Robin-Syndrom und Makroglossie. Fehlbildungen des Larynx und der Trachea wie Zysten, Stenosen und Tracheomalazie müssen ebenfalls beachtet werden. Auch strukturelle Störungen des Ösophagus wie Fisteln und Stenosen kommen vor. Zu den neurologischen Entwicklungsstörungen gehören vor allem die infantile Zerebralparese, Myelomeningozelen, muskuläre Dystrophien und Myopathien und viele andere mehr. Außerdem müssen Stoffwechselstörungen, endokrine und gastroenterologische Erkrankungen berücksichtigt werden (Zöliakie, Mukoviszidose, chronische Gastritis, Hypothyreose, Unverträglichkeiten, Gastroösophageale Refluxkrankheit (GÖR), usw.)

Einen Überblick über mögliche organische Ursachen von Essstörungen liefert die Arbeit von Rommel et al. (2003). Es muss beachtet werden, dass es sich um eine retrospektive Analyse von 700 Kindern mit schweren Essstörungen an einem tertiären Universitätszentrum handelt. Bei einem mittleren Alter von 25 Monaten hatten 86 % eine medizinische Ursache, am häufigsten ein gastroösophagealer Reflux mit 42,5 %. 61,0 % zeigten oro-pharyngiale Dysfunktionen, am häufigsten Saugstörungen und oralsensorische Störungen. Nur 18 % zeigten eine verhaltensbedingte Essstörung, wobei die Diagnostik nicht systematisch erfolgte.

Die medizinische Vorgeschichte sollte deshalb genau erhoben werden. Wegweisend sind Hinweise auf Frühgeburt, Sondenernährung sowie Schluckstörungen. Diese Risikogruppe sind oft Kinder, die als Frühgeborene oder postoperativ mit einer nasogastralen Sonde versorgt wurden, dann im weiteren Verlauf von der Sondenernährung abhängig wurden und das eigenständige Essen nicht lernen konnten (Dunitz-Scheer et al. 2007)

Eine komplette körperlich internistische wie auch neurologische Untersuchung sollte auf jeden Fall erfolgen. Gewichts-, Längen- und Kopfumfangsmaße sind obligat auch im Verlauf zu erfassen. Nach Bernard-Bonnin (2006) sind Laboruntersuchungen nicht unbedingt bei Kindern notwendig, die mit den Maßen im Normbereich liegen. Eine Milcheiweißallergie und ein gastroösophagialer Reflux sollten ausgeschlossen werden. Ferner sollten im Einzelfall seltenere somatische Störungen bedacht werden, die sich *vor* dem Auftreten weiterer körperlicher Symptome oder Entwicklungsstörungen mit einer Essproblematik manifestieren können. Hierzu gehören weitere Nahrungsmittelallergien, aber auch ein Mangel an Vitamin B 12 bei mehrmonatig voll gestillten Kindern von sich vegetarisch bzw. vegan ernährenden Müttern. Die Gruppe der Kinder mit einer Gedeihstörung braucht eine sehr viel intensivere Diagnostik mit umfangreichen Laboruntersuchungen und weiteren diagnostischen Maßnahmen nach den Prinzipien und Indikationen der pädiatrischen Gastroenterologie. Auch zeigen Kinder mit geistiger und/oder körperlicher Behinderung erhöhte Raten von Fütter- und Essproblemen – bis zu 80 % sind davon betroffen (Chatoor, 2009). Oft sind diese mit zusätzlichen Gedeihstörungen und Erkrankungen verbunden (s. Andrew und Sullivan 2010).

Auch im Verlauf der Therapie sind häufige körperliche Untersuchungen, Gewichtskontrollen und oft Wiedervorstellungen bei Pädiatern notwendig.

Standardisierte Verfahren umfassen die Behavioral Pediatrics Feeding Assessment Scale, die Emotional Eating Scale und als Interview die Eating Disorder Examination (siehe Bryant-Waugh 2013). Nach Ausschluss organischer Untersuchungen dient die Diagnostik dazu, festzustellen, welche Essstörung nach DC: 0–3R (2005), DC: 0-5 (2016) und WCEDCA (2007) tatsächlich vorliegt. Die Diagnose einer einzigen umschriebenen Essstörung genügt jedoch nicht.

Es muss intensiv überprüft werden, ob nicht eine weitere komorbide Störung vorliegt.

Oft wird übersehen, dass mehrere komorbide Essstörungen gleichzeitig vorliegen können. So ist es durchaus möglich, dass z. B. eine frühkindliche Anorexie und eine sensorische Nahrungsverweigerung gleichzeitig bestehen können mit direkten, praktischen Konsequenzen für die weitere Therapie. Auch andere komorbide psychische Störungen, vor allem depressive, autistische, Angststörungen sowie ODD müssen erfasst werden. Gerade bei den Kindern mit Gedeihstörungen ist eine komplette Entwicklungsdiagnostik erforderlich, um Defizite im motorischen und kognitiven Bereich rechtzeitig zu erkennen.

Eine Interaktionsdiagnostik zwischen Eltern und Kind ist nicht nur in einer Spielsituation, sondern gerade beim Essen erforderlich. Hierbei bietet sich eine videogestützte Diagnostik an. Es wird dabei unter anderem die Abstimmung zwischen Mutter und Kind beurteilt. Die Aktivität der Mutter liefert wichtige Hinweise, ob sie z. B. forciert mit Zwang füttert, hilflos wirkt, wie sie das Kind ablenkt und ob ihr Verhalten konsistent ist. Beim Kind können das Interesse am Essen, die Abwehr gegenüber angebotenen Nahrungsmitteln und Spielen bzw. andere Aktivitäten während des Essens von Bedeutung sein.

Eine Diagnostik der mütterlichen Psychopathologie ist wichtig, da viele Mütter eine eigene psychische Störung mitbringen, die den Verlauf der kindlichen Essstörung verfestigen kann. Der Risikofaktor der elterlichen Depression wird in Kapitel 15 behandelt. Eine besondere Bedeutung haben eigene mütterliche Essstörungen, wie in Kapitel 11.5 dargestellt.

Aufgrund der Komplexität der Essstörungen bei Vorschulkindern sind zur exakten Diagnostik klinische Erfahrung und ein multiprofessionelles Team notwendig. Mehrere Kliniken und Ambulanzen haben sich inzwischen auf diese Störungsgruppe spezialisiert.

11.4 Klinik

Wichtige klinische Hinweise zu den sechs Essstörungen der DC: 0–3R (2005) finden sich in Tabelle 28. Am meisten erforscht wurde bisher die frühkindliche Anorexie. Klinische Aspekte der einzelnen Störungen werden separat besprochen. Weitere Einzelheiten finden sich bei Bolten et al. (2013a).

11.4.1 Regulations-Fütterstörung

Säuglinge mit dieser Störung haben Schwierigkeiten, einen wachen, aber ausgeglichenen Stand während der Fütterung aufrecht zu erhalten. Sie sind entweder zu schläfrig und ermüden schnell, sodass die Fütterung zu früh endet. Andererseits können sie übererregt und belastend während der Füttersituation sein. Kinder mit Entwicklungsstörungen und begleitenden medizinischen Erkrankungen tragen ein erhöhtes Risiko. Manche Mütter können intuitiv ihren Kindern gut helfen, einen optimalen Wachheitszustand zu erreichen und aufrechtzuerhalten, indem sie externe Stimuli entweder erhöhen oder reduzieren. Mütter mit Angst- und depressiven Störungen sowie anderen Belastungen haben Schwierigkeiten, sich auf die Irritabilität oder fehlende Ansprechbarkeit ihres Säuglings einzustellen und können unbeabsichtigt diese Fütterstörung intensivieren. So konnte gezeigt werden, dass Eltern und Kinder geringere positive Interaktionen zeigen. Die Kinder haben ein erhöhtes Risiko für Gedeihstörungen.

11.4.2 Fütterstörung der reziproken Interaktion

Bei diesen Störungen liegt eine schwere Beeinträchtigung der Eltern-Kind-Beziehung aufgrund von Vernachlässigung, Deprivation und psychischen Störungen bei den Müttern vor. Oft werden die Kinder zugewiesen und notfallmäßig aufgenommen. Sie sind häufig untergewichtig und zeigen ein Wachstumsdefizit. Sie vermeiden während des Essens Augenkontakt, Lächeln und Lautierung mit ihren Bezugspersonen. Die Interaktion ist zum Teil durch intrusive, forcierte Fütterung ohne emotionale Einstimmung gekennzeichnet.

11.4.3 Frühkindliche Anorexie

Das Kardinalzeichen der frühkindlichen Anorexie ist der fehlende Appetit. Die Nahrungsverweigerung und intensive Eltern-Kind-Konflikte sind für diese Störung typisch. Schon im Säuglingsalter zeigen die Kinder Schwierigkeiten, Hunger- und Sättigungsgefühle zu erkennen und mitzuteilen. Beim Füttern sind sie leicht abgelenkt und hören auf zu essen. Die Störung tritt häufig auf beim Übergang von Flaschen- zur Löffelfütterung. Es kommt zu einer Nahrungsverweigerung und Eltern-Kind-Konflikten. Im Rahmen der Autonomieentwicklung wollen die Kinder oft nicht im Hochstuhl sitzen bleiben, werfen mit Essen und Löffel und wollen lieber spielen. Eltern versuchen ihre Kinder mit Spielsachen oder Fernsehen abzulenken. Sie versuchen sie mit Belohnungen zu bestechen, lassen sie Nahrung anbeißen, ohne fertig zu essen, drohen und füttern mit Gewalt.

Vom Temperament her sind Kinder mit einer frühkindlichen Anorexie schwieriger als Kontrollkinder, sie zeigen ein irreguläres Schlafverhalten, sind einerseits abhängiger, andererseits weniger kontrollierbar. Nach Trennung zeigen sie zum Teil mehr emotionale Belastung und Stress und brauchen länger, sich zu beruhigen. Insgesamt haben sie eine geringere vagale Aktivität in Ruhe und ein erhöhtes physiologisches Arousal. Dies zeigt sich in einer gesteigerten Exploration, Spielaktivitäten, exzessivem Reden und kognitiven Interessen. Sie können oft diese erhöhte physiologische Erregung nicht abschalten, zeigen Schwierigkeiten zu entspannen, Hunger zu spüren und zu schlafen.

In der Interaktion findet man eine reduzierte dyadische Reziprozität, mehr Konflikte, mehr Auseinandersetzungen um Kontrolle, mehr sprachliche Äußerung und Ablenkungsmanöver und mehr elterliche Inkonsistenz. Mütter können eine unsichere Bindung zu eigenen Eltern und eigene Essprobleme aufweisen, die in den Esssituationen aktiviert werden (Chatoor und Khushlani 2006). Ältere Kinder können ihr Desinteresse am Essen, ihren fehlenden Hunger und ihre Langeweile bei den Mahlzeiten auch verbal ausdrücken. Sie bestehen darauf, während des Essens zu spielen, im Kindergarten beobachten sie andere Kinder beim Essen, essen aber selber kaum. Wegen des Minderwuchses werden sie gehänselt und leiden darunter (Chatoor und Khushlani 2006).

Drei systematische Arbeiten, die die Besonderheiten der Kinder mit infantiler Anorexie unterstreichen, sollen exemplarisch zitiert werden. Chatoor et al. (2004a) konnten bei einer kleinen Gruppe von acht Kindern mit infantiler Anorexie (mittleres Alter: 20,6 Monate) und acht Kontrollen (22,6 Monaten) zeigen, dass sie eine höhere Herzfrequenz und respiratorische Arrhythmie in verschiedenen Interaktionssettings zeigten. Dies spricht für eine vegetative Dysregulation, die gerade in der Essenssituation zur erhöhten Ablenkbarkeit und Essensverweigerung führen könnte.

Ferner war die infantile Anorexie mit einem niedrigen Entwicklungsscore assoziiert in den Bayley Scales of Infant Development (MDI = 96) im Vergleich zu gesunden

Kindern (MDI = 110). Diese Entwicklungsdefizite waren mit sozioökonomischem Status, mütterlichem Bildungsgrad und der Eltern-Kind-Interaktion assoziiert (Chatoor et al. 2004b). Schließlich fanden sich in einem Vergleich von 184 Mutter-Kind-Paaren mit infantiler Anorexie und 187 unauffälligen Paaren folgende Unterschiede: Die Kinder zeigten ein auffälliges Temperament und Verhaltenssymptome, die Mütter zeigten mehr Psychopathologie und Esssymptome und die Interaktion zwischen Eltern und Kind war gestörter (Ammaniti et al. 2009).

11.4.4 Sensorische Nahrungsverweigerung

Diese Kinder zeigen eine anhaltende Verweigerung bestimmter Nahrungsmittel, die sich durch Textur, Geschmack, Farbe und Geruch auszeichnen. Typischerweise tritt die sensorische Nahrungsverweigerung bei Einführung neuer Nahrungsmittel auf und kann unterschiedlich schwer ausgeprägt sein. Die Kinder zeigen aversive Reaktionen wie Grimassieren, Ausspucken und Erbrechen und sind emotional belastet, wenn sie zum Essen der abgelehnten Nahrungsmittel gezwungen werden. Eine Generalisierung auf andere ähnliche Nahrungsmittel (z. B. mit der gleichen Farbe) ist möglich, ebenso eine Verweigerung jeder neuen Nahrung. In extremen Fällen bestehen die Kinder darauf, dass unterschiedliche Nahrungsmittel sich auf einem Teller nicht berühren oder bestehen auf bestimmte Markenprodukte. Manche Kinder können eher im Kindergarten (aber nicht zu Hause) ungewohnte Nahrung essen, andere Kinder werden so ängstlich, dass sie das Essen vollkommen verweigern. Manche Kinder vermeiden soziale Situationen und haben Schamgefühle wegen ihrer Essgewohnheiten.

Assoziierte Probleme sind häufig. So können spezifische Nahrungsdefizite auftreten. Manche Kinder haben eine expressive Sprachstörung durch die fehlende oral-motorische Stimulation, vor allem bei weicher Nahrung. Andere sensorische Probleme werden beschrieben, so laufen Kinder mit dieser Essstörung nicht gerne barfuß, mögen keinen Schmutz an ihren Händen, mögen keine kratzenden Schilder an der Kleidung, wechseln ungern von kurz- zu langärmeligen Hemden, mögen bestimmte Gerüche nicht und vermeiden laute Geräusche (s. Chatoor und Khushlani 2006). Nach Nicholls und Bryant-Waugh (2008) findet sich diese Störung häufig bei Kindern mit Autismus-Spektrum-Störung.

Ätiologisch wird eine genetische Disposition mit Häufung der sensorischen Empfindlichkeiten und spezifischen Nahrungsaversionen angenommen. Andererseits spielt das Modelllernen durch nahrungsempfindliche Eltern eine Rolle: Diese bieten eine eingeschränkte Palette von Nahrung an, sodass ihre Kinder eine geringere Möglichkeit haben, differenzierte Geschmackserfahrungen zu erwerben. Auch wird die Abneigung der Kinder durch inadäquate Belohnung der Eltern verstärkt. Leichte Symptome der sensorischen Nahrungsverweigerung sind häufig und betreffen bis zu 20 % der Kinder im Alter von 12–36 Monaten. Sie zeigen eine hohe Stabilität über viele Jahre. Diese Kinder zeigen auch langfristig die Neigung, ihre Nahrungsaufnahme auf wenige Nahrungsmittel zu beschränken und neue zu vermeiden. Genaue Daten zu der sensorischen Nahrungsverweigerung als Störung an sich liegen nicht vor.

11.4.5 Fütterstörung assoziiert mit medizinischen Erkrankungen

Bei diesen Kindern liegt eine medizinische Grunderkrankung vor, die die Fütterstituation erschweren oder unmöglich machen kann. Das Kind ist beim Füttern gestresst, beginnt zu essen, kann im Verlauf das Füttern nicht aufrechterhalten und nimmt keine ausreichende Nahrung zu sich. Respiratorische und kardiale Grunderkrankungen, aber auch eine Vielzahl anderer pädiatrischer Erkrankungen können zugrunde liegen.

11.4.6 Fütterstörung assoziiert mit Insulten des gastrointestinalen Traktes

Auslöser dieser Störung sind belastende Erfahrungen des oberen Gastrointestinaltraktes, z. B. durch Absaugen, Intubation, Magensonden, medizinische Eingriffe, aber auch Erbrechen, Würgen und Aspiration. Im Sinne eines erlernten, konditionierten Reflexes zeigen Kinder eine anhaltende Verweigerung der Essenssituation, die sich unterschiedlich manifestieren kann. Manche Kinder vermeiden feste Nahrung, können aber weiterhin Flüssigkeit zu sich nehmen, während andere die Flasche verweigern, aber vom Löffel essen. Typisch ist die antizipatorische Abwehr schon vor Beginn der Essenssituation, z. B. wenn Kinder hingesetzt werden, die Flasche geholt wird usw. Sie wehren sich, indem sie weinen, sich überstrecken und sich weigern, den Mund aufzumachen. Falls die Nahrung doch in ihren Mund gestopft wird, weigern sie sich, diese herunterzuschlucken, lassen sie herauströpfeln, horten sie in ihren Backen, spucken sie aus, erbrechen und würgen.

Die atypischen Essstörungen nach WCEDCA (2007) wurden unter 11.1 ausführlich dargestellt (▶ Tab. 29).

Die klinische Symptomatik der drei Gruppen nach DC: 0-5 (2016) wurde noch nicht in Studien überprüft. Das Kernsymptom der Störung des Überessens ist das Getriebensein nach Nahrung während und zwischen den Mahlzeiten. Auch die suchtartige Beschäftigung mit Nahrung ist typisch. Bei der Essstörung mit Einschränkung der Nahrungsaufnahme ist die Essensmenge allgemein eingeschränkt, mit vielen assoziierten Symptomen. Bei der Atypischen Essstörung werden seltene, heterogene Symptome wie Horten, Pica und Rumination zusammengefasst, die besser in der DSM-5 erfasst sind.

11.5 Ätiologie

Es kann zunächst eine allgemeine Pathogenese, die allen Essstörungen zugrunde liegen kann, von einer spezifischen Ätiologie der einzelnen Essstörungen unterschieden werden. Zu den allgemeinen kindlichen Faktoren zählen die oben genannten organischen Ursachen wie Gastroösophagealer Reflux, Früh-/Mangelgeburt, strukturelle Fehlbildungen des Naso-Oro-Pharynx, neurologische und mundmotorische Störungen, Sondenernährung und andere chronische Erkrankungen und Behinderungen. Frühe Geschmacks- und sensorische Erfahrungen und das kindliche Temperament spielen ebenfalls eine wichtige Rolle. Zu den elterlichen Faktoren zählen elterliche Ängste, depressive Störungen, Ess- und sonstige psychische Störungen, Trennungs- und Verlusterfahrungen, Traumatisierungen, Partnerschaftskonflikte und mangelnde soziale Unterstützung.

Essstörungen sind also generell multifaktoriell bedingt, wobei bei den einzelnen Störungen die Faktoren eine unterschiedliche Gewichtung haben. Genetische, anlagebedingte Faktoren spielen die größte Rolle bei der frühkindlichen Anorexie und der sensorischen Nahrungsverweigerung. Traumatische Auslöser spielen bei der Fütterstörung assoziiert mit Insulten des gastrointestinalen Traktes die wichtigste Rolle. Schließlich ist die elterliche Psychopathologie bei der Fütterstörung der reziproken Interaktion ausschlaggebend.

Generell sind psychische Störungen der Eltern als Risikofaktoren für kindliche Auffälligkeiten anzusehen (▶ Kap. 15). Bei Kindern mit Essstörungen sind eigene Essstörungen der Eltern von besonderer Bedeutung, wie in der hervorragenden Übersicht von Patel et al. (2002) ausführlich dargestellt wird. Leider gibt es praktisch nur Studien zu Müttern mit Essstörungen, sodass die väterliche Essproblematik in diesem Zusammenhang nicht berücksichtigt wird.

1–4 % der Frauen haben eine klassische Essstörung (Anorexia nervosa und Bulimia nervosa). Genetische Faktoren erklären 50–80 % der Varianz und erhöhen auch bei den Kindern das Risiko für Essstörungen. Aber andere Faktoren sind noch entscheidender, wie von Patel et al. (2002) differenziert zusammengefasst.

Frauen mit Essstörungen zeigen weniger Probleme mit Gewichtszunahme während der Schwangerschaft, da dieses eher sozial akzeptiert ist. Erhöhte Risiken für die Kinder entstehen vor allem nach der Geburt. So stillen Patienten mit Anorexia nervosa seltener ihre Kinder. Eigene Ängste vor Kontrollverlust und Gewichtszunahme zeigen sich nach der Geburt mit einem erhöhten Risiko für einen Rückfall.

Mütter mit Essstörungen beschäftigen sich intensiver mit Kalorien und der Kontrolle von Nahrung, was sich negativ auf die Kinder auswirkt. So werden Kinder seltener gestillt und die Fütterzeiten werden weniger positiv erlebt. Die Fütterzeiten sind durch intrusive Kontrolle der Mütter und vermehrte Konflikte und Anspannung gekennzeichnet. Das Gewicht der Kinder ist geringer, Mütter kochen seltener selbst und essen seltener mit ihren Kindern zusammen. Kinder lernen Essen mit Kontrolle gleichzusetzen, haben weniger Hungergefühle und entwickeln eine geringere Fähigkeit, die Nahrungsaufnahme selbst zu regulieren. Eine aktive Nahrungsverweigerung kann im Rahmen von Autonomiekonflikten auftreten. Der beste Prädiktor für das kindliche Gewicht sind Konflikte während der Mahlzeiten. Manche Mütter schränken Süßes, Fettes und ungesundes Essen drastisch ein, andere zeigen eine auffällig geringe Sorge um das niedrige Gewicht ihrer Kinder. Besonders gefährdet sind die Töchter essgestörter Mütter, im Gegensatz zu den Jungen. Mütter mit einem erhöhten Risiko für eigene Essstörung machen sich größere Sorge um das Gewicht der Töchter.

Nach Patel et al. (2002) wirkt die mütterliche Essstörung über fünf Mechanismen als Risiko für Kinder: Genetik, durch den direkten Effekt der Essstörung auf die Esssituation, durch einen indirekten Effekt der Essstörung auf das allgemeine Erziehungsverhalten, durch das Rollenmodell der Mütter für Kinder und durch allgemeine gestörte Ehe- und Familienbeziehungen.

Die Arbeit von Blissett et al. (2006) weist auf das besondere Risiko von Töchtern hin, deren Mütter unter Essstörung leiden. 96 Kinder im Alter von 13–49 Monaten wurden untersucht. Dabei zeigten sich deutliche Geschlechtsunterschiede: Bei Jungen waren mütterliche Ängstlichkeit und Depression (aber nicht mütterliche Essstörungen) mit Fütterproblemen assoziiert. Die Mütter zeigten Ängste, dass ihre Söhne nicht genügend essen würden. Bei Mädchen dagegen waren Bulimie und Depression (aber nicht Ängste) mit Fütterstörungen assoziiert. Die Hauptsorge der Mütter war, dass ihre Töchter später übergewichtig werden könnten.

Die Zusammenhänge zwischen Fütterproblemen und mütterlichen psychischen Störungen wurden in der bevölkerungsbezogenen ALSPAC-Longitudinalstudie von 1250 Müttern und Säuglingen untersucht. Die Studie konnte eindeutig zeigen, dass Fütterprobleme bei Müttern mit psychischen Störungen (wie Depression, Schizophrenie, Alkoholismus und Substanzabusus) signifikant häufiger waren als bei gesunden Kontrollen. Die höchste Rate von Fütter- und Essproblemen zeigten Kinder von Müttern mit Anorexia nervosa. Die Kinder von Müttern mit Bulimia nervosa verweigerten lediglich häufiger feste Nahrung im Vergleich zu den Kontrollen (Micali et al. 2009).

Als vermittelnde Variable zwischen der mütterlichen Essstörung und den kindlichen Fütterproblemen konnten die gleichen Autoren die mütterliche Belastung über Depression und Angst identifizieren (Micali et al. 2011). Diese letzte Arbeit betont, dass die Entstehung kindlicher Fütterstörungen oft »als Folge komplexer Wechselwirkungen zwischen kindlichen, elterlichen und interaktionellen Faktoren zu verstehen« ist (von Hofacker 2009).

11.6 Therapie

Die Behandlung von Essstörungen bei jungen Kindern ist kompliziert, aufwändig und zum Teil langwierig. Sie setzt besondere klinische Erfahrungen voraus. Zum Teil ist sie ambulant durchführbar. Bei schweren Störungen ist ein stationäres Setting mit einem multiprofessionellen Team unverzichtbar.

Eine Beratung soll auch bei auffälliger Esssymptomatik ohne Vollbild einer Diagnose erfolgen. Gerade bei auffälligen Esssymptomen, die noch nicht die Kriterien für das Vollbild einer Essstörung erfüllen, können beratende Interventionen die Entwicklung von manifesten Störungen verhindern.

Bei Neugeborenen und Säuglingen kann zunächst eine Stillberatung sinnvoll sein. Ein erfolgreiches Stillen, das auf kindliche Signale abgestimmt ist, wirkt protektiv zur Verhinderung von sowohl exzessivem Schreien, wie auch Fütterproblemen (Douglas und Hill 2011). Inadäquate Wahrnehmung von kindlichen Signalen, falsches Halten, zu häufige wie auch zu seltene Stillzeiten, zu große wie auch zu geringe Stillmengen, Koordinationsprobleme von Saugen und Atmung, wie auch Vigilanzprobleme des Kindes können Schwerpunkte der Stillberatung sein.

Im Rahmen der Beratung und Psychoedukation bietet sich der Elternratgeber von Bolten et al. (2015) an.

In der Beratung der Essstörungen sind allgemeine Essensregeln hilfreich, wie sie z. B. von Bernard-Bonnin (2006) in der folgenden Übersicht zusammengefasst wurden:

Allgemeine Esssensregeln nach Bernard-Bonin (2006)

- Feste Mahlzeiten, nur geplante Zwischenmahlzeiten
- Dauer der Mahlzeiten maximal 30 Minuten
- Außer Wasser, kein Nahrungsangebot zwischen den Mahlzeiten
- Neutrale Atmosphäre, kein Essen unter Zwang
- Kein Spielen während der Mahlzeiten
- Essen nie als Belohnung oder Geschenk
- Kleine Portionen
- Feste Nahrung zuerst, Flüssigkeiten später
- Unterstützung von aktivem Essen durch die Kinder
- Wegräumen des Essens nach 5–10 Minuten, falls das Kind ohne Essen spielt
- Beendigung der Mahlzeiten, wenn das Kind Essen in Wut umherschmeißt
- Der Mund wird nur abgewischt nach Ende der Mahlzeiten

Eine Beratung reicht bei Kindern mit manifesten Essstörungen oft nicht aus. Die Behandlung von Essstörungen bei jungen Kindern ist aufwändig und setzt besondere klinische Erfahrungen voraus. Für weitere Einzelheiten darf auf den Leitfaden von Bolten et al. (2015) verwiesen werden.

Bei leichteren Fällen ist die Behandlung ambulant durchführbar. Verhaltenstherapeutische Interventionen haben sich in kontrollierten Einzelfallstudien als wirksam erwiesen (Sharp et al. 2010). Eine Vielzahl von verhaltenstherapeutischen Techniken kann hilfreich sein, u. a. Extinktionsverfahren, positive Verstärkung, Entzug von Aufmerksamkeit bei unerwünschtem Verhalten, systematische Desensibilisierung, Fading und Modeling (für eine aktuelle Übersicht siehe Morris et al. 2017). Diese werden eingebettet in einem multimodalen Therapieprogramm.

Bei schweren Störungen ist ein stationäres Setting mit einem multiprofessionellen Team unverzichtbar (siehe Morris et al. 2017). Eine pädiatrische Mitbehandlung ist gerade bei medizinischen Grunderkrankungen notwendig. Zu den Therapiebausteinen gehört eine Ernährungsberatung, z. B. bei Nahrungsmittelallergien. Eine logopädische Behandlung kann entscheidend sein bei dem Training der oralen Sensibilität und der Mundmotorik (siehe Straßburg et al. 2012). Auch eine ergotherapeutische Mitbehandlung kann indiziert sein. So kann durch die Einschränkung der Selbstversorgung im Bereich Essen eine Indikation für Ergotherapie gegeben sein. Über die Beurteilung des Umfeldes und die Beratung der Eltern können geeignete Kontextfaktoren (Ort, Haltung, Ablauf, Stimuli, Verstärker) für erfolgreiches Füttern gefunden werden.

Unter stationären Bedingungen kann ein graduelles Essenstraining von Kind und Eltern durch Pflegepersonal durchgeführt werden. Bei manchen Kindern sind kontrollierte Hungerversuche mit Nahrungseinschränkung erfolgreich, um Hungergefühl zu aktivieren. Umgekehrt ist eine Normalisierung der Nahrungsaufnahme u.U. nur zu erreichen, nachdem eine ausreichende kalorische Ernährung auch über eine Sonde gewährleistet ist. Videogestützte Eltern-Kind-Psychotherapien von Essenssituationen sind wichtige Therapiebausteine. Darüberhinaus können allgemeine Eltern-Kind-Psychotherapien (wie die PCIT) oder individuelle psychotherapeutische Behandlung nach Indikation (Mutter, Paar und Kind) indiziert sein. Jugendhilfemaßnahmen nach Entlassung sind wichtig, um den Therapieerfolg im häuslichen Bereich zu stabilisieren.

Nach Diagnose sollen die einzelnen Essstörungen spezifisch behandelt werden. Dazu gibt es für die einzelnen Essstörungen spezifische therapeutische Empfehlungen, die ein gezieltes therapeutisches Vorgehen ermöglichen (Chatoor 2002, Bernard-Bonnin 2006). Diese spezifischen Empfehlungen umfassen:

11.6.1 Regulations-Fütterstörung

Die Eltern sollten unterstützt werden, das Stimulationsausmaß während der Essenszeiten zu regulieren. Ein Ziel ist es, elterliche Feinfühligkeit zu erhöhen und ihre Beruhigungs- und Fütterstrategien zu optimieren. Eltern lernen, die Stimulationsmenge den Bedürfnissen ihrer Kinder anzupassen. So sollten sie sie nicht lange vor dem Füttern schreien lassen und nicht unnötig ihren Mund abwischen usw. Mütterliche Symptome, Depression und Ermüdung sollten angesprochen werden. Falls die Nahrungsmenge nicht ausreicht, sollte eventuell per Sonde zugefüttert werden.

11.6.2 Fütterstörung der reziproken Interaktion

Diese Störung tritt als Folge von Vernachlässigung und Deprivation auf. Häufig ist eine stationäre Therapie erforderlich. Durch Bezugspflege mit wenigen Personen, Körperkontakt, Füttern und Spielen entwickeln Kinder oft ein adäquates Essverhalten. Körperbezogene Therapien wie Physiotherapie sind bei muskulärer Hypotonie indiziert. Die Interaktionsstörung wird in Eltern-Kind-Therapien behandelt. Oft ist eine eigene Therapie der Mutter notwendig. Jugendhilfemaßnahmen, z.T. Fremdplatzierung sind erforderlich, falls die elterliche Versorgung nicht ausreicht.

11.6.3 Frühkindliche Anorexie

Ein Schwerpunkt der Behandlung ist eine Beratung der Eltern und eine psychoedukative Vermittlung der besonderen Temperamentseigenschaften ihres Kindes. Eltern werden unterstützt, mehr Strukturierungen und Grenzsetzungen durchzusetzen. Eigene Sorgen der Eltern sollten berücksichtigt und besprochen werden. Während der Mahlzeiten bestimmen die Eltern, wann, was und wo gegessen wird, die Kinder wie viel. Geregelte Mahlzeiten alle 3–4 Stunden werden empfohlen. Dazwischen dürfen die Kinder nicht essen, sondern nur Wasser trinken, um ein eigenes Hungergefühl zu entwickeln. Spielen wird während der Mahlzeiten unterbunden, andere verhaltenstherapeutische Interventionen, zum Teil auch Time-out-Maßnahmen, sind notwendig. Die Therapie kann mehrere Monate dauern, Rückfälle können in besonderen Situationen wie Reisen, Besuch von Gästen oder besonderen Aktivitäten auftreten (Chatoor und Khushlani 2006).

11.6.4 Sensorische Nahrungsverweigerung

Bei nachgewiesenen Defiziten ist eine Nahrungsergänzung (von Zink, Vitaminen, Eiweiß und Eisen) erforderlich. Ansonsten ist eine entspannte Essensatmosphäre und Stimmung wichtig, ebenso der Abbau dysfunktionaler Interaktionen. Eltern sollen selber neue Nahrungsmittel im Sinne eines Modelllernens ausprobieren. Langsam sollen neue Nahrungsmittel im Sinne einer allmählichen Desensibilisierung eingeführt werden. Kinder dürfen auch nur kleine Bissen zu sich nehmen, ohne gezwungen zu werden, die gesamte Menge aufzuessen. Andere verhaltenstherapeutische Interventionen, wie z.B. positive Verstärker, können eingesetzt werden.

11.6.5 Fütterstörung assoziiert mit medizinischen Erkrankungen

Hier steht bei der Behandlung der medizinischen Erkrankung die enge Zusammenarbeit mit Pädiatern im Vordergrund. Es soll genau beobachtet werden, wie viel Stress und Belastung das Kind während des Fütterns entwickelt. Die Modifikation der Fütterabläufe sollte entsprechend variiert werden. Beruhigungsstrategien werden den Eltern vermittelt. Eventuell ist eine Zufütterung per Sonde notwendig.

11.6.6 Fütterstörung assoziiert mit Insulten des gastrointestinalen Traktes

Durch die traumatische Erfahrung verweigern manche Kinder die orale Nahrungsaufnahme komplett und müssen deshalb per Sonde ernährt werden. Das primäre Therapieziel ist es deshalb, die Kinder von der Sonde mit systematischer und gradueller Desensibilisierung zu entwöhnen. Dabei erfolgt eine behutsame und stufenweise Desensibilisierung der gefürchteten Objekte, wie Hochstuhl, Lätzchen, Fläschchen, Löffel und Nahrung. Weniger gefürchtete Nahrung wird zuerst eingeführt, dann die stärker abgewehrten Nahrungsmittel. Dies kann durch positive Verstärkung und andere verhaltenstherapeutische Techniken unterstützt werden. Viele Kinder zeigen zusätzliche Angst- und depressive Symptome, die separat behandelt werden.

Es gibt keine Indikationen für eine Pharmakotherapie bei Vorschulkindern mit Fütter-/Essstörungen. Sie soll deshalb auch nicht erfolgen trotz einzelner Fallbeschreibung, bei denen SSRI Antidepressiva eingesetzt wurden (Chatoor und Khushlani 2006).

11.7 Verlauf und Prognose

Generell zeigen Essstörungen bei jungen Kindern eine Tendenz zur Persistenz und können chronifizieren. Systematische Nachuntersuchungen für die sechs Subtypen liegen nicht vor. Eine gute Prognose hat die Fütterstörung assoziiert mit Insulten des Gastrointestinaltraktes, eine eher ungünstige Prognose die frühkindliche Anorexie. Zukünftige Studien sind notwendig, um spezielle Risikofaktoren und die Entwicklung zu den atypischen Essstörungen des Kindesalters (WCEDCA 2007, Nicholls und Bryant-Waugh 2008) sowie zu den klassischen Essstörungen des Jugendalters zu verstehen.

Drei Studien haben den Effekt von Essstörungen bei jungen Kindern auf spätere Verhaltensauffälligkeiten untersucht, wie in der Metaanalyse von Hemmi et al. (2011) zusammengefasst (▶ Tab. 30). Essstörungen zeigten nur einen geringen Zusammenhang mit späteren Verhaltensproblemen (Effektstärke 0,2) – sehr viel geringer als Schlafstörungen (Effektstärke 0,4) oder das exzessive Schreien (Effektstärke 0,5). Speziell jedoch waren Fütterstörungen weder mit ADHS, noch mit anderen externalisierenden oder internalisierenden Verhaltenssymptomen signifikant assoziiert. Wegen der geringen Datenbasis sind weitere Studien zu dem Langzeitverlauf der speziellen Störungsformen unbedingt notwendig.

11.8 Zusammenfassung und Empfehlungen

Essstörungen im Vorschulalter sind wegen des Schweregrades und des oft chronischen Verlaufes Störungen, die früh erkannt und behandelt werden müssen. Bei einem längeren Verlauf ist eine stationäre Diagnostik und Therapie unumgänglich. Die Klassifikation der DC: 0–3R 2005, der WCEDCA (2007) und der DC: 0-5 (2016) ermöglichen einen guten Einstieg in die Behandlung. Randomisiert-kontrollierte Studien fehlen. Der Evidenzgrad für die Regulationsfütterstörung und die Fütterstörung der reziproken Interaktion liegen bei 3a, für die infantile Anorexie, die sensorische Nahrungsverweigerung, die Fütterstörungen assoziiert mit medizinischen Erkrankungen und Insulten des Gastrointestinaltraktes bei 2b. Weitere Therapiestudien an unterschiedlichen Zentren sind in Zukunft bei dieser wichtigen Störungsgruppe unbedingt notwendig.

Schlüsselempfehlungen nach den AWMF-Leitlinien (von Gontard et al. 2015)

- Fütter- und Essstörungen sollen nicht vor Abschluss der Neugeborenenperiode diagnostiziert werden.
- Fütter- und Essstörungen sollen unterschieden werden.*
- Zur Diagnose von Fütter-/Essstörungen sollen die Klassifikationsvorschläge der RDC-PA und der DC: 0-3R verwendet werden.**
- Wenn die DC: 0-3R-Klassifikation für die Diagnose der Fütter/Essstörung nicht ausreicht, können die WCEDCA-Kriterien als sinnvolle Ergänzung verwendet werden.**
- Eine umfassende somatische Diagnostik soll bei Ess-/Fütterstörungen durchgeführt und im weiteren Verlauf überprüft werden.
- Bei Vorliegen einer klinisch relevanten Fütter-/Essstörung nach DC: 0-3R bzw. WCEDCA soll eine umfassende kinderpsychiatrische/psychologisch/psychotherapeutische Diagnostik erfolgen.**
- Der Typ der Fütter-/Essstörung und komorbide Störungen sollen erfasst werden.
- Psychische Störungen der Bezugspersonen sollen erfasst und den Bezugspersonen eine Behandlung empfohlen werden.
- Eine Beratung soll auch bei auffälliger Fütter- und Esssymptomatik ohne Vollbild einer Diagnose erfolgen.
- Bei der Behandlung von Fütter-/Essstörungen soll eine multimodale Therapie durchgeführt werden.
- Nach Diagnose sollen die einzelnen Fütter-/Essstörungen spezifisch behandelt werden.
- Eine Psychopharmakotherapie soll nicht erfolgen.

Änderungen seit Erscheinen der Leitlinien:
*Aktuell: nur Essstörungen
**Aktuell: Die DC: 0-3R, die DC: 0-5 und die DSM-5 zusammen

Entscheidungsbaum: Essstörungen nach den AWMF-Leitlinien (von Gontard et al. 2015)

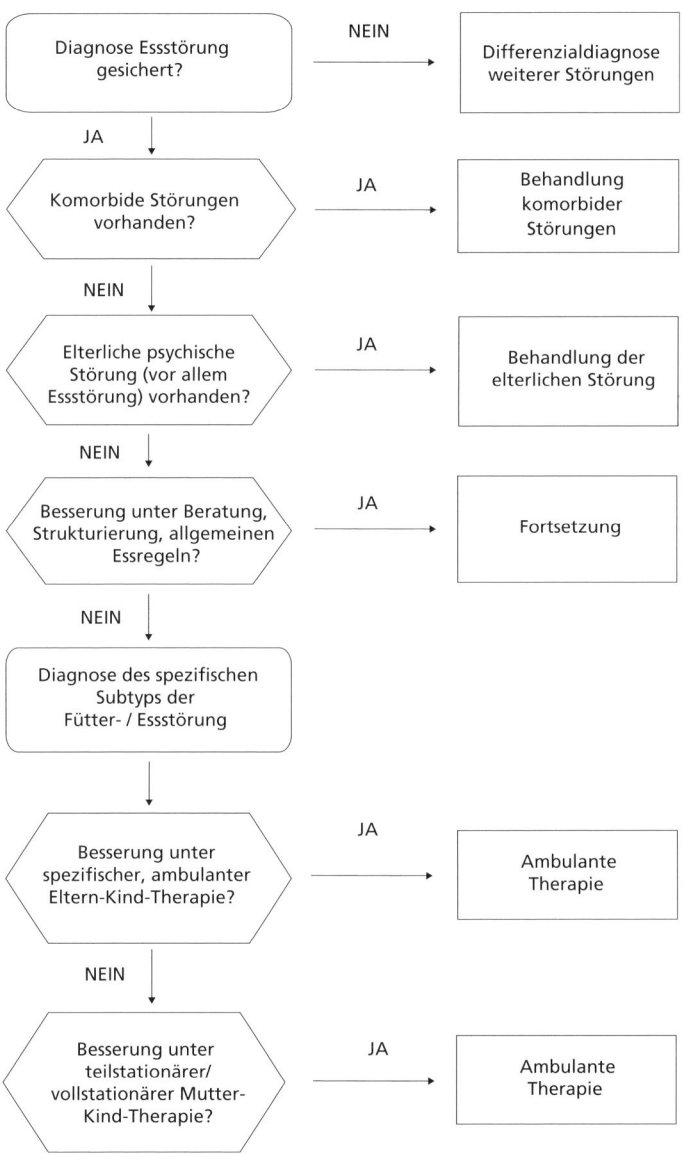

12 Schlafstörungen

12.1 Definition und Klassifikation

Schlafstörungen bei jungen Kindern sind häufig und für die Familien sehr belastend. Zu dieser Gruppe von Störungen sind mehr Studien durchgeführt worden als zu jeder anderen Störung im Vorschulbereich: die Datenlage ist hervorragend und ermöglicht Empfehlungen auf einem hohen Evidenzgrad (siehe auch Bolten et al. 2013a). Übersichten finden sich bei Burnham et al. (2006, 2017) und Bolten et al. (2013a). Dieses Kapitel beschränkt sich auf die häufigen Einschlaf- und Durchschlafstörungen, wie in dem DC: 0-5 (2016) Klassifikationssystem vorgeschlagen. Andere, Schlafstörungen wie Pavor nocturnus, Somnambulismus und Albträume, werden nicht besprochen, müssen aber diagnostiziert und behandelt werden.

12.1.1 ICD-10

In der ICD-10 sind keine speziellen kindlichen Schlafstörungen vorgesehen. Die nichtorganische Insomnie (F51.0) wird durch Ein- oder Durchschlafstörungen oder schlechte Schlafqualität mit einer Häufigkeit mindestens dreimal pro Woche, mit einer Dauer von mindestens einem Monat und mit einem deutlichen Leidensdruck nach Ausschluss organischer Ursachen definiert. Zu Kindern findet sich bei der ICD-10 ein Hinweis: Schwierigkeiten mit dem Zubettgehen sollten nicht als Schlafstörungen klassifiziert werden.

Andere Schlafstörungen umfassen die nichtorganische Hypersomnie (F51.1), die nichtorganische Störung des Schlaf- Wach- Rhythmus (F51.2), das Schlafwandeln (F51.3), den Pavor nocturnus (F51.4), Alpträume (F51.5) und Restkategorien (F51.8 und F51.9).

12.1.2 DSM-5

Die DSM-5 unterscheidet bei den Schlaf-Wach-Störungen zwischen folgenden Störungen: Insomnie, Hypersomnie, Narkolepsie, obstruktives Schlafapnoe-Syndrom, zentrales Schlafapnoe-Syndrom, atmungsassoziierte Schlafstörung, schlafbezogene Hyperventilation, zirkadiane Schlaf-Wach-Rhythmus-Störung, Arousal Störungen des Non-Rapid-Eye-Movement Schlafs (NREM) (Pavor nocturnus und Somnambulismus), Rapid-Eye-Movement (REM) Schlaf-Verhaltensstörung und die Substanz-/Medikamenteninduzierte Schlafstörung. Diese Störungen gelten für die gesamte Altersspanne. Anpassungen an junge Kinder liegen nicht vor.

12.1.3 DC: 0-5

Die DC: 0-5 (2016) unterscheidet zwischen vier Gruppen von Schlafstörungen (▶ Anhang III): die Ein- und Durchschlafstörungen, sowie die partielle Aufwachstörung und Albträume der frühen Kindheit.

Einschlafstörungen werden definiert durch eine Einschlafdauer von mehr als 30 Minuten in den meisten Nächten der Woche. Das Kind muss mindestens sechs Monate alt sein. Die Störung muss mindestens vier Wochen bestehen, nicht durch eine Erkrankung bedingt sein und beeinträchtigen.

Die *Durchschlafstörung* ist durch häufiges oder längeres Erwachen in den meisten Nächten bei einem Mindestalter von acht Monaten definiert. Die restlichen Kriterien entsprechen denen der Einschlafstörung.

Unter den *partiellen Aufwachstörungen* werden der *Pavor nocturnus (Nachtschreck)* und der *Somnambulismus (Schlafwandeln)* zusammengefasst. Bei dem Pavor nocturnus erwachen die Kinder aus dem Schlaf, schreien ängstlich und zeigen vegetative Symptome. Beim Schlafwandeln steht das Kind auf, läuft umher und ist nicht ansprechbar. Die *Albträume der frühen Kindheit* sind für Kinder emotional belastend und werden zum Teil erinnert. Für die letztgenannten Störungen sind ein Mindestalter von zwölf Monaten und eine Dauer von einem Monat erforderlich.

Andere wichtige Schlafstörungen bei jungen Kindern wurden in der DC: 0-5 (2016) nicht berücksichtigt, wie die obstruktiven Schlafapnoen und das Restless-Legs-Syndrom (Licis et al. 2017).

12.2 Prävalenz

Die Prävalenzangaben in den klassischen, epidemiologischen kinderpsychiatrischen Studien sind gering. Es muss davon ausgegangen werden, dass Schlafstörungen übersehen werden. So wurde in den Studien, die in Tabelle 4 aufgeführt sind, Schlafstörungen nicht erfasst. Die Prävalenz für Schlafstörungen nach DC: 0-3 (1994) in der dänischen Studie von Skovgaard et al. (2007) betrug 1,4 % (▶ Tab. 5). Auch die Rate der Inanspruchnahme scheint gering zu sein und betrug in fünf Zentren 4 % (▶ Tab. 8) (Emde und Wise 2003). Allerdings hatten an unserer Klinik 9,1 % der vorgestellten Kinder (894, mittleres Alter 3,9 Jahre) eine Schlafstörung, die damit zu den häufigen Störungen gehört (▶ Tab. 10).

Dass Schlafprobleme und vermutlich auch -störungen sehr viel häufiger sind, zeigt die neue Studie von Sadeh et al. (2009). 5006 Eltern von Kleinkindern im Alter von 0–36 Monaten füllten einen standardisierten Internetfragebogen aus. Danach gaben 23 % der Eltern an, dass die Schlafprobleme ihres Kindes für sie ein kleines, 2 %, dass sie ein schwerwiegendes Problem darstellten. Zwei Faktoren waren für die Eltern besonders belastend: die Häufigkeit des nächtlichen Erwachens und die Schlaflatenz bis zum Einschlafen. Diese Studie liefert, obwohl internetbasiert und damit nicht epidemiologisch, viele wichtige Daten zum Schlafverhalten in den ersten drei Lebensjahren sowie zu elterlichem Verhalten (▶ Kap. 12.5). In einer großen kanadischen epidemiologischen Studie von 3000 2- bis 3-jährigen Kindern konnte gezeigt werden, dass Schlafstörungen mit psychischen Auffälligkeiten assoziiert waren. Sowohl internalisierende wie auch externalisierende Verhaltensscores waren signifikant erhöht – selbst nach Kontrolle der intervenierenden Variablen (Reid et al. 2009).

12.3 Diagnostik

Bei der Ein- und Durchschlafstörung müssen organische Grunderkrankungen, wie Anfallsleiden, Obstruktion der Atemwege (vergrößerte Adenoide), gastro-ösophageale Refluxerkrankungen, Schlafapnoen, neurologische Erkrankungen (Schlaf-assoziierte Epilepsien, Restless-Leg-Syndrom etc.) und andere Schlafstörungen (wie Pavor nocturnus) ausgeschlossen werden. Auch sollten komorbide psychische Störungen erfasst werden. Die allgemeinen Prinzipien der Diagnostik, wie in Kapitel 1.3 ausgeführt, gelten auch bei den Schlafstörungen.

Ein besonderer Stellenwert kommt der Anamnese zu. Dabei sollten vier Aspekte besonders eruiert werden:

- Spezifische Aspekte des Schlafproblems
- Kindliche Eigenschaften, wie Temperament oder Erkrankungen
- Muster der Eltern-Kind-Interaktion
- Proximale Umweltfaktoren wie Eigenschaften der Eltern und Familienkontext sowie distale Faktoren wie Kultur und Umwelt

Die Anamnese sollte durch ein Schlaftagebuch über mindestens ein bis zwei Wochen ergänzt werden. Hierin werden die Schlaf- und Wachzeiten sowie das Interaktionsverhalten dokumentiert. Auch standardisierte Fragebögen werden empfohlen, wie die Children's Sleep Habits Questionnaire (CSHQ) für das Alter von 4–10 Jahren und die Pediatric Sleep Questionnaire (PSQ) für das Alter von 2–18 Jahren. Das Auftreten von Schlafstörungen sollte also möglichst objektiviert werden. In einem Vergleich von 3-jährigen Kindern (mittleres Alter 44 Monate) waren Schlafstörungen nach elterlichen Angaben sehr viel häufiger als nach standardisierten Fragebögen oder nach aktigraphischen Messungen (Goodlin-Jones et al. 2009). Während eine internistische und neurologische körperliche Untersuchung obligat ist, sind Schlaflaboruntersuchungen in den seltensten Fällen indiziert.

Einen besonderen Stellenwert in der Beurteilung von Schlafproblemen hat die Erfassung von schlafhygienischen Maßnahmen und -routinen. Eine späte Zubettgehzeit (> 21:00), die Anwesenheit eines Elternteils beim Einschlafen, die Abwesenheit von Einschlafritualen, der tägliche Konsum von koffeinhaltigen Getränken und die Verfügbarkeit eines Fernsehgeräts im Schlafzimmer können Schlafprobleme vom Säuglings- bis zum Schulalter bedingen oder aufrechterhalten (Mindell et al. 2009a). Vor allem die elterliche Präsenz beim Einschlafen ist assoziiert mit nächtlichem Erwachen, und eine späte Zubettgehzeit geht einher mit anhaltenden Einschlafstörungen und verkürztem Nachtschlaf. In der nationalen Umfrage von Mindell et al. (2009b) zur Schlafhygiene bei US-amerikanischen Kindern zeigte sich zudem, dass mehr als 50 % der jungen Säuglinge und 20 % der Kleinkinder schlafend und – nicht den Empfehlungen folgend – müde, aber wach, ins Bett gelegt wurden. Bei diesen Kindern fanden sich 2-fach häufiger nächtliches Erwachen sowie längere Latenzen in der Einschlafperiode. Auch Schulkinder bis zum 10. Lebensjahr schliefen zu einem Drittel nur in der Präsenz ihrer Eltern ein, was mit einem 6-fach erhöhten Risiko für Durchschlafstörungen verbunden war.

12.4 Klinik

Schlafstörungen sind häufige Störungen mit erheblichen negativen Folgen für Eltern und Kinder. Sie haben Auswirkungen auf die kognitive Entwicklung (z. B. Lernen, Gedächtnis und exekutive Funktionen), Affektregulierung (z. B. chronische Irritabilität), Aufmerksamkeit, Verhalten (z. B. Aggressivität und Hyperaktivität), Gesundheit (wiederholte Unfälle) und generelle Lebensqualität (Mindell et al. 2006). Daneben finden sich Hinweise, dass eine verkürzte Schlafdauer in der frühen Kindheit (< 11 Stunden pro Nacht) das Risiko, im Alter von sechs Jahren Übergewicht oder eine Adipositas zu entwickeln, fast 3-fach erhöht. Ätiologisch werden hierbei durch Schlafmangel induzierte Veränderungen in der Sekretion des Wachstumshormons wie auch von appetitwirksamen Hormonen diskutiert (Touchette et al. 2009; Jiang et al. 2009). In einer norwegischen Studie einer Geburtskohorte von 2014 Kindern konnte gezeigt werden, dass 2-jährige Kinder durchschnittlich 12 Stunden und 27 Minuten pro Nacht schlafen (Hysing et al. 2016). Alle erhobenen Schlafparameter waren linear mit sozial-emotionalen Problemen der Kinder assoziiert. Alleine eine Schlafdauer von unter 11 Stunden pro Nacht führte zu einer fünffachen Zunahme von Problemen (verglichen mit einer Schlafdauer von 13–14 Stunden pro Nacht).

Komorbide internalisierende und externalisierende Störungen sind bei Schlafstörungen erhöht (Reid et al. 2009). Dabei sollten Umweltbedingungen nicht unterschätzt werden. Cespedes et al. (2014) konnten zeigen, dass die Dauer des täglichen Fernsehens und die Anwesenheit eines Fernsehers im Schlafzimmer mit einer kürzeren Schlafdauer assoziiert ist. Bemerkenswert an dieser Studie ist, dass schon sechs Monate alte Säuglinge im Durchschnitt fast eine Stunde (0,9) am Tag fernsahen und Kinder im Alter von fünf Jahren 1,6 Stunden pro Tag.

Schlafstörungen finden sich gehäuft bei Kindern mit Autismus-Spektrum-Störungen und Entwicklungsstörungen (Goodlin-Jones et al. 2009). Schlafstörungen sind ebenfalls häufiger bei Kindern mit psychischen Störungen, vor allem ADHS und depressive Störungen (Licis et al. 2017). Auch Kinder mit Behinderungen wie infantile Zerebralparese, geistige Behinderung, Epilepsie und körperliche Behinderungen haben ein deutlich erhöhtes Risiko für Schlafstörungen (Jan et al. 2008). Zudem sind besonders unreife Frühgeborene vermehrt gefährdet, Schlafstörungen zu entwickeln (Asaka und Tokada 2010).

Von der Symptomatik sind die Einschlafstörungen gekennzeichnet durch eine längere Latenz bis zum Einschlafen. Kinder zögern das Einschlafen hinaus durch Schreien, Rufen, Weinen, Klammern und andere aufmerksamkeitssuchende Verhaltensweisen. Sie weigern sich, ins Bett zu gehen, klettern wieder hinaus, verlangen nach Essen, Getränken und Geschichten. Sie verlangen nach der Anwesenheit der Eltern. Eltern neigen dazu, das unerwünschte Verhalten zu verstärken (Mindell et al. 2006).

Bei den Durchschlafstörungen ist wiederholtes Erwachen während der Nacht mit folgenden Schwierigkeiten zum Einschlafen typisch: Wieder zeigen Kinder Protestzeichen, weinen, klettern aus dem Bett und bestehen darauf, im elterlichen Bett weiterzuschlafen.

Schlafstörungen entwickeln sich in komplexen Interaktionsmustern zwischen Eltern und Kind und entsprechenden Lernerfahrungen, wie Simard et al. (2009) zeigen konnten. In einer epidemiologischen Langzeitstudie von 987 vier- bis sechsjährigen Kindern konnte belegt werden, dass frühe kindliche Schlafprobleme (im Alter von 5–7 Monaten) maladaptives, elterliches Verhalten voraussagten (Anwesenheit beim Einschlafen, Essen und Trinken beim Aufwachen). Andererseits war elterliches Verhalten mit späteren Schlafstörungen der Kinder im Alter von 5–6 Jahren assoziiert. In einer repräsentativen Stichprobe von 1741 kanadischen Kindern erwiesen sich die elterliche Anwesenheit beim Einschlafen und die Mitnahme ins Elternbett nach nächtlichem Erwachen des Kindes im Alter von fünf Monaten als prädiktiv für Schlafstörungen mit 29 Monaten (Touchette et al. 2005). Diese Ergebnisse sprechen dafür, dass es sich um komplexe, sich gegenseitig verstärkende Interaktionsabläufe zwischen Eltern und Kindern handelt. Aus den zwar belastenden, aber noch relativ einfachen Schlafstörungen des Vorschulalters können sich die komplexeren und differenzierten Schlafstörungen des Schulalters entwickeln (Lipton et al. 2008).

Auch Eltern sind sekundär durch die Schlafstörungen ihrer Kinder betroffen, mit erhöhten Raten von mütterlicher Depression und gestörten Familieninteraktionen (Mindell et al. 2006). In ihrer Verzweiflung greifen sie zu Aktivitäten, die langfristig zur Aufrechterhaltung der Symptomatik beitragen. In der großen Internetstudie von Sadeh et al. (2009) wurden 5006 Eltern unter anderem zu ihrem Verhalten gefragt: Bei den 24–36 Monaten alten Kindern schliefen 17 % der Kinder im Bettchen mit elterlicher Anwesenheit ein, 15 % im elterlichen Bett mit Anwesenheit der Eltern, 11 % bei laufendem Fernsehen, 7 % mussten gehalten werden, 4 % geschaukelt und 3 % benötigten ein Fläschchen. Bei den Durchschlafstörungen waren die häufigsten elterlichen Coping-Mechanismen: Ein paar Minuten warten bei 40 %, im Bettchen streicheln bei 32 %, Hochheben und Zurücklegen bei 22 %, ins elterliche Bett nehmen bei 20 %, Weinen lassen bis zum Einschlafen bei 12 %, Halten und Schaukeln zum Einschlafen bei 11 %, Singen bei 8 % und Fläschchen geben bei 5 %.

Schließlich können Schlaf- und Fütterstörungen gemeinsam auftreten. In einer großen Studie von 681 Kindern im Alter von 6–36 Monaten (mittleres Alter 17 Monaten) hatten 58 eine Schlaf- und 56 eine Fütterstörung. 37 % der Kinder mit einer Fütter- hatten auch eine Schlafstörung (gegenüber 16 % der Kontrollen). Andererseits hatten 26 % der Kinder mit Schlaf- auch eine Fütterstörung (Tauman et al. 2011). Wiederum wird ein multifaktorielles Geschehen angenommen, bei dem gemeinsame kindliche Eigenschaften (wie Temperament, gestörte zirkadiane Rhythmik) und elterliche Faktoren (wie Ängste und Depressionen) sich gegenseitig verstärken und zu dem komorbiden Auftreten von sowohl Schlaf- wie auch Fütterstörungen führen.

12.5 Ätiologie

Schlafstörungen sind multifaktoriell bedingt (Mindell et al. 2006, Burnham et al. 2006). Einerseits tragen kindliche Faktoren dazu bei, dass sich kein regulärer Schlafrhythmus konsolidiert, der sich üblicherweise in den ersten drei Lebensmonaten entwickelt. Dies können biologische, temperamentbedingte und medizinische Faktoren sein. Anderseits tragen Umgebungsvariablen wie eigene elterliche psychische Störungen, Schwierigkeiten bei der Grenzsetzung, Schuldgefühle und enge Wohnverhältnisse zu der Entwicklung von Schlafstörungen bei (Mindell et al. 2006).

12.6 Therapie

Zur Behandlung von Schlafstörungen liegt eine Vielzahl von Studien mit hoher Qualität vor. Mindell et al. (2006) fassten 52 Studien mit über 2500 Kindern mit einem mittleren Alter von 20 Monaten zusammen. Fast die Hälfte der Studien waren randomisiert kontrollierte Studien mit einem hohen Grad der Evidenz. Die Ergebnisse dieser Übersicht wurden von Morgenthaler et al. (2006) in den Leitlinien der American Academy of Sleep Medicine zusammengefasst. Global zeigen diese beiden Übersichten, dass verhaltenstherapeutische Maßnahmen viel wirksamer sind als Pharmakotherapie: 94 % der Studien erbrachten positive Effekte. Dabei steht eine Vielzahl von verschiedenen verhaltenstherapeutischen Interventionen zur Verfügung, die im Folgenden detailliert behandelt werden sollen.

12.6.1 Psychoedukation

An erster Stelle stehen die Beratung und die Psychoedukation. Eine Rhythmisierung des Alltags mit festgelegten Essens-, Schlaf- und Wachzeiten sollte das erste Ziel der Beratung sein. Eine Vielzahl verschiedener Elternprogramme mit Informationsvermittlung wurde entwickelt. Das Ziel ist es, positive Schlafroutinen zu entwickeln und aufrechtzuerhalten. So werden die Eltern instruiert, ihre Kinder müde, aber noch wach ins Bett zu legen, damit sie eigene Einschlaffähigkeiten entwickeln. Auch Präventionsprogramme wurden entwickelt. In der Beratung können Elternratgeber hilfreich sein (Bolten et al. 2013b).

12.6.2 Positive Routinen

Hierbei sollen Eltern feste, positive, ruhige und freudige Routinen und Regeln vor dem Einschlafen entwickeln. In zwei Studien zeigen sich vorläufige positive Effekte. In einer neuen standardisierten Studie von 405 Kindern im Alter von 7–36 Monaten wurden nach einer einwöchigen Baseline über zwei Wochen positive Routinen implementiert (Mindell et al. 2009b). Es zeigte sich eine signifikante Verkürzung der Schlaflatenz und eine Reduktion des nächtlichen Erwachens. Auch die mütterliche Stimmung besserte sich deutlich. Auch diese Studie unterstreicht die Bedeutung und die Wirkung von auch kurzen Interventionen für eine Vielzahl der Kinder.

12.6.3 Unmodifizierte Extinktion

Hierbei legen die Eltern ihr Kind ins Bett zu der vorgesehenen Schlafzeit und ignorieren das Verhalten des Kindes (wie Weinen, Wutausbrüche, Rufen) bis zum nächsten Morgen. Eltern dürfen ihr Kind aus Sicherheits- und medizinischen Gründen überwachen, aber nicht intervenieren. Das Ziel ist es, unerwünschtes Verhalten zu reduzieren, indem die elterliche Aufmerksamkeit als Verstärker ausgeschaltet wird. Die unmodifizierte Extinktion ist für Eltern extrem belastend. Viele können das Weinen des Kindes nicht lange genug aushalten und verhalten sich inkonsistent. In einer Abwandlung dieses Programms dürfen Eltern zwar im Zimmer bleiben, müssen aber nach wie vor das Verhalten ignorieren. Dies ist für manche Eltern akzeptabler. Die unmodifizierte Extinktion war hoch wirksam in 21 von 23 Studien, wird aber wegen der Belastung der Eltern selten durchgeführt.

12.6.4 Graduierte Extinktion

Eine Vielzahl von Techniken wurde als Variation der unmodifizierten Extinktion entwickelt. Typischerweise sollen Eltern Weinen und Wutausbrüche für vorher festgelegte Zeiträume ignorieren, bevor sie zu ihrem Kind gehen. Es kann entweder ein progressives Schema (z. B. eine Steigerung von fünf Minuten, über 10 Minuten zu 15 Minuten usw.) gewählt werden oder ein festgelegtes Schema (z. B. alle 5 Minuten). Eltern dürfen das Kind kurz beruhigen (üblicherweise 15 Sekunden bis eine Minute). Sie sollen Interaktionen minimieren, die das aufmerksamkeitssuchende Verhalten verstärken könnten. Das Ziel ist es, dass das Kind lernt sich selbst zu beruhigen, und selbst wieder einschlafen kann, ohne auf elterliche Aktivitäten angewiesen zu sein. Sobald diese Fähigkeiten entwickelt sind, sollte das Kind selber einschlafen können, falls es nachts aufwacht. Alle bisherigen 19 Studien erbrachten positive Effekte, sodass die Wirksamkeit ähnlich hoch ist wie bei der klassischen Extinktion. Diese sogenannte »Ferber-Methode« ist Mittel der ersten Wahl bei der Behandlung von Ein- und Durchschlafstörungen (Ferber 1996; Bolten et al. 2013a).

12.6.5 Faded Bedtime

Bei dieser verhaltentherapeutischen Intervention werden Kinder vorübergehend zu einer späteren Zeit ins Bett gelegt, die eher mit ihrem Schlafbedürfnis übereinstimmt. Danach wird ein »Fading« durchgeführt und die Einschlafzeit Schritt für Schritt um 15–30 Minuten nach vorne verlegt. Falls das Kind trotzdem nicht einschläft, werden die Kinder für eine vorgeschriebene Zeit kurz aus dem Bett genommen. Tagsüber werden Schlafzeiten unterbunden. Auch diese Methode erwies sich als effektiv.

12.6.6 Festgelegtes Wecken (Scheduled awakening)

Hierbei wecken die Eltern ihr Kind aktiv 15–30 Minuten bevor es von selbst aufwachen würde und dürfen es so beruhigen, als wenn es spontan erwacht wäre. Im Verlauf werden die Intervalle verlängert, sodass es zu einem Fading kommt. Diese Methode wurde in vier Studien untersucht. Sie sind etwas schwieriger durchzuführen als die Extinktionsverfahren, aber auch wirksam.

Wichtig ist dabei festzuhalten, dass alle diese verhaltenstherapeutischen Interventionen keine unerwünschten Effekte nach sich ziehen. Die meisten Studien konnten positive Effekte auf das kindliche Verhalten sowie auch das mütterliche Wohlbefinden, z. B. mit einer Abnahme von Depressivität, nachweisen. So zeigten sich in einer randomisiert-kontrollierten Studie auch fünf Jahre nach Durchführung von Extinktionsverfahren keine negativen Langzeitauswirkungen (Price et al. 2012). Insbesondere konnten keine negativen Auswirkungen auf die kindliche Bindungsentwicklung festgestellt werden (Sadeh et al. 2010). Die erfolgreiche Behandlung von Ein- und Durchschlafstörungen ist verbunden mit einer verbesserten Anpassung der Kinder an diverse Alltagsanforderungen tagsüber und vermehrtem elterlichem Wohlbefinden (Ramchandani et al. 2000, Eckerberg 2004, Hiscock et al. 2008).

Manualisierte Gruppentherapieprogramme für Eltern von Kindern mit Schlafproblemen im Alter von 0,5 bis 4 Jahren sind ebenfalls erfolgreich. Das Mini-Kiss kombiniert verschiedene Therapiekomponenten in sechs Sitzungen (Schlarb et al. 2011). Die Themen umfassen eine allgemeine Psychoedukation, Analyse von Schlafverhalten, die Bedeutung von Weinen, Schreien und Trotz, Stress, Geborgenheit und eine Abschlusssitzung. Die Effekte in einer kleinen Gruppe von 17 Eltern waren positiv. Dieses Programm verzichtet auf Extinkitionsverfahren.

Psychodynamische Therapien können hilfreich sein, falls Extinktionsverfahren nicht ausreichen oder umgesetzt werden können. Da Schlafstörungen mit einer Trennungsproblematik oder Ängsten der Eltern assoziiert sein können, bietet die psychodynamische Eltern-Kind-Therapie (SKEPT) eine Möglichkeit, diese Problematik zu bearbeiten (Cierpka und Windaus 2007). Allerdings liegen noch keine qualitativ hochwertigen Studien zu diesem Vorgehen vor.

Bisherige Studien zeigten eindeutig, dass verhaltenstherapeutische Maßnahmen viel wirksamer sind als Pharmakotherapie (Mindell et al. 2006, Morgenthaler et al. 2006). Falls Beratung, Psychoedukation, positive Schlafroutinen und Verhaltenstherapie für 2–4 Wochen nicht erfolgreich sind und eine erhebliche Beeinträchtigung vorhanden ist, empfehlen Gleason et al. (2007) eine Medikation für maximal einen Monat mit begleitender Verhaltenstherapie. Mittel der Wahl bei Einschlafstörungen ist dabei Melatonin, in einer Dosierung von 1–3 mg abends über mindestens 10–14 Tage. Gringas et al. (2012) und Hollway (2012) konnten zeigen, dass Kinder mit neurologischen und Entwicklungsstörungen mit schweren Schlafstörungen unter Melatonin früher einschlafen, z. T. auch früher aufwachen. Die Schlafdauer an sich war nur gering verlängert. Andere Medikamente (pflanzliche Präparate, Chloralhydrat) sind nur in absoluten Ausnahmen zu erwägen. Jede weitere Pharmakotherapie ist nicht zu empfehlen.

12.7 Verlauf von Prognose

Unbehandelt zeigen Schlafstörungen eine Tendenz zur Chronifizierung und Persistenz ins Kindesalter. Zudem sind sie mit vielen negativen Auswirkungen für Kinder und Eltern behaftet. Eine besonders wichtige Gruppe sind die Kinder mit persistierenden Schlafproblemen. In der Studie von Goodlin-Jones et al. (2009) wurden Kinder zu drei Zeitpunkten (zu Beginn, nach drei Monaten und nach sechs Monaten) untersucht. Von den gesunden Kindern hatten 29 % intermittierende (bei ein oder zwei Terminen), aber 2 % persistierende Einschlafstörungen (alle drei Termine). 33 % zeigten intermittierende, aber nur 3 % persistierende Durchschlafstörungen. Da die verhaltenstherapeutischen Interventionen so wirksam sind, benötigt vor allem diese Subgruppe von Kindern mit persistierenden Schlafstörungen eine intensive Behandlung.

In einer Langzeitkatamnese wurden 230 Kleinkinder mit Schlaf- und Essproblemen (mittleres Alter 13 Monate) sechs Jahre später kontaktiert (Östberg und Hagelin 2010). Kinder mit Schlafproblemen (alleine oder kombiniert mit Essproblemen) hatten weiterhin ein erhöhtes Risiko für Schlafprobleme, vermehrt internalisierende Symptome und häufigere Erkrankungen. Eltern hatten vermehrt psychosoziale Belastungen, einschließlich belastende Lebensereignisse.

Nach der Metaanalyse von Hemmi et al. (2011) war das Langzeitrisiko für allgemeine Verhaltensprobleme (Effektstärke 0.21) und internalisierende Symptome (Effektstärke 0.24) signifikant erhöht. Ganz besonders hoch war das Risiko für eine ADHS nach Schlafstörungen (Effektstärke 1.30) (▶ Tab. 30).

Sadeh et al. (2015) untersuchten 43 Kinder mit Schlafproblemen im Alter von 3–4 Jahren mit Aktigraphie, neuropsychologischen Tests und Fragebögen. Sie konnten zeigen, dass eine schlechtere Schlafqualität im Säuglingsalter mit späteren Aufmerksamkeits- und Verhaltensproblemen assoziiert war.

12.8 Zusammenfassung und Empfehlungen

Schlafstörungen sind nicht nur für Kinder und Eltern belastend, sondern mit Entwicklungsrisiken verbunden. Die Studienlage zu Schlafstörungen ist viel besser als bei vielen anderen Störungen.

Die Empfehlungen der American Academy of Sleep Medicine (Morgenthaler et al. 2006) und der amerikanischen kinderpsychiatrischen Vereinigung (Gleason et al. 2007) betonen, dass verhaltenstherapeutische Interventionen mit Abstand Mittel der ersten Wahl sind und auf einem hohen Grad der Evidenz mit positiven sekundären Effekten für Kind und Eltern beruhen.

Die Evidenzgrade für fast alle empfohlenen Interventionen sind sehr hoch, da viele qualitativ hochwertige Studien zu Schlafstörungen vorliegen. Geschätzt sind die Evidenzgrade für Psychoedukation der Eltern 2a-2c, für Positive Schlafroutinen 2b. Für die spezifischen Programme liegen die Evidenzgrade für die klassische Extinktion bei 1a, für die graduierte Extinktion bei 1b, für das verzögerte Schlafengehen bei 2b, für das festgelegte Erwecken bei 1b, und für kombinierte Verfahren bei 2a-5.

> **Schlüsselempfehlungen nach den AWMF-Leitlinien (von Gontard et al. 2015)**
>
> - Bei den Schlafstörungen sollen Ein- und Durchschlafstörungen unterschieden werden.
> - Zur Diagnose sollten die RDC-PA-Kriterien verwendet werden, die am genauesten sind.*
> - Schlafstörungen sollen nicht vor dem Alter von zwölf Monaten diagnostiziert werden. Bei Kindern im ersten Lebensjahr sollten Beeinträchtigungen der Schlaf-Wachregulation erfasst werden.**
> - Bei Schlafstörungen sollen eine somatische Diagnostik und eine kinderpsychiatrisch/psychologisch/psychotherapeutische Diagnostik durchgeführt werden.
> - Komorbide Störungen sollen erfasst und im Verlauf kontrolliert werden.
> - Elterliche psychische Störungen sollen erfasst und ggf. eine Behandlung empfohlen werden.
> - Eine entwicklungsorientierte, interaktionszentrierte und alltagsstrukturierende Beratung soll durchgeführt werden.
> - Falls eine Beratung nicht ausreicht, soll vorrangig eine graduierte Extinktionsbehandlung erfolgen. Ist diese nicht umsetzbar, sollen je nach zugrundeliegender Problematik andere psychotherapeutische Methoden zum Einsatz kommen.
> - Eine Psychopharmakotherapie soll bei Schlafstörungen nicht erfolgen.

Änderungen seit Erscheinen der Leitlinien:
*Aktuell: die Kriterien der DC: 0-5
**Nach der DC: 0-5 kann die Diagnose auch bei jüngeren Kinder gestellt werden. Bei der Einschlafstörung beträgt das Mindestalter sechs Monate, bei der Durchschlafstörung acht Monate, bei der partiellen Aufwachstörung und den Albträumen der frühen Kindheit jeweils zwölf Monate.

Entscheidungsbaum: Schlafstörungen nach den AWMF-Leitlinien (von Gontard et al. 2015)

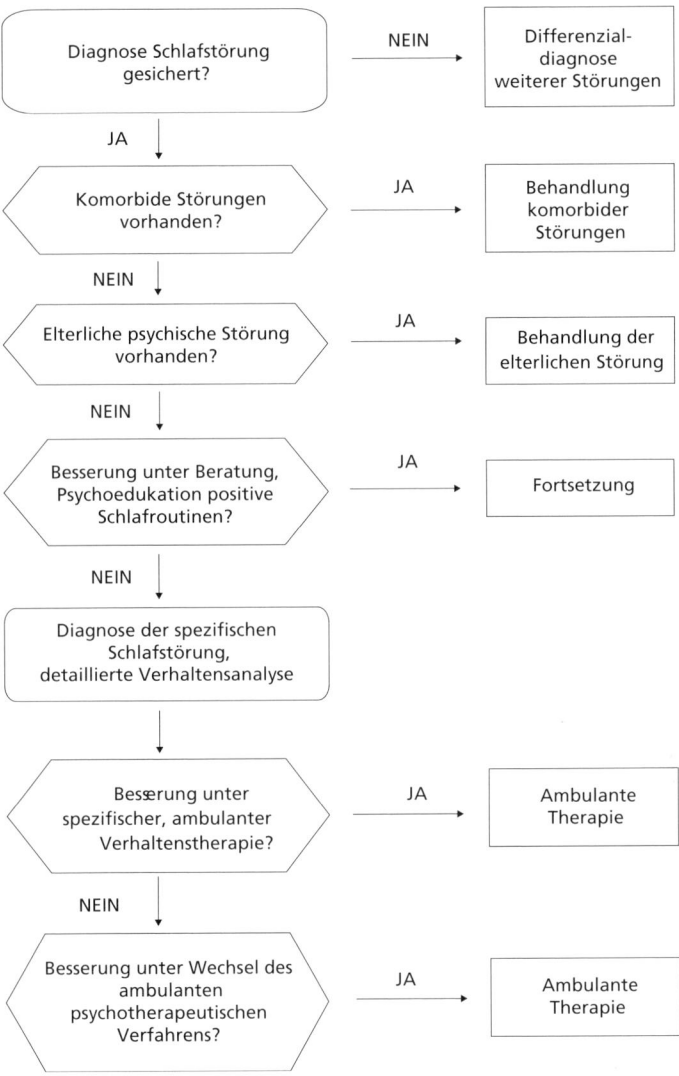

13 Exzessive Schreistörung

13.1 Definition und Klassifikation

Ausgeprägtes Schreien bei jungen Kindern bis zum Alter von drei Monaten ist sehr häufig. Die Prävalenzzahlen variieren zwischen 14 % und 30 %, sodass es nicht gerechtfertigt wäre bei einer so weit verbreiteten Problematik von einer Störung zu sprechen (Halpern und Coelho 2016). Allerdings kann Schreien für Eltern sehr belastend sein, vor allem wenn ihr Kind übermäßig häufig und lange schreit. Die Risiken für Interaktionsstörungen bis hin zur Misshandlung sind erhöht.

Bei dem persistierenden Schreien (über das Alter von drei Monaten hinaus) sind die Risiken für die Entwicklung und für spätere psychische Störungen deutlich erhöht. Von daher ist es sinnvoll, dass die DC: 0-5-Klassifikation (2016) das exzessive Schreien als Störung, und nicht mehr wie bei der DC: 0–3R (2005) als belastendes Symptom definiert. Eine fundierte Übersicht zur exzessiven Schreistörung findet sich bei Bolten et al. (2013a).

13.1.1 ICD-10 und DSM-5

Weder die ICD-10 noch die DSM-5 noch die RDC-PA definieren das exzessive Schreien als Störung.

13.1.2 DC: 0-5

Die DC: 0-5 (2016) übernimmt die bekannte Dreier-Regel von Wessel (1954) (mindestens drei Stunden am Tag an drei oder mehr Tagen pro Woche), allerdings nicht über den Zeitraum von drei Wochen, sondern nur für mindestens eine Woche. Die exzessive Schreistörung ist nicht durch eine Erkrankung bedingt und ist beeinträchtigend.

Daneben wird eine Restkategorie definiert, die andere Schlaf-, Ess- und Schreistörung der frühen Kindheit definiert (eben mit Symptomen des Schlafens, des Essens und des Schreiens), die aber nicht die Symptome für eine eigene Störung erfüllen.

13.1.3 Andere Klassifikationen

Nach den alten deutschen Leitlinien (Schmidt und Poustka 2007) wurde das exzessive Schreien als Teilaspekt der Regulationsstörungen gesehen. In den neuen AWMF-Leitlinien (von Gontard et al. 2015) wurde besonderer Wert auf das exzessive persistierende Schreien gelegt, das mit besonderen Risiken assoziiert ist.

Problematisch und mit Langzeitrisiken assoziiert ist das Schreien nach der aktuellen Studienlage, wenn es:

1. über das Alter von drei Monaten hinaus persistiert und
2. wenn es nach Häufigkeit, Dauer und Ausmaß exzessiv ausgeprägt ist.

Deshalb empfehlen die neuen AWMF-Leitlinien (von Gontard et al. 2016), restriktiv vorzugehen und das persistierende exzessive Schreien nicht vor dem Alter von drei Monaten zu diagnostizieren. In der Zeit davor, d. h. bei jungen Säuglingen, soll es als belastendes Symptom erfasst werden.

Auch die pädiatrische Gastroenterologie (Rome-IV-Kriterien) sieht das exzessive Schreien (»Infant Colic«) als Störung bei jungen Kindern (unter fünf Monaten) an, die mindestens drei Stunden pro Tag, mindestens drei Tage pro Woche für mindestens eine Woche schreien (Benninga et al. 2016).

Die Bedeutung einer genauen Definition des exzessiven Schreiens unterstreicht die Untersuchung von Reijneveld et al. (2001). Sie konnten zeigen, dass insgesamt zehn verschiedene Definitionen des exzessiven Schreiens in verschiedenen Studien verwendet werden. Die strengste ist die von Wessel (1954) (mehr als drei Stunden pro Tag an mehr als drei Tagen pro Woche für mehr als drei Wochen) – die offenste ist die rein subjektive elterliche Einschätzung »weint viel«. Von daher ist es wichtig, dass einheitliche internationale Definitionen entwickelt werden.

13.2 Prävalenz

In einer bevölkerungsbezogenen Studie wurden Eltern von 3345 Säuglingen im Alter von 1,3 und 6 Monaten befragt (Reijneveld et al. 2001). Wie oben erwähnt, werden insgesamt zehn verschiedene Definitionen in Studien verwendet. Die Prävalenzzahlen variierten von 1,5 % bis 11,9 %. Selbst kleine Veränderungen der Definitionen, z. B. bei der Definitionsdauer, veränderten die Prävalenzzahlen dramatisch. Das exzessive Schreien ist am häufigsten im Alter von einem Monat (2,2 % bis 17,8 %) im Vergleich zu drei Monaten (2,0 % bis 9,9 %) und sechs Monaten (0,3 % bis 7,7 %). Auch sind es nicht jeweils die gleichen Kinder, die zu den verschiedenen Zeitpunkten exzessiv schreien, sondern es kommt zu einem Wechsel der Symptomatik. Nach den strengen Wessel-Kriterien ist die Gruppe der »prolongierten Schreikinder« mit sechs Monaten nur sehr klein und beträgt 0,3 %. Diese stellen eine wirkliche Risikogruppe dar.

Exzessives Schreien betrifft Jungen und Mädchen gleichermaßen, findet sich in vielen Kulturen mit ähnlichem Erscheinungsbild und Verlauf und tritt sowohl bei gestillten als auch Flaschengefütterten Säuglingen auf (St. James-Roberts et al. 2006).

13.3 Diagnostik

Die allgemeinen Prinzipien der Diagnostik gelten auch für das exzessive Schreien (▶ Kap. 1.3). Jedes Kind muss körperlich untersucht werden, denn somatische Ursachen sind zwar selten, müssen aber erkannt werden. Zu diesen gehören gastrointestinaler Reflux, Allergien z. B. auf Kuhmilchproteine, Laktoseintoleranz sowie Infekte wie Otitis, Harnwegsinfekte und Gastroenteritis, atopische Dermatitis und andere Hautaffektionen, Luftwegs-Obstruktionen, und allgemeine Entwicklungsstörungen, infantile Haltungsasymmetrien u. v. m. (Straßburg 2006). Auch sollte eine zureichende Entwicklungsdiagnostik erfolgen. Die Häufigkeit des Schreiens sollte in einem Tagebuch erfasst werden. Standarisierte Temperamentsfragebögen können hilfreich sein. Ferner sollte die elterliche Belastung erfasst und psychische Störungen der Eltern, z. B. depressive Störungen, sollten diagnostiziert werden. Besondere Aufmerksamkeit sollte bei der Exploration der elterlichen psychischen Ressourcen gelten, da das exzessive Säuglingsschreien mit einem erhöhten Risiko für Kindesmisshandlungen assoziiert ist (z. B. Schütteltraumata), vor allem in den ersten sechs Lebensmonaten (Lee et al. 2007, Reijnefeld et al. 2004).

Elterliche Belastungen sind bei Kindern mit exzessivem Schreien häufig. Frauen mit erhöhten vorgeburtlichen und perinatalen Risiken haben häufiger exzessiv schreiende Kinder (van der Wal et al. 2007). Depressive Symptome, Ängste, Stress und Arbeitsbelastungen vor der Geburt waren mit exzessivem Schreien bei drei bis sechs Monate alten Kindern assoziiert. Mütterliche psychische Stressoren in der Schwangerschaft sind mit exzessivem Säuglingsschreien im 3. und 6. Lebensmonat assoziiert. Eine postnatal anhaltende Stressbelastung der Mutter begünstigt die Persistenz des kindlichen Schreiens über den vollendeten dritten Lebensmonat hinaus (Wurmser et al. 2006). Daneben haben sich das mütterliche Rauchen in der Schwangerschaft sowie eine postnatale Rauchexposition als wesentliche unabhängige Risikofaktoren für das exzessive Säuglingsschreien herausgestellt.

Auch Sidor et al (2012) untersuchten mütterliche Risiken speziell für ein persistierendes Schreien im fünften Lebensmonat bei 300 Mutter-Kind-Dyaden. Unerwünschte Schwangerschaft, Belastungen während der Schwangerschaft, postpartale Depression, Stress und Interaktionsprobleme mit dem Kind erhöhten das Risiko für eine Schreistörung signifikant.

13.4 Klinik

Die Symptomatik zeigt sich in dem anfallsartigen, unstillbaren Schreien, dem fehlenden Ansprechen auf Beruhigungshilfen und einem gehäuften Auftreten in den Abendstunden. Nach Wolke et al. (2002) handelt es sich beim exzessiven Schreien eigentlich um zwei Störungen:

1. Das vorübergehende Schreien (in den ersten drei Lebensmonaten) ist eine benigne Symptomatik mit keinen Langzeitfolgen.
2. Das verlängerte Schreien (nach dem dritten Lebensmonat) ist dagegen mit einer Reihe von langfristigen Auffälligkeiten in Entwicklung und Verhalten assoziiert (▶ Kap. 14.7).

Es findet sich eine häufige Komorbidität zwischen exzessivem Schreien und Fütterstörungen im Säuglingsalter, vor allem assoziiert mit suboptimalem Stillen und Flaschenfütterung, mütterlicher Psychopathologie und Interaktionsproblemen (Douglas und Hill 2011).

Auch können exzessives Schreien und Schlafprobleme koexistieren, möglicherweise durch eine gemeinsame Störung der Schlaf-Wach-Regulation (Jenni 2009). Möglicherweise ist die Schlafhomöostase bei Kindern mit persistierendem Schreien verzögert und nicht mit dem zirkadianen Schlaf-Wach-Prozess abgestimmt, sodass es zu Phasen mit Übermüdung und Überreizung, sowie nächtlichem Aufwachen kommt (ebd.).

13.5 Ätiologie

Ätiologisch handelt es sich um ein multifaktorielles Geschehen, zu dem kindliche wie auch elterliche Faktoren beitragen. Das exzessive Schreien tritt als Teil postpartaler, interdependenter Anpassungs- und Entwicklungsprozesse von Mutter, Säugling und familiärem System auf, wie von Papousek et al. (2004) ausführlich ausgearbeitet wurde.

13.6 Therapie

An erster Stelle steht die Beratung und Psychoedukation. Nach den ersten deutschen Leitlinien (Schmidt und Poustka 2007) wird ferner eine Entlastung der Mutter durch Mobilisation des unmittelbaren sozialen Umfeldes empfohlen, z. B. durch

- Einbeziehung des Partners und andere stabilisierende Personen
- Reizreduktion
- Vermeidung von kindlicher Übermüdung
- Strukturierung des Tagesablaufes mit regelmäßigen Schlafphasen am Tag
- Ausnutzung kindlicher Wachphasen für gemeinsame Spiele und Dialoge
- Überbrückung kritischer Schrei- und Unruhephasen
- Time-out-Phasen für die primäre Bezugsperson bei Überlastung
- Eventuell Einwickeln (Pucken)
- Ermutigung und Hilfestellung den schreienden Säugling zu begleiten oder abzulegen, vor allem dann, wenn das Schreien zunächst nicht beeinflussbar erscheint
- Entlastung von Schuldgefühlen

Mögliche medizinische und somatische Erkrankungen und Symptome müssen mitbehandelt werden. Die Studienlage zu den Effekten potentieller Nahrungsmittelallergenen auf das kindliche Schreiverhalten ist uneinheitlich. Von einer hypoallergenen Ernährung profitiert vermutlich nur eine Untergruppe der exzessiv schreienden Säuglinge (Lucassen et al. 1998, Hill et al. 2005).

In einer Übersicht von 78 Arbeiten zum »Swaddling« (Einwickeln oder Pucken des Säuglings) konnten van Sleuwen et al. (2007) zeigen, dass das Wickeln exzessiv schreiende Säuglinge nach neonatalen Belastungen besser beruhigte als die Säuglingsmassage. Auch gesunde Kinder zeigten nach Wickeln weniger Schreien, verbessertes Schlafverhalten und vermindertes Arousal.

Bei jungen Säuglingen unter dem Alter von drei Monaten sind eine Beratung und die o. g. Maßnahmen zur Strukturierung des Tagesablaufs und zum Stressmangement ausreichend. Die Vermittlung von Informationen zur Entwicklung von Wach-, Schlaf- und Schreiphasen bei jungen Säuglingen kann für Eltern sehr entlastend sein (Bolten et al. 2013a). Eine Dokumentation der Tagesabläufe ist ein wichtiger Schritt, um erreichte Veränderungen wahrzunehmen. Elternratgeber können nützlich sein (Bolten et al. 2013b). Eine intensive Psychotherapie ist meistens nicht erforderlich.

Eine eindeutige Risikogruppe sind die Kinder, die nach dem dritten Lebensmonat persistierend exzessiv schreien. Diese Kinder haben deutlich erhöhte Risiken in ihrer Langzeitentwicklung. Die betroffenen Kinder brauchen eine intensive pädiatrische Diagnostik zum Ausschluss organischer Erkrankungen. Eltern tragen deutlich erhöhte psychische Risiken, sodass in Einzelfällen eine intensive psychotherapeutische Behandlung von Eltern und Kind erforderlich ist. Dabei kann der Fokus der Eltern-Säuglings-Psychotherapien eher verhaltenstherapeutisch (Wolke et al. 1994) oder psychodynamisch sein. Videogestützte Interaktionstherapien, Veränderungen kognitiver Prozesse der Eltern, Bearbeitung von Projektionen auf das Kind und Aufmerksamkeitslenkung sind wichtige Therapiebausteine (Bolten et al. 2013 a). Das exzessive Schreien ist für Eltern besorgniserregend. Sie können das Schreien als Ablehnung durch das Kind erleben, verbunden mit Verzweiflung und dem Gefühl, keine guten Eltern zu sein. Eine kurze psychodynamische Eltern-Kind-Therapie (SKEPT) kann in diesen Fällen indiziert sein (Cierpka und Windaus 2007). Mit Blick auf Beratung und Psychotherapie stellen Korczak et al. (2012) fest, dass exzessives Schreien durch Entwicklungsberatung und psychotherapeutische Gespräche reduziert werden kann, wobei sich therapeutische Interventionen dann als effektiv erweisen, wenn Eltern persönlich beraten oder unterstützt werden.

Bei gezielter Indikation können assoziierte Therapien wie Ergo- und Physiotherapie hilfreich sein. Medikamente sind bei der exzessiven Schreistörung nicht zu empfehlen (Halpern und Coelho 2016).

13.7 Verlauf und Prognose

Wie schon erwähnt, muss das exzessive Schreien differenziert betrachtet werden muss, wie von Wolke et al. (2002) vorgeschlagen. Danach scheint das vorübergehende Schreien in den ersten drei Lebensmonaten eine benigne Symptomatik zu sein, die natürlich für Eltern belastend sein kann. Dieses frühe exzessive Schreien als Störung zu betrachten ist fraglich. Bei dem verlängerten Schreien über den dritten Lebensmonat hinaus schienen doch eine Vielzahl von Risikofaktoren und langfristigen Auffälligkeiten vorzuliegen. Deshalb ist es gerechtfertigt, diese Gruppe als Störung zu bezeichnen.

Canivet et al. (2000) konnten in einer schwedischen prospektiven Untersuchung von 376 Kindern zeigen , dass die Subgruppe von nur in den ersten drei Lebensmonaten exzessiv schreienden Säuglingen (n = 50, definiert nach strikten Wessel-Kriterien) im Alter von vier Jahren sich bezüglich Längen- und Gewichtsentwicklung, Verhaltensauffälligkeiten, Schlafgewohnheiten, Anzahl der Klinikaufnahmen und psychosomatischen Beschwerden nicht signifikant von Kontrollkindern ohne Schreisymptomatik unterschieden. Nach mütterlichen Angaben zeigten die Ex-Schreikinder mit vier Jahren jedoch vermehrt Auffälligkeiten beim Essen, Trotz, negative Emotionen und Bauchschmerzen. Die Autoren interpretierten dieses Ergebnis im Sinne eines schwierigen Temperaments bei ehemals schreienden Kindern, das aber explizit nicht als Störung bewertet wurde.

Clifford et al. (2002b) fanden in einer Kohorte von 856 Mutter-Kind-Dyaden, die von der ersten Lebenswoche bis zum vollendeten sechsten Monat nachuntersucht wurden, dass sich mehr als 85 % der exzessiv schreienden Säuglinge mit drei Monaten spontan beruhigt hatten. Auch die zugehörigen Mütter wiesen keine anhaltende Ängstlichkeit oder Depressivität nach Abklingen der kindlichen Symptomatik auf.

Von Kries et al. (2006) fanden in einer Geburtenkohorte von 1865 Kindern nach retrospektiven Angaben der Eltern eine Prävalenz des exzessiven Schreiens von 16,3 %. Die Symptomatik persistierte über den dritten Lebensmonat hinaus bei 5,8 % und über den sechsten Lebensmonat bei 2,5 % der Kinder. In der letzten Gruppe fanden sich deutlich erhöhte Raten von Essproblemen und Schlafstörungen im Kleinkind- und Vorschulalter, nicht aber nach Sistieren des Schreiens vor dem sechsten Monat oder bei primär ruhigeren Kindern.

Mehrere Langzeitstudien sowie die Metaanalyse von Hemmi et al. (2011) zeigen, dass das persistierende exzessive Schreien ein erhöhtes Risiko für Verhaltensprobleme im weiteren Entwicklungsverlauf in sich trägt (▶ Tab. 30). In dieser Metaanalyse wurden 22 Langzeitstudien mit insgesamt 1935 Kindern mit Schrei-, Schlaf- und Fütterstörungen eingeschlossen und signifikante Effektstärken für Langzeitrisiken berechnet. Wie ersichtlich, ist das Langzeitrisiko für allgemeine Verhaltensprobleme, für externalisierende und internalisierende Probleme und selbst für ADHS bei Schreistörungen deutlich erhöht – mehr als nach Schlaf- und Fütterstörungen.

Tab. 30: Metaanalyse von Hemmi et al. (2011): signifikante Effektstärken für Langzeitrisiken für Schrei-, Schlaf- und Fütterstörungen

	Schreiprobleme	Schlafstörungen	Fütterstörungen
Allgemeine Verhaltens-probleme	0.51	0.42	0.21
Externalisierend	0.56		
Internalisierend	0.50	0.24	
ADHS	0.42	1.30	

Auch in der Dänischen Geburtskohorte von 76286 Müttern erhöhte exzessives Schreien das Risiko für eine spätere ADHS (Lemcke et al. 2016). Smarius et al. (2017) konnten in einer großen bevölkerungsbezogenen Studie mit 3389 Kinder zeigen, dass exzessives Schreien (102 Säuglinge) erhöhte Raten von Verhaltensproblemen, Störungen des Sozialverhaltens, Hyperaktivität und Stimmungsproblemen, nicht aber Angststörungen, hatten. Mütterliche Variablen (wie aggressives Verhalten) modulierten die Langzeiteffekte.

In einer prospektiven Studie konnten 64 Säuglinge mit fortgesetztem Schreien (Wessel-Kriterien erfüllt, Alter 3,8 Monate) im Alter von 8–10 Jahren nachuntersucht und mit einer gesunden Kontrollgruppe verglichen werden (Wolke et al. 2002). Im Vergleich zu Kontrollen zeigten Kinder mit prolongiertem Schreien vermehrt Hyperaktivitätssymptome (19 %), Auffälligkeiten im Sozialverhalten, auffälliges Temperament und Leistungsprobleme. Nach dieser Studie, die nicht bevölkerungsbezogen und damit nicht repräsentativ ist, scheint ein Risiko für externalisierende Verhaltenssymptome vorzuliegen.

In einer prospektiven Studie konnten Rao et al. (2004) deutliche Unterschiede zwischen Kindern mit vorübergehendem Schreien (bis zur 12. Lebenswoche) und solche mit fortgesetztem Schreien (nach der 12. Lebenswoche) aufzeigen. 327 (von 561) Kinder konnten im Alter von fünf Jahren nachuntersucht werden. Das vorübergehende Schreien hatte keine Langzeiteffekte. Kinder mit einer verlängerten Schreiperiode waren mit fünf Jahren auffälliger. Sie hatten einen niedrigeren IQ (9 Punkte niedriger als Kontrollen) und vermehrt feinneurologische Auffälligkeiten. Die Autoren kommen überein, dass die Ursachen letztendlich nicht bekannt sind und dass möglicherweise subtile, primäre feinneurologische Auffälligkeiten dem exzessiven Schreien zugrunde liegen könnten.

Schließlich untersuchten Brown et al. (2009) Kinder, die als Säuglinge wegen exzessivem Schreien stationär untersucht worden waren. Von den 127 Kindern konnten 75 (59 %) im Alter von 5–8 Jahren nachuntersucht werden. Während die Rate von körperlichen Erkrankungen nicht erhöht war, zeigten die Kinder deutlich häufiger psychische Auffälligkeiten. 25 % erfüllten die Kriterien für eine psychische Störung mit sowohl introversiven, wie auch externalisierenden Auffälligkeiten. Die Störungen umfassten Angststörungen, Depression, ODD und ADHS. Auch Eltern zeigten höhere Belastungsscores. In dieser Studie handelte es sich ebenfalls um eine Risikogruppe, die wegen des Schweregrades stationär behandelt werden musste, d. h. um keine repräsentative Gruppe.

Die Tatsache, dass persistierendes exzessives Schreien mit einem erhöhten Risiko für Kindesmisshandlung assoziiert ist, spricht zusätzlich dafür, dass es mit erheblichen Belastungen der Eltern-Kind-Beziehung einhergehen kann, die die weitere kindliche Entwicklung gefährden können, und daher frühzeitige Interventionen sinnvoll sind (Talvik et al. 2008). Die Studienlage ist hinsichtlich der Kausalitätsrichtung des Zusammenhangs zwischen exzessivem Schreien und Kindesmisshandlung allerdings nicht eindeutig (Bender und Lösel 2005).

13.8 Zusammenfassung und Empfehlung

Zum jetzigen Zeitpunkt muss das exzessive Schreien bis zum Alter von drei Monaten als belastendes Symptom mit guter Langzeitprognose aufgefasst werden. Elternberatung und Strukturierung des Alltags scheint vollkommen ausreichend und wirksam zu sein mit einem hohen Evidenzgrad von 2c. Diese Beratung könnte von Kinderärzten im Rahmen der Vorsorgeuntersuchungen und Elternberatungen durchgeführt werden, sowie von anderen ausgebildeten Berufsgruppen. Eine intensive Psychotherapie ist meistens nicht erforderlich.

Eine Risikogruppe sind die Kinder, die nach dem dritten Lebensmonat exzessiv schreien. Diese Gruppe der exzessiv und persistierend schreienden Kinder hat deutlich erhöhe Risiken in ihrer Langzeitentwicklung. Deshalb ist es gerechtfertigt, für diese Risikogruppe das exzessive Schreien als Störung zu definieren. Diese Kinder brauchen eine intensivere pädiatrische Diagnostik zum Ausschluss organischer Erkrankungen. Eltern tragen deutlich erhöhte psychiatrische Risiken, sodass in Einzelfällen eine intensivere psychotherapeutische Behandlung erforderlich ist (Evidenzgrad 2c-5).

Schlüsselempfehlungen nach den AWMF-Leitlinien (von Gontard et al. 2015)

- Das persistierende exzessive Schreien soll nicht vor dem Alter von drei Monaten diagnostiziert werden. In der Zeit davor soll es als belastendes Symptom erfasst werden.
- Das persistierende exzessive Schreien soll anhand einer Verhaltensdokumentation in Anlehnung an die »Wessel Kriterien« erfasst werden.*

- Zusätzlich und unabhängig davon soll die subjektive Belastung der Bezugspersonen erhoben werden.
- Eine umfassende somatische Diagnostik und eine interaktionszentrierte kinderpsychiatrische/psychologische/psychotherapeutische Diagnostik soll beim persistierenden exzessiven Schreien durchgeführt werden.
- Psychosoziale Belastungen und psychische Störungen der Eltern sollen beim persistierenden exzessiven Schreien erfasst werden.
- Beratung und ggf. Modifikation der Umweltbedingungen sollen beim exzessiven Schreien durchgeführt werden.
- Kinder mit persistierendem exzessivem Schreien, das auch nach Beratung noch anhält, sollen zeitnah intensiv behandelt werden, da es sich um eine Risikogruppe mit vermehrten Langzeitfolgen handelt. Als Mittel der Wahl soll eine Eltern-Kind-Psychotherapie durchgeführt werden.
- Zusätzlich können bei gezielter Indikation assoziierte Therapien (z. B. Ergo-/Physiotherapie) und/oder Frühförderung zum Einsatz kommen.

Änderungen seit Erscheinen der Leitlinien:
*Diagnosekriterien der DC: 0-5 (2016) sollen verwendet werden

Entscheidungsbaum: Exzessive Schreistörung nach den AWMF-Leitlinien (von Gontard et al. 2015)

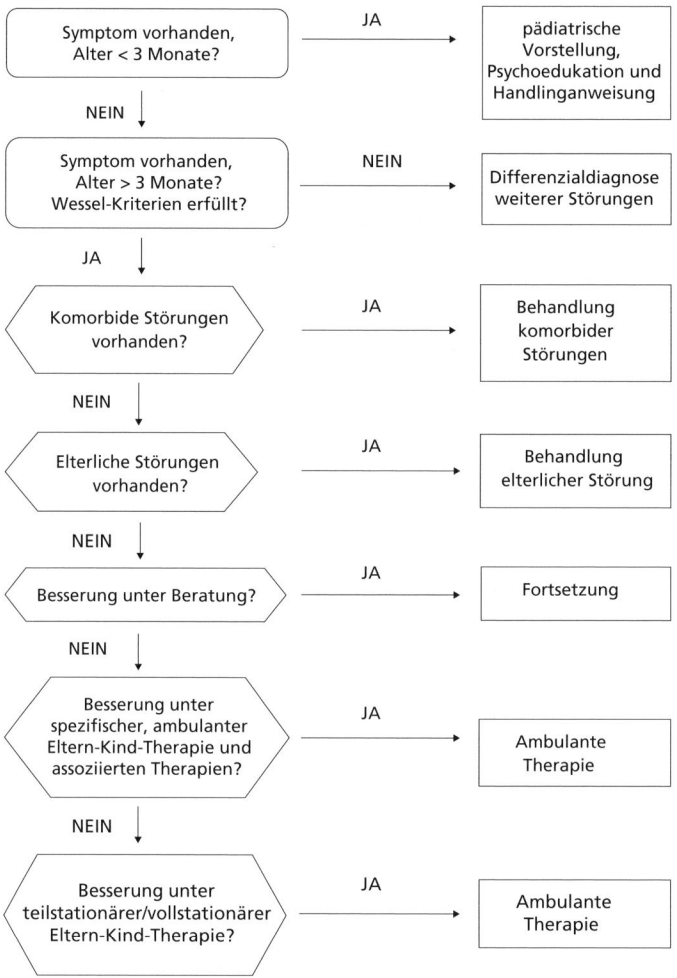

14 Weitere Störungen

In diesem Kapitel wird eine Reihe von Störungen nur kurz beschrieben, die auch bei jungen Kindern vorkommen können. Die Autismus-Spektrum-Störungen sind dabei für das Vorschulalter mit Abstand am wichtigsten. Diese seit vielen Jahrzehnten bekannten und intensiv erforschten Störungen haben eine so hohe Relevanz wegen den langfristigen Folgen für die kindliche Entwicklung. Auch die Trichotillomanie und die Zwangsstörung werden in ihrer Bedeutung für jungen Kinder nach dem aktuellen Stand der Forschung beschrieben.

Alle anderen Störungen sind bei jungen Kindern selten, sind nicht intensiv beforscht und oft eher typische Störungen des Schulkind- und Jugendalters, die bei manchen Kindern ungewöhnlich früh auftreten (Typ 4 nach Angold und Egger 2007; ▸ Kap. 1.2.1).

14.1 Autismus-Spektrum-Störungen

14.1.1 ICD-10

Nach der ICD-10 werden die autistischen Störungen als frühkindlicher Autismus (F84.0), atypischer Autismus (F84.1) und Asperger-Syndrom (F84.5) klassifiziert. In einer Restkategorie werden sonstige und nicht näher bezeichnete tiefgreifende Entwicklungsstörungen von der ICD-10 zusammengefasst (F84.8 und F84.9). Die neuere Terminologie der DSM-5 spricht von Autismus-Spektrum-Störungen (ASS), die mit einer Prävalenz von 0,6-1,0 % auftreten.

So betrug in einer schwedischen, bevölkerungsbezogenen Studie die Prävalenz von ASS 0,6 %. Von den 147 Vorschulkindern mit ASS im Alter von sechs Jahren hatten nur 33 % eine Intelligenz im Durchschnittsbereich, 24 % hatten eine sichere Diagnose einer geistigen Behinderung, 9 % hatten medizinische oder genetische Störungen und 7 % eine Epilepsie (Fernell und Gillberg 2010).

ASS gehört zu den tiefgreifenden Entwicklungsstörungen und sind damit typische Störungen des Vorschulalters. Sie sind überwiegend genetisch, polygen-multifaktoriell bedingt. Bei 15 % der Kinder handelt es sich um syndromale Formen der ASS. Am häufigsten sind das Fragile-X-Syndrom und die Tuberöse Hirnsklerose. Risikofaktoren in der Schwangerschaft wie Rötelninfektion und Einnahme von Medikamenten spielen in der Ätiologie eine untergeordnete Rolle. Die diagnostische Validität ist in vielen Studien etabliert. Eine ausführliche Behandlung der autistischen Störungen allgemein findet sich u. a. bei Freitag (2008) und Poustka et al. (2008). Eine aktuelle Übersicht der ASS speziell bei Vorschulkindern findet sich bei Marrus und Constantino (2017).

14.1.2 DSM-5

Nach der DSM-5 werden ASS definiert durch anhaltende Defizite in der sozialen Kommunikation und Interaktion und durch eingeschränkte, repetitive Verhaltensmuster, Interessen oder Aktivitäten. Die Störung beginnt in der frühen Entwicklungsperiode und verursacht Beeinträchtigungen. ASS sind assoziiert mit intellektuellen und sprachlichen Beeinträchtigungen, sowie anderen psychischen Störungen (wie ADHS), anderen körperlichen Erkrankungen und genetischen Syndromen. Drei Schweregrade nach Notwendigkeit der Unterstützung werden kodiert.

Weiterhin typisch für diese Störungen sind Auffälligkeiten der selektiven Wahrnehmung, des Spielverhaltens, von Motorik, Sprache, kognitiver Entwicklung und exekutiven Funktionen. Die Diagnose kann sicher ab dem Alter von zwei Jahren gestellt werden (Freitag 2008).

14.1.3 DC: 0-5

Die DC: 0-5 (2016) führt einerseits die klassische Autismus-Spektrum-Störung für Kinder ab einem Alter von 18 Monaten ein, andererseits die Vorläuferstörung, die frühe atypische Autismus-Spektrum-Störung bei sehr jungen Kindern im Alter von 9 bis 36 Monaten. Die Symptome dieser beiden Störungen sind gleich und in Analogie zur DSM-5 in zwei Bereiche gegliedert, der Störung der Kommunikation und stereotype, repetitive Verhaltensweisen.

Die frühe atypische ASS trägt neuen Forschungsergebnissen Rechnung, dass Teilsymptome schon bei sehr jungen Kindern auftreten können. Zwar sind die Symptome gleich wie bei der ASS, aber es müssen weniger viele Kriterien für eine Diagnose erfüllt sein. Auch scheint die klassische ASS sich langsam zu entwickeln, sodass es für die Förderung und Behandlung wichtig ist, die Diagnose früh zu stellen. Während sich keine Unterschiede bei sechs Monate alten Säuglingen zeigen, erscheinen manche ASS-Symptome schon mit neun Monaten, aber viele mit zwölf Monaten. Typische Zeichen bei zwölf Monate alten Säuglingen sind folgende Defizite: fehlendes allgemeines Zeigen, keine Zeigen von Objekten für andere, seltenes ins Gesicht schauen und fehlende Reaktion auf Ansprache (Constantino und Marrus 2017). Soto et al. (2015) sprechen von einem Fenster des Risikos, das sich mit zwölf Monaten öffnet und mit 36 Monaten schließt. Umso wichtiger ist es, in dieser Zeit die Diagnose zu stellen und eine Therapie einzuleiten.

Weitere mögliche Symptome der frühen ASS sind eine Regression der erworbenen Entwicklungsschritte, der sozialen Gegenseitigkeit und repetitive und eingeschränkte Verhaltensweisen (siehe Soto et al. 2015). Auch abnorme Bindungen an Objekte und sensorischen Über- und Unterempfindlichkeiten werden in diesem Alter deutlich (Constantino und Marrus 2017).

14.1.4 Diagnostik

Wie oben erwähnt, können Vorläufersymptome schon bei jüngeren Kindern nachgewiesen werden. Aus diesem Grund empfiehlt die Amerikanische Kinderärztliche Vereinigung, schon ab dem Alter von 18 bis 24 Monaten alle Kleinkinder auf das Vorliegen von ASS mit Fragebögen zu screenen (wie dem Q-CHAT und dem M-CHAT) und bei Verdacht auf ASS zur weitergehenden Diagnostik weiterzuleiten (Zwaigenbaum et al. 2015a). Eine Übersicht über Screening-Programme in Europe findet sich bei Garcia-Primo et al. (2014). Da 10–20 % der Geschwister ebenfalls ASS-Symptome zeigen (Szatmari et al. 2016), wird empfohlen, auch die Geschwister enger zu überwachen und zu prüfen, ob auch bei ihnen ASS-Symptome vorhanden sind (Zwaigenbaum et al. 2015a).

Die Diagnostik umfasst Anamnese, Fragebögen, Verhaltensbeobachtung, psychopathologischer Befund, Intelligenz- oder Entwicklungstests, spezifische Tests (z. B. Sprachtest), eine körperliche Untersuchung und genetische Diagnostik (Marrus und Constantino 2017). Der »Gold Standard« zur sicheren Diagnose einer ASS sind ein standardisiertes Interview mit Bezugspersonen, das Diagnostische Interview für Autismus, revidiert (ADI-R) und ein standardisiertes Beobachtungsverfahren, das Autism Diagnostic Observation Schedule, in der deutschen Fassung Diagnostische Beobachtungsskala für autistische Störungen (ADOS). Ein spezielles Modul wurde speziell für junge Kinder entwickelt, das Toddler ADOS (Esler et al. 2015).

Auch komorbide Störungen sind bei jungen Kindern häufig, vor allem die Kombination von ASS und ADHS ist typisch. In ihrer umfassenden Übersicht kommen Visser et al. (2016) zu dem Schluss, dass die Komorbidität von ASS und ADHS mit dem Alter, dem Schweregrad der Symptomatik und niedrigem IQ zunimmt. Beide Störungen lassen sich auch im frühen Lebensalter unterscheiden, obwohl bei beiden Aufmerksamkeitsprobleme im Vordergrund stehen. Kinder mit ASS und ADHS haben oft einen negativen Affekt und Störungen der exekutiven Funktionen. Andere komorbide Störungen umfassen Angststörungen und Störungen des Sozialverhaltens, sowie geistige Behinderung und Störungen der Sprache (Constantino und Marrus 2017).

14.1.5 Therapie

Die Therapie beruht auf lerntheoretischen und pädagogischen Modellen. Spezifische, zum Teil intensive Förderprogramme wurden entwickelt. Sprachaufbau, Kommunikationstraining, Stärkung von sozialen Kompetenzen, Einbeziehung von Erziehern und Lehrern, Alltagsstrukturierung, Elterntraining und Frühförderung gehören zu den Therapieempfehlungen (Marrus und Constantino 2017). Eine Pharmakotherapie kann symptomatisch bei begleitenden Symptomen und bei komorbiden Störungen hilfreich sein, wobei es keine autismusspezifische Medikation gibt. Die Amerikanische Kinderärztliche Vereinigung empfiehlt einen frühen Beginn der Therapie vor einem Alter von drei Jahren (Zwaigenbaum et al. 2015b). Dabei sollen sowohl das Verhalten, wie auch spezifische Entwicklungsstörungen (der Sprache, der Motorik) adressiert werden.

Ein neues ambulantes, niederfrequentes Therapieprogramm wurde speziell für junge Kinder entwickelt, das Frankfurter Frühinterventionsprogramm für Vorschulkinder mit Autismus-Spektrum-Störungen (A-FFIP) (Teufel et al. 2017)

14.2 Trichotillomanie

Obwohl die Trichotillomanie, d. h. das habituelle Haareausreißen, schon 1889 beschrieben wurde und die Prävalenz bei 1 % liegt, ist sie bei Kindern und Jugendlichen kaum untersucht (Bruce et al. 2005). Noch weniger Informationen liegen vor über die Trichotillomanie bei Vorschulkindern. Für weitergehende Informationen über die Trichotillomanie soll auf den Elternratgeber von Fuhrmann und von Gontard (2018) verwiesen werden.

14.2.1 ICD-10

Nach der ICD-10 wird die Trichotillomanie grob als Impulskontrollstörung mit wiederholtem Haareausreißen definiert.

14.2.2 DSM-5

Die DSM-5 Kriterien sind genauer und umfassen: das wiederholte Ausreißen eigener Haare mit Haarverlust; wiederholte Versuche, dieses Verhalten zu kontrollieren und einzuschränken; Leiden und Beeinträchtigung und Ausschluss von ursächlichen medizinischen Erkrankungen und psychischen Störungen.

14.2.3 DC: 0-5

Die DC: 0-5- Kriterien (2016) ähneln denen der DSM-5, spezifizieren aber die typischen Beeinträchtigungen des jungen Alters besser (▶ Anhang III).

14.2.4 Klinik

Das mittlere Alter der Erstmanifestation liegt bei 13 Jahren. Manche Autoren postulieren, dass die früh beginnende Trichotillomanie sich grundsätzlich von der Trichotillomanie älterer Kinder und Jugendliche unterscheidet, insbesondere dass es sich eher um eine Angststörung als um eine Impulskontrollstörung handelt, und dass es eine mildere und benignere Variante darstellt. Dies scheint nach neueren Untersuchungen nicht der Fall zu sein.

Typisches Zeichen der Trichotillomanie in allen Altersgruppen ist das wiederholte Zupfen von Haaren mit deutlichem Haarverlust. Vor dem Haareausreißen wird von vielen Kindern eine innere Anspannung verspürt, die sich nach dem Zupfen in einem Druckabfall, Erleichterung und sogar Befriedigung verwandeln kann.

In einer internetbasierten Studie von 1697 Patienten gaben 76 Personen an, dass die Trichotillomanie vor dem Alter von sechs Jahren begonnen hatte (Flessner et al. 2010). Der wichtigste Unterschied dieser Very Early Onset (VEO) Trichotillomanie zu den später beginnenden Formen war, dass Vorschulkinder häufiger Wimpern zupften, komorbid traten Hautzupfen, Nasebohren, Fingernägelkauen und Beißen von Lippen und Wangenschleimhaut auf. Ansonsten fanden sich keine wesentlichen Unterschiede, sodass es sich eher um eine altersübergreifende gemeinsame Störung handelt.

In einer anderen internetbasierten Studie wurden 110 Kinder im Alter von 0 bis 10 Jahren eingeschlossen (Walther et al. 2014). Bei den 0 bis 5 Jahre alten Kindern handelte es sich in 85,2 % der Fälle um Mädchen, die wiederum ähnliche Symptome aufwiesen wie die älteren Kinder im Alter von 6 bis 10 Jahren. Die wichtigsten Unterschiede bei jungen Kindern waren: eine geringe Zahl der betroffenen Haarareale, geringer ausgeprägte Druckgefühle vor dem Ausreißen, eine geringere Beeinträchtigung, eine geringere Rate von komorbiden psychischen Störungen und anderen repetitiven Verhaltensweisen wie Hautzupfen, Fingernägelbeißen, Lippenbeißen und Nasenbohren. Andererseits erhielten junge Kinder seltener eine Behandlung.

Junge Kinder zupfen vor allem die Kopfhaut, gefolgt von Wimpern und Augenbrauen (Park et al. 2012). Bei älteren Kinder sind es auch Arm-, Bein-, Scham- und Achselhaare. Vorläufersymptome können Haarzwirbeln und Haarstreicheln sein. Die Trichotillomanie tritt vor allem bei Langeweile, Müdigkeit und Frustration auf und kann z. B. von Daumenlutschen begleitet sein. Ca. 5 bis 18 % der Kinder essen anschließend ihre Haare, was sogar zum Darmverschluss durch sogenannte Bezoare (Haarknäuel) und andere gastrointestinale Erkrankungen führen kann (Bruce et al. 2005). Dermatologische Erkrankungen müssen bei der Trichotillomanie ausgeschlossen werden und komorbide psychische Störungen sollten erfasst werden. Angst, Scham, Schuldgefühle und niedriges Selbstwertgefühl sind häufig. Ein breites Spektrum von komorbiden Störungen sind möglich, einschließlich tiefgreifende Entwicklungsstörungen, Autismus-Spektrum-Störungen und Bindungsstörungen (Bruce et al. 2005).

14.2.5 Therapie

Psychoedukation und Elternberatung stehen an erster Stelle. Dazu können Elternratgeber hilfreich sein (Fuhrmann und von Gontard 2018).

Die Therapie ist vor allem kognitiv-verhaltenstherapeutisch. Die verhaltenstherapeutischen Techniken umfassen Relaxation, positive Verstärkung, Behandlung von assoziierten habituellen Symptomen (wie Daumenlutschen), Exposition und Reaktionsverhinderung (u. a. durch Anziehen von Handschuhen oder Socken über die Hände) und Habit Reversal (auf Deutsch: »Gewohnheits-Umkehr-Training«). Das Habit Reversal-Training umfasst Wahrnehmung von prodromalen Symptomen, das Einüben von gegenläufigen Bewegungen (Fausten und Fäuste gegeneinanderdrücken) und soziale Unterstützung.

Während die Verhaltenstherapie bei jungen Kindern an erster Stelle steht, kann bei älteren Kindern und Jugendlichen eine begleitende Pharmakotherapie sinnvoll sein. Die Substanzen umfassen vor allem neue SSRI-Antidepressiva wie Fluoxetin, Fluvoxamin und Sertralin, aber auch trizyklische Antidepressiva wie Clomipramin. Auch N-Acetylcystein (ein Schleimlösungsmittel) und Naltrexon (ein Opiat-Antagonist) wurden eingesetzt.

Das ausführlichste Behandlungsprogramm für die Trichotillomanie bei jungen Kindern wurde von Park et al. (2012) beschrieben. An erster Stelle steht die Identifikation von Vorläufersymptomen und von effektiven Verstärkern. Diese positiven Verstärker werden zunächst für kurze Intervalle von zwei Minuten ohne Haareausreißen gegeben. In der Folge werden die Intervalle ausgedehnt auf bis zu 60 Minuten. Es folgt eine zunehmende Generalisierung und die Einführung von Reaktionsverhinderung (u. a. durch Anziehen von Handschuhen oder Socken über die Hände) in Situationen, in denen eine positive Verstärkung nicht möglich ist.

Wegen des chronischen Verlaufs, der Beeinträchtigung und der medizinischen Komplikationen ist es das Ziel der Behandlung, möglichst früh zu beginnen, da eine Persistenz der Symptome für mehr als sechs Monaten mit einer ungünstigeren Prognose verbunden ist.

14.3 Pathologisches Hautzupfen (Dermatomanie)

Das pathologische Hautzupfen, bzw. -quetschen (Dermatomanie) wird nach der DSM-5 (aber nicht nach ICD-10) als eigenständige Störung beschrieben. Nach der DC: 0-5 (2016) ist das wiederholte Zupfen der Haut mit Hautschädigungen, das nicht von ihnen gesteuert werden kann, bei jungen Kindern typisch. Leider liegen noch keine Studien zum pathologischen Hautzupfen bei Vorschulkindern vor, bis auf Risikogruppen, wie zum Beispiel Kinder mit einem Prader-Willi-Syndrom (Bonnot et al. 2016).

14.4 Zwangsstörungen

Zwangsstörungen werden nach ICD-10 und DSM-5 definiert durch wiederkehrende und anhaltende stereotype Gedanken, Impulse und Vorstellungen, die sich aufdrängen und mit Angst und Unbehagen assoziiert sind. Die Zwangsstörung wird in der DC: 0-5 (2016) sehr genau beschrieben und kann ab dem Alter von 36 Monaten diagnostiziert werden. Typisch sind wieder die wiederholten Gedanken und Handlungen, denen sich das Kind heftig widersetzt oder ängstlich und belastet reagiert, wenn diese begrenzt werden. Die Zwangssymptome treten an den meisten Tagen auf, beanspruchen Eltern und Kind mindestens eine Stunde am Tag, sind beeinträchtigend und dauern mindestens 3 Monate an.

Sie sind im Vorschulalter selten, werden aber übersehen. Nach Gleason et al. (2007) fallen sie durch besonders rigide Zwangshandlungen auf. Noch gibt es leider wenige Studien zur Zwangsstörung bei Vorschulkindern. Coskun et al. (2012) beschreiben eine kleine Gruppe von 25 Kindern mit Zwangsstörungen und einem mittleren Alter von 54 Monaten. Das männliche Geschlecht überwog, die Störung begann im Alter von 18 bis 60 Monaten (mittleres Alter 36 Monate) und viele Verwandte waren ebenfalls betroffen. Typisch war die hohe Rate von komorbiden Störungen, nämlich Angststörungen (68,0 %), ADHS (60,0 %), ODD (48,0 %) und Ticstörungen (24,0 %).

Lewin et al. (2014) konnten in einer randomisiert-kontrollierten Studie die hohe Wirksamkeit von einer familien-basierten Exposition und Reaktionsverhinderung mit einer Effektstärke von 1.69 nachweisen. In nur 12 Sitzungen wurden Psychoedukation, Beratung, Exposition, Extinktion und Reaktionsverhinderung durchgeführt und waren in 65 % erfolgreich (im Vergleich zu 7 % Erfolg bei den Kontrollen). Wichtig dabei war die enge Einbindung der Eltern in die Therapie.

Therapeutisch wird von Gleason et al. (2007) Psychoedukation, Verhaltenstherapie und nur in Ausnahmefällen Pharmakotherapie empfohlen. Neuere Studien weisen auf eine hohe Rate von Nebenwirkungen unter SSRI-Medikation bei Zwangsstörungen bei jungen Kindern hin, so dass nach derzeitigen Erkenntnissen keine Pharmakotherapie empfohlen werden kann (Gleason und Teverbaugh 2017).

14.5 Ticstörungen

Tics werden definiert als: Unwillkürliche, plötzliche, schnelle, wiederholte, arrhythmische, stereotype Bewegungen und Lautäußerungen. Es werden einfache und komplexe Tics, sowie motorische und vokale Tics unterschieden. Typische motorische Tics sind: Augenblinzeln, Grimassieren, Mundöffnen, Augenrollen, Zunge herausstrecken, Lippenlecken, Kopfnicken, Haare wegschütteln, Flexion/Extension der Extremitäten, Hüpfen, Treten und Echopraxie. Typische vokale Tics sind: Räuspern, Grunzen, Schnäuzen, Husten, Summen, inspiratorische Atemgeräusche, Echolalie und Koprolalie. Leider gibt es noch keine Arbeiten speziell über die Ticstörungen bei jungen Kindern.

Tics nehmen zu bei jeder Art von positiven oder negativen Belastungen. Sie nehmen üblicherweise ab im Schlaf, bei gezielter Aufmerksamkeit oder bei Ablenkung. Ab dem

Alter von zehn Jahren können Kinder Vorboten der Tics in Form von diffusen sensomotorischen Phänomenen erkennen. Der Verlauf ist fluktuierend nach Form, Häufigkeit und Intensität. Erste Symptome können ab dem 2. Lebensjahr auftreten und die volle Manifestation ist bis zum 13. Lebensjahr erreicht – Tic-Störungen sind somit typische Störungen des Kindesalters.

14.5.1 ICD-10

Nach der ICD-10 (8) werden die Tic-Störungen phänomenologisch nach der Dauer (ob kürzer oder länger als zwölf Monate) und nach dem Vorliegen motorischer und/oder vokaler Tics klassifiziert. Das Tourette-Syndrom (F95.2) liegt vor, wenn sowohl motorische wie auch vokale Tics vorliegen und der Verlauf mindestens zwölf Monate betragen hat. Bei den chronischen motorischen oder vokalen Ticstörungen (F 95.1) liegen entweder motorische oder vokale Tics (aber nicht beide) und die Störung besteht für mehr als zwölf Monate. Die vorübergehende Ticstörung (F 95.0) erfasst alle Tics mit einer Dauer von weniger als einem Jahr. Ferner sieht die ICD-10 Restkategorien vor (Sonstige, NNB Ticstörung; F 95.8, F95.9).

14.5.2 DSM-5

Die DSM-5 Klassifikation ist vergleichbar mit der ICD-10 und unterscheidet das Tourette Syndrom, die persistierende (chronische) motorische oder vokale Ticstörung und die vorläufige Ticstörung.

14.5.3 DC: 0-5

Nach der DC: 0-5 (2016) wird zwischen dem Tourette-Syndrom und der motorischen oder vokalen Ticstörung unterschieden, wobei beide mit einer Dauer von zwölf Monate definiert sind. Die häufige vorübergehende Ticstörung ist nicht vorgesehen.

14.5.4 Klinik

Bei chronischen Tics und dem Tourette-Syndrom sind zwei komorbide Störungen sehr typisch. Bis zu 50 % der jüngeren Kinder haben eine Aufmerksamkeitsstörung (ADHS). Bei 30 % der älteren Kinder und Jugendlichen treten Zwangsstörungen auf – sehr viel mehr zeigen Zwangssymptome mit subklinischer Ausprägung (30-60 %). Andere komorbide Störungen sind Schlafstörungen, Angststörungen, Störung des Sozialverhaltens und depressive Störungen. Bei der Diagnostik müssen deshalb immer die komorbiden Störungen erfasst werden.

Die Diagnostik umfasst zunächst eine allgemeine kinderpsychiatrische Anamnese, sowie die Erfassung der speziellen Tic-Symptomatik (wie auch möglicher komorbider Störungen). Als Grundlage jeder Behandlung dient Psychoedukation, Aufklärung, Beratung und Begleitung. Von den psychotherapeutischen Verfahren haben sich tiefenpsychologisch-fundierte Psychotherapien als nicht wirksam erwiesen. Selbstbeobachtungsverfahren haben einen hohen Stellenwert – alleine das Beobachten und Dokumentieren kann zu einer Reduktion der Tics führen. Selbstkontrollstrategien und allgemeine Entspannungsverfahren wie progressive Muskelrelaxation, Atemtechniken, imaginative Verfahren und autogenes Training können hilfreich sein.

Eine Pharmakotherapie ist bei vorübergehenden Tics nicht indiziert, da sie sich oft spontan zurückbilden. Die Indikation liegt beim Tourette-Syndrom und bei den chronischen Ticstörungen – wenn eine subjektive Beeinträchtigung durch Tics vorliegt. Das Mittel der ersten Wahl ist Tiaprid, gefolgt von Aripiprazol und Risperidon bei älteren Kindern. Über die Wirkung der Neuroleptika bei Vorschulkinder liegen keine Studien vor.

14.6 Andere Störungen

Andere Störungen des Vorschulalters sollen nur kurz erwähnt werden. Diese sind meistens selten, werden aber gerade bei jungen Kindern oft übersehen.

Somatoforme Störungen (F45.3) sind wenig beachtete Störungen im Vorschulalter, die bisher von der Forschung vollständig vernachlässigt wurden. Am genausten beschrieben sind die funktionellen, gastrointestinalen Störungen (Hyman et al. 2016, Benninga et al. 2016). In einer eigenen repräsentativen, bevölkerungsbezogenen Studie von 951 Vorschulkindern im Alter von 6,2 Jahren hatten 30,1 % Bauchschmerzen in den letzten zwei Monaten erlebt, die mit depressiven und ängstlichen Symptomen verbunden waren. 14 % klagten über Bauchschmerzen einmal pro Woche (von Gontard et al. 2015). In einer neuen Studie von 581 Kindern im Alter von 5,8 Jahren klagten 11,2 % der jungen Kinder über Kopfschmerzen (von Gontard et al. 2018). Somatoforme Störungen sind häufig, werden aber bei jungen Kindern nicht intensiv beforscht und auch nicht von der DC: 0-5 (2016) klassifiziert.

Weitere DC: 0-5 Störungen, die in diesem Buch nicht besprochen werden, sind die globale Entwicklungsverzögerung, die Störung der Sprachentwicklung, die Störung der motorischen Entwicklung und die dysregulierte Ärger- und Aggressionsstörung. Einerseits sind dies nicht klassische Diagnosen von psychischen Störungen nach der ersten Achse der MAS der ICD-10, sondern Teilleistungsstörungen der zweiten Achse oder die Intelligenzminderung der dritten Achse. Andererseits liegen praktisch keine Forschungsergebnisse vor, um eine sinnvolle Übersicht zu ermöglichen.

Zuletzt ist es in diesem Zusammenhang wichtig festzuhalten, welche Störungen nicht im Vorschulalter vorkommen: Zu diesen gehören schizophrene Psychosen, dissoziative Störungen, Suchtstörungen, Anorexia und Bulimia nervosa, Agoraphobie und Panikstörungen sowie Persönlichkeitsstörungen. Allein durch das junge Alter können diese Störungen ausgeschlossen werden.

15 Beziehungsstörungen

15.1 Definition und Klassifikation

Beziehungsstörungen werden weder nach der ICD-10 noch der DSM-5 als Störungen klassifiziert. Es ist auch ein neuer Schritt in der Konzeptualisierung von psychischen Störungen, eine Störung nicht in einem Individuum, d. h. in einem Kind, sondern in der Beziehung zwischen zwei Menschen zu klassifizieren. Die Beziehungsqualität und eine mögliche Störung der Beziehung wurde von den AWMF-Leitlinien (von Gontard et al. 2015) als so wichtig angesehen, dass eine Beziehungsstörung selbst dann diagnostiziert werden soll, wenn keine kindliche Störung vorliegt. Diese Konstellation stellt in jedem Fall eine Indikation für eine Beratung dar, um das Wohl des Kindes zu gewährleisten, Gefährdungen abzuwenden und die Weiterentwicklung in eine manifeste kindliche Störung zu verhindern.

Während die DC: 0–3R (2005) die Beziehungsstörungen als wichtige Ergänzung auf der 2. Achse kodiert, vollzieht die DC: 0-5 (2016) einen noch radikaleren Schritt. Es wird einerseits eine manifeste Beziehungsstörung definiert, die per se so schwer ausgeprägt ist, dass sie als eigene Störung der ersten Achse mit allen bisher dargestellten kindlichen Diagnosen vergleichbar ist. Andererseits wird in allen anderen Fällen der Beziehungskontext auf der zweiten Achse der DC: 0-5 (2016) erfasst und beschrieben.

Diese Veränderungen haben positive Aspekte, weil dadurch eine Beziehungsstörung den gleichen Stellenwert erlangt wie alle anderen kindlichen Diagnosen. Die negativen Folgen sind, dass dadurch ein hoher Grad der qualitativen Differenzierung nach Inhalt der Beziehungsstörung verloren geht, da nur noch quantitativ festgestellt wird, ob eine Beziehungsstörung vorliegt oder nicht – aber nicht, in welcher Form sie sich zeigt. Da durch die Vorschläge der DC: 0-5 (2016) diese qualitative Differenzierung verloren geht, sollen die Grundlagen der bisherigen DC: 0-3R (2005) erläutert werden, um den Wandel noch deutlicher werden zu lassen.

15.1.1 DC: 0-3R

Nach der 2. Achse der DC: 0-3R (2005) wurden ausgeprägte interaktive Störungen für die jeweiligen Dyaden klassifiziert (▶ Anhang II). Störungen können primär beim Kind, einem Elternteil oder bei beiden liegen. Es wurden jeweils beurteilt: die Qualität des interaktiven Verhaltens, der affektive Ton und die psychische Involvierung. Folgende Beziehungsstörungen konnten unterschieden werden:

- *Überinvolvierte Beziehungsstörung:* Typisch für diese Störung ist die Dominanz der Eltern mit unangemessenen Anforderungen und Unterbrechungen. Das Kind zeigt ein angepasstes oder oppositionelles Verhalten. Der affektive Ton kann zwischen Angst, Depression und Ärger wechseln mit fehlender Konsistenz des Verhaltens. Eltern können das Kind als Partner

oder gleichaltrige Person sehen und die Eigenständigkeit nicht respektieren.
- *Unterinvolvierte Beziehungsstörung:* Bei dieser Störung ist der Elternteil unsensibel oder reagiert nicht adäquat auf Signale des Kindes. Typisch sind eine Vernachlässigung und Fehlinterpretation kindlicher Wünsche, sowie eine elterliche Verhaltens-Inkonsistenz. Der affektive Ton ist oft traurig, eingeschränkt, zurückgezogen mit wenig Freude. Kindliche Bedürfnisse werden nicht wahrgenommen.
- *Ängstlich-angespannte Beziehungsstörung:* Hierbei sind Eltern angespannt, umständlich und zeigen eine erhöhte Sensitivität gegenüber kindlichen Zeichen. Eltern wirken überprotektiv, das Kind kann überangepasst und ängstlich sein. Der affektive Ton ist von Angst- und Anspannung gekennzeichnet. Das kindliche Verhalten wird fehlinterpretiert.
- *Ärgerlich-ablehnende Beziehungsstörung:* Die Eltern zeigen wenig Sensitivität gegenüber kindlichen Zeichen, wirken schroff und ärgern das Kind. Das Kind kann ängstlich, oppositionell oder hypervigilant wirken. Der affektive Ton ist ärgerlich und feindlich. Die Eltern können Ärger über die Abhängigkeit des Kindes und seine Bedürfnisse zeigen.
- *Verbal misshandelnde Beziehungsstörung:* Typisch sind Ablehnung, Überkontrolle, Vorwürfe und Beschimpfungen der Eltern. Die Kinder können eingeschränkt oder hypervigilant wirken. Der affektive Ton ist überwiegend negativ. Die Eltern interpretieren die kindlichen Zeichen als absichtliche negative Reaktionen fehl. Frühere Erfahrungen der Eltern können wieder wachgerufen werden.
- *Körperlich misshandelnde Beziehungsstörung:* Die Eltern misshandeln das Kind körperlich und können die Grundbedürfnisse des Kindes nicht anerkennen. Der affektive Ton ist von Ärger, Feindlichkeit und Irritabilität geprägt. Eltern zeigen Ärger und Feindlichkeit gegenüber ihrem Kind. Sie können Grenzsetzungen ohne Gewalt nicht durchführen. Kinder zeigen eine Tendenz zu konkretem Verhalten; Phantasie und Imagination werden geringer ausgebildet und die Interaktion kann ambivalent zwischen Nähe und Ablehnung hin- und herwechseln. Die Misshandlung kann durch umschriebene Auslöser getriggert werden.
- *Sexuell misshandelnde Beziehungsstörung:* Die Eltern sind sexuell verführend und überstimulierend gegenüber dem Kind. Das Verhalten hat das Ziel, sexuelle Bedürfnisse des Erwachsenen zu erfüllen. Das Kind kann sexuell inadäquates Verhalten zeigen. Auch verbale und körperliche Misshandlung können vorkommen. Die fehlende Grenzsetzung und Konsistenz in der Interaktion ist typisch. Der affektive Ton ist labil, ängstlich, angespannt und aggressiv. Typischerweise können Eltern sich nicht empathisch in das Kind einfühlen durch die Überbeschäftigung mit eigenen narzisstischen Befriedigungen. Eltern können extrem gestörtes Denken zeigen, um die Wahl des Kindes als Sexualobjekt zu rechtfertigen.

15.1.2 DC: 0-5

Nach der DC: 0-5 (2016) wird eine Beziehungsstörung auf der ersten Achse von dem Beziehungskontext auf der zweiten Achse unterschieden. Zeanah und Liebermann (2016) erläutern den Prozess der Veränderungen der Beziehungsstörungen in der DC: 0-5 (2016), die jetzt als manifeste Störung der Beziehung zu einer Person mit begleitender kindlicher Symptomatik definiert wird. Für präsymptomatische Auffälligkeiten wird der Beziehungskontext geklärt, aber nicht als eine Störung diagnostiziert.

15.1.3 Beziehungsstörung (1. Achse)

Zur Diagnose einer Beziehungsstörung nach DC: 0-5 (2016) ist der Nachweis einer kindlichen Symptomatik erforderlich, die sehr divergent ausgeprägt sein kann und externalisierende, wie auch internalisierende Symptome umfasst. Diese Symptome zeigen sich in einer spezifischen Beziehung mit einer speziellen Bezugsperson – und können in anderen Beziehungen fehlen. Sie müssen seit einem Monat bestehen.

Neu an diesem Konzept sind die Beschränkung der Diagnose auf eine spezifische Beziehung und der Nachweis von kindlichen Verhaltensänderungen. Eine Beziehungsstörung ist Ausdruck eines Scheiterns der Beziehung und der Versorgung des Kindes mit erhöhter Gefährung für das Kind. Leider liegt noch keine Forschung zu dieser neuen Diagnose vor.

15.1.4 Beziehungskontext (2. Achse)

Die Einschätzung des Beziehungskontextes nach DC: 0-5 (2016) beruht auf Beobachtung der Interaktion, Anamnese, verbale Beschreibungen der Beziehung und auf strukturierte Instrumente. Es wird getrennt die Beziehung und die versorgende Umgebung erfasst und beurteilt.

Beziehung

Drei Aspekte sind bei der Beurteilung des Beziehungskontextes an sich wichtig, nämlich die emotionale Verfügbarkeit, die Wertschätzung des Kindes als Individuum und die Erziehungskompetenzen der Bezugsperson. In zwei Checklisten werden Dimensionen der Versorgung des Kindes durch Bezugspersonen und der Beitrag des Kindes zu der Beziehung erfasst und in einer dreistufigen Skala kodiert (Stärke, kein Grund zur Besorgnis, Sorge). Die Beziehung wird anschließend nach vier Stufen beurteilt: 1. Eine gut adaptierte bis genügende Beziehung; 2. Eine belastete und besorgniserregende Beziehung; 3. Eine eingeschränkte und gestörte Beziehung; 4. Eine desorganisierte und gefährdende Beziehung.

Versorgende Umgebung

Als nächstes wird die versorgende Umgebung beurteilt und wieder in einer dritten Checkliste nach einer dreistufigen Skala kodiert (Stärke, kein Grund zur Besorgnis, Sorge) und wieder nach den vier Stufen beurteilt: 1. Eine gut adaptierte bis genügende versorgende Umgebung; 2. Eine belastete und besorgniserregende versorgende Umgebung; 3. Eine eingeschränkte und gestörte versorgende Umgebung; 4. Eine desorganisierte und gefährdende versorgende Umgebung.

Letztendlich werden durch die vier Stufen dimensionale Aspekte der Beziehung und der versorgenden Umgebung kategorial eingeteilt. Die Checklisten wirken praxistauglich, allerdings liegen keine robusten Forschungsergebnisse oder psychometrische Eigenschaften vor. Es ist zu hoffen, dass die Forschung folgen wird – schon die Beziehungsstörungen nach DC: 0-3R (2005) haben trotz ihrer Praxisrelevanz keine wesentliche Forschung inspiriert, wie in den nächsten Abschnitten dargestellt.

15.2 Prävalenz

Alle Angaben beziehen sich auf die Beziehungsstörungen nach DC: 0-3 (1994). Bis auf die dänische epidemiologische Studie gibt es keine bevölkerungsbezogenen Daten zur Prävalenz von Beziehungsstörungen. Bei 8,5 % der Eltern-Kind-Paare lagen Beziehungsstörungen nach DC:0–3 vor, wie in Tabelle 6 dargestellt. Danach ist die unterinvolvierte Beziehungsstörung mit 5,2 % mit Abstand die häufigste, gefolgt von der gemischten, ängstlich angespannten und ärgerlich ablehnenden Beziehungsstörung.

Die dänische Studie konnte außerdem zeigen, dass es einen engen Zusammenhang zwischen psychischen Störungen des Kindes und Beziehungsstörungen gibt. Wenn eine Beziehungsstörung vorliegt, steigt die Wahrscheinlichkeit (Odds Ratio) für eine Störung nach ICD-10 um das 10,6-fache an. Besonders starken Einfluss haben Beziehungsstörungen auf Störungen der Emotionen und des Sozialverhaltens (Odds Ratio 14,5-fach höher) und auf die Regulationsstörungen (Odds Ratio 6,3-fach höher) (▶ Tab. 31).

Beziehungsstörungen werden dabei überwiegend über psychosoziale Risiken vermittelt. Liegt ein hohes biologisches Risiko vor, dann ist das Risiko für eine Beziehungsstörung um 0,41 erhöht (Odds ratio). Liegt dagegen ein hohes psychosoziales Risiko vor, dann ist das Risiko für eine Beziehungsstörung 5,0-fach höher (Skovgaard et al. 2007). Ein besonderes Risiko ergibt sich bei Vorliegen einer elterlichen psychischen Störung, vor allem einer depressiven Störung.

Tab. 31: Komorbidität von psychischen und Beziehungsstörungen nach DC: 0–3 (Skovgaard et al. 2007)

Psychische Störung	Odds Ratio bei Beziehungsstörung
Entwicklungsstörungen (F88–89)	2,2
HKS (F90)	1,8
Störungen Emotionen/ Sozialverhalten (F92–93)	14,5
Fütter- und Schlafstörungen (F98.2, F51)	1,3
Regulationsstörungen (DC:0–3: 400)	6,3
Alle ICD-10-Diagnosen	10,6

15.3 Diagnostik

Die Grundlage der Diagnostik ist eine Beobachtung von Eltern und Kind, klinisch oder videogestützt. Dabei können unstrukturierte Spielsituationen oder semistrukturierte Situationen mit vorgegebenen Aufgaben gewählt werden. Strukturierte Situationen mit vorgegebenem Ablauf und Aufgaben (z. B. angeleitete Trennung) in reizarmer Umgebung und unter Beachtung geeigneter Untersuchungsvoraussetzungen beim Kind sind wegen der internen Reliabilität und aus Gründen der Objektivität zu bevorzugen.

Die bisherigen Untersuchungsinstrumente der DC: 0-3R (2005) werden nach der DC: 0-5 nicht mehr empfohlen. In der Beziehungsdiagnostik war vor allem die Parent-Infant-Relationship-Global-Assessment Scale (PIR-GAS) hilfreich, die in der DC: 0–3R (2005) abgebildet ist. Die PIR-GAS ermöglicht eine quantitative Einschätzung der Beziehung. Es wird ein Wert von 0–100 vergeben. Eine adaptierte Beziehung liegt bei Werten von 81–100 vor; eine auffällige Beziehung bei Werten von 41–80 und eine Beziehungsstörung, die entsprechend auf Achse 2 klassifiziert werden sollte, bei Werten von 0–40. Die PIR-GAS ist ein klinisches Instrument, das für Forschungszwecke nicht ausreichend operationalisiert ist. Auch ist es nicht möglich, den Typ der Beziehungsstörung genau durch dieses Instrument zu erfassen. Müller et al. (2013) fanden in ihrer Studie, dass die PIR-GAS keine optimalen psychometrischen Eigenschaften hat. Auch Zeanah und Liebermann (2016) weisen darauf hin, dass die PIRGAS ungenügend operationalisiert wurde. Darüber hinaus bot die DC: 0-3R eine qualitative Kategorisierung mit der »Relationship-Problems-Checklist« (RPCL) an. Danach werden die Qualität des interaktiven Verhaltens, der affektive Ton und die psychische Involvierung anhand einer Liste deskriptiver Merkmale bewertet. Auch diese Checkliste wurde nicht untersucht und wird nicht mehr verwendet.

Statt der PIRGAS werden in der DC: 0-5 (2016) drei neue Checklisten vorgestellt, die ebenfalls noch nicht genügend validiert sind und oben besprochen wurden.

Für eine weitergehende klinische und/oder wissenschaftliche Auswertung stehen verschiedene Kodiermanuale zur Einschätzung der Beziehung zur Verfügung (Wiefel et al. 2007). Im Wesentlichen ist allen Skalen gemeinsam, die Domänen elterliche Sensitivität und Strukturierung/Intrusivität sowie kindliche Responsivität und Involvierung makroanalytisch zu kodieren. Dabei ist immer die dyadische Synchronizität zwischen primärer Bezugsperson und Kind ein zentraler Aspekt (Weinberg und Tronick, 1998). Eine stark asynchrone Beziehung findet sich in Vernachlässigungs- und Misshandlungssituationen.

Die Diagnose psychischer Störungen bei den Eltern ist ein wichtiger Aspekt bei der Diagnostik von Beziehungsstörungen. Ganz wichtig ist es dabei, Symptome einer postpartalen mütterlichen Depression zu erkennen. Das bekannteste Screeninginstrument hierfür ist die Edinburgh Postpartum Depression Scale (EPDS) mit 10 Items. Kabir et al. (2008) konnten bei 199 Müttern innerhalb der ersten sechs Monate nach der Geburt zeigen, dass folgende drei Fragen der EPDS die Diagnose einer mütterlichen Depressivität mit hoher Zuverlässigkeit ermöglichen (»Ich habe mich grundlos schuldig gefühlt, wenn Dinge schiefgingen«; »Ich war ängstlich oder besorgt aus nichtigen Gründen«; »Ich erschrak leicht oder geriet in Panik aus unerfindlichem Grund«).

15.4 Klinik

Bei den Beziehungsstörungen sind psychische Störungen der Eltern ein wesentlicher Risikofaktor. So konnten Prady et al. (2016) zeigen, dass 3-jährige Kinder von Müttern mit einer unbehandelten psychischen Störung ein erhöhtes Risiko für Verhaltenssymptome hatten. Auch einer systematischen Übersicht konnte Kingston und Tough (2014) zeigen, dass mütterlicher prä- und postnataler Stress und psychische Störungen das Risiko für die allgemeine, die kognitive, die sozial-emotionale und die Verhaltensentwicklung bis ins Schulalter erhöht. Deshalb sollen elterliche psychische Störungen als besonders gravierende Risikofaktoren ausführlich besprochen und ausgewählte neue Literatur zitiert werden.

15.4.1 Depressive Störungen

Die häufigste, die unterinvolvierte Beziehungsstörung nach DC: 0-3R (2005) ist mit elterlicher Depressivität verbunden. Da sie einen der wichtigsten Risikofaktoren für die weitere kindliche Entwicklung darstellt, soll sie detaillierter behandelt werden. Eine gute Übersicht findet sich bei Pearlstein et al. (2009) wie auch bei Murray et al. (2003). Die postpartale Depression ist die häufigste psychische Störung und betrifft bis zu 15 % der Mütter. Nach der Übersicht von Hübner-Liebermann et al. (2012) liegt die Prävalenz von depressiven Störungen noch höher und betrifft 18,4 % während der Schwangerschaft und 19,2 % in der frühen Mutterschaft.

Eine depressive Episode kann schon vor der Geburt bestehen oder auch mit einer Latenz mit einem Gipfel zwei bis sechs Monaten postpartal auftreten (Pearlstein et al. 2009). 10 % der betroffenen Mütter zeigen noch depressive Symptome nach einem Jahr. 40–50 % der depressiven Störungen werden nicht erkannt (Murray et al. 2003). Die postpartale Depression muss vom »Baby Blues« abgegrenzt werden, der typischerweise am 2. bis 5. Tag nach der Geburt auftritt und mit Symptomen der Erschöpfung, Weinen, Traurigkeit, Stimmungslabilität, Ängstlichkeit und Irritierbarkeit einhergeht. Der Baby Blues bildet sich spontan zurück, die Prävalenz beträgt 15–85 % (Pearlstein et al. 2009). Sehr viel seltener sind die postpartalen Psychosen mit einer Prävalenz von 1–2/1000 Müttern.

Die mütterliche Depression ist ein eindeutiger Risikofaktor für die kindliche Entwicklung. Exzessives Schreien und Schlafstörungen sind häufiger, ebenso wie Beziehungsstörungen. Kinder haben ein erhöhtes Risiko für kognitive Defizite und ein 2–5-fach erhöhtes Risiko für psychische Störungen (Elgar et al. 2004, Pearlstein et al. 2009). Misri und Kendrick (2008) konnten darüber hinaus zeigen, dass die mütterliche Depression schon vor der Geburt ebenfalls deutliche Auswirkungen auf die spätere Bindung hat.

Doch auch die väterliche postpartale Depression zeigt Effekte auf die kindliche Entwicklung. In einer epidemiologischen Studie an 5084 Familien mit Kindern im Alter von neun Monaten zeigten 14 % der Mütter und 10 % der Väter Depressionsscores im klinischen Bereich (Paulson et al. 2006). Depressive Mütter folgten seltener den empfohlenen Fütter- und Schlafempfehlungen (selteneres Stillen, häufigere Flaschenfütterung, seltenere Rückenlage). Beide, sowohl depressive Mütter als auch depressive Väter, gestalteten die Interaktion mit ihren Kinder seltener positiv (Spielen, Singen, Geschichten erzählen, Vorlesen) (Paulson et al. 2006). Die väterliche postpartale Depression hat auch langfristige Folgen, wie die große Alspac-Studie mit einer Geburtskohorte von 10975 Vätern zeigen konnte (Ramchandani et al. 2008). 3–4 % der Väter hatten klinisch relevante Depressionsscores im ersten und zweiten Lebensjahr ihrer Kinder. Im Alter von sieben Jahren zeigen Kinder, deren Väter depressiv waren, zu 11,9 % psychische Störungen (vs. 6,3 % bei Kontrollen). Mit Abstand war ODD die wichtigste Störung bei 6,7 % ihrer Kinder (vs. 2,9 % bei Kontrollen). In einer weiteren Studie konnte gezeigt werden, dass mütterliche Depression (bis zum Alter von 18 Monaten) mit internalisierenden und externalisierenden Verhaltensauffälligkeiten mit zwei bis drei Jahren assoziiert war – aber nur, wenn gleichzeitig Väter auch psychische Auffälligkeiten zeigten. Dies spricht für den modulierenden väterlichen Effekt (Dietz et al. 2009).

Selbst gering ausgeprägte depressive Symptome bei Müttern können belastend sein. Eine prospektive australische Untersuchung von 1085 Mütter prä- und postnatal konnte drei verschieden Verläufe der Depression identifizieren: Mütter mit keinen oder gering ausgeprägten depressiven Symptomen (61 %), solche mit persistierenden subklinischen Symptomen (30 %) und solche mit hohen oder sogar zunehmenden Symptomen (9 %) (Giallo et al. 2015). Interessanterweise hatten Kinder im Alter von vier Jahren die höchste Rate von Verhaltenssymptomen, wenn die Mütter eine subklinische Depression hatten. Die Autoren folgern, dass es nicht ausreicht, nur die klinisch hoch auffälligen Mütter mit depressiven Symptomen zu identifizieren – sondern gerade auch die weniger auffälligen, die oft keine Hilfe erhalten.

15.4.2 Essstörungen

Bei der Betonung der elterlichen Depression darf nicht übersehen werden, dass andere psychische Störungen ebenfalls Auswirkungen auf die Entwicklung der Kinder zeigen. Wenig beachtet waren bisher die Auswirkungen mütterlicher Essstörungen, die von Patel et al. (2002) zusammengefasst wurden (▶ Kap. 11.5).

15.4.3 Posttraumatische Belastungsstörungen

In einer systematischen Übersicht konnten Cook et al. (2018) zeigen, dass die Prävalenz von mütterlicher PTBS ca. 3,3 % während der Schwangerschaft und 4 % in der Perinatalperiode beträgt. Niedrigeres Geburtsgewicht und niedrigere Raten von Stillen waren eindeutig mit einer mütterlichen PTBS assoziiert. In einigen Studien fanden sich weiterhin Hinweise auf negative Auswirkungen auf die kognitive Entwicklung, Schlaf- und Essprobleme, und auf die Mutter-Kind-Interaktion, aber die meisten Befunde waren widersprüchlich.

15.4.4 Angststörungen

Lenze (2017) weist daraufhin, dass mütterliche Angststörungen nicht nur während der Schwangerschaft häufig sind, sondern auch nach der Geburt. Die meisten Angststörungen werden nicht erkannt und behandelt und haben Auswirkungen auf Mutter und Kind.

In einer prospektiven Langzeituntersuchung aus England konnte gezeigt werden, dass durch engen Körperkontakt diese pränatalen Risiken zum Teil moduliert werden können. Wenn Mütter mit Ängsten während der Schwangerschaft später ihre Kinder häufig streicheln, so hat das einen positiven Effekt auf spätere Verhaltenssymptome des Kindes im Alter von 3,5 Jahren (Pickles et al. 2017).

15.4.5 Andere elterliche psychische Störungen

Nach klinischer Erfahrung sind Persönlichkeitsstörungen, vor allem Borderline-Störungen sowie ADHS bei Eltern mit zum Teil gravierenden Folgen für die Eltern-Kind-Interaktion und für die kindliche Entwicklung verbunden. Systematische Studien liegen hierzu nicht vor.

15.5 Ätiologie

Auch die Ätiologie der Beziehungsstörungen ist multifaktoriell, wobei psychosoziale Faktoren eindeutig überwiegen (Skovgaard et al. 2007). Die unterschiedliche Gewichtung einzelner Faktoren für die spezifischen Beziehungsstörungen ist noch nicht genügend untersucht.

15.6 Therapie

Der Schwerpunkt der Behandlung von Beziehungsstörung liegt auf Eltern-Kind-Therapien, wie sie unter 1.4 allgemein aufgeführt werden. Standardisierte Therapiestudien zu Beziehungsstörungen liegen nicht vor.

Falls eine mütterliche Depression vorliegt, ist eine Einzeltherapie der Mutter notwendig, wobei interpersonelle Psychotherapien sowie kognitive verhaltenstherapeutische Therapien am wirksamsten sind (Pearlstein et al. 2009). Auch tiefenpsychologisch fundierte Therapien kommen in Frage, obwohl die Evidenzbasis geringer ist. Eine antidepressive Medikation mit SSRIs ist bei schweren Formen indiziert, hier ist jedoch ein Abstillen oder zumindest eine Behandlung in niedrigen Dosen angezeigt (Pearlstein et al. 2009). Bei besonders schweren Fällen ist eine stationäre Behandlung in darauf spezialisierten Mutter-Kind-Einheiten dringend indiziert (Wortmann-Fleischer et al. 2012).

Eine Behandlung der mütterlichen postpartalen Störungen hat deutliche Effekte auf ihre Kinder. Ein sehr gut umsetzbares, strukturiertes Therapieprogramm in zehn Schritten wurde von Wortmann-Fleischer et al. (2006) vorgestellt. In einer systematischen Übersicht über die Therapie der postpartalen mütterlichen Depression wurden insgesamt acht Studien berücksichtigt (Poobalan et al. 2007). Es konnte gezeigt werden, dass die Behandlung der mütterlichen Depression nicht nur für die Mütter wirksam ist, sondern auch für die Kinder. Bei erfolgreicher Therapie konnten drei Studien eine Besserung der kognitiven Entwicklung nachweisen, obwohl nicht geklärt ist, ob diese Effekte auch langfristig wirksam sind. In fünf Studien kam es zu einer Besserung der Mutter-Kind-Beziehung. In einer weiteren Übersicht über zehn Studien an Kindern im Alter von 0–18 Jahren, die nicht nur die postpartale, sondern auch eine spätere elterliche Depression berücksichtigten, kamen Gunlicks et al. (2008) zu folgenden Schlüssen: bei älteren Kindern finden sich deutliche Hinweise auf Besserung des kindlichen Verhaltens allein durch die erfolgreiche Behandlung der elterlichen Depression. Bei der postnatalen Depression scheint die Behandlung der elterlichen Depression allein nicht ausreichend zu sein, um Bindung, Kognition und Temperament des Kindes zu verbessern – andere stützende Maßnahmen sind notwendig. Diese Ergebnisse beruhen auf sehr unterschiedlich konzipierten Studien und bedürfen weiterer Untersuchungen. Therapiestudien bei Müttern mit anderen psychischen Störungen liegen nicht vor.

Bei der Behandlung von Beziehungsstörungen sollte zwischen Präventivprogrammen wie Feinfühligkeitstraining (z. B. SAFE) und Therapiekonzepten im eigentlichen Sinn unterschieden werden (Brisch 2012). Interventionen wie das Triple P (Sanders 1999) beziehen bindungsorientierte Aspekte mit ein. Insbesondere geht es hier um die Vermittlung von Sicherheit gegenüber dem Kind, aber auch Feinfühligkeit bezüglich kindlicher Signale. Ein anderes Konzept sowohl mit präventiven als auch therapeutischen Anteilen ist das STEEP-Programm (Egeland und Erickson 2002), eine intensive Begleitung vor allem der Mutter und der Familie in den ersten zwei Lebensjahren, das primär auf die Entwicklung einer sicheren Mutter-Kind-Bindung abzielt. Das von Biringen (1994) entwickelte Programm dient der Steigerung der Emotionalen Verfügbarkeit (Emotional Availability). Das Ziel ist es, die Bindungssicherheit der Kinder fördern soll durch einen Fokus auf Sensitivität, Strukturierung, Nichtintrusivität und Annahme des Kindes. Evaluationen des Programms zeigt eine gute Wirksamkeit (Biringen et al. 2012). Die psychodynamische Säuglings-Kleinkind-Elterntherapie (SKEPT) kann Eltern Zugang verschaffen zu ihren eigenen ungelösten Konflikten, die beim Übergang in die Elternschaft reaktiviert werden und die Beziehung zu ihrem Kind belasten können (Cierpka und Windaus 2007).

Insbesondere in englischsprachigen Ländern entwickeln sich internetbasierte Programme zur Förderung der Feinfühligkeit von Eltern, die darauf abzielen, flächendeckend Bindungssicherheit zu erhöhen und Misshandlungsgefahr zu reduzieren.

Gerade bei den misshandelnden Beziehungsstörungen sind das Kindeswohl und die Sicherheit des Kindes zu beachten. Bei Gefährdung des Kindes ist dafür zu sorgen, dass dies in eine sichere Umgebung gelangt. § 4 des Gesetzes zur Kooperation und Information im Kinderschutz (KKG) stellt klar, dass bei gewichtigen Anhaltspunkten für die Gefährdung des Wohls eines Kindes oder eines Jugendlichen Schritte zum Schutz des Kindes eingeleitet werden müssen (Beratung, Hilfsangebote, Inobhutnahme).

15.7 Verlauf und Prognose

Über den Langzeitverlauf der Beziehungsstörungen liegen keine Studien vor. Wie aus den oben referierten Studien abzuleiten, bedeutet eine Beziehungsstörung ein erhebliches Risiko für verschiedene Domänen der kindlichen Entwicklung.

15.8 Zusammenfassung und Empfehlungen

Erheblicher Forschungsbedarf besteht zur Validierung der Beziehungsstörungen. Die Diagnose ist im jungen Alter unbedingt wichtig und sollte auf jeden Fall erfolgen. Die Behandlung der Beziehungsstörungen steht klinisch im Fokus jeder Therapie und ist umso wichtiger, je jünger das Kind ist. Bis auf die Behandlung mütterlicher Depression 2b beruhen die Empfehlungen noch auf einem geringen Evidenzgrad von 4–5.

> **Schlüsselempfehlungen nach den AWMF-Leitlinien (von Gontard et al. (2015)**
>
> - Aufbauend auf der Beziehungseinschätzung sollen Beziehungsstörungen auch unabhängig von einer kindlichen Störung erfasst oder ausgeschlossen werden.
> - Zur Diagnose sollen die Kriterien der 2. Achse der DC: 0-3R verwendet werden.*
> - Eine Beziehungsdiagnostik soll bei jedem Eltern-Kind-Paar durchgeführt werden.
> - Das Vorliegen einer elterlichen psychischen Störung soll erfasst werden.
> - Falls bei den Eltern eine psychische Störung oder Erkrankung vorliegt, soll eine Behandlung empfohlen werden.
> - Bei einer Beziehungsstörung soll immer eine Beratung durchgeführt werden. Dabei ist das Kindeswohl besonders zu berücksichtigen.
> - Auch ohne das Vorliegen einer kindlichen Störung soll bei Beziehungsstörungen eine Beratung der Eltern erfolgen.

- Bei schweren Beziehungsstörungen soll zwischen der Indikation für elternbezogene, kindbezogene oder Eltern-Kind-bezogene Psychotherapieverfahren differenziert werden.
- Bei schweren Beziehungsstörungen mit fraglicher Kindeswohlgefährdung soll entsprechend Artikel § 4 des Gesetzes zur Kooperation und Information im Kinderschutz (KKG) vorgegangen werden.

Änderungen seit Erscheinen der Leitlinien:
*Nach DC. 0-5 (2016) werden schwere Beziehungsstörungen nach der ersten Achse erfasst; der Beziehungskontext wird nach der zweiten Achse kodiert

Ein Entscheidungsbaum war in den Leitlinien nicht vorgesehen.

16 Ausblick

Das Ziel des Buches war es, einen aktuellen deutschsprachigen Überblick über psychische Störungen bei Säuglingen, Klein- und Vorschulkindern zu vermitteln. Dabei wurde die erste Auflage dieses Buches komplett überarbeitet und nach den Empfehlungen der AWMF-Leitlinien (von Gontard et al. 2015) ausgerichtet. Gerade in den letzten Jahren hat die Forschungsaktivität zu psychischen Störungen bei jungen Kindern erheblich zugenommen

Eine positive Entwicklung ist dabei das neue Klassifikationssystem DC: 0-5 (2016), dass das gesamte Vorschulalter mit der Altersspanne von 0 bis 5 Jahren erfasst – so wie es auch die AWMF-Leitlinien propagiert haben. Durch die Hinzunahme neuer Störungen ist die DC: 0-5 (2016) eine gute Grundlage für Praxis und Forschung, die natürlich weiterentwickelt, revidiert und erweitert werden muss.

Eine zunehmend gute Datenlage mit entsprechend hohem Evidenzgrad liegt vor für ASS, ADHS, ODD, PTBS, Ausscheidungs- und Schlafstörungen. Nicht ausreichend ist hingegen die Forschungsaktivität nach wie vor zu Bindungs-, depressiven, Angst-, Anpassungs-, Ess- und vor allem die sensorischen Verarbeitungsstörungen. Für manche neuen Kategorien der DC: 0-5 (2016) liegen noch keine Studien vor. Nach der zunehmenden Forschungsaktivität der letzten zehn Jahre ist zu hoffen, dass dieses Entwicklungstempo beibehalten wird und vor allem hochwertige Therapiestudien durchgeführt werden.

Noch immer ist die Versorgung von jungen Kindern mit psychischen Störungen und ihren Eltern oft nicht ausreichend. Es ist zu wünschen, dass ein möglichst breiter Transfer der neuen Erkenntnisse in die klinische Praxis erfolgen wird, um eine optimale Therapie von jungen Kindern und ihren Eltern zu ermöglichen. Es war ein Anliegen des Autors dieses Buches, zu dieser Entwicklung beizutragen.

Abkürzungen

AACAP	Amerikanische kinderpsychiatrische Vereinigung	EDNOS	Eating Disorder Not Otherwise Specified
ADHS	Aufmerksamkeitsdefizit-/Hyperaktivitätsstörung	EPDS	Edinburgh Postpartum Depression Scale
AE	Adverse Events	FS	Fremde Situation
ASS	Autismus-Spektrum-Störungen	HKS	Hyperkinetische Störung
AVT	Apparative Verhaltenstherapie	ICCS	International Children's Continence Society
BI	Behaviorale Inhibition		
CBCL	Child Behavior Checklist	ITMSE	Infant and Toddler Mental Status Exam
CD	Störung des Sozialverhaltens (engl.: Conduct Disorder)	ITSEA	Infant-Toddler Social Emotional Assessment
COPE	Community-Oriented-Parent Educational System	KG	Körpergewicht
CPP	Child-Parent-Psychotherapy	MAS	Multiaxiales Klassifikationssystem
CSHQ	Children's Sleep Habits Questionnaire	MBD	Mehrdimensionale Bereichsdiagnostik
DB-DOS	Disruptive Behavior Diagnostic Disorder System	NFPP	New Forest Parenting Package
DC: 0-3	Diagnostic Classification of Mental Health and Developmental Disorders of Infancy and Early Childhood	ODD	Störung des Sozialverhaltens mit oppositionellem Verhalten (engl.: Oppositional Defiant Disorder)
DC: 0-3R	Diagnostic Classification of Mental Health and Developmental Disorders of Infancy and Early Childhood: Revised Edition	PAPA	Preschool Age Psychiatric Assessment
		PAS	Preschool Anxiety Scales
		PATS	Preschool ADHD Treatment Study
DC: 0-5	Diagnostic Classification of Mental Health and Developmental Disorders of Infancy and Early Childhood	PCIT	Parent-Child-Interaction-Therapy
		PEG	Polyethylenglykol
		PEP	Präventionsprogramm für expansives Problemverhalten
DSM-IV	Diagnostic and Statistical Manual (4th edition)		
DSM-5	Diagnostic and Statistical Manual (5th edition)	PIR-GAS	Parent-Infant-Relationship-Global Assessment-Scale
		PSQ	Pediatric Sleep Questionnaire
ECBI	Eyberg Child Behavior Inventory	PTBS	Posttraumatische Belastungsstörung

RDC-PA	Research Diagnostic Criteria – Preschool Age	STEEP	Steps Toward Effective and Enjoyable Parenting
RPCL	Relationship-Problem-Checklist	TVS	Toilettenverweigerungssyndrom
SIVA 0–6	Strukturiertes Interview für das Vorschulalter	WCEDCA	Workgroup for Classification of Eating Disorders in Children and Adolescents
SSRIs	Selektive Serotonin Wiederaufnahme Hemmer (Antidepressiva)		

Literatur

AACAP (1997). Practice parameter for the psychiatric assessment of infants and toddlers (0–36 Months). Journal of the American Academy of Child and Adolescent Psychiatry 36 (Suppl. 10): 21S–36S.

AACAP (2003). Task force on research diagnostic criteria: infancy and preschool Research diagnostic criteria for infants and preschool children: the process and empirical support. Journal of the American Academy of Child and Adolescent Psychiatry 42:1504–1512.

AACAP (2005). Practice Parameter for the assessment and the treatment of children and adolescents with reactive attachment disorder of infancy and early childhood. Journal of the American Academy of Child and Adolescent Psychiatry 44:1206–1219.

AACAP (2007a). Practice parameter for the assessment and treatment of children and adolescents with attention-deficit/hyperactivity disorder. Journal of the American Academy of Child and Adolescent Psychiatry 46:894–921.

AACAP (2007b). Practice parameter for the assessment and treatment of children and adolescents with oppositional defiant disorder. Journal of the American Academy of Child and Adolescent Psychiatry 46:126–141.

AACAP (2007c). Practice parameter for the assessment and treatment of children and adolescents with depressive disorders. Journal of the American Academy of Child and Adolescent Psychiatry 46:1503–1526.

AACAP (2007d). Practice parameter for the assessment and treatment of children and adolescents with anxiety disorders. Journal of the American Academy of Child and Adolescent Psychiatry 46:267–283.

Abrahamse ME, Junger M, Chavannes EL, Coelman FJ, Boer F, Lindauer RJ (2012). Parent-child interaction therapy for preschool children with disruptive behaviour problems in the Netherlands. Child and Adolescent Psychiatry and Mental Health 6:24

Abrams P, Khoury S (2016). Evidence-based medicine overview of the main steps for developing and grading guideline recommendations. In: In: P. Abrams, L. Cardozo, S. Wagg, A. Wein (eds.): Incontinence 6th Edition 2017 (vol 1). ICS ICUD Publications, x-xii

Achenbach TM, Rescorla LA (2000). Manual for the ASEBA preschool forms and profiles. Burlington, ASEBA.

Alakortes J, Kovaniemi S, Carter AS, Bloigu R, Moilanen IK, Ebeling HE (2017). Do child healthcare professionals and parents recognize social-emotional and behavioral problems in 1-year-old infants? European Child and Adolescent Psychiatry 26:481-495.

American Psychiatric Association (1994) Diagnostic and statistical manual of mental disorders (DSM-IV). Washington, D.C.

American Psychiatric Association (2000). Diagnostic and statistical manual of mental disorders, text revision (DSM-IV-TR). Washington, D.C.

American Psychiatric Association (2013). Diagnostic and statistical manual of mental disorders (DSM-5). Washington, DC: APA.

Ammaniti M, Lucarelli L, Cimino S, D'Olimpio F, Chatoor I (2009). Maternal psychopathology and child risk factors in infantile anorexia. International Journal of Eating Disorders, e-published.

Andrew MJ, Sullivan PB (2010). Feeding difficulties in disabled children. Paediatrics and Child Health 20, 321-326

Angold A, Costello EJ (2009). Nosology and measurement in child and adolescent psychiatry. Journal of Child Psychology and Psychiatry 50:9–15.

Angold A, Egger HL (2004). Psychiatric diagnosis in preschool children. In: DelCarmen-Wiggens R, Carter A (Hrsg.): Handbook of infant, toddler and preschool mental health assessment. Oxford, New York: Oxford University Press. S. 123–139.

Angold A, Egger HL (2007). Preschool psychopathology: lessons for the lifespan. Journal of Child Psychology and Psychiatry 48:961–966.

Asaka Y., Takada S. (2010) Activity-based assessment of the sleep behaviors of VLBW preterm infants and full-term infants at around 12 months of age. Brain and Development, 32:150-155.

Austin PF, Bauer S, Bower W, Chase J, Franco I, Hoebeke P, Rittig S, Vande Walle J, von Gontard A, Wright A, Yang A, Nevéus T (2016). The Standardization of Terminology of Bladder Function in Children and Adolescents: Update Report from the Standardization Committee of the International Children's Continence Society (ICCS). Neurourology and Urodynamics, 35:471-81

Bagner DM, Eyberg SM (2007). Parent-child interaction therapy for disruptive behavior in children with mental retardation: a randomized controlled trial. Journal of Clinical Child and Adolescent Psychiatry 36:418–429.

Barkmann K, Schulte-Markwort M (2005). Emotional and behavioral problems of children and adolescents in Germany – an epidemiological screening. Social Psychiatry and Psychiatric Epidemiology 40:357–366.

Barlow J, Parsons J (2003). Group-based parent-training programmes for improving emotional and behavioural adjustment in 0–3 year old children. Cochrane Database of Systematic Reviews, CD003680.

Barton ML, Robins D (2000). Regulatory disorders. In: Zeanah, CH (Hrsg.) (2000): Handbook of Infant Mental Health. 2. Auf. New York: Guilford Press. S. 311–325.

Bayer JK, Ukoumunne OC, Mathers M, Wake M, Abdi N, Hiscock H (2012). Development of children's internalising and externalising problems from infancy to five years of age. Australian and New Zealand Journal of Psychiatry 46:659-68.

Becker K, Holtmann M, Laucht M, Schmidt MH (2004). Are regulatory problems in infancy precursors of later hyperkinetic symptoms? Acta Paediatrica 93:1463–1469.

Beernink ACE, Swinkels SHN, Buitelaar JK (2007). Problem behavior in a community sample of 14- and 19-month-old children. European Child and Adolescent Psychiatry 16:271–280.

Belden AC, Barch D, Kelley D, Karlow D, Karlow S, Hajcak C, Luby LJ (2015). Anterior insula volume and guilt: neurobehavioral markersof recurrence after early childhood major depressive disorder. JAMA Psychiatry 72:40-48.

Belden AC, Luby JL (2006). Preschoolers' depression severity and behaviors during dyadic interactions: the mediating role of parental support. Journal of the American Academy of Child and Adolescent Psychiatry 45:213–222.

Bellman, M. (1966). Studies on encopresis. Acta Paediatrica Scandinavica 170 (Suppl.):1–151.

Bender D, Lösel F (2005). Misshandlung von Kindern: Risiko- und Schutzfaktoren. In G. Deegener & W. Körner (Hrsg.), Kindesmisshandlung und Vernachlässigung (S. 317-346). Göttingen: Hogrefe.

Benninga MA, Faure C, Hyman PE, St James Roberts I, Schechter NL, Nurko S (2016). Childhood Functional Gastrointestinal Disorders: Neonate/Toddler. Gastroenterology 150:1443-1455.

Benton PM, Skouteris H, Hayden M (2015). Does maternal psychopathology increase the risk of pre-schooler obesity? A systematic review. Appetite 87:259-282

Bernard-Bonnin AC (2006). Feeding problems of infants and toddlers. Canadian Family Physician 52:1247–1251.

Biederman J, Hirshfeld-Becker DR, Rosenbaum JF, Herot C, Friedman D, Snidman N, Kagan J, Faraone SV (2001). Further evidence of association between behavioral inhibition and social anxiety in children. American Journal of Psychiatry 158:1673–1679.

Biringen Z, Altenhofen S, Aberle J, Baker M, Brosal A, Bennett S, Coker E, Lee C, Meyer B, Moorlag A, Swaim R (2012). Emotional availability, attachment, and intervention in center-based child care for infants and toddlers. Developmental Psychopathology 24, 23-34.

Blisset J, Meyer C, Haycraft E (2006). Maternal mental health and child feeding problems in a non-clinical group. Eating Behaviors 8:311–318.

Bloom DA, Seeley WW, Ritchey ML, McGuire EJ (1993). Toilet habits and continence in children: an opportunity sampling in search of normal parameters. Journal of Urology 149:1087-1090.

Blum NJ, Taubman B, Nemeth N. (2004). During toilet training, constipation occurs before stool toileting refusal. Pediatrics 113:e520–e522.

Blum NJ, Taubman B, Osborne ML (1997). Behavioral characteristics of children with stool toileting refusal. Pediatrics 99:50–53.

Bode, H, Straßburg HM, Hollmann H (Hrsg.) (2009). Sozialpädiatrie in der Praxis. München: Elsevier Urban & Schwarzenberg Verlag.

Boden JM, Fergusson DM, Horwood LJ (2010). Risk factors for conduct disorder and oppositional/defiant disorder: evidence from a New Zealand birth cohort. Journal of the American Academy of Child and Adolescent Psychiatry 49: 1125-1133.

Bolten M, Equit M, In-Albon T, von Gontard A (2018). Strukturiertes Interview für das Vorschulalter (SIVA 0-6). Göttingen: Hogrefe Verlag

Bolten M, Möhler E, von Gontard A (2013a). Leitfaden: Psychische Störungen im Säuglings- und Kleinkindalter: Exzessives Schreien, Schlaf- und Fütterstörungen. Göttingen: Hogrefe Verlag.

Bolten M, Möhler E, von Gontard A (2013b). Ratgeber: Exzessives Schreien, Schlaf- und Fütterprobleme. Göttingen: Hogrefe Verlag.

Bonnot O, Cohen D, Thuilleaux D, Consoli A, Cabal S, Tauber M (2016). Psychotropic treatments in Prader-Willi syndrome: a critical review of published literature. European Journal of Pediatrics 175:9-18.

Bor W, Dean AJ, Najman J, Hayatbaksh R (2014). Are child and adolescent mental health problems increasing in the 21st century? Autralian & New Zealand Journal of Psychiatry 48:606-616

Boris NW, Renk K (2017). Beyond Reactive Attachment Disorder: How Might Attachment Research Inform Child Psychiatry Practice? Child Adolescent Psychiatric Clinics of North America 26:455-476.

Boris NW, Zeanah CH; Work Group on Quality Issues (2005). Practice parameter for the assessment and treatment of children and adolescents with reactive attachment disorder of infancy and early childhood. Journal of the American Academy of Child and Adolescent Psychiatry 44:1206-19.

Bornolova MA, Hicks BM, Iacono WG, McGue M (2010). Familial transmission and heritability of childhood disruptive disorders. American Journal of Psychiatry 167: 1066-1074.

Brisch KH (2009). Bindung und Trauma: Entwicklung von Schutzfaktoren für die Entwicklung von Kindern. Stuttgart: Klett-Cotta Verlag.

Brisch KH (2012) Bindungsstörungen und ihre Therapie nach Gewalterfahrungen in der Kindheit. Kindesmisshandlung und –vernachlässigung 15, 126 - 147

Bron TI, van Rijen EHM, van Abeelen AM, Lambregtse-van den Berg MP (2012). Development of regulation disorders into specific psychopathology. Infant Mental Health Journal 33:212-221.

Brown M, Heine RG, Jordan B (2009). Health and well-being in school-age children following persistent crying in infancy. Journal of Paediatrics and Child Health 45:254–262.

Bruce TO, Barwick LW, Wright HH (2005). Diagnosis and management of trichotillomania in children and adolescents. Paediatric Drugs 7:365-376.

Bryant-Waugh R (2013). Feeding and eating disorders in children. Current Opinion in Psychiatry 26:537-542.

Bufferd SJ, Dougherty LR, Carlson GA, Klein DN (2011). Parent-reported mental health in preschoolers: findings using a diagnostic interview. Comprehensive Psychiatry 52:359-369

Bufferd SJ, Dougherty LR, Carlson GA, Rose S, Klein DN (2012). Psychiatric disorders in preschoolers: continuity from ages 3 to 6. American Journal of Psychiatry 169:1157-1164.

Bufferd SJ, Dougherty LR, Olino TM (2017). Mapping the Frequency and Severity of Depressive Behaviors in Preschool-Aged Children. Child Psychiatry and Human Development 48:934-943

Burman JT, Green CD, Shanker S (2015). On the Meanings of Self-Regulation: Digital Humanities in Service of Conceptual Clarity. Child Development 86:1507-1521

Burnham MM, Gaylor EE, Anders T (2006). Sleep disorders. In: Luby JL (Hrsg.): Handbook of preschool mental health – development, disorders, and treatment. New York, London: The Gilford Press. S. 186–208.

Burnham MM, Gaylor EE, Anders T (2017). Sleep disorders. In: Luby JL (Hrsg.): Handbook of preschool mental health – development, disorders, and treatment (2. Auflage). New York: The Gilford Press. S. 242-268.

Campbell SB (2002). Behavior problems in preschool children. 2. Aufl. New York, London: The Gilford Press.

Campbell SB, Shaw DS, Gilliom M (2000). Early externalising behavior problems: toddlers and preschoolers at risk for later maladjustment. Development and Psychopathology 12:467–488.

Canivet C, Jakobsson I, Hagander B (2000) Infantile colic. Follow.up at four years of age: still more »emotional«? Acta Paediatrica 89: 13 - 17

Carr A (2009). The effectiveness of family therapy and systematic interventions for child-focussed problems. Journal of Family Therapy 31, 3-45.

Cartwright-Hatton S, McNicol K, Doubleday E (2006). Anxiety in a neglected population: prevalence of anxiety disorders in pre-adolescent children. Clinical Psychology Review 26:817–833.

Caye A, Spadini AV, Karam RG, Grevet EH, Rovaris DL, Bau CH, Rohde LA, Kieling C (2016). Predictors of persistence of ADHD into adulthood: a systematic review of the literature and meta-analysis. European Child and Adolescent Psychiatry 25:1151-1159

Cespedes EM, Gillman MW, Kleinman K, Rifas-Shiman SL, Redline S, Taveras EM (2014). Television viewing, bedroom television, and sleep duration from infancy to mid-childhood. Pediatrics 133:e1163-71

Chacko A., Wakschlag L, Hill C, Danis B, Espy KA (2009) Viewing preschool disruptive behavior disorders and ADHD through the developmental lens: what we know and what we need to know. Child and Adolescent Psychiatric Clinics of North America, 18: 627 – 643.

Charach A, Carson P, Fox S, Ali MU, Beckett J, Lim CG (2013). Interventions for preschool children at high risk for ADHD: a comparative effectiveness review. Pediatrics 131:e1584-604.

Chatoor I (2002). Feeding disorders in infants and toddlers: diagnosis and treatment. Child and Adolescent Psychiatric Clinics of North America 11:163–183.

Chatoor I (2009). Diagnosis and treatment of feeding disorders in infants, toddlers and young children. Washington, D.C., Zero to Three Press

Chatoor I, Ganiban J (2003). Food refusal by infants and young children: diagnosis and treatment. Cognitive and Behavioral Practice 10:138–146.

Chatoor I, Ganiban J, Surles J et al. (2004a). Physiological regulation and infanitile anorexia: a pilot study. Journal of the American Academy of Child and Adolescent Psychiatry 43:1019–1025.

Chatoor I, Khushlani D (2006). Eating disorders. In: Luby JL (Hrsg.): Handbook of preschool mental health – development, disorders, and treatment. New York, London: The Gilford Press. S. 115–136.

Chatoor I, Surles J, Ganiban J et al. (2004b). Failure to thrive and cognitive development in toddlers with infantile anorexia. Pediatrics 113:e440–e447.

Chemtob CM, Gudiño OG, Laraque D (2013). Maternal posttraumatic stress disorder and depression in pediatric primary care: association with child maltreatment and frequency of child exposure to traumatic events. JAMA Pediatrics 167:1011-1018.

Chemtob CM, Nomura Y, Rajendran K, Yehuda R, Schwartz D, Abramovitz R (2010). Impact of maternal posttraumatic stress disorder and depression following exposure to the September 11 attacks on preschool children's behavior. Child Development 81:1129-1141

Choate, ML, Pincus DB, Eyberg SM et al. (2005). Parent-child interaction therapy for treatment of separation anxiety disorder in young children: a pilot study. Cognitive and Behavioural Practice 12:126–135.

Chrisman A, Egger H, Compton SN et al. (2006). Assessment of childhood depression. Child and Adolescent Mental Health 11:111–116.

Chu AT, Lieberman AF (2010). Clinical implications of traumatic stress from birth to age five. Annual Reviews of Clinical Psychology 6, 469-494.

Chung J, Tchaconas A, Meryash D, Adesman A (2016). Treatment of Attention-Deficit/Hyperactivity Disorder in Preschool-Age Children: Child and Adolescent Psychiatrists' Adherence to Clinical Practice Guidelines. Journal of Child and Adolescent Psychopharmacology 26:335-343.

Cierpka M (Hrsg.) (2012). Frühe Kindheit 0-3. Beratung und Psychotherapie für Eltern mit Säuglingen und Kleinkindern. Berlin, Heidelberg, New York, Springer Verlag.

Cierpka M, Windaus E (Hrsg.) (2007). Psychoanalytische Säuglings-Kleinkind-Eltern-Psychotherapie. Frankfurt am Main: Brandes und Apsel.

Clifford TJ, Campbell K, Speechley KN, Gorodzinsky F (2002a) Infant colic: empirical evidence of the absence of an association with source of early nutrition. Archives of Pediatric and Adolescent Medicine, 156: 1123 – 27

Clifford TJ, Campbell K, Speechley KN, Gorodzinsky F (2002b) Sequelae of infant colic: evidence of transient infant distress and absence of lasting effects on maternal mental health. Archives of Pediatric and Adolescent Medicine, 156: 1183 – 88

Cohen NJ (2003). »Watch, wait and wonder« – ein kindzentriertes Psychotherapieprogramm zur Behandlung gestörter Mutter-Kind-Beziehungen. Kinderanalyse, 11, 58-79.

Cohen, NJ, Muir, E., Parker, CJ, Brown, M. Lojkasek, M, Muir, R, Barick, M (1999). Watch, wait, wonder. Testing the effectiveness of a new approach to mother-infant-psychotherapy. Infant Mental Health Journal, 20, 429-451.

Comer JS, Puliafico AC, Aschenbrand SG, McKnight K, Robin JA, Goldfine ME, Albano AM (2012). A pilot feasibility evaluation of the CALM program for anxiety disorders in early childhood. Journal of Anxiety Disorders 26, 40-49.

Constantino JN, Marrus N (2017). The early origins of Autism. Child Adolescent Psychiatric Clinics of North America 26:555-570.

Cook N, Ayers S, Horsch A (2017). Maternal posttraumatic stress disorder during the perinatal period and child outcomes: A systematic review. Journal of Affective Disorders 225:18-31.

Cooper G, Hoffman K, Powell B, Marvin R. (2005). The Circle of Security Intervention. In L.J. Berlin, Y. Ziv, L.M. Amaya-Jackson, & M.T.Greenberg, Enhancing Early Attach-

ments: Theory, Research, Intervention, and Policy. New York: Guilford Press.
Coskun M, Zoroglu S, Ozturk M (2012). Phenomenology, psychiatric comorbidity and family history in referred preschool children with obsessive-compulsive disorder. Child and Adolescent Psychiatry and Mental Health 22;6:36.
Costello EJ, Erkanli A, Angold A (2006). Is there an epidemic of child or adolescent depression? Journal of Child Psychology and Psychiatry 47:1263–1271.
de la Osa N, Granero R, Trepat E, Domenech JM, Ezpeleta L (2016). The discriminative capacity of CBCL/1½-5-DSM-5 scales to identify disruptive and internalizing disorders in preschool children. European Child and Adolescent Psychiatry 25:17-23.
De Young AC, Kenardy JA, Cobham VE (2011). Diagnosis of posttraumatic stress disorder in preschool children. Journal of Clinical Child and Adolescent Psychology 40:375-384.
DelCarmen-Wiggens R, Carter A (2004). Handbook of infant, toddler and preschool mental health assessment. Oxford, New York: Oxford University Press.
Diamantopoulou S, Verhulst FC, van der Ende J (2011). The parallel development of ODD and CD symptoms from early childhood to adolescence. European Child and Adolescent Psychiatry 20:301-309
Dickstein S (2015). The Family Couch: Considerations for Infant/Early Childhood Mental Health. Child and Adolescent Psychiatric Clinics of North America 24:487-500.
Dietz LJ, Jennings KD, Kelley SA et al. (2009). Maternal depression, paternal psychopathology, and toddler's behavior problems. Journal of Clinical Child and Adolescent Psychology 38:48–61.
Domenech-Llaberia E, Vinas F, Pla E et al. (2009). Prevalence of major depression in preschool children. European Child and Adolescent Psychiatry, e-published 30.4.09.
Douglas PS, Hill PS (2011). The crying baby: what approach? Current Opinion in Pediatrics 23: 523-529
Dreyer BP (2006) The diagnosis and management of attention-deficit/hyperactivity disorder in preschool children: the state of our knowledge and practice. Current Problems in Pediatric and Adolescent Health Care 36:6–30.
Duft B, Stafford BS, Zeanah CH (2017) In: Luby JL (Hrsg.): Handbook of preschool mental health – development, disorders, and treatment (2.Auflage). New York: The Gilford Press. S. 219-241.

Dunitz-Scheer M, Tappauf M, Burmucic K, Scheer P (2007). Frühkindliche Essstörungen – Kinder sind keine Gefäße! Monatsschrift Kinderheilkunde 155: 795-803.
Earls F (1982). Application of DSM-II in an epidemiological study of preschool children. American Journal of Psychiatry 37:242–243.
Eckerberg B (2004) Treatment of sleep problems in families with young children: effects of treatment on family well-being. Acta Paediatrica 93:126-134.
Eddy KT, Thomas JJ, Hastings E, Edkins K, Lamont E, Nevins CM, Patterson RM, Murray HB, Bryant-Waugh R, Becker AE (2015). Prevalence of DSM-5 avoidant/restrictive food intake disorder in a pediatric gastroenterology healthcare network. International Journal of Eating Disorders 48:464-470.
Egeland B, Erickson MF (2004). Lessons from STEEP: Linking theory, research and practice for the well-being of infants and parents. In . A Sameroff, SC McDonough & KL Rosenblum (Eds.), Treating parent-infant relationship problems: Strategies for intervention. New York: Guilford Press.
Egger HL, Angold A (2004). The Preschool Age Psychiatric Assessment (PAPA): A structured parent interview for diagnosing psychiatric disorders in preschool children. In: DelCarmen-Wiggens R, Carter A (Hrsg.): Handbook of infant, toddler and preschool mental health assessment. Oxford, New York: Oxford University Press. S. 223–243.
Egger HL, Angold A (2006a). Common emotional and behavioral disorders in preschool children. Presentation, nosology and epidemiology. Journal of Child Psychology and Psychiatry 47:313–337.
Egger HL, Angold A (2006b). Anxiety disorders. In: Luby JL (Hrsg.): Handbook of preschool mental health – development, disorders, and treatment. New York, London: The Gilford Press. S. 137–164.
Egger HL, Erkanli A, Keeler G et al. (2006a). Test-retest reliability of the Preschool Age Psychiatric Assessment (PAPA). Journal of the American Academy of Child and Adolescent Psychiatry 45:538–549.
Egger HL, Kondo D, Angold A (2006) The epidemiology and diagnostic issues in preschool attention-deficit/hyperactivity disorder. Infants and Young Children 19:109–122.
Elberling H, Linneberg A, Olsen EM, Houmann T, Rask CU, Goodman R, Skovgaard AM (2014). Infancy predictors of hyperkinetic and pervasive developmental disorders at ages 5-7 years: results from the Copenhagen Child Cohort

CCC2000. Journal of Child Psychology and Psychiatry 55:1328-1335

Eley TC, Bolton D, O'Connor TG et al. (2003). A twin study of anxiety-related behaviours in pre-school children. Journal of Child Psychology and Psychiatry 44:945–960.

Elgar FJ, McGrath PJ, Waschbusch DA et al. (2004). Mutual influences on maternal depression and child adjustment problems. Clinical Psychology Review 24:441–459.

Elkins RM, Mian N, Comer J, Pincus DB (2017). Parent-Child Interaction Therapy and its adaptations. In: Luby JL (Hrsg.): Handbook of preschool mental health – development, disorders, and treatment (2.Auflage). New York: The Gilford Press. S. 271-291.

Ellis LC, Berg-Nielsen TS, Lydersen S, Wichstrøm L (2012). Smoking during pregnancy and psychiatric disorders in preschoolers. European Child and Adolescent Psychiatry 21:635-644.

Emde RN, Wise BK (2003). The cup is half full: initial clinical trials of DC:0–3 and a recommendation for revision. Infant Mental Health Journal 24:437–446.

Equit M, Klein A, Braun-Bither K, Gräber S, von Gontard A (2014). Elimination disorder and anxious-depressed symptoms in preschool children – a population-based study. European Child and Adolescent Psychiatry, 23: 417-423

Equit M, Pälmke M, Becker N, Moritz AM, Becker S, von Gontard A. Eating problems in young children – a population-based study. Acta Paediatrica, 102, 149-155, 2013

Equit, M., Paulus F, Fuhrmann P, Niemczyk J, von Gontard A: Comparison of ICD-10 and DC: 0-3R diagnoses in infants, toddlers and preschoolers. Child Psychiatry and Human Development 42, 623-633, 2011

Erickson MF, Egeland B (2006). Die Stärkung der Eltern-Kind-Bindung. Frühe Hilfen für die Arbeit mit Eltern von der Schwangerschaft bis zum zweiten Lebensjahr des Kindes durch das STEEP-Programm. Stuttgart: Klett-Cotta.

Esler AN, Bal VH, Guthrie W, Wetherby A, Ellis Weismer S, Lord C (2015). The Autism Diagnostic Observation Schedule, Toddler Module: Standardized Severity Scores. Journal of Autism and Developmental Disorders 45:2704-2720.

Esser G, Fischer S, Wyschkon A et al. (2007). Vorboten hyperkinetischer Störungen – Früherkennung bereits im Säuglingsalter möglich? Zeitschrift für Kinder- und Jugendpsychiatrie und Psychotherapie 35:179–188.

Ezpeleta L, Granero R, de la Osa N, Domènech JM (2015). Clinical characteristics of preschool children with oppositional defiant disorder and callous-unemotional traits. PLoS One 29;10:e0139346.

Ezpeleta L, Granero R, de la Osa N, Penelo E, Domènech JM (2012). Dimensions of oppositional defiant disorder in 3-year-old preschoolers. Journal of Child Psychology and Psychiatry 53:1128-1138.

Ezpeleta L, Granero R, de la Osa N, Trepat E, Domènech JM (2016). Trajectories of oppositional defiant disorder irritability symptoms in preschool children. Journal of Abnormal Child Psychology 44:115-128.

Fabiano GA, Chacko A, Pelhem WE, Robb J, Walker KS, Wymbs F, Sastry AL, Flammer L, Keenan JK, et al. (2009) A comparison of behavioral parent training programs for fathers of children with attention-deficit /hyperactivity disorder. Behavior Therapy, 40: 190-204

Falkai P, Wittchen H-U (Hrsg.) (2015). Diagnostisches und statistisches Manual psychischer Störungen DSM-5. Göttingen, Hogrefe Verlag

Fanton J, Gleason MM (2009) Psychopharmacology and preschoolers: a critical review of current conditions. Child and Adolescent Psychiatric Clinics of North America. 18: 753 - 771

Feldman R (2009). The development of regulatory functions from birth to 5 years: insights from premature infants. Child Development 80:544-561

Ferber R (2006). Childhood sleep disorder. Neurologic Clinics 14:493-511.

Fergusson DM, Horwood LJ (1994). Nocturnal enuresis and behavioral problems in adolescence: a 15-year longitudinal study. Pediatrics 94:662–668.

Fergusson DM, Horwood LJ, Shannon FT (1986). Factors related to the age of attainment of nocturnal bladder control. Pediatrics 78:884–890.

Fernell E, Gillberg C (2010). Autism spectrum disorder diagnoses in Stockholm preschoolers. Research in Developmental Disabilities 31:680-685.

Fiks AG, Ross ME, Mayne SL, Song L, Liu W, Steffes J, McCarn B, Grundmeier RW, Localio AR, Wasserman R (2016). Preschool ADHD diagnosis and stimulant use before and after the 2011 AAP Practice Guideline. Pediatrics 38: e20162025.

Fivaz-Depeursinge E, Frascarolo F, Corboz-Warnery A (1996). Assessing the triadic alliance between fathers, mothers, and infants at play. New Directions in Child Development 74, 27-44.

Flessner CA, Lochner C, Stein DJ, Woods DW, Franklin ME, Keuthen NJ (2010). Age of onset of trichotillomania symptoms: investigating clinical correlates. Journal of Nervous and Mental Disease 198:896-900.

Fox JK, Warner CM, Lerner AB, Ludwig K, Ryan JL, Colognori D, Lucas CP, Brotman LM (2012). Preventive intervention for anxious preschoolers and their parents: strengthening early emotional development. Child Psychiatry and Human Development 43, 544-559.

Franco I, Austin P, Bauer S, von Gontard A, Homsy Y (editors) (2015). Pediatric Incontinence: Evaluation and Clinical Management. Oxford and Hoboken: Wiley-Blackwell.

Franke N, Keown LJ, Sanders MR (2016). An RCT of an online parenting program for parents of preschool-aged children with ADHD symptoms. Journal of Attention Disorders 8, e-published

Frankel KA, Boyum LA, Harmon RJ (2004). Diagnoses and symptoms in an infant psychiatric clinic: comparison of two diagnostic systems. Journal of the American Academy of Child and Adolescent Psychiatry 43:578–587.

Freitag CM (2008). Autismus-Spektrum-Störungen. München: Reinhardt.

Frick PJ, Ray JV, Thornton LC, Kahn RE (2014). Annual research review: a developmental psychopathology approach to understanding callous-unemotional traits in children and adolescents with serious conduct problems. Journal of Child Psychology and Psychiatry 55, 532–548

Fuhrmann P, Equit M, Schmidt K, von Gontard, A (2014). Prevalence of depressive symptoms and associated developmental disorders in preschool children: a population-based study. European Child and Adolescent Psychiatry, 23, 219-224

Fuhrmann P, von Gontard A (2015). Depression und Angst bei Klein- und Vorschulkindern – ein Ratgeber für Eltern und Erzieher. Göttingen: Hogrefe Verlag

Fuhrmann P, von Gontard A (2018). Trichotillomanie bei Kindern und Jugendlichen – ein Elternratgeber. Göttingen: Hogrefe Verlag

Furlong M, McGilloway S, Bywater T, Hutschings J, Smith SM, Donelly M (2012). Behavioural and cognitive-behavioural group-based parenting programmes for early-onset conduct problems in children 3 to 12 years. Cochrane database of systematic reviews. CD008225

Furniss T, Beyer T, Müller JM (2009). Impact of life events on child mental health before school entry at age six. European Child and Adolescent Psychiatry 18:717-724.

Furniss T, Müller JM, Achtergarde S, Wessing I, Averbeck-Holocher M, Postert C (2013). Implementing psychiatric day treatment for infants, toddlers, preschoolers and their families: a study from a clinical and organizational perspective. International Journal of Mental Health Systems 7:1-12.

Gaffrey MS, Luby JL, Belden AC, Hirshberg JS, Volsch J, Barch DM (2011). Association between depression severity and amygdala reactivity during sad face viewing in depressed preschoolers: an fMRI study. Journal of Affective Disorders 129:364-370

Gale, CR, Martyn CN, Mariott LD et al., Southhampton Women's Survey Group (2009). Dietary patterns in infancy and cognitive and neuropsychological function in childhood. Journal of Child Psychology and Psychiatry 50:816–823.

García-Primo P, Hellendoorn A, Charman T, Roeyers H, Dereu M, Roge B, Baduel S, Muratori F, Narzisi A, Van Daalen E, Moilanen I, de la Paz MP, Canal-Bedia R (2014). Screening for autism spectrum disorders: state of the art in Europe. European Child and Adolescent Psychiatry 23:1005-1021.

Garland AF, Hawley KM, Brookman-Frazee L et al. (2008). Identifying common elements of evidence-based psychosocial treatments for children's disruptive behavior problems. Journal of the American Academy of Child and Adolescent Psychiatry 47:505–514.

Gayleard JL, Mychailyszyn MP (2017). Atomoxetine treatment for children and adolescents with Attention-Deficit/Hyperactivity Disorder (ADHD): a comprehensive meta-analysis of outcomes on parent-rated core symptomatology. Attention Deficit Hyperactivity Disorder 9:149-160

Ghassabian A, Herba CM, Roza SJ, Govaert P, Schenk JJ, Jaddoe VW, Hofman A, White T, Verhulst FC, Tiemeier H (2013). Infant brain structures, executive function, and attention deficit/hyperactivity problems at preschool age. A prospective study. Journal of Child Psychology and Psychiatry 54:96-104.

Ghuman JK, Aman MG, Ghuman HS, Reichenbacher T, Gelenberg A, Wright R, Rice S, Fort C (2009). Prospective, naturalistic, pilot study of open-label atomoxetine treatment in preschool children with attention-deficit/hyperactivity disorder. Journal of Child and Adolescent Psychopharmacology 19:155-166.

Ghuman JK, Ghuman HS (2013). Pharmacologic intervention for attention-deficit hyperactivity disorder in preschoolers : is it justified? Paediatric Drugs 15:1-8.

Giallo R, Bahreinian S, Brown S, Cooklin A, Kingston D, Kozyrskyj A (2015). Maternal depressive symptoms across early childhood and asthma in school children: findings from a Longitudinal Australian Population Based Study. PLoS One 10:e0121459.

Gleason MM, Egger HL, Emslie GJ et al. (2007). Pharmacological treatment for very young children: contexts and guidelines. Journal of the American Academy of Child and Adolescent Psychiatry 46:1532–1572.

Gleason MM, Goldson E, Yogman MW (2016). Addressing early childhood emotional and behavioral problems. Pediatrics 138:e201663025.

Gleason MM, Humphreys KL (2016) Categorical diagnosis of extreme hyperactivity, impulsivity, and inattention in very young children. Infant Mental Health Journal 37:476-485

Gleason MM, Teverbaugh LA (2017). Updates on preschool pharmacological treatment. In: Luby JL (Hrsg.): Handbook of preschool mental health – development, disorders, and treatment (2.Auflage). New York: The Gilford Press. S. 351-373

Gomez CR, Baird S, Jung LA (2004). Regulatory disorder identification, diagnosis, and intervention planning. Infants and Young Children 17:327–339.

Goodlin-Jones B, Schwichtenberg AJ, Iosif AM et al. (2009). Six-month persistence of sleep problems in young children with autism, developmental delay, and typical development. Journal of the American Academy of Child and Adolescent Psychiatry 48:847–854.

Goodman R. 1997. The Strengths and Difficulties Questionnaire: A Research Note. Journal of Child Psychology and Psychiatry 38:581-586.

Göttken T., von Klitzing K. (2014). Manual for short-term psychoanalytic child therapy (PaCT). London: Karnac Books

Gradus JL, Bozi I, Antonsen S, Svensson E, Lash TL, Resick PA, Hansen JG (2014). Severe stress and adjustment disorder diagnoses in the population of Denmark. Journal of Trauma and Stress 27:370-374.

Graf A, Irblich D, Landolt MA (2008). Posttraumatische Belastungsstörungen bei Säuglingen und Kleinkindern. Praxis der Kinderpsychologie und Kinderpsychiatrie 57:247–263.

Greenhill L, Kollins S, Abikoff H et al. (2006). Efficacy and safety of immediate-release methylphenidate treatment for preschoolers with ADHD. Journal of the American Academy of Child and Adolescent Psychiatry 45:1284–1293.

Greenhill LL, Posner K, Vaughan BS e al. (2008). Attention deficit hyperactivity disorder in preschool children. Child and Adolescent Psychiatric Clinics of North America 17:347–366.

Greenhill LL, Posner K, Vaughan BS, Kratochvil CJ (2008) Attention deficit hyperactivity disorder in preschool children. Child and Adolescent Psychiatric Clinics of North America 17:347–366.

Gringras P, Gamble C, Jones AP, Wiggs L, Williamson PR, Sutcliffe A, Montgomery P, Whitehouse WP, Choonara I, Allport T, Emond A, Appelton R (2012). Melatonin for sleep problems in children with neurodevelopmental disorders: a randomised double masked placebo controlled trial. British Medical Journal, 345, e6664.

Gross HE, Shaw DS, Burwell RA et al. (2009). Transactional processes in child disruptive behavior and maternal depression: a longitudinal study from early childhood to adolescence. Development and Psychopathology 21:139–156.

Gudmundsson OO, Magnusson P, Saemundsen E, Lauth B, Baldursson G, Skarphedinsson G, Fombonne E (2012). Psychiatric disorders in an urban sample of preschool children. Child and Adolescent Mental Health, e-published

Guedeney A (2007). Withdrawal behavior and depression in infancy. Infant Mental Health Journal 28:393–408.

Gunlicks ML, Weissman MM (2008). Change in child psychopathology with improvement in parental depression: a systematic review. Journal of the American Academy of Child and Adolescent Psychiatry 47:379–389.

Halpern R, Coelho R (2016). Excessive crying in infants. Journal of Pediatrics (Rio) 92(Supplement 1):S40-S45

Harpin VA (2005) The effect of ADHD on the life of an individual, their family, and the community from preschool to adult life. Archives of Disease in Childhood 90 (Suppl. 1):i2–i7.

Hart KC, Ros R, Gonzalez V, Graziano PA (2017). Parent perceptions of medication treatment for preschool children with ADHD. Child Psychiatry and Human Development 23: e-published

Harvey EA, Metcalfe LA (2012). The interplay among preschool child and family factors and the development of ODD symptoms. Journal of Clinical Child and Adolescent Psychology 41:458-470.

Harvey EA, Youngwirth SD, Thakar DA et al. (2009). Predicting attention deficit/hyperactivity disorder and oppositional defiant disorder from preschool diagnostic assessment (2009). Journal of Consulting and Clinical Psychology 77:349–354.

Hautmann C, Hanisch C, Mayer I et al. (2008). Effectiveness of the prevention program for externalizing problem behavior (PEP) in children with symptoms of attention-deficit/hyperactivity disorder and oppositional defiant disorder – generalization to the real world. Journal of Neural Transmission 115:363–370.

Hay DF, Hudson K, Liang W (2010) Links between preschool children's prosocial skills and aggressive conduct problems: the contribution of ADHD symptoms. Early Childhood Research Quarterly 25:493–501.

Hembree-Kigin TL, McNeil CB (1995). Parent-Child Interaction Therapy. New York, London: Plenum Press.

Hemmi, M. H., Wolke, D., & Schneider, S. (2011). Associations between problems with crying, sleeping and/or feeding in infancy and long-term behavioural outcomes in childhood: a meta-analysis. Archives of Disease in Childhood 96, 622-629.

Heron J, Joinson C, von Gontard A (2008). Trajectories of daytime wetting and soiling in a United Kingdom 4-to-9-year-old population birth cohort study. Journal of Urology, 179:1970–1975.

Hill J, Roy N, Heine RG, Hosking CS, Francis D, Brown J, Speirs B, Sadowsky J, Cartlin JB (2005) Effect of a low-allergen maternal diet on colic among breastfeed infants: a randomized-controlled trial. Pediatrics, 116: 709 - 715

Hill P (2006). Adjustment disorders. In: Gillberg C, Harrington R, Steinhausen HC (Hrsg.): A clinician's handbook of child and adolescent psychiatry. Cambridge: Cambridge University Press. S. 207–220.

Hirshfeld-Becker DR, Masek B, Henin A et al. (2008b). Cognitive-behavioral intervention with young anxious children. Harvard Reviews in Psychiatry 16:113–125.

Hirshfeld-Becker DR, Micco J, Henin A et al. (2008a). Behavioral inhibition. Depression and Anxiety 25:357–367.

Hiscock H, Bayer JK, Hampton A, Ukoumunne OC, Wake M (2008). Long-term mother and child mental health effects of a population based infant sleep intervention: cluster-randomized, controlled trial. Pediatrics 122: e 621 - 627

Hölling H, Erhart M, Ravens-Sieberer U, Schlack R (2007). Behavioural problems in children and adolescents. First results from the German Health Interview and Examination Survey for Children and Adolescents (KiGGS). Bundesgesundheitsblatt Gesundheitsforschung Gesundheitsschutz 50:784-793.

Hölling H, Kurth BM, Rothenberger A et al. (2008). Assessing psychopathological problems of children and adolescents from 3 to 17 years in a nationwide representative sample: results from the German health interview and examination survey for children and adolescents (KiGGS). European Child and Adolescent Psychiatry 17 (Suppl. 1):34–41.

Hölling H, Schlack R, Petermann F, Ravens-Sieberer U, Mauz E; KiGGS Study Group (2014). Psychopathological problems and psychosocial impairment in children and adolescents aged 3-17 years in the German population: prevalence and time trends at two measurement points (2003-2006 and 2009-2012): results of the KiGGS study: first follow-up (KiGGS Wave 1). Bundesgesundheitsblatt Gesundheitsforschung Gesundheitsschutz 57:807-819.

Hollway JA, Aman MG (2011) Pharmacological treatment of sleep disturbance in developmental disabilities: a review of the literature (2011) Research in Developmental Disability 32:939-962

Hong JS, Tillman R, Luby JL (2015). Disruptive behavior in preschool children: distinguishing normal misbehavior from markers of current and later childhood conduct disorder. Journal of Pediatrics 166:723-30.

Hua A, Major N (2016). Selective mutism. Current Opinion in Pediatrics 28:114-120.

Hübner-Liebermann B, Hausner H, Wittmann M (2012). Recognizing and treating peripartum depression. Deutsches Ärzteblatt International 109:419-424.

Hudziak J, Archangeli C (2017). The Future of Preschool Prevention, Assessment, and Intervention. Child Adolescent Psychiatric Clinics of North America 26:611-624.

Hyams JS, Di Lorenzo C, Saps M, Shulman RJ, Staiano A, van Tilburg M. (2016). Childhood functional gastrointestinal disorders: Child/Adolescent. Gastroenterology 150:1456-1468.

Hyman PE, Milla P, Benninga MA et al. (2006). Childhood functional gastrointestinal disorders: neoanate/toddler. Gastroenterology 130:1519–1526.

Hysing M, Sivertsen B, Garthus-Niegel S, Eberhard-Gran M (2016). Pediatric sleep problems and social-emotional problems. A population-based study. Infant Behavior and Development. 42:111-118.

In-Albon T, Schneider S (2007). Psychotherapy of childhood anxiety disorders: A meta-analysis. Psychotherapy and Psychosomatics 76:15-24.

Jan JE, Owens JA, Weiss MD et al. (2008). Sleep hygiene for children with neurodevelopmental disabilities. Pediatrics 122:1343–1350.

Jenni O (2009). Säuglingsschreien und Schlaf-Wach-Regulation. Monatsschrift Kinderheilkunde 157: 551-557

Jiang F, Zhu S, Yan C, Jin X, Banla H, Shen X (2009) Sleep and obesity in preschool children. The Journal of Pediatrics 6:814-818

Joinson C, Heron J, von Gontard A et al. (2008). Early childhood risk factors associated with daytime wetting and soiling in school-age children. Journal of Pediatric Psychology 33:739-750.

Jonson-Reid M, Wideman E (2017). Trauma and very young children. Child Adolescent Psychiatric Clinics of North America 26:477-490.

Kabir K, Sheeder J, Kelly LS (2008). Identifying postpartum depression: are 3 questions as good as 10? Pediatrics 122:e696–e702.

Kaplan A, Adesman A (2011) Clinical diagnosis and management of attention deficit hyperactivity disorder in preschool children. Current Opinion in Pediatrics 23:684–692.

Kaufman-Shriqui V, Werbeloff N, Faroy M, Meiri G, Shahar DR, Fraser D, Novack Y, Bilenko N, Vardi H, Elhadad N, Pietrzak RH, Harpaz-Rotem I (2013). Posttraumatic stress disorder among preschoolers exposed to ongoing missile attacks in the Gaza war. Depression and Anxiety 30:425-431

Keenan K, Boeldt D, Chen D, Coyne C, Donald R, Duay J, Hart K, Perrott J, Strickland J, Danis B, Hill C, Davis S, Kampani S, Humphries M (2011). Predictive validity of DSM-IV oppositional defiant and conduct disorders in clinically referred preschoolers. Journal of Child Psychology and Psychiatry 52: 47-55.

Keenan K, Shaw DS, Walsh B et al. (1997). DSM-III-R disorders in preschool children from low-income families. Journal of the American Academy of Child and Adolescent Psychiatry 36:620–627.

Keenan K, Wakschlag LS, Danis B et al. (2007). Further evidence of the reliability and validity of DSM-IV ODD and CD in preschool children. Journal of the American Academy of Child and Adolescent Psychiatry 46:457–468.

Kennedy SJ, Rapee RM, Edwards SL (2009). A selective intervention program for inhibited preschool-aged children of parents with an anxiety disorder: effects on current anxiety disorders and temperament. Journal of the American Academy of Child and Adolescent Psychiatry 48:602–609.

Keren M (2016). Eating and feeding disorders in the first five years of life: revising the DC:0-3R diagnostic classification of mental health and developmental disorders of infancy and early childhood and rationale for the new DC:0-5 proposed criteria. Infant Mental Health Journal 37:498-508

Kiddoo D (2012). Toilet training children: when to start and how to train. CMAJ 184, 511-512

Kingston D, Tough S (2014). Prenatal and postnatal maternal mental health and school-age child development: a systematic review. Maternal Child Health Journal 18:1728-1741.

Klein AM, Otto Y, Fuchs S, Reibiger I, von Klitzing K (2015). A prospective study of behavioral and emotional symptoms in preschoolers. European Child and Adolescent Psychiatry 24:291-299.

Knapp PK, Ammen S, Arstein-Kerslake C et al. (2007). Feasibility of expanding services for very young children in the public mental health setting. Journal of the American Academy of Child and Adolescent Psychiatry 46:152–161.

Kochanska G, Knaack A (2003). Effortful control as a personality characteristic of young children: antecedents, correlates, and consequences. Journal of Personality, 71: 1087 – 112.

Kollins S, Greenhill L, Swanson J et al. (2006) Rationale, design, and methods of the preschool ADHD treatment study (PATS). Journal of the American Academy of Child and Adolescent Psychiatry 45:1275–1283.

Korczak D, Kister C & Krause-Girth C (2012). Effektivität und Effizienz von psychologischen, psychiatrischen, sozialmedizinischen und komplementärmedizinischen Interventionen bei Schreibabys (z. B. regulative Störung) in Schreiambulanzen. Köln: Deutsches Institut für Medizinische Dokumentation und Information (DIMDI).

Kraemer HC, Morgan GA, Leech NL, Gliner JA, Vaske JJ, Harmon RJ (2003). Measures of clinical significance. Journal of the American Academy of Child and Adolescent Psychiatry 42, 1524-1529.

Kramer DN, Hertli MB, Landolt MA (2013). Evaluation of an early risk screener for PTSD in preschool children after accidental injury. Pediatrics 132:e945-951.

Kratochvil CJ, Vaughan BS, Stoner JA, Daughton JM, Lubberstedt BD, Murray DW, Chrisman AK, Faircloth MA, Itchon-Ramos NB, Kollins SH, Maayan LA, Greenhill LL, Kotler LA, Fried J, March JS (2011). A double-blind, placebo-controlled study of atomoxetine in young children with ADHD. Pediatrics 127: e862-e868

Kronmüller KT, Postelnicu I, Hartmann M, Stefini A, Geisser-Elze A, Horn H, Winkelmann, K (2005). Zur Wirksamkeit psychodynamischer Kurzzeitpsychotherapie bei Kindern und Jugendlichen mit Angststörungen. Praxis der

Kinderpsychologie und Kinderpsychiatrie 54:33-51.

Kuwertz-Bröking, E., von Gontard, A. (2015) Enuresis und nicht-organische (funktionelle) Harninkontinenz bei Kindern und Jugendlichen (S2k Leitlinie). AWMF, online.

Lahey B, Pelham W, Loney J et al (2004) Three-year predictive validity of DSM-IV attention-deficit/hyperactivity disorder in children diagnosed at 4-6 years of age. American Journal of Psychiatry, 161: 2014 – 20.

Lahey B, Pelham W, Loney J et al (2005) Instability of DSM-IV subtypes of attention-deficit/hyperactivity disorder from preschool through elementary school. Archivesl of General Psychiatry, 62: 896 - 902.

Lahey BB, Lee SS, Sibley MH, Applegate B, Molina BSG, Pelham WE (2016). Predictors of adolescent outcomes among 4-6-year-old children with attention-deficit/hyperactivity disorder. Journal of Abnormal Psychology 125:168-181.

Lahey BB, Loeber R, Burke J, Rathouz PJ (2002). Adolescent outcomes of childhood conduct disorder among clinic-referred boys: predictors of improvement. Journal of Abnormal Child Psychology 30:333-348.

Lahey BB, Pelham WE, Stein MA, Loney J, Trapani C, Nugent K, Kipp H, Schmidt E, Lee S, Cale M, Gold E, Hartung CM, Willcutt E, Baumann B (1998). Validity of DSM-IV attention-deficit/hyperactivity disorder for younger children. Journal of the American Academy of Child and Adolescent Psychiatry 37:695–702.

Largo R, Gianciaruso M, Prader A (1978). Die Entwicklung der Darm- und Blasenkontrolle von der Geburt bis zum 18. Lebensjahr. Schweizer medizinische Wochenschrift 108:155–160.

Largo RH, Molinari L, von Siebenthal K, Wolfensberger U (1996). Does a profound change in toilet training affect development of bowel and bladder control? Developmental Medicine and Child Neurology 38:1106–1116.

Larsson B, Fossum S, Clifford G et al. (2009). Treatment of oppositional defiant and conduct problems in young Norwegian children – results of a randomized controlled trial. European Child and Adolescent Psychiatry 18:42–52.

Lavigne JV, Chichetti C, Gibbons RD et al. (2001). Oppositional defiant disorder with onset in preschool years: longitudinal stability and pathways to other disorders. Journal of the American Academy of Child and Adolescent Psychiatry 40:1393–1400.

Lavigne JV, Gibbons RD, Christoffel KK et al. (1996). Prevalence rates and correlates of psychiatric disorders among preschool children. Journal of the American Academy of Child and Adolescent Psychiatry 35:204–214.

Lavigne JV, LeBailly SA, Hopkins J et al. (2009). The prevalence of ADHD, ODD, depression, and anxiety in a community sample of 4-year-olds. Journal of Clinical Child and Adolescent Psychology 38:315–328.

Lean RE, Smyser CD, Rogers CE (2017). Assessment: The Newborn. Child Adolescent Psychiatric Clinics of North America 26:427-440.

Lee C, Barr R, Catherine N, Wicks A (2007). Age-related incidence of publicly reported shaken baby syndrome cases: is crying a trigger for shaking? Journal of Developmental and Behavioral Pediatrics 28: 288-293

Lee SS, Lahey BB, Owens EB et al. (2008). Few preschool boys and girls with ADHD are well-adjusted during adolescence. Journal of Abnormal Child Psychology 36:373–383.

Lemcke S, Parner ET, Bjerrum M, Thomsen PH, Lauritsen MB (2016). Early development in children that are later diagnosed with disorders of attention and activity: a longitudinal study in the Danish National Birth Cohort. European Child and Adolescent Psychiatry 25:1055-1066.

Lenze SN (2017). Early Childhood Mental Health: Starting Early with the Pregnant Mother. Child Adolescent Psychiatric Clinics of North America 26:411-426.

Lewin AB, Park JM, Jones AM, Crawford EA, De Nadai AS, Menzel J, Arnold EB, Murphy TK, Storch EA (2014). Family-based exposure and response prevention therapy for preschool-aged children with obsessive-compulsive disorder: a pilot randomized controlled trial. Behavior Research and Therapy 56:30-38.

Lewinsohn PM, Holm-Denoma JM, Gau JM et al. (2005). Problematic eating and feeding behaviors of 36-month-old children. International Journal of Eating Disorders 38:208–219.

Licis A (2017). Sleep Disorders: Assessment and Treatment in Preschool-Aged Children. Child Adolescent Psychiatric Clinics of North America 26:587-595.

Lieberman AF, Ippen CG, Van Horn P (2006). Child-parent psychotherapy: 6-month follow-up of a randomized controlled trial. Journal of the Amercian Academy of Child and Adolescent Psychiatry 45:913–918.

Lieberman AF, Van Horn P (2008). Psychotherapy with infants and young children. New York: Guilford Press.

Lieberman AF, Van Horn P, Ippen CG (2005). Toward evidence-based treatment: Child-parent psychotherapy with preschoolers exposed to marital violence. Journal of the Amercian

Academy of Child and Adolescent Psychiatry 44: 1241–1248.

Linderkamp F (2006). Komorbidität und elterliche Psychopathologie bei externlisierenden Verhaltensstörungen im Kindesalter. Zeitschrift für Entwicklungspsychologie und Pädagogische Psychologie 38:43-52.

Lipton J, Becker RE, Kothare SV (2008). Insomnia in childhood. Current Opinion in Pediatrics 20:641–649.

Loeb J, Stettler EM, Gavila T, Stein A, Chinitz S (2011). The child behavior checklist PTSD scale: screening for PTSD in young children with high exposure to trauma. Journal of Trauma and Stress 24:430-434.

Luby J, Lenze S, Tillman R (2012). A novel early intervention for preschool depression: findings from a pilot randomized controlled trial. Journal of Child Psychology and Psychiatry 53, 313-322.

Luby JL (2013). Treatment of anxiety and depression in the preschool period. Journal of the American Academy of Child and Adolescent Psychiatry 52:346-358.

Luby JL (Hrsg.) (2006). Handbook of preschool mental health – development, disorders, and treatment. New York, London: The Gilford Press.

Luby JL (Hrsg.) (2017). Handbook of preschool mental health – development, disorders, and treatment (2.Auflage). New York: The Gilford Press.

Luby JL, Belden A, Sullivan J et al. (2007). Preschoolers' contribution to their diagnosis of depression and anxiety: uses and limitations of young child self-report of symptoms. Child Psychiatry and Human Development 38:321–338.

Luby JL, Belden AC (2006). Mood disorders. In: Luby JL (Hrsg.): Handbook of preschool mental health – development, disorders, and treatment. New York, London: The Gilford Press. S. 209–230.

Luby JL, Belden AC (2017). Depressive disorders: phenomenology and alterations in emotions processing. In: Luby JL (Hrsg.): Handbook of preschool mental health – development, disorders, and treatment (2.Auflage). New York: The Gilford Press, S. 164-186.

Luby JL, Belden AC, Pautsch J, Si X, Spitznagel E (2009). The clinical significance of preschool depression: Impairment in functioning and clinical markers of the disorder. Journal of Affective Disorders, 112:111-119

Luby JL, Heffelfinger A, Koenig-McNaught AL et al. (2004). The preschool feelings checklist: A brief and sensitive screening instrument for depression in young children. Journal of the American Academy of Child and Adolescent Psychiatry 43:708–717.

Luby JL, Heffelfinger AK, Mrakotsky C et al. (2002). Preschool major depressive disorder: preliminary validation for developmentally modified DSM-IV criteria. Journal of the American Academy of Child and Adolescent Psychiatry 41:928–937.

Luby JL, Heffelfinger AK, Mrakotsky C et al. (2003). The clinical picture of depression in preschool children. Journal of the American Academy of Child and Adolescent Psychiatry 42:340–348.

Luby JL, Sullivan J, Belden A et al. (2006). An observational analysis of behavior in depressed preschoolers: further validation of early-onset depression. Journal of the American Academy of Child and Adolescent Psychiatry 45:203–212.

Lucarelli L, Ammaniti M, Porreca A, Simonelli A (2017). Infantile anorexia and co-parenting: a pilot study on mother-father-child triadic interactions during feeding and play. Frontiers of Psycholgy 17;8:376

Lucassen PLBJ, Assendelft WJJ, van Eijk JTM, Gubbels JW, Douwes AC, van Geldrop WJ (2001) Systematic review of the occurrence of infantile colic in the community. Archives of Disease in Childhood 84:398-403.

Maldonado-Duran M, Fonagy P, Helmig L et al. (2008). In-depth mental health evaluation of a community sample of nonreferred infants with feeding difficulties. International Journal of Eating Disorders 41:513–519.

Manassis K, Oerbeck B, Overgaard KR (2016). The use of medication in selective mutism: a systematic review. European Child and Adolescent Psychiatry 25:571-578.

Marcus SM, Malas NM, Quigley JM, Rosenblum KL, Muzik M, LePlatte-Ogini DJ, Patel PD (2017). Partnerships with primary care for the treatment of preschoolers. Child Adolescent Psychiatric Clinics of North America 26:597-609.

Marrus N, Constantino J (2017). Autism Spectrum Disorder. In: Luby JL (Hrsg.): Handbook of preschool mental health – development, disorders, and treatment (2.Auflage). New York: The Gilford Press, S. 187-218.

Marrus N, Hall L (2017). Intellectual disability and language disorder. Child Adolescent Psychiatric Clinics of North America 26:539-554.

Martinez-Torteya C, Rsoenblum KL, Marcus SM (2017). In: Luby JL (Hrsg.): Handbook of preschool mental health – development, dis-

orders, and treatment (2.Auflage). New York: The Gilford Press, S. 164-186.
Matthys W, Bunte T, Scheomaker K (2017). In: Luby JL (Hrsg.): Handbook of preschool mental health – development, disorders, and treatment (2.Auflage). New York: The Gilford Press, S. 311-334.
McCue Horowitz SM, Kelleher KJ, Stein RE et al. (2007). Barriers to the identification and management of psychosocial issues in children and maternal depression. Pediatrics 119:e208–e128.
McCue Horwitz S, Hurlburt MS, Heneghan A, Zhang J, Rolls-Reutz J, Fisher E, Landsverk J, Stein RE. (2012). Mental health problems in young children investigated by U.S. child welfare agencies. Journal of the American Academy of Child and Adolescent Psychiatry 51:572-581
McDermott BM, Mamun AA, Najman JM et al. (2008). Preschool children perceived by mothers as irregular eaters: physical and psychosocial predictors from a birth cohort study. Journal of Developmental and Behavioral Pediatrics 29:197–205.
McDonnell MA, Glod C (2003). Prevalence of psychopathology in preschool-age children. Journal of Child and Adolescent Psychiatric Nursing 16:141–152.
McDonough, SC (2000). Interaction Guidance: An approach for difficult-to-engage families. In CH Zeanah, (Hrsg..), Handbook of infant mental health. New York: Guilford Press, S. 485-493.
Melfsen S, Warnke A (2007). Überblick zur Behandlung des selektiven Mutismus. Zeitschrift für Kinder- und Jugendpsychiatrie und Psychotherapie 35:399–409.
Mian ND, Carter AS, Pine DS, Wakschlag LS, Briggs-Gowan MJ (2015). Development of a novel observational measure for anxiety in young children: The Anxiety Dimensional Observation Scale. Journal of Child Psychology and Psychiatry 56:1017-1025.
Mian ND, Godoy L, Briggs-Gowan MJ, Carter AS (2012). Patterns of anxiety symptoms in toddlers and preschool-age children: evidence of early differentiation. Journal or Anxiety Disorders 26, 102-110.
Micali N, Simonoff E, Treasure J (2009). Infant feeding and weight in the first year of life in babies of women with eating disorders. Journal of Pediatrics 154:55-60.
Middleton M, Kelley A, Gleason MM (2017). Clinical assessment of young children. Child Adolescent Psychiatric Clinics of North America 26:441-454.

Miller JE, Phillips HL (2009). Long-term effects of infant colic: a survey comparison of chiropractic treatment and nontreatment groups. Journal of Manipulative Physiological Therapy 32:635-638.
Mindell JA, Kuhn B, Lewin DS et al. (2006). Behavioral treatment of bedtime problems and night wakings in infants and young children. Sleep 29:1263–1276.
Mindell JA, Meltzer JL, Carskadon MA, Chervin R (2009b) Developmental aspects of sleep hygiene: findings from the 2004 National Sleep foundation *Sleep in America* Poll. Sleep Medicine. 10: 771 - 779.
Mindell JA, Telofski LS, Wiegand B et al. (2009a). A nightly bedtime routine: impact on sleep in young children and maternal mood. Sleep 32:599–606.
Minnis H, Macmillan S, Pritchett R, Young D, Wallace B, Butcher J, Sim F, Baynham K, Davidson C, Gillberg C (2013). Prevalence of reactive attachment disorder in a deprived population. British Journal of Psychiatry 202:342-346
Miron D, Scheeringa MS (2017). Cognitive-behavioral therapies. In: Luby JL (Hrsg.): Handbook of preschool mental health – development, disorders, and treatment (2.Auflage). New York: The Gilford Press, S. 292-310.
Misri S, Kendrick K (2008). Perinatal depression, fetal bonding, and mother-child attachment: a review of the literature. Current Pediatric Reviews 4:66–70.
Möhler E, Kagan J, Oelkers-Ax R et al. (2008). Infant predictors of behavioural inhibition. British Journal of Developmental Psychology 26:145–150.
Mongillo EA, Briggs-Gowan M, Ford JD et al. (2009). Impact of traumatic life events in a community sample of toddlers. Journal of Abnormal Child Psychology 37:455–468.
Moreland AD, Dumas JE (2008). Categorical and dimensional approaches to the measurement of disruptive behavior in the preschool years: a meta-analysis. Clinical Psychology Review 28:1059–1070.
Morgenthaler TI, Owens J, Alessi C et al. (2006). Practice parameters for behavioral treatment of bedtime problems and night wakings in infants and young children. Sleep 29:1277–1281.
Möricke E, Lappenschaar GA, Swinkels SH, Rommelse NN, Buitelaar JK (2013). Latent class analysis reveals five homogeneous behavioural and developmental profiles in a large Dutch population sample of infants aged 14-15 months. European Child and Adolescent Psychiatry 22:103-15.

Morris N, Knight RM, Bruni T, Sayers L, Drayton A (2017). Feeding Disorders. Child Adolescent Psychiatric Clinics of North America 26:571-586.

Mothander PR (2016). Diagnostic classification of mental health and developmental disorders of infancy and early childhood (DC: 0-5): implementation considerations and clinical remarks. Infant Mental Health Journal 37:523-524

Mothander PR, Moe RG (2008). Infant mental health assessment: The use of DC 0–3 in an outpatient child psychiatric clinic in Scandinavia. Scandinavian Journal of Psychology 49:259–267.

Müller JM, Achtergarde S, Frantzmann H, Steinberg K, Skorozhenina O, Beyer T, Fürniss T, Postert C (2013). Inter-rater reliability and aspects of validity of the parent-infant relationship global assessment scale (PIR-GAS). Child and Adolescent Psychiatry and Mental Health 24;7:17.

Muratori F, Picchi L, Casella C, Tancred, R, Milone A, Patarnello MG (2002). Efficacy of brief dynamic psychotherapy for children with emotional disorders. Psychotherapy and Psychosomatics 71, 28-38.

Muris P, Hendriks E, Bot S (2016). Children of few words: relations among selective mutism, Behavioral Inhibition, and (social) anxiety symptoms in 3- to 6-Year-Olds. Child Psychiatry and Human Development 47:94-101.

Murray L, Cooper P, Hipwell A (2003). Mental health of parents caring for infants. Archives of Women's Mental Health 6 (Suppl. 2):s71–s77.

Nevéus T, von Gontard A, Hoebeke P et al. (2006). The Standardisation of Terminology of Lower Urinary Tract Function in Children and Adolescents: Report from the Standardisation Committee of the International Children's Continence Society (ICCS). Journal of Urology 176:314–324.

NICE (2013). Posttraumatic stress disorder. CG 26 Guidelines. National Institute for Health and Care Excellence.

Nicholls D, Bryant-Waugh R (2008). Eating disorders of infancy and childhood: Symptomatology, epidemiology, and comorbidity. Child and Adolescent Psychiatric Clinics of North America 18:17–30.

Niemczyk J, Equit M, Braun-Bither K, Klein AM, von Gontard A. (2015). Prevalence of incontinence, attention deficit/hyperactivity disorder and oppositional defiant disorder in preschool children. European Child and Adolescent Psychiatry, 24: 837-843.

Niemczyk J, Equit M, El Khatib D, von Gontard A (2014). Toilet refusal syndrome in preschool children – do different subtypes exist? Journal of Pediatric Gastroenterology and Nutrition 58, 303-308, 2014

Niemczyk J, Equit M, Hoffmann L, von Gontard A (2015). Incontinence in children with treated attention-deficit/hyperactivity disorder. Journal of Pediatric Urology 11: 141e1-6

Njoroge WFM, Yang D (2012). Evidence-based psychotherapies for preschool children with psychiatric disorders. Current Psychiatry Reports 14, 121-128.

Nunn KP, Lask B, Owen I (2014). Pervasive refusal syndrome (PRS) 21 years on: a re-conceptualisation and a renaming. European Child and Adolescent Psychiatry 23:163-172.

Nurko S, Youssef NN, Sabri M et al. (2008). PEG3350 in the treatment of childhood constipation: a multicenter, double-blinded, placebo-controlled trial. Journal of Pediatrics 153: 254–261.

Ostberg M, Hagelin E (2011). Feeding and sleeping problems in infancy–a follow-up at early school age. Child Care, Health, and Development 37:11-25.

Ottensmeier H, Galley N, Rutkowski S et al. (2006) Kurzgefasste Intelligenzdiagnostik bei Hirntumoren. Kindheit und Entwicklung 15, 100-106

Ottensmeier H, Straßburg HM (2010) Neuropsychologische Diagnostik bei sehr Frühgeborenen nach dem 5. Lebensjahr mit dem WUEP-KD. Kinderärztliche Praxis 81, 315-320

Overgaard KR, Aase H, Torgersen S, Reichborn-Kjennerud T, Oerbeck B, Myhre A, Zeiner P (2014). Continuity in features of anxiety and attention deficit/hyperactivity disorder in young preschool children. European Child and Adolescent Psychiatry 23:743-52.

Oxford Centre for Evidence-Based Medicine: http://www.cebm.net/oxford-centre-evidence-based-medicine-levels-evidence-march-2009

Papousek M, Schieche M, Wurmser H (Hrsg.) (2004). Regulationsstörungen der frühen Kindheit. Bern: Hans Huber.

Pardini DA, Fite PJ (2010). Symptoms of conduct disorder, oppositional defiant disorder, attention-deficit/hyperactivity disorder, and callous-unemotional traits as unique predictors of psychosocial maladjustment in boys: advancing an evidence base for DSM-V. Journal of the American Academy of Child and Adolescent Psychiatry 49:1134-1144.

Park JM, Rahman O, Murphy TK, Storch EA (2012). Early childhood trichotillomania: initial considerations on phenomenology, treatment, and future directions. Infant Mental Health Journal 33:163-172

Patel P, Wheatcroft R, Park RJ et al. (2002). The children of mothers with eating disorders. Clinical Child and Family Psychology Review 5:1–18.

Paulson JF, Deuber S, Leiferman JA (2006). Individual and combined effect of postpartum depression in mothers and fathers on parenting behavior (2006). Pediatrics 118:659–668.

Paulus FW, Backes A, Sander CS, Weber M, von Gontard A: Anxiety disorders and behavioral inhibition in preschool children: a poulation-based study. Child Psychiatry and Human Deveolpment, 46: 150-157, 2015

Pearlstein T, Howard M, Salisbury A et al. (2009). Postpartum depression. American Journal of Obstetrics and Gynecology 200:357–364.

Perren S, von Wyl A, Stadelmann S, Bürgin D, von Klitzing K (2006). Associations between behavioral/emotional difficulties in kindergarten children and the quality of their peer relationships. Journal of the American Academy of Child and Adolescent Psychiatry 45, 867-876

Petresco S, Anselmi L, Santos IS, Barros AJ, Fleitlich-Bilyk B, Barros FC, Matijasevich A. (2014). Prevalence and comorbidity of psychiatric disorders among 6-year-old children: 2004 Pelotas Birth Cohort. Social Psychiatry and Psychiatric Epidemiology, 49:975-983.

Pickles A, Sharp H, Hellier J, Hill J (2017). Prenatal anxiety, maternal stroking in infancy, and symptoms of emotional and behavioral disorders at 3.5 years. European Child and Adolescent Psychiatry 26:325-334.

Plück J, Wieczorrek E, Wolff-Metternich T et al. (2006). Präventionsprogramm für Expansives Problemverhalten (PEP): Ein Manual für Eltern- und Erziehergruppen. Göttingen: Hogrefe.

Poobalan AS, Aucott LS, Ross L et al. (2007). Effects of treating postnatal depression on mother-infant interaction and child development. British Journal of Psychiatry 191:378–386.

Poustka F, Bölte S, Feneis-Matthews S et al. (2008). Autistische Störungen – Leitfaden Kinder- und Jugendpsychotherapie. 2. Aufl. Göttingen: Hogrefe.

Prady SL, Pickett KE, Croudace T, Mason D, Petherick ES, McEachan RR, Gilbody S, Wright J (2016). Maternal psychological distress in primary care and association with child behavioural outcomes at age three. European Child and Adolescent Psychiatry 25:601-613.

Prasse JE, Kinkano GE (2009). An overview of pediatric dysphagia. Clinical Pediatrics 48:247–251.

Predictors of the onset of depression in young children: a multi-method, multi-informant longitudinal study from ages 3 to 6. Journal of Child Psychol Psychiatry 55:1279-1287.

Puckering C, Connolly B, Werner C, Toms-Whittle L, Thompson L, Lennox J, Minnis H (2011). Rebuilding relationships: a pilot study of the effectiveness of the Mellow Parenting Programme for children with reactive attachment disorder. Clinical Child Psychology and Psychiatry 16:73-87

Quah PL, Chan YH, Aris IM, Pang WW, Toh JY, Tint MT, Broekman BF, Saw SM, Kwek K, Godfrey KM, Gluckman PD, Chong YS, Meaney MJ, Yap FK, van Dam RM, Lee YS, Chong MF; GUSTO Study Group (2015). Prospective associations of appetitive traits at 3 and 12 months of age with body mass index and weight gain in the first 2 years of life. BMC Pediatrics 12;15:153.

Ramchandani P, Wiggs L, Webb V, Stores G (2000) A systematic review of treatments for settling problems and night waking in young children. British Medical Journal 320:209-213

Ramchandani PG, Stein A, O'Connor TG et al. (2008). Depression in men in the postnatal period and later child psychopathology. Journal of the American Academy of Child and Adolescent Psychiatry 47:390–398.

Rao MR, Brenner RY, Schisterman EF et al. (2004). Long term cognitive development in children with prolonged crying. Archives of Disease in Childhood 89:989–992.

Rasquin A, Di Lorenzo C, Forbes D et al. (2006). Childhood functional gastrointestinal disorders: child/adolescent. Gastroenterology 130: 1527–1537.

RDC-PA (2002). Task force on research diagnostic criteria: infancy and preschool research diagnostic criteria – preschool age (www.infantinstitute.org).

Reid GJ, Hong RY, Wade TJ (2009). The relation between sleep problems and emotional and behavioural problems among 2- and 3-year-olds in the context of known risk factors for psychopathology. Journal of Sleep Research 18:49–59.

Reijneveld SA, Brugman E, Hirasing RA (2001). Excessive crying infant: The impact of varying definitions. Pediatrics 108:893–897.

Reijneveld SA, van der Wal MF, Brugman E, Hirasing RA, Verloove-Vanhorick SP (2004). Infant crying and abuse. The Lancet 364:1340-1342

Remschmidt H, Schmidt MH, Poustka F (Hrsg.) (2001). Multiaxiales Klassifikationsschema für psychische Störungen des Kindes- und Jugendalters nach ICD-10 der WHO. 4. Aufl. Bern: Hans Huber.

Reuda M, Posner M, Rothbart M (2005) The development of executive attention; contributions to the emergence of self-regulation. Developmental Neuropsychoplogy, 28 (2): 573-94.

Rimvall MK, Elberling H, Rask CU, Helenius D, Skovgaard AM, Jeppesen P (2014). Predicting ADHD in school age when using the Strengths and Difficulties Questionnaire in preschool age: a longitudinal general population study, CCC2000. European Child and Adolescent Psychiatry 23:1051-1560.

Rockhill CM, Collett BR, McClellan JM et al. (2006). Oppositional defiant disorder. In: Luby JL (Hrsg.): Handbook of preschool mental health – development, disorders, and treatment. New York, London: The Gilford Press. S. 80–114.

Rolon-Arroyo B, Arnold DH, Harvey EA (2014). The predictive utility of conduct disorder symptoms in preschool children: a 3-year follow-up study. Child Psychiatry and Human Development. 45:329-337.

Romano E, Tremblay R, Abdeljelil F (2006) Development and prediction of hyperactive symptoms from 2 – 7 years in a population-based sample. Pediatrics. 117: 2101 – 11.

Rommel N, De Meyer AM, Feenstra L et al. (2003). The complexity of feeding problems in 700 infants and young children presenting to a tertiary care institution. Journal of Pediatric Gastroenterology and Nutrition 37:75–84.

Rutter M, Kreppner J, Sonuga-Barke E (2009). Emanuel Miller Lecture: Attachment insecurity, disinhibited attachment, and attachment disorders: where do research findings leave the concepts? Journal of Child Psychology and Psychiatry 50:529–543.

Sadeh A, De Marcas G, Guri Y, Berger A, Tikotzky L, Bar-Haim Y (2015). Infant sleep predicts attention regulation and behavior problems at 3-4 years of age. Developmental Neuropsychology 40:122-137.

Sadeh A, Mindell JA, Luedtke K et al. (2009). Sleep and sleep ecology in the first 3 years: a web-based study. Journal of Sleep Research 18:60–73.

Sadeh A, Tikotzky L, Scher A (2010) Parenting and infant sleep. Sleeep Medicine Review 14: 89-96.

Sameroff AJ, McDonough SC, Rosenblum KL (2004). Treating parent-infant relationship problems – strategies for intervention. New York: Guilford Press.

Sanders MR (1999). The Triple-P Positive Parenting Program: Towards an empirically validated multi-level parenting and family support strategy for the prevention and treatment of child behaviour and emotional problems. Child and Family Psychology Review 2, 71-90.

Schechter DS, Willheim E, McCaw J, Turner JB, Myers MM, Zeanah CH (2011). The relationship of violent fathers, posttraumatically stressed mothers and symptomatic children in a preschool-age inner-city pediatrics clinic sample. Journal of Interpersonal Violence 26:3699-3719.

Scheeringa MS (2004). Diagnostic Infant and Preschool Assessment. Tulane University, New Orleans.

Scheeringa MS (2006). Posttraumatic stress disorder: clinical guidelines and research findings. In: Luby JL (Hrsg.): Handbook of preschool mental health – development, disorders, and treatment. New York, London: The Gilford Press. S. 165–185.

Scheeringa MS, Haslett N (2010). The reliability and criterion validity of the Diagnostic Infant and Preschool Assessment: A new diagnostic instrument for young children. Child Psychiatry and Human Development 41, 299-312.

Scheeringa MS, Myers L, Putnam FW, Zeanah CH (2012). Diagnosing PTSD in early childhood: an empirical assessment of four approaches. Journal of Trauma and Stress 25:359-367.

Scheeringa MS, Zeanah CH (2008). Reconsideration of harm's way: onsets and comorbidity patterns of disorders in preschool children and their caregivers following Hurricane Katrina. Journal of Clinical Child and Adolescent Psychology 37:508–518.

Scheeringa MS, Zeanah CH, Myers L et al. (2003). New findings on alternative criteria for PTSD in preschool children. Journal of the American Academy of Child and Adolescent Psychiatry 42:561–570.

Scheeringa MS, Zeanah CH, Myers L et al. (2005). Predictive validity in a prospective follow-up of PTSD in preschool children. Journal of the American Academy of Child and Adolescent Psychiatry 44:899–906.

Schell A, Albers L, von Kries R, Hillenbrand C, Hennemann T (2015). Preventing behavioral disorders via supporting social and emotional competence at preschool age. Deutsches Ärzteblatt International 25;112:647-54.

Schlarb AA, Brandhorst I, Hautzinger M (2011). Mini-KiSS–a multimodal group therapy intervention for parents of young children with sleep disorders: a pilot study. Zeitschrift für Kinder- und Jugendpsychiatrie und Psychotherapie 39:197-206.

Schmidt MH, Poustka F (Hrsg.) (2007). Leitlinien zur Diagnostik und Therapie von psychischen

Störungen im Säuglings-, Kindes- und Jugendalter. 3. Aufl. Köln: Deutscher Ärzte Verlag.

Schneider S, Blatter-Meunier J, Herren J, Adornetto C, In-Albon T, Lavallee K (2011). Disorder-specific cognitive-behavioral therapy for separation anxiety disorder in young children: a randomized waiting-list controlled trial. Psychother Psychosom 80: 206-215.

Schoemaker K, Bunte T, Wiebe SA, Espy KA, Deković M, Matthys W (2012). Executive function deficits in preschool children with ADHD and DBD. Journal of Child Psychology and Psychiatry 53:111-119.

Schweitzer J, von Schlippe, A & Ochs M (2007). Theorie und Praxis der systemischen Psychotherapie. In B Strauß, F Caspar & F Hohagen (Hrsg.), Lehrbuch der Psychotherapie (261-286), Göttingen: Hogrefe.

Senf, W und Broda, M (2005). Praxis der Psychotherapie. Stuttgart, Thieme Verlag.

Servin C, Hellerfelt S, Botvid C, Ekström M (2017). Special diets are common among preschool children aged one to five years in southeast Sweden according to a population-based cross-sectional survey. Acta Paediatrica 106:634-638.

Sharp WG, Jaquess DL, Morton JF, Herzinger CV (2010). Pediatric feeding disorders: a quantitative synthesis of treatment outcomes. Clinical Child and Family Psychology Reviews 13, 348-365.

Sidor A, Thiel-Bonney C, Kunz E, Eickhorst A, Cierpka M (2012). Persistent, excessive crying in 5-month-old infants and the pre-, peri- and postnatal adversities of their mothers in a high-risk sample. Zeitschrift für Kinder- und Jugendpsychiatrie und Psychotherapie 40:239-250.

Simard V, Nielsen TA, Tremblay RE et al. (2009). Longitudinal study of preschool sleep disturbance. Archives of Paediatric and Adolescent Medicine 162:360–367.

Skovgaard AM (2010). Mental health problems ad psychopathology in infancy and early childhood. Danish Medical Bulletin 57: B4193

Skovgaard AM, Houmann T, Christiansen E et al., CCC 2000 Study Team (2007). The prevalence of mental health problems in children 1½ years of age – the Copenhagen Child Cohort 2000. Journal of Child Psychology and Psychiatry 48:62–70.

Skovgaard AM, Olsen EM, Christiansen E et al., CCC 2000 Study Team (2008). Predictors (0–10 months) of psychopathology at age 1½ years – a general population study in the Copenhagen Child Cohort 2000. Journal of Child Psychology and Psychiatry 49:553–562.

Slopen N, Fitzmaurice G, Williams DR, Gilman SE (2010). Poverty, food insecurity, and the behavior for childhood internalizing and externalizing disorders. Journal of the American Academy of Child and Adolescent Psychiatry 49:444-452.

Smarius LJ, Strieder TG, Loomans EM, Doreleijers TA, Vrijkotte TG, Gemke RJ, van Eijsden M (2017) Excessive infant crying doubles the risk of mood and behavioral problems at age 5: evidence for mediation by maternal characteristics. European Child and Adolescent Psychiatry 26:293-302.

Smith E, Meyer BJ, Koerting J, Laver-Bradbury C, Lee L, Jefferson H, Sayal K, Treglown L, Thompson M, Sonuga-Barke EJ (2017). Preschool hyperactivity specifically elevates long-term mental health risks more strongly in males than females: a prospective longitudinal study through to young adulthood. European Child and Adolescent Psychiatry 26:123-136.

Sonuga-Barke EJS, Thompson M, Abikoff H et al. (2006). Nonpharmacological interventions for preschoolers with ADHD – the case for specialized parent training. Infants and Young Children 19:142–155.

Soto T, Giserman Kiss I, Carter AS (2016). Symptom presentations and classification of autism spectrum disorder in early childhood: application to the diagnostic classification of mental health and developmental disorders of infancy and early childhood (DC:0-5). Infant Mental Health Journal 37:486-497.

Spence S, Rapee R, McDonald C, Ingram M (2001). The structure of anxiety symptoms among preschoolers. Behavior Research and Therapy 39:1293–1316.

Spira EG, Fischel JE (2005). The impact of preschool inattention, hyperactivity, and impulsivity on social and academic development: a review. Journal of Child Psychology and Psychiatry 46:755–773.

St. James-Roberts I, Alvarez M, Csipke E, Abramsky T, Goodwin J, Sorgenfrei E (2006) Infant crying and sleeping in London, Copenhagen and when parents adopt a proximal form of care. Pediatrics, 117: 1146–55

Stafford BS, Zeanah CH (2006). Attachment disorders. In: Luby JL (Hrsg.): Handbook of preschool mental health – development, disorders, and treatment. New York, London: The Gilford Press. S. 231–251.

Steinhoff KW, Lerner M, Kapilinsky A et al. (2006). Attention-deficit/hyperactivity disorder. In: Luby JL (Hrsg.): Handbook of preschool mental health – development, disorders, and treatment. New York, London: The Gilford Press. S. 63–79.

Sterba S, Egger H, Angold A (2007). Diagnostic specifity and nonspecifity in the dimensions of preschool psychopathology. Journal of Child Psychology and Psychiatry 48:1005–1013.

Straßburg HM, Dacheneder W, Kreß W (2012). Entwicklungsstörungen bei Kindern – Praxisleitfaden für die interdisziplinäre Betreuung (5. Auflage). München: Elsevier Urban & Fischer.

Stringaris A, Maughan B, Goodman R (2010). What's in a disruptive disorder? Temperamental antecedents of oppositional defiant disorder: findings from the Avon Longitudinal study. Journal of the American Academy of Child and Adolescent Psychiatry 49: 474-483.

Swanson J, Greenhill L, Wigal T et al. (2006). Stimulant-related reductions of growth rates in the PATS. Journal of the American Academy of Child and Adolescent Psychiatry 45:1304–1313.

Swithinbank LV, Heron J, von Gontard A et al. (2010) The natural history of daytime urinary incontinence in children: a large British cohort. Acta Paediatrica 99:1031-1061.

Sylvester C, Pine DS (2017). Anxiety Disorders. In: Luby JL (Hrsg.): Handbook of preschool mental health – development, disorders, and treatment (2.Auflage). New York: The Gilford Press, S. 137-263.

Szatmari P, Chawarska K, Dawson G, Georgiades S, Landa R, Lord C, Messinger DS, Thurm A, Halladay A (2016). Prospective longitudinal studies of infant siblings of children with autism: lessons learned and future directions. Journal of the American Academy of Child and Adolescent Psychiatry 55:179-187.

Talvik I, Alexander RC, Talvik T. (2008), Shaken baby syndrome and a baby's cry. Acta Paediatrica 97, 782-785.

Tandon M (2017). Attention-Deficit/Hyperactivity Disorder in preschoolers – background, assessment, and treatment. In: Luby JL (Hrsg.): Handbook of preschool mental health – development, disorders, and treatment (2.Auflage). New York: The Gilford Press, S. 126- 136.

Tandon M, Giedinghagen A (2017). Disruptive behavior disorders in children 0 to 6 years old. Child Adolescent Psychiatric Clinics of North America 26:491-502.

Tandon M, Pergjika A (2017). Attention Deficit Hyperactivity Disorder in preschool-age children. Child Adolescent Psychiatric Clinics of North America 26:523-538.

Taubman B (1997) Toilet training and toileting refusal for stool only: a prospective study. Pediatrics 99:54–58.

Taumann R, Levine A, Avni H, Nehama H, Greenfeld M, Sivan Y (2011). Coexistence of sleep and feeding distrubances in young children. Pediatrics 127:e615-e621

Teufel K, Wilker C, Valerian J, Freitag C (2017). A-FFIP – Autismusspezifische Therapie im Vorschulalter. Berlin/Heidelberg: Springer Verlag.

Thomas R, Zimmer-Gembeck MJ (2007). Behavioral outcomes of Parent-Child Interaction Therapy and Triple P – Positive Parenting Program: a review and meta-analysis. Journal of Abnormal Child Psychology 35:475–495.

Touchette E, Petit D, Paquet J, Boivin M, Japel C, Tremblay RE, Montplaisir JY (2005). Factors associated with fragmented sleep at night across early childhood. Archives of Pediatric and Adolescent Medicine 159:242-249

Touchette E, Petit D, Tramblay RE, Montplaisir JY (2009) Risk factors and consequences of early childhood dyssomnias: new perspectives. Sleep Medicine Review, 13: 355-361

Tuvblad C, Fanti KA, Andershed H, Colins OF, Larsson H. (2017) Psychopathic personality traits in 5 year old twins: the importance of genetic and shared environmental influences. European Child and Adolescent Psychiatry 26:469-479.

van der Veen-Mulders L, Nauta MH, Timmerman ME, van den Hoofdakker BJ, Hoekstra PJ (2017). Predictors of discrepancies between fathers and mothers in rating behaviors of preschool children with and without ADHD. European Child and Adolescent Psychiatry 26:365-376.

Van der Wal MF, Van Eijsden M, Bonsel GJ (2007). Stress and emotional problems during pregnancy and excessive infant crying. Journal of Developmental and Behavioral Pediatrics 28, 431-437.

Van der Wal MF, Van Eijsden M, Bonsel GJ (2007). Stress and emotional problems during pregnancy and excessive infant crying. Journal of Developmental and Behavioral Pediatrics 28:431–437.

van Ijzendoorn MH, Schuengel C, Bakersmans-Kranenburg MJ (1999). Disorganized attachment in early childhood: meta-analysis of precursors, concomitants, and sequelae. Developmental Psychopathology 11, 225-249.

van Sleuwen BE, Engelberts AC, Boere-Boonekamp MM, Kuis W, Schulpen TWJ, L'Hoir MP (2007) Swaddling: a systematic review. Pediatrics;120:e1097-1106.

Visser JC, Rommelse NN, Greven CU, Buitelaar JK (2016). Autism spectrum disorder and attention-deficit/hyperactivity disorder in early childhood: A review of unique and shared characteristics and developmental antecedents. Neuroscience and Biobehavioral Reviews 65:229-263.

Vitiello B, Lazzaretto D, Yershova K, Abikoff H, Paykina N, McCracken JT, McGough JJ, Kollins SH, Greenhill LL, Wigal S, Wigal T, Riddle MA (2015). Pharmacotherapy of the Preschool ADHD Treatment Study (PATS) children growing up. Journal of the American Academy of Child and Adolescent Psychiatry 54:550-556.

Vloet TD, Günther T, Konrad K, Herpertz SC, Herpertz-Dahlmann B (2008). Die Bedeutung der Aufmerksamkeitsdefizit-/Hyperaktivitätsstörung für die Entstehung und Prognose von Störungen des Sozialverhaltens im Kindes- und Jugendalter. Forensische Psychiatrie, Psychologie und Kriminologie 2:180–189.

von Gontard A (2004). Enkopresis: Erscheinungsformen – Diagnostik – Therapie. Stuttgart: Kohlhammer.

von Gontard A (2010). Leitfaden Enkopresis. Göttingen, Hogrefe Verlag

von Gontard A (2010). Säuglings- und Kleinkindpsychiatrie – ein Lehrbuch. Stuttgart: Kohlhammer Verlag

von Gontard A (2018). Leitfaden Enuresis (3. Auflage). Göttingen, Hogrefe Verlag

von Gontard A, Baeyens D, Van Hoecke E, Warzak W, Bachmann C (2011). Psychological and psychiatric issues in urinary and fecal incontinence. Journal of Urology 185:1432-1437.

von Gontard A, Lehmkuhl G (2003a). Spieltherapien – Psychotherapien mit dem Medium des Spiels. I. Allgemeine Einführung und traditionelle Zugänge. Praxis der Kinderpsychologie und Kinderpsychiatrie 52:18–27.

von Gontard A, Lehmkuhl G (2003b). Spieltherapien – Psychotherapien mit dem Medium des Spiels. Bd. II: Neue Entwicklungen. Praxis der Kinderpsychologie und Kinderpsychiatrie 52:88–97.

von Gontard A, Möhler E, Bindt C (2015). Leitlinien zu psychischen Störungen im Säuglings-, Kleinkind- und Vorschulalter (S2k), AWMF Nr.: 028/041, online

von Gontard A, Moritz AM, Thome-Granz S, Equit M (2015). Abdominal pain symptoms are associated with anxiety and depression in young children. Acta Paediatrica 104:1156-1163

von Gontard A, Moritz AM, Thome-Granz S,. Freitag C (2011). Association of attention deficit and elimination disorders at school entry – a population-based study. Journal of Urology 186, 2027-2032

von Gontard A, Niemczyk J, Thomé-Granz S, Nowack J, Moritz A, MD, Equit M (2015). Incontinence and parent reported oppositional defiant disorder symptoms in young children – a population-based study. Pediatric Nephrology, 30, 1147-1155

von Gontard A, Overs C, Wagner C, Thomé-Granz S, Niemczyk J (2018). Incontinence and headache in preschool children – a population-based study. Eingereicht

von Hofacker N (2009). Frühkindliche Fütterstörungen – neuere Entwicklungen und ihre Relevanz für die Praxis. Monatsschrift Kinderheilkunde 157:567-573

von Klitzing K (2009). Bindungsstörungen. Heidelberg: Springer Verlag.

von Klitzing K, Döhnert M, Kroll M, Grube M (2015). Mental disorders in early childhood. Deutsches Ärzteblatt Int 112:375-386

von Klitzing K, White LO, Otto Y, Fuchs S. Egger H, Klein A (2014). Depressive comorbidity in preschool anxiety disorder. Journal of Child Psychology and Psychiatry 55:1107-1116.

Vonderlin E, Ropeter A, Pauen S (2012). Erfassung des frühkindlichen Temperaments mit dem Infant Behavior Questionnaire Revised – Psychometrische Merkmale einer deutschen Version. Zeitschrift für Kinder- und Jugendpsychiatrie und Psychotherapie. 40, 307-314.

Vreeke LJ, Muris P, Mayer B, Huijding J, Bos AER, van der Veen M, Raat H, Verheij F (2012). The assessment of an inhibited, anxiety-prone temperament in a Dutch multi-ethnic population of preschool children. European Child and Adolescent Psychiatry 21: 623-633.

Wagner C, Niemczyk J, von Gontard A (2017). Toilet phobia and toilet refusal in children. Klinische Pädiatrie 229, 27-31

Wakschlag LS, Briggs-Gowan MJ, Hill C et al. (2008b). Observational assessment of preschool disruptive behavior, part II: Validity of the Disruptive Behavior Diagnostic Observation Schedule (DB-DOS). Journal of the American Academy of Child and Adolescent Psychiatry 47:632–641.

Wakschlag LS, Hill C, Carter AS et al. (2008a). Observational assessment of preschool disruptive behavior, part I: Reliability of the Disruptive Behavior Diagnostic Observation Schedule (DB-DOS). Journal of the American Academy of Child and Adolescent Psychiatry 47:622–631.

Walther MR, Snorrason I, Flessner CA, Franklin ME, Burkel R, Woods DW (2014). The trichotillomania impact project in young children (TIP-YC): clinical characteristics, comorbidity, functional impairment and treatment utilization. Child Psychiatry and Human Development 45:24-31

Warren SL, Umylny P, Aron E et al. (2006). Toddler anxiety disorders: A pilot study. Journal of the American Academy of Child and Adolescent Psychiatry 45:859–866.

Weinberg MK, Tronick EZ (1998). Emotional characteristics of infants associated with maternal depression and anxiety. Pediatrics 102, 1298-304.

Wessel, M. A., Cobb, J. C., Jackson, E. B., Harris, G. S., Jr., & Detwiler, A. C. (1954). Paroxysmal fussing in infancy, sometimes called colic. Pediatrics 14:421-435

Whalen DJ, Sylvester CM, Luby JL (2017). Depression and anxiety in preschoolers: A review of the past 7 years. Child Adolescent Psychiatric Clinics of North America 26:503-522.

Wichstrøm L, Belsky J, Jozefiak T, Sourander A, Berg-Nielsen TS (2014). Predicting service use for mental health problems among young children. Pediatrics 133:1054-1060.

Wichstrøm L, Berg-Nielsen T.S. (2014). Psychiatric disorders in preschoolers: the structure of DSM-IV symptoms and profiles of comorbidity. European Child and Adolescent Psychiatry 23, 551-562

Wichstrøm L, Berg-Nielsen TS, Angold A, Egger HL, Solheim E, Sveen TH (2012). Prevalence of psychiatric disorders in preschoolers. Journal of Child Psychology and Psychiatry 53, 695-705.

Wiefel A, Titze K, Kuntze L et al. (2007). Diagnostik und Klassifikation von Verhaltensauffälligkeiten bei Säuglingen und Kleinkindern von 0–5 Jahren. Praxis der Kinderpsychologie und Kinderpsychiatrie 56:59–81.

Wigal T, Greenhill L, Chuang S et al. (2006). Safety and tolerability of methylphenidate in preschool children with ADHD. Journal of the American Academy of Child and Adolescent Psychiatry 45:1294–1303.

Wilens TE, Biederman J, Brwon S, Tanguy S, Monuteaux MC, Blake C, Spencer TJ (2002) Psychiatric comorbidity and functioning in clinically referred preschool children and school-aged youths with ADHD. Journal of the American Academy of Child and Adolescent Psychiatry 41:262–268.

Willoughby MT, Pek J, Greenberg MT; Family Life Project Investigators (2102). Parent-reported Attention Deficit/Hyperactivity symptomatology in preschool-aged children: factor structure, developmental change, and early risk factors. Journal of Abnormal Child Psychology 40:1301-1312

Wilson P, Minnis H, Puckering C, Gillberg C (2009). Should we aspire to screen preschool children for conduct disorder? Archives of Disease in Childhood 94:812-816.

Wolke D, Rizzo P, Woods S (2002) Persistent crying and hyperactivity problems in middle childhood. Pediatrics 109:1054–1060.

Wolke, D., Gray. P. & Meyer, R. (1994). Excessive infant crying: A controlled study of mothers helping mothers. Pediatrics, 94, 322-332.

Wollwerth de Chuquisengo R, Papousek M (2004) Das Münchner Konzept einer kommunikationszentrierten Eltern-Säugllings-/Kleinkind-Beratung und –Psychotherapie. In: Papousek M, Schieche H, Wurmser H (2004) Regulationsstörungen der frühen Kindheit. Huber Verlag, Bern, S. 281-309

Wolmer L, Hamiel D, Pardo-Aviv L, Laor N (2017). Addressing the needs of preschool children in the context of disasters and terrorism: assessment, prevention, and intervention. Current Psychiatry Reports 19:40.

Wolmer L, Hamiel D, Versano-Eisman T, Slone M, Margalit N, Laor N (2015). Preschool Israeli children exposed to rocket attacks: assessment, risk, and resilience. Journal of Trauma and Stress 28:441-447.

Wolraich M, Brown L, Brown RT, DuPaul G, Earls M, Feldman HM, Ganiats TG, Kaplanek B, Meyer B, Perrin J, Pierce K, Reiff M, Stein MT, Visser S (2011). ADHD: clinical practice guideline for the diagnosis, evaluation, and treatment of attention-deficit/hyperactivity disorder in children and adolescents. Pediatrics 128:1007-1022.

Workgroup for classification of eating disorders in children and adolescents (WCEDCA) (2007). Classification of child and adolescent eating disorders. International Journal of Eating Disorders 40:S117–S122.

World Health Organisation (1993). The ICD-10 classification of mental and behavioural disorders – diagnostic criteria for research. Geneva: WHO.

Wortmann-Fleischer S, Downing G, Hornstein C (2006): Postpartale psychische Störungen. Stuttgart: Kohlhammer.

Wortmann-Fleischer S, von Einsiedel R, Downing G (2012). Stationäre Eltern-Kind-Behandlung – ein interdisziplinärer Leitfaden. Stuttgart, Kohlhammer Verlag.

Wright CM, Parkinson KN, Shipton D et al. (2007). How do toddler eating problems relate to their eating behavior, food preferences, and growth? Pediatrics 120:e1069–e1075.

Wurmser H., Rieger M., Domogalla C., Kahnt A., Buchwald J., Kowatsch M., Kuehnert N., Buske-Kirschbaum A., Papousek M., Pirke K.-M., von Voss H. (2006) Association between life stress during pregnancy and infant crying in the first six months postpartum: a prospective longitudinal study. Early Human Development;82:341-349.

Yang S, Zhao L, Chang S (2011). Early intiation of toilet training for urine was associated with early urinary continence and does not appear to be associated with bladder dysfunction. Neurourology and Urodynamics 30, 1253-1257

Zeanah CH (Hrsg.) (2000). Handbook of Infant Mental Health. 2. Aufl. New York: Guilford Press.

Zeanah CH (Hrsg.) (2012). Handbook of Infant Mental Health. 3. Aufl. New York: Guilford Press.

Zeanah CH, Gleason MM (2015). Annual research review: Attachment disorders in early childhood–clinical presentation, causes, correlates, and treatment. Journal of Child Psychology and Psychiatry 56:207-222.

Zeanah CH, Lieberman A (2016). Defining relational pathology in early childhood: the diagnostic classification of mental health and developmental disorders of infancy and early childhood DC:0-5 approach. Infant Ment Health Journal 37:509-520

Zenglein Y, Beyer A, Freitag CM, Schwenck C (2013). ADHS im Vorschulalter – Subgruppen, Diagnostik und gezielte Therapieansätze. Kindheit und Entwicklung 22: 193-200

ZERO TO THREE (1994). Diagnostic classification: 0–3. Diagnostic classification of mental health and developmental disorders of infancy and early childhood. Arlington: National Center for Clinical Infant Programs.

ZERO TO THREE (1999). Diagnostische Klassifikation: 0–3. Seelische Gesundheit und entwicklungsbedingte Störungen bei Säuglingen und Kleinkindern. Wien, New York: Springer.

ZERO TO THREE (2005). Diagnostic classification of mental health and developmental disorders of infancy and childhood: Revised edition (DC:0–3R). Washington D.C.: ZERO TO THREE Press.

ZERO TO THREE (2016). Diagnostic classification of mental health and developmental disorders of infancy and childhood (DC:0–5). Washington D.C.: ZERO TO THREE Press

ZERO TO THREE (2018). DC: 0-5. Diagnostische Klassifikation von seelischer Gesundheit und Entwicklungsstörungen des Säuglings- und Kleinkindalters. Stuttgart: Kohlhammer Verlag.

Ziegenhain U (2009). Bindungsstörungen. In: Schneider S, Margraf J (Hrsg.): Lehrbuch der Verhaltenstherapie –Störungen im Kindes- und Jugendalter (Band 3). Heidelberg, Springer Verlag; S. 314-330

Ziegenhain U, Fegert JM (2012). Frühkindliche Bindungsstörungen. In J.M. Fegert, C. Eggers & F. Resch (Hrsg.). Psychiatrie und Psychotherapie des Kindes- und Jugendalters (937-947). Heidelberg: Springer.

Zwaigenbaum L, Bauman ML, Choueiri R, Kasari C, Carter A, Granpeesheh D, Mailloux Z, Smith Roley S, Wagner S, Fein D, Pierce K, Buie T, Davis PA, Newschaffer C, Robins D, Wetherby A, Stone WL, Yirmiya N, Estes A, Hansen RL, McPartland JC, Natowicz MR (2015b). Early intervention for children with autism spectrum disorder under 3 years of age: recommendations for practice and research. Pediatrics 136 Suppl 1:S60-81.

Zwaigenbaum L, Bauman ML, Fein D, Pierce K, Buie T, Davis PA, Newschaffer C, Robins DL, Wetherby A, Choueiri R, Kasari C, Stone WL, Yirmiya N, Estes A, Hansen RL, McPartland JC, Natowicz MR, Carter A, Granpeesheh D, Mailloux Z, Smith Roley S, Wagner S (2015a). Early screening of autism spectrum disorder: recommendations for practice and research. Pediatrics 136 Suppl 1: S. 41-59.

Anhang I: Amerikanische Leitlinien zur Diagnostik psychischer Störungen von Säuglingen und Kleinkindern[1]

Practice Parameters sind:

- Leitlinien für den klinischen Gebrauch, die Entscheidungen unterstützen sollen
- allgemein akzeptierte Empfehlungen zur Diagnostik und Therapie spezifischer Störungen
- basieren auf aktueller Literatur und Forschungsergebnissen
- unterliegen der Weiterentwicklung und Revision

> **Übersicht:**
>
> I. **Zweck, Ziele und besondere Erwägungen:**
>   A. Ziele der Abklärung
>   B. Zweck der Diagnostik
>   C. Besondere Erwägungen bei der Diagnostik im Säuglings- und Kleinkindesalter
> II. **Diagnostik, Abklärung:**
>   A. Informationsquellen
>   B. Familieninterview
>   C. Beobachtung von Interaktionen und Beziehungen
>   D. ITMSE (Infant and Toddler Mental Status Exam)
>   E. Standardisierte Untersuchungsinstrumente
>   F. Interdisziplinäre Einschätzung und Überweisung
>   G. Diagnosestellung
>   H. Entwicklung von Behandlungsplänen mit der Familie

I. Zweck, Ziele und besondere Erwägungen

A. Die Diagnostik verfolgt folgende Ziele:
 1. Mit den Eltern ein gemeinsames Verständnis für ihre Hauptanliegen entwickeln.
 2. Feststellen, ob psychopathologische oder sonstige Risiken noch vorhanden sind.
 3. Zu einer entwicklungsbasierten Differentialdiagnose und einer gemeinsamen Formulierung der Problematik kommen.
 4. Mit den Eltern einen Behandlungsplan entwickeln, der ihre expliziten und impliziten Erwartungen berücksichtigt und eine unterstützende Eltern-Kind-Beziehung begünstigt.

B. Um diese Ziele zu erreichen, lauten die Zwecke der Diagnostik wie folgt:
 1. Mit den Eltern eine weitergehende therapeutische Beziehung entwickeln, die auf gegenseitigem Respekt beruht.
 2. Art, Schweregrad und Entwicklungsfolgen der kindlichen Verhaltensprobleme, Funktionseinschränkungen und subjektives Leiden für das Kind und seine Familie abklären.
 3. Biopsychosoziale, individuelle, familiäre und soziokulturelle Risiko- und protektive Faktoren identifizieren, die sich gegenseitig beeinflussen.

C. Besondere Erwägungen bei der Diagnostik im Säuglings- und Kleinkindesalter:

---

[1] auszugsweise übersetzt und ergänzt von Alexander von Gontard nach AACAP 1997.

1. Diagnostik und Intervention bei Säuglingen und Kleinkindern stellen einen gemeinsamen Prozess dar, der auf Prävention ausgerichtet ist.
2. Da Säuglinge und Kleinkinder maximal von Ihren Eltern abhängig und auf diese angewiesen sind, sind Eltern die primären, wichtigsten Personen im therapeutischen Team.
3. Ein multidimensionaler biopsychosozialer Zugang ist unentbehrlich, um die komplexen interaktionellen ätiologischen Faktoren zu verstehen und zu berücksichtigen.
4. Eine Entwicklungsperspektive ist notwendig, um den »Normbereich« von Risiken und Pathologie zu unterscheiden.
5. Eine Beziehungsperspektive ist unabdingbar notwendig, um die Bedeutung und Stärke von Beziehungen zu verstehen – sowohl für die kindliche Entwicklung, wie auch innerhalb der gemeinsamen Abklärung, Intervention und Behandlungsplanung mit den Eltern.
6. Mehrfache Abklärungen in zeitlicher Abfolge sind notwendig, da Säuglinge und Kleinkinder sich so schnell in Reaktion auf innere und externe Stimuli verändern.
7. Zusammenarbeit auf allen Ebenen unterstützt die Notwendigkeit und unvergleichbare Gelegenheit, präventiv zu intervenieren.

II. Diagnostik, Abklärung

A. Informationsquellen:
  1. Für die meisten Kinder gehören folgende Personen zu den wichtigsten Informationsquellen:
     a. Eltern oder andere primäre Bezugspersonen
     b. Das Kind selbst
     c. Die erweiterte Familie
     d. Mitarbeiter von Kindergärten, Tagesstätten usw.
     e. Der Kinderarzt
  2. Bei Kindern, die vom Jugendamt betreut werden, ist es notwendig, aktuelle amtliche Informationen zu erhalten.
  3. Unterlagen von allen wichtigen pädiatrischen, psychiatrischen, psychologischen oder pädagogischen Einschätzungen sollten eingeholt und gesichtet werden.

B. Familieninterview:
  1. Das Familieninterview schließt Idealerweise alle primären Bezugspersonen ein, kann aber andere wichtige Personen einschließen, die sich um das Kind kümmern.
  2. Das primäre Ziel ist es, ein gutes Arbeitsbündnis mit der Familie herzustellen.
  3. Die meisten Kliniker benötigen drei bis fünf Sitzungen für eine vollständige Abklärung. Unter besonderen Umständen kann es notwendig sein, dies abzukürzen.
  4. Für die meisten Kliniker sind die wichtigsten Komponenten dabei:
     a. Familiensitzungen: Der Säugling oder das Kleinkind ist dabei anwesend, um die Beobachtung von Interaktionen und Beziehungen während Interview und Spiel zu ermöglichen. Geschwister und andere Kinder, die in der Familie leben, sind auch häufig dabei.
     b. Elternsitzungen: Eltern haben meistens das Gefühl, dass ein Gespräch mit dem Kliniker alleine hilfreich ist.
     c. Kindsitzungen: Es ist oft hilfreich, mit dem Kind alleine zu reden, zu spielen und in Kontakt zu treten, vor allem bei Kleinkindern über einem Alter von 18 Monaten.
  5. Folgende praktische und formale Angelegenheiten sollten angesprochen und diskutiert werden:
     a. Dauer, Form und Termine der Diagnostik
     b. Bezahlung (entfällt in Deutschland)

c. Vertraulichkeit und Schweigepflichtentbindung bezüglich bisheriger Diagnostik
6. Der Vorstellungsanlass sollte erfragt werden:
   a. Abklären, wer sich um das Kind Sorgen macht und warum; Gründe für die Inanspruchnahme von Hilfe.
   b. Die ausgesprochenen und impliziten elterlichen Erwartungen bezüglich der Abklärung definieren und diskutieren.
7. Einzelheiten über die aktuelle Symptomatik und Problematik erfragen:
   a. Dauer, Häufigkeit und Intensität.
   b. Falls vorhanden, mögliche Auslöser.
   c. Umstände und Umgebung, in der die Schwierigkeiten auftreten.
   d. Folgen, einschließlich Leiden und Kummer für das Kind und Belastung für Kind, Eltern und die gesamte Familie.
8. Die Entwicklungsanamnese muss sowohl die Tatsachen, wie auch deren emotionale, subjektive Bedeutung erfassen. Die zeitliche Abfolge richtet sich nach wichtigen Ereignissen im Leben des Kindes oder der Familie:
   a. Umstände zum Zeitpunkt der Konzeption, Schwangerschaft, Säuglingszeit, Adoption:
      i. War die Schwangerschaft geplant oder erwünscht? Ereignisse zu diesem Zeitpunkt in der Familie, insbesondere mütterliche Belastungen.
      ii. Vorherige Schwangerschaften, Aborte, Schwangerschaftsabbrüche.
      iii. Komplikationen während der Schwangerschaft, einschließlich mütterlichem Alkohol- und Drogenmissbrauch.
      iv. Geburt.
      v. Umstände der Adoption, falls vorliegend.
      vi. Neonatal- und frühe Säuglingszeit, einschließlich Temperament, Regulationsmechanismen und Bindungsverhalten.
   b. Körperliche, Entwicklungs- und medizinische Anamnese:
      i. Wachstum, Größe, Gewicht.
      ii. Fein- und grobneurologische Entwicklung und Koordination.
      iii. Verhalten und Einstellungen zum Füttern und Essen.
      iv. Falls vorhanden, Sauberkeitstraining und Rückfälle.
      v. Schlafverhalten.
      vi. Medizinische Vorgeschichte: Krankenhausaufenthalte, Operationen, Verletzungen (besonders des Kopfbereichs), körperliche Behinderungen, chronische und akute Erkrankungen, Anfälle, Allergien, Einschränkungen bei Hör- und Sehfunktionen, Blei- und sonstige Vergiftungen, Medikamente.
   c. Kognitive Entwicklung:
      i. Sprechen und Sprache.
      ii. Kognitive Stärken und Schwächen.
      iii. Aufmerksamkeitsspanne und Konzentrationsfähigkeit.
      iv. Motivation zum Lernen und Entdeckerfreude an Neuem.
   d. Emotionale Entwicklung und Temperament:
      i. Regulation von Stimmung und Affekt.
      ii. Frustrationstoleranz.
      iii. Verhalten gegenüber Grenzen und Disziplin.
   e. Familiäre Beziehungen:
      i. Die Beziehung des Kindes zu Eltern, Geschwistern und anderen Familienangehörigen.
      ii. Die Rolle des Kindes im Familiensystem.
      iii. Reaktionen auf Lebensereignisse der Familie, einschließlich Todesfälle; Geburten; Umzüge; Trennung, Scheidung und Wiederheirat der Eltern; Krankheiten; Än-

derung der Bezugspersonen, der Art der Betreuung und des Besuchsrechts; Unterbringung in Pflegefamilien.
f. Beziehung zu Gleichaltrigen:
  i. Zahl und Qualität der Freundschaften, bevorzugtes Alter und Geschlecht der Freunde.
  ii. Teilnahme an informellen und organisierten Aktivitäten mit Gleichaltrigen.
g. Ungewöhnliche und traumatische Umstände: Art der Erfahrung, Reaktion des Kindes und der Familie und Risiko durch fortgesetzte traumatische Einflüsse:
  i. Sexueller und körperlicher Missbrauch, Vernachlässigung und Überstimulation.
  ii. Alkohol oder Drogenmissbrauch durch Elternteil oder Familienangehörige.
  iii. Gewalt in der Familie, Nachbarschaft oder Gesellschaft.
  iv. Naturkatastrophen.
9. Einschätzung des familiären, kulturellen und gesellschaftlichen Hintergrundes:
  a. Eltern:
    i. Stärken, Schwächen und Konfliktbereiche als Individuen, (Ehe-)Paar und als Elternpaar.
    ii. Einstellung gegenüber dem Kind einschließlich Hoffnungen, Ängsten, oder Meinungsverschiedenheiten. Erwartungen an das Kind, einschließlich der Angemessenheit in Bezug auf die kindlichen Fähigkeiten.
    iii. Bindungsverhalten des Kindes im Verlauf der Entwicklung.
    iv. Erfahrungen mit eigenen Eltern, die die elterliche Einstellung und das Verhalten gegenüber dem Kind beeinflussen.
    v. »Internale Arbeitsmodelle«: was das Kind für die Eltern bedeutet und wie dies die elterlichen Projektionen beeinflusst.
    vi. Die Qualität der Übereinstimmung (»fit«) von Temperament des Kindes und elterlichen Erwartungen.
    vii. Ethnischer, kultureller und religiöser Hintergrund.
    viii. Ausbildungsgrad, Beruf und finanzielle Ressourcen.
  b. Familie und Haushalt:
    i. Zusammensetzung der Familie, einschließlich wichtiger Verwandten.
    ii. Zusammensetzung des Haushaltes, einschließlich Nichtfamilienangehörigen.
    iii. Grenzen und Bündnisse innerhalb der Familie sowie die Rolle des Kindes darin.
    iv. Der Kommunikationsstil und Problemlösemöglichkeiten der Familie.
    v. Vorherrschender emotionaler Ton innerhalb der Familie, vor allem in Bezug auf das Kind.
    vi. Familiäre Aktivitäten im Alltag und während der Freizeit.
    vii. Familiäre Erwartungen und Disziplin.
    viii. Familiärer Stress.
    ix. Wohnverhältnisse.
  c. Medizinische und psychiatrische Vorgeschichte der Familie, vor allem vergangene und aktuelle körperliche und psychiatrische Störungen mit möglichem genetischem oder interaktionellem Einfluss auf das Kind.
  d. Nachbarschaft, Gesellschaft und Kultur, vor allem die Faktoren mit ungünstigen Bedingungen für das Kind.
C. Beobachtung von Interaktionen und Beziehungen:
Essentieller Bestandteil der Diagnostik bei Säuglingen und Kleinkindern.

1. Wenn möglich, sollte das Kind mit Eltern oder Hauptbezugspersonen zusammen beobachtet werden; es kann zusätzlich mit jedem Elternteil getrennt beobachtet werden, um die beziehungsspezifische Symptomatologie zu erfassen.
2. Die Einschätzung von Beziehungen kann in Anwesenheit des Klinikers oder durch eine Ein-Weg-Scheibe erfolgen.
3. Eine Spielsitzung mit Familienangehörigen wird minimal strukturiert, um einen möglichst unverfälschten Eindruck zu gewinnen. Familien werden aufgefordert, so mit dem Kind zu spielen, wie sie es zu Hause tun würden.
4. Bei besonderen Bedürfnissen oder Wünschen der Kinder oder der Familien muss die interaktionelle Einschätzung entsprechend angepasst werden.
5. Semistrukturierte, auf Video aufgenommene Interaktionsdiagnostik kann als Ergänzung zur Beobachtung verwendet werden.
6. Die wichtigsten klinischen Beobachtungen umfassen:
    a. Elterliche Fähigkeiten und Bereitschaft, auf das Kind einzugehen.
    b. Elterliches Feingefühl; affektive Reagibilität und Ansprechbarkeit; Einstimmungsfähigkeit; Fähigkeit, den emotionalen Ausdruck des Kindes zu regulieren; Gebrauch von Grenzen.
    c. Das Interesse des Kindes an seinen Eltern und Gebrauch der Eltern zur Unterstützung.
    d. Die Fähigkeit des Kindes, autonom zu handeln.
    e. Thematischer Inhalt von interaktionellem Spiel und die Rolle der Eltern dabei.

D. *ITMSE (Infant and Toddler Mental Status Exam) – Psychopathologischer Befund*: Folgende entwicklungsbezogenen, sozialen und emotionalen Funktionen und Verhaltensweisen innerhalb der Familie und mit dem Untersucher werden mit diesem Instrument eingeschätzt:
  1. Körperliches Aussehen, Dysmorphiezeichen.
  2. Reaktion auf neue Situationen, Anpassung an die Untersuchungssituation.
  3. Selbstregulation: Zustandsregulation, sensorische Regulation, ungewöhnliche Verhaltensweisen, Aktivitätsniveau, Aufmerksamkeitsspanne, Frustrationstoleranz.
  4. Motorische Funktionen (grob- und feinneurologisch): Tonus, Koordination, Tics, abnorme Bewegungen, Anfälle.
  5. Vokalisation und Sprachproduktion: expressive und rezeptive Sprache.
  6. Denken: Ängste, Alpträume, dissoziative Zustände, Halluzinationen.
  7. Affekt und Stimmung: Ausdrucksformen, Spannbreite, Reaktionsfähigkeit, Dauer, Intensität.
  8. Spiel: Struktur, Inhalt, symbolische Funktion, Modulation von Aggression.
  9. Kognitive Funktionen.
  10. Bezogenheit auf Eltern, andere Bezugspersonen, Untersucher.

E. *Standardisierte Untersuchungsinstrumente*:
Diese können verwendet werden, solange berücksichtigt bleibt, dass Säuglinge und Kleinkinder innerhalb des Kontextes ihrer Beziehungen verstanden werden müssen. Instrumente sollten einen Bestandteil der Diagnostik darstellen, niemals sollten sie die einzige Grundlage der Einschätzung sein. Grenzen der Instrumente müssen erkannt werden.

F. *Interdisziplinäre Einschätzung und Überweisung*:
  1. Umfassende interdisziplinäre Einschätzung wird idealerweise in einem interdisziplinären Team durchgeführt, ist aber auch durch Überweisung und Konsil möglich.

2. Wichtige Bestandteile der Diagnostik können in anderer Umgebung (zu Hause, in Kindergärten und anderen Einrichtungen) sowohl durch den Kliniker oder durch Mitarbeiter anderer Fachrichtungen erfolgen. Die wichtigsten Fächer dabei sind:
   a. Kinderheilkunde
   b. »Developmental Pediatrics« (Psychosomatik)
   c. Neurologie
   d. Genetik
   e. Ernährungsberatung
   f. Ophthalmologie
   g. Audiologie
   h. Psychologie
   i. Logopädie
   j. Ergotherapie
   k. Krankengymnastik
   l. Pädagogik
   m. Jugendamt und sonstige offizielle Einrichtungen.

G. *Die Diagnosestellung:*
   1. Wiederholt und integriert die klinischen Befunde.
   2. Identifiziert mögliche Risikofaktoren und Auslöser.
   3. Erstellt eine multiaxiale Arbeitsdiagnose mit Differentialdiagnose:
      a. Nach DSM-IV oder ICD–10
      b. Nach: DC:0–3 (R)
   4. Vermittelt aktuelles Wissen zur Prognose und zu Konsequenzen der Symptomatik.

H. *Entwicklung von Behandlungsplänen mit der Familie:*
   1. Ausgesprochene und implizite Erwartungen sind bei der Wahl und Planung der Behandlung entscheidend.
   2. Das Verständnis und die Einschätzung des gemeinsamen Behandlungsprozesses werden mit der Familie wiederholt und überprüft.
   3. Gemeinsam definierte, verständliche Begriffe werden verwendet.
   4. Kindliche Stärken und Vulnerabilitäten werden angesprochen.
   5. Hinweis auf nicht geklärte Aspekte und Vorschlagen einer zusätzlichen Diagnostik.
   6. Kommunikation mit überweisenden Klinikern, Pädiatern, Ämtern und Einrichtungen (mit elterlicher Schweigepflichtsentbindung).
   7. Vorschlag von Therapieangeboten für die Eltern und Hilfe bei der Vermittlung.

Anhang II – Klassifikation DC: 0-3 R (2005) (nach ZERO TO THREE 2005)

Die revidierte Fassung der Zero-to-Three (DC: 0–3R) ist 2005 erschienen. Die Vorläuferversion, die Zero-to-Three (DC: 0–3) erschien 1994 und wurde 1999 von Dunitz-Scheer und Scheer ins Deutsche übersetzt.

Diese Version ist zwar nicht mehr aktuell (sie wurde durch die DC: 0-5 ersetzt, ▶ Anhang III). Da die deutschen Leitlinien (von Gontard et al. 2015) auf die DC: 0-3R (2005) Bezug nehmen, sollen die diagnostischen Kriterien stichpunktförmig aufgeführt werden, um ein besseres Verständnis der Störungsdefinition zu ermöglichen.

Es wurden nur die wichtigen Achsen 1 und 2 zusammengefasst wiedergegeben.

Achse 1

Posttraumatische Belastungsstörung (100.)

Alle fünf Kriterien müssen erfüllt sein:

1. Erleben eines Traumas.
2. Wiedererleben des Traumas mit mindestens einem der folgenden Symptome:
   a. Posttraumatisches Spiel.
   b. Wiederkehrende Erinnerungen des traumatischen Ereignisses außerhalb des Spiels.
   c. Wiederholte Albträume.
   d. Physiologische Stresszeichen (wie Tachykardie, Schwitzen, Zittern, Bauchschmerzen, Atemnot) bei Exposition an traumatische Erinnerungen.
   e. Wiederholte Episoden und Wiedererinnerungen oder Dissoziationen.
3. Abstumpfung und Beeinträchtigung der Entwicklungsschritte mit mindestens einem der folgenden Symptome:
   a. Verstärkter sozialer Rückzug.
   b. Eingeschränktes Spektrum affektiven Ausdrucks.
   c. Reduziertes Interesse oder Teilnahme an Aktivitäten wie Spiel, sozialen Interaktionen und Alltagsabläufen.
   d. Vermeidung von Aktivitäten, Orten oder Menschen, die an das Trauma erinnern können, einschließlich Versuche, Gedanken, Gefühle und Gespräche, die mit dem Trauma assoziiert sind, zu vermeiden.
4. Symptome des verstärkten Arousals nach dem Trauma mit mindestens zwei Symptomen:
   a. Einschlafschwierigkeiten.
   b. Konzentrationsschwierigkeiten.
   c. Hypervigilanz.
   d. Überstarke Schreckreaktion.
   e. Gesteigerte Irritabiliät, Ärger, Aufregung oder Wutausbrüche.
5. Dauer von mindestens einem Monat.

Deprivation-/ Misshandlungsstörung (150.)

1. Emotional zurückhaltendes gehemmtes Muster:
   Mindestens drei Symptome sind erforderlich:
   a. Seltene oder minimale Trostsuche bei Stress und Belastung.
   b. Minimale Antwort auf gewährten Trost.
   c. Eingeschränkter, positiver Affekt und exzessive Irritabilität, Trauer oder Angst.
   d. Reduzierte oder fehlende soziale und emotionale Gegenseitigkeit.
2. Wahlloses oder enthemmtes Muster:
   Zwei der folgenden Items sind notwendig:
   a. Distanzloses Verhalten oder reduzierte oder fehlende Zurückhaltung gegenüber unbekannten Erwachsenen.
   b. Keine Rückversicherung bei erwachsenen Bezugspersonen, selbst in unbekannter Umgebung.
   c. Bereitschaft, mit unbekannten Erwachsenen mitzugehen, mit geringem oder fehlendem Zögern.
3. Gemischte Deprivations-/Misshandlungsstörung:
   Zwei oder mehr Kriterien von sowohl 1. und 2. sind notwendig.
4. Ausschluss einer tiefgreifenden Entwicklungsstörung

Störungen des Affekts (200.)

Verlängerte Trauerreaktion (210.)

Alle drei Kriterien müssen erfüllt sein:

1. Mindestens drei der folgenden acht Symptome müssen vorhanden sein:
   a. Das Kind weint, ruft und sucht nach der abwesenden Bezugsperson.
   b. Das Kind nimmt die Versuche von anderen, Trost zu spenden, nicht an.
   c. Emotionaler Rückzug mit Lethargie, traurigem Gesichtsausdruck und Interessensmangel an altersangemessenen Aktivitäten.
   d. Essstörung.
   e. Schlafstörung.
   f. Entwicklungsstillstand, Regression oder Verlust erworbener Fähigkeiten.
   g. Eingeschränktes Spektrum des Affektausdruckes.
   h. Bei Erinnerungen an den Verlust zeigt das Kind ausgeprägte Auffälligkeiten wie: Indifferenz und Gleichgültigkeit.
   i. Selektives Vergessen.
   j. Extreme Empfindlichkeit gegenüber allen Erinnerungen, einschließlich Gegenständen.
   k. Starke emotionale Reaktion gegenüber allen auch fern assoziierten Trennungs- und Verlustthemen.
2. Funktionseinschränkungen im Alltag.
3. Symptome vorhanden für den größten Teil des Tages, an den meisten Tagen für eine Dauer von mindestens zwei Wochen.

Angststörungen der frühen Kindheit (220.)

Störung mit Trennungsangst (221.)

1. Exzessive Trennungsangst, mindestens drei der folgenden Symptome müssen vorhanden sein:
   a. Wiederholter, exzessiver Stress bei Trennung (oder antizipierter Trennung) von Elternhaus oder von Hauptbezugspersonen.
   b. Andauernde, exzessive Sorgen, dass ein widriges Ereignis (Verlorengehen oder Entführtwerden) zu der Trennung von einer Hauptbezugsperson führen wird.
   c. Anhaltende Zurückhaltung oder Weigerung, in den Kindergarten, Hort, Schule oder an andere Orte zu gehen, aus Angst vor Trennung.

d. Anhaltende oder exzessive Angst oder Zurückhaltung, alleine oder ohne Hauptbezugsperson zu Hause zu sein oder ohne wichtige Erwachsene in anderen Settings.
e. Anhaltende Zurückhaltung oder Weigerung, schlafen zu gehen ohne Anwesenheit von Hauptbezugspersonen.
f. Wiederholte Albträume mit Trennungsthematik.
g. Wiederholte Beschwerden oder körperliche Symptome, wenn Trennung von Hauptbezugspersonen stattfindet oder antizipiert wird.
2. Signifikante Belastung für das Kind oder Vermeidung von Aktivitäten oder Umgebungen, die mit Angst oder Furcht verbunden sind.
3. Beeinträchtigung der Funktionen des Kindes oder der Familie oder der erwarteten Entwicklung.
4. Ausschluss einer tiefgreifenden Entwicklungsstörung.
5. Dauer mindestens ein Monat.

Spezifische Phobie (222.)

Alle sechs der folgenden Kriterien müssen erfüllt sein:

1. Anwesenheit oder Antizipation eines spezifischen Objektes oder einer Situation, die exzessive, übermäßige, ausgeprägte und anhaltende Furcht auslöst.
2. Exposition des phobischen Auslösers provoziert fast unweigerlich unmittelbare Angstantwort, wie Panik, Weinen, Wutanfälle, Stillhalten oder Klammern.
3. Vermeidung der phobischen Situation/des phobischen Objekts oder intensive Angst und Kummer, wenn der Kontakt nicht vermieden werden kann. Eltern können die kindliche Vermeidung unterstützen.
4. Die Vermeidung, ängstliche Antizipation oder Kummer in der befürchteten Situation führt zu klinisch signifikanter Belastung und zu der Vermeidung von Aktivitäten oder Settings, die das Kind mit Angst und Furcht assoziiert. Die Alltagsfunktionen von Kind und Familie und die erwartete Entwicklung sind beeinträchtigt.
5. Ausschluss von Zwangs-, posttraumatischer Belastungsstörung, Trennungsangst und sozialer Phobie.
6. Dauer mindestens vier Monate.

Störung mit sozialen Ängsten (soziale Phobie) (223.)

Alle sechs Kriterien müssen erfüllt sein:

1. Ausgeprägte und anhaltende Furcht vor einer oder mehreren sozialen oder Leistungssituationen mit Kontakt oder Beurteilung durch unbekannte Personen (Gleichaltrige und Erwachsene möglich).
2. Exposition zu der befürchteten sozialen Situation löst fast unweigerlich Ängstlichkeit aus (in Form von Panik, Weinen, Wutanfällen, Stillhalten, Klammern, Rückzug).
3. Vermeidung der befürchteten sozialen oder Leistungssituation oder Erleben mit intensiver Angst und Kummer. Eltern unterstützen das Verhalten.
4. Die Störung beeinträchtigt die kindlichen Alltagsfunktionen und die erwartete Entwicklung.
5. Ausschluss einer tiefgreifenden Entwicklungsstörung, Trennungsangst, spezifischen Phobie und anderer Angststörungen.
6. Dauer mindestens vier Monate.

Generalisierte Angststörung (224.)

Alle sieben Kriterien müssen erfüllt sein:

1. Exzessive Ängstlichkeit und Sorgen an den meisten Tagen für mindestens sechs Monate.

2. Große Schwierigkeiten, Angst und Sorgen zu kontrollieren (häufiges Nachfragen)
3. Angst und Sorgen treten während zwei oder mehr Aktivitäten oder Situationen oder in zwei oder mehr Beziehungen auf.
4. Angst und Sorgen sind mit mindestens einem der sechs Symptome assoziiert:
   a. Unruhe
   b. Erschöpfbarkeit
   c. Konzentrationsschwierigkeiten
   d. Irritabilität oder Wutanfälle
   e. Muskelanspannung
   f. Schlafstörungen
5. Ausschluss von Zwangs- und posttraumatischer Stressstörung, Trennungsangst und sozialer Phobie.
6. Signifikante Beeinträchtigung der kindlichen Alltagsfunktionen und/oder der erwartenden Entwicklung.
7. Ausschluss von Substanznebenwirkung (z. B. Medikamente), Ausschluss einer tiefgreifenden Entwicklungsstörung.

Angststörung, nicht näher bezeichnet (225.)

Restkategorie, eine spezifische Angststörung ist nicht erfüllt.

Depression der frühen Kindheit (230.)

Alle fünf Aspekte müssen erfüllt sein:

1. Die Affektstörung und das Verhalten unterscheiden sich von der Grundstimmung und dem Grundverhalten des Kindes.
2. Anhaltende depressive/irritable Stimmung und Anhedonie, zum Teil nicht an traurige oder beunruhigende Erfahrungen gebunden. Anhaltend bedeutet für den größten Teil des Tages, an den meistens Tagen mit einer Dauer von mindestens zwei Wochen.
3. Situationsübergreifendes Auftreten in mehr als einer Aktivität oder in mehr als einer Beziehung.
4. Eindeutiger Kummer, deutliche Einschränkungen oder Beeinträchtigung der Entwicklung.
5. Ausschluss medizinischer Erkrankungen und Substanzeffekte.

Typ I: Major Depression (231.)

Mindestens fünf Symptome an dem größten Teil des Tages, an den meisten Tagen für eine Dauer von mindestens zwei Wochen sind notwendig. Auch die ersten zwei Symptome müssen vorhanden sein:

1. Depressive oder irritable Stimmung für den größten Teil des Tages an den meisten Tagen, entweder verbal ausgedrückt oder beobachtet.
2. Deutlich reduzierte Freude oder Interessen an allen oder fast allen Aktivitäten (wie Spiel und Interaktion mit Bezugspersonen) an den meisten Tagen.
3. Signifikanter Gewichtsverlust oder -zunahme, signifikanter Appetitmangel oder mangelnde erwartete Gewichtzunahme.
4. In- oder Hypersomnie.
5. Beobachtbare psychomotorische Agitation oder Einschränkung.
6. Ermüdung oder Energieverlust.
7. Gefühle der Wertlosigkeit oder unangemessene Schuldgefühle im Spiel oder verbal ausgedrückt.
8. Eingeschränkte Denkfähigkeit, Konzentrationsstörung oder Unentschlossenheit für mehrere Tage.
9. Wiederholte Anspielung auf Themen von Tod und Selbstmord oder Versuche der Selbstverletzung. Dies kann in Gedanken, Aktivitäten, Spiel oder Handlungen ausgedrückt werden.

Typ II: Depressive Störung, nicht näher bezeichnet (232.)

Drei oder vier der neun Symptome unter 231 für eine Dauer von zwei Wochen sind notwendig. Auch sollte mindestens eines der ersten zwei Symptome vorhanden sein.

Emotionale Störung gemischt (240.)

Für eine Dauer von zwei Wochen sollte mindestens eines der ersten beiden Symptome und eine Funktionsbeeinträchtigung vorhanden sein:

1. Fehlen oder fast Fehlen von zwei oder mehr spezifischen Affekten (wie Freude, Wut, Furcht, Neugier, Trauer, Aufregung, die für das Alter erwartet werden können).
2. Gestörte Intensität des Affekts, gegenteiliger Affekt oder situationsunangemessener Affekt:
   a. Gestörte Intensität des emotionalen Ausdrucks, wie Wut, Apathie oder Oberflächlichkeit.
   b. Gegenteiliger oder unangemessener Affekt für die Situation sowie Albernheit, Lachen mit gespielter Tapferkeit, wenn negative Emotionen wie Furcht oder Reue angemessen wären.
   c. Alltagseinschränkungen.

Anpassungsstörung (300.)

Alle vier der folgenden Kriterien müssen erfüllt sein:

1. Ein oder mehrere Stressoren sind vorhanden.
2. Die emotionale oder Verhaltensstörung tritt innerhalb eines Monats nach dem Stressor auf.
3. Ausschluss posttraumatischer Belastungs-, affektiver oder tiefgreifender Entwicklungsstörungen.
4. Dauer von mindestens zwei Wochen.

Regulationsstörung der sensorischen Verarbeitung (400.)

Überempfindlicher Typ (410.)

Typ A ängstlich/vorsichtig (411.)

1. Sensorische Muster
   a. Überreaktivität auf sensorische Stimuli, einschließlich Berührung, laute Geräusche, helle Lichter, unvertrauter Geruch oder Geschmack, raue Oberflächen, Bewegungen.
   b. Die Reizantwort kann umfassen: Ängstlichkeit, Weinen, Stillhalten, Fluchtversuch, erhöhte Ablenkbarkeit, Aggression, Wutausbrüche, exzessive Schreckreaktion, motorische Agitation, eingeschränkte Toleranz für Nahrungsbeschaffenheit, Geschmack und Geruch.
2. Motorische Muster
   a. Schwierigkeiten mit Körperkontrolle und Tonus.
   b. Schwierigkeiten bei der feinmotorischen Koordination.
   c. Schwierigkeiten bei der motorischen Planung.
   d. Eingeschränkte Exploration.
   e. Eingeschränktes sensomotorisches Spiel.
3. Verhaltensmuster
   a. Eingeschränkte Exploration.
   b. Eingeschränkte Durchsetzungsfähigkeit.
   c. Kummer bei Änderungen der Routinen.
   d. Angst und Klammerverhalten in neuen Situationen.
4. Bei älteren Kindern und Vorschulkindern können auch auftreten
   a. Exzessive Ängste und Sorgen oder beides.

b. Schüchternheit gegenüber neuen Menschen, Orten, Objekten in der Umgebung.
c. Ablenkbarkeit durch sensorische Reize.
d. Impulsivität bei einem Übermaß von sensorischen Reizen.
e. Häufige Perioden von Irritabilität und Weinerlichkeit.
f. Eingeschränkte Fähigkeiten, sich selbst zu beruhigen: Schwierigkeiten, sich von Frustration und Enttäuschung zu erholen, Vermeidung oder langsames Eingehen auf neue Erfahrungen und Sensationen.

Typ B: Negativ/oppositionell (412.)

1. Sensorische Muster: Wie Typ A.
2. Verhaltensmuster:
   a. Negativistisches Verhalten.
   b. Kontrollierendes Verhalten.
   c. Verweigerung.
   d. Bevorzugung von Wiederholung, keinen oder langsamen Veränderungen.
   e. Schwierigkeiten, sich an veränderte Routinen oder Pläne anzupassen.
   f. Zwanghaftigkeit und Perfektionismus.
   g. Vermeidung oder langsames Einlassen auf neue Erfahrungen oder Empfindungen.

Unterempfindlicher/ unterreagierender Typ (420.)

1. Sensorische Muster:
   a. Unterreaktion auf Laute, Bewegung, Geruch, Geschmack, Berührung und Tiefensensibilität.
   b. In jungen Kindern fehlende Antwort auf Sinneserfahrungen und soziale Reize.
2. Motorische Muster:
   a. Eingeschränkte Exploration.
   b. Eingeschränktes Spielrepertoire.
   c. Suche nach spezifischen Sinnesreizen, die repetitiv ausgeführt werden.
   d. Lethargie.

e. Eingeschränkte motorische Planung und Ungeschicklichkeit.
3. Verhaltensmuster:
   a. Interessemangel an der Exploration von Objekten, herausfordernde Spiele zu spielen oder soziale Interaktion aufzunehmen.
   b. Apathie.
   c. Ermüdbarkeit.
   d. Rückzug von Stimuli.
   e. Unaufmerksamkeit.

Stimulationssuchender/ impulsiver Typ (430.)

1. Sensorisches Muster:
   a. Verlangen nach sensorischen Reizen mit hoher Intensität, verbunden mit destruktivem und Risikoverhalten.
2. Motorische Muster:
   a. Bedürfnis für motorische Entladung.
   b. Diffuse Impulsivität.
   c. Neigung zu Unfällen ohne Ungeschicklichkeit.
3. Verhaltensmuster:
   a. Hoher Aktivitätspegel.
   b. Konstante Kontaktsuche nach Menschen und Objekten.
   c. Stimulationssuche durch intensiven Druck.
   d. Sorglosigkeit.
   e. Desorganisiertes Verhalten.
   f. Bei älteren Vorschulkindern kann zusätzlich vorkommen: Exzitabilität, Aggressivität, eindringendes Verhalten, Gefahrenblindheit, Beschäftigung mit aggressiven Themen und Spiel.

Schlafstörungen (500.)

Einschlafstörungen (510)

Verlängerte Einschlafzeit, Anwesenheit der Eltern und wiederholte Kontakte mit den Eltern sind typische Symptome. Dauer mindestens vier Wochen, Alter mindestens 12 Monate.

Durchschlafstörungen (520.)

Nächtliches Erwachen, das elterliche Interventionen oder Wechsel ins elterliche Bett erfordert. Dauer mindestens vier Wochen, Alter mindestens 12 Monate.

Fütterstörungen (600.)

Regulationsfütterstörung (601.)

Alle drei Symptome müssen erfüllt sein:

1. Das Kind zeigt Schwierigkeiten, einen ausgeglichenen Zustand während der Fütterung zu erreichen und aufrechtzuerhalten (zu schläfrig, zu agitiert oder zu gestresst).
2. Beginn in der Neugeborenenperiode.
3. Mangelnde Gewichtszunahme oder Gewichtsverlust.

Fütterstörung der reziproken Interaktion (602.)

Alle drei Symptome müssen erfüllt sein:

1. Keine entwicklungsangemessenen Zeichen der sozialen Reziprozität (Blickkontakt, Lächeln, Lautieren) mit der primären Bezugsperson während der Fütterung.
2. Wachstumsmangel.
3. Ausschuss körperlicher Erkrankung, Ausschluss tiefgreifender Entwicklungsstörung.

Frühkindliche Anorexie (603.)

Alle sechs Symptome müssen erfüllt sein:

1. Verweigerung einer ausreichenden Essensmenge für mindestens einen Monat.
2. Beginn vor einem Alter von drei Jahren.
3. Hungergefühle werden nicht mitgeteilt. Mangelndes Interesse an Essen, dagegen starkes Interesse an Exploration, Interaktion oder beidem.
4. Wachstumsmangel.
5. Nicht Folge eines traumatischen Erlebnisses.
6. Ausschluss medizinischer Erkrankungen.

Sensorische Nahrungsverweigerung (604.)

Alle vier Symptome müssen erfüllt sein:

1. Konsistente Verweigerung, spezifische Nahrungsmittel mit spezifischem Geschmack, Struktur oder Geruch zu essen.
2. Beginn der Nahrungsverweigerung bei Einführung neuer Nahrungsmittel.
3. Keine Essensschwierigkeiten, wenn bevorzugte Nahrungsmittel angeboten werden.
4. Ernährungsdefizite und Verzögerung der Mundmotorik.

Fütterstörung assoziiert mit medizinischen Erkrankungen (605.)

Alle vier Symptome müssen vorhanden sein:

1. Das Kind beginnt die Fütterung, zeigt Belastung während des Fütterns und verweigert die Fortsetzung.
2. Das Kind hat eine medizinische Grunderkrankung, die der Kliniker als den Grund für die Belastung ansieht.
3. Die medizinische Behandlung verbessert die Fütterproblematik, aber reduziert sie nicht vollständig.
4. Fehlende Gewichtszunahme oder Gewichtsverlust.

Fütterstörung assoziiert mit Insulten des gastrointestinalen Traktes (606.)

Alle vier Symptome müssen vorhanden sein:

1. Nahrungsverweigerung tritt nach einem bedeutenden aversiven Erlebnis oder wiederholten Eingriffen im Bereich des Oropharynx oder des gastrointestinalen Traktes auf, das intensive Belastung in dem Kind auslöst.
2. Das Kind zeigt eine anhaltende Nahrungsverweigerung mit folgenden Symptomen:
   a. Es verweigert die Flasche, aber akzeptiert die Löffelfütterung.
   b. Es verweigert feste Nahrung, aber akzeptiert die Flasche.
   c. Das Kind verweigert jede orale Nahrungszufuhr.
3. Erinnerungen an die traumatischen Erlebnisse lösen Stress und Belastung aus, mit mindestens einem der folgenden Symptome.
   a. Das Kind zeigt antizipatorischen Stress, wenn es in die Essensposition gebracht wird.
   b. Das Kind verweigert sich intensiv, wenn die Bezugsperson sich mit Flasche oder Nahrung nähert.
   c. Das Kind zeigt eine intensive Verweigerung Nahrung herunterzuschlucken, die in den Mund gelegt wird.
4. Die kindliche Ernährung ist langfristig beeinträchtigt.

Störungen der Bezogenheit und der Kommunikation (700.)

Multisystemische Entwicklungsstörung (710.)

Folgende Symptome sind typisch:

1. Beziehung:
   a. Ziellos und wenig verbunden.
   b. Intermittierend verbunden.
   c. Oft verbunden.
2. Kommunikation:
   a. Wenige konsistente, einfache intentionale Gesten.
   b. Intermittierende einfache intentionale Gesten.
   c. Konsistente intermittierende intentionale Gesten.
   d. Gebrauch von Sprache.
3. Affekt:
   a. Flach oder unangemessen.
   b. Flüchtige Befriedigung und Freude.
   c. Intermittierende Zurückhaltung.
   d. Offensichtliche Freude an Interaktion.
4. Sensorische Verarbeitung:
   a. Selbststimulation und rhythmisches Verhalten, Unter- und Überreaktivität möglich.
   b. Intermittierende Organisation des Verhaltens, gemischte Muster von sensorischer Reaktivität.
   c. Häufige Organisation von Verhalten und Anfänge der Integration.

Andere Störungen (800.)

Hier werden Störungen der ICD-10 und DSM-IV kodiert.

Achse 2: Beziehungsstörungen

Überinvolvierte Beziehungsstörung

A. Verhaltensqualität der Interaktion:
1. Ein Elternteil behindert Ziele und Wünsche des Kindes.
2. Ein Elternteil dominiert das Kind.
3. Ein Elternteil stellt entwicklungsmäßig unpassende Ansprüche.
4. Das Kind erscheint diffus, unkonzentriert und undifferenziert.
5. Das Kind zeigt unterwürfiges, übermäßig angepasstes oder oppositionelles Verhalten.
6. Verzögerung motorischer Fähigkeiten und der expressiven Sprache sind möglich.

B. Affektiver Ton:
1. Ein Elternteil kann Perioden von Angst, Depression, Ärger aufweisen mit fehlender Konsistenz in der Eltern-Kind-Interaktion.
2. Das Kind kann Ärger, Widerstand aktiv und passiv zeigen, kann heulen.
3. Das Kind zeigt ein eingeschränktes Spektrum des affektiven Ausdrucks.

C. Psychische Involvierung
1. Ein Elternteil kann das Kind als Partner oder Gleichaltrigen wahrnehmen, es romantisieren oder erotisieren.
2. Ein Elternteil sieht das Kind nicht als separate Person mit eigenen Bedürfnissen, ist nicht genug an der Einzigartigkeit des Kindes interessiert. Generationsgrenzen in der Familie können diffus sein.
3. Das Kind kann sich an Eltern anklammern oder sich vehement gegen Trennung wehren.

Unterinvolvierte Beziehungsstörung

A. Verhaltensqualität der Interaktion:
1. Ein Elternteil ist unsensibel und/oder reagiert nicht.
2. Fehlen von Übereinstimmung zwischen der ausgedrückten Einstellung zum Kind und der Qualität der beobachteten Interaktionen. Vorhersagbarkeit, Reziprozität oder beides kann in der Interaktion fehlen.
3. Ein Elternteil ignoriert, weist zurück oder kann das Kind nicht adäquat trösten.
4. Ein Elternteil spiegelt die Gefühlszustände des Kindes nicht adäquat.
5. Ein Elternteil beschützt das Kind nicht adäquat vor körperlicher oder emotionaler Verletzung durch andere.
6. Die Eltern verfehlen oder missinterpretieren die Zeichen des Kindes.
7. Die Eltern und Kind wirken losgelöst mit wenig Augenkontakt und körperlicher Nähe.
8. Das Kind wirkt körperlich und seelisch unversorgt.
9. Das Kind ist in der motorischen oder sprachlichen Entwicklung verzögert, andere Kinder können frühreif wirken.

B. Affektiver Ton:
1. Der affektive Ton bei Elternteil und Kind ist oft traurig, eingeschränkt, zurückgezogen und flach.
2. Die Eltern-Kind-Interaktion wirkt leblos und freudlos.

C. Psychische Involvierung:
1. Ein Elternteil zeigt fehlende Wahrnehmung der kindlichen Bedürfnisse und Zeichen in der Diskussion mit anderen oder in der Interaktion mit dem Kind.

2. Ein Elternteil kann eigene emotionale Deprivation, körperliche Vernachlässigung oder beides erlebt haben. Als Folge kann Elternteil kindliche Bedürfnisse nicht wahrnehmen.

Ängstlich/angespannte Beziehungsstörung

A. Verhaltensqualität der Interaktion:
1. Ein Elternteil kann eine gesteigerte Sensitivität gegenüber kindlichen Zeichen haben.
2. Ein Elternteil drückt häufig Sorgen über Wohlergehen, Verhalten oder Entwicklung des Kindes aus. Die Eltern können überprotektiv wirken.
3. Der körperliche Umgang mit dem Kind kann umständlich und angespannt wirken.
4. Die Beziehung kann verbal/emotional negative Interaktionen beinhalten, diese sind nicht die Hauptqualität der Beziehung.
5. Das kindliche Temperament und Entwicklungsfähigkeiten erfüllen nicht die elterlichen Erwartungen.
6. Das Kind kann ungewöhnlich angepasst oder ängstlich gegenüber der Eltern erscheinen.

B. Affektiver Ton:
1. Ein Elternteil oder das Kind zeigen eine ängstliche Stimmung – wie motorische Anspannung, Besorgnis, Agitation, Gesichtsausdruck oder Qualität der Vokalisation und der Sprache.
2. Ein Elternteil und das Kind zeigen eine Tendenz zur Überreaktion.
3. Eskalierende, dysregulierende Interaktionen bestehen oft bei Regulationsstörungen des Kindes.

C. Psychische Involvierung:
Angespannter oder ängstlicher Elternteil fehlinterpretiert oft das kindliche Verhalten und/oder den Affekt und antwortet in Folge unangemessen.

Ärgerlich/ablehnende Beziehungsstörung

A. Qualität der Interaktion
1. Ein Elternteil reagiert unsensibel auf die Signale des Kindes, besonders wenn sie als fordernd angesehen werden.
2. Ein Elternteil behandelt das Kind schroff.
3. Ein Elternteil kann Kind verspotten oder ärgern.
4. Das Kind kann verängstigt, verhalten gehemmt, impulsiv oder diffus aggressiv wirken.
5. Das Kind kann oppositionelles oder verweigerndes Verhalten zeigen.
6. Das Kind kann forderndes und/oder aggressives Verhalten dem Elternteil gegenüber zeigen.
7. Das Kind kann ängstlich, wachsam und vermeidend wirken.
8. Das Kind kann eine Tendenz zu konkretem Verhalten und weniger zur Entwicklung von Phantasie und Imagination zeigen. Die Entwicklung von abstrakten Begriffen und der Umgang mit komplexen Emotionen können gehemmt oder verzögert sein.

B. Affektiver Ton:
1. Interaktion zwischen Eltern und Kind sind typischerweise feindlich oder ärgerlich.
2. Deutliche Spannung und fehlende Freude können beobachtet werden.
3. Der affektive Ausdruck des Kindes kann eingeschränkt sein.

C. Psychische Involvierung:
Elternteil kann die kindliche Abhängigkeit als fordernd wahrnehmen und ihm seine Bedürftigkeit übelnehmen. Diese Ablehnung kann Folge derzeitiger Lebensstressoren sein oder auf eigene Deprivations- und Feindlichkeitserfahrungen zurückgeführt werden.

Verbal misshandelnde Beziehungsstörung

A. Verhaltensqualität der Interaktion:
  1. Ein Elternteil beabsichtigt, das Kind herabzuwürdigen, zu beschuldigen, anzugreifen, zu kontrollieren oder abzulehnen.
  2. Kindliche Reaktionen auf verbal/emotionale Misshandlung sind variabel von Einschränkung und Achtsamkeit bis zu Wutanfällen.
B. Affektiver Ton:
  Die negative, misshandelnde Eltern-Kind-Interaktion zeigt sich in einem depressiven, dysregulierenden oder flachen Affekt des Kindes.
C. Psychische Involvierung:
  1. Ein Elternteil kann das Weinen des Kindes missinterpretieren und als absichtliche negative Reaktion deuten. Dieses zeigt sich in den verbalen Angriffen, die unbearbeitete frühere Beziehungserfahrungen widerspiegeln.
  2. Signale des Kindes können frühere schmerzhafte Erfahrungen der eigenen Vernachlässigung wachrufen, wenn das Elternteil das Kind nicht trösten kann. Diese Verbindung ist oft nicht bewusst.

Körperlich misshandelnde Beziehungsstörung

A. Verhaltensqualität der Interaktion:
  1. Ein Elternteil verletzt Kind körperlich.
  2. Ein Elternteil erfüllt regelmäßig kindliche Grundbedürfnisse wie Nahrung, medizinische Versorgung und Ausruhen nicht.
  3. Perioden von verbal/emotionalem, wie auch sexuellem Missbrauch können vorkommen.
B. Affektiver Ton:
  1. Der emotionale Ton ist ärgerlich, feindlich und irritabel.
  2. Anspannung und Angst bestehen zwischen Eltern und Kind; es mangelt an Freude und Begeisterung.
C. Psychische Involvierung:
  1. Ein Elternteil drückt Ärger und Feindseligkeit gegenüber Kind durch plötzliche Sprache oder Verhalten aus.
  2. Ein Elternteil zeigt Schwierigkeiten Grenzen in einer nicht angreifenden Art zu setzen.
  3. Das Kind zeigt Tendenz zu konkretem Verhalten im Gegensatz zur Entwicklung von Phantasie und Imagination. Die kognitive und Sprachentwicklung sowie der Umgang mit komplexen Emotionen kann gehemmt oder verzögert sein.
  4. Die Eltern-Kind-Interaktion kann Perioden von Nähe und Verwicklung sowie von Distanz, Vermeidung und Feindseligkeit beinhalten.
  5. Eltern und Kind können in manchen Bereichen relativ gut funktionieren, werden zu involviert oder zu distanziert bei bestimmten Auslösern.

Sexuell misshandelnde Beziehungsstörung:

A. Verhaltensqualität der Interaktion:
  1. Ein Elternteil verhält sich sexuell verführend oder überstimulierend gegenüber Kind. Das Verhalten soll die sexuellen Bedürfnisse und Wünsche des Erwachsenen befriedigen.
  2. Das Kind kann sexualisiertes Verhalten zeigen.
  3. Diese Beziehung kann auch Perioden von verbal/emotionaler und körperlicher Misshandlung umfassen.
B. Affektiver Ton:
  1. Die fehlende Grenzziehung und Konsistenz in der Interaktion kann sich in einem labilen elterlichen Affekt zeigen. Perioden von Ärger und Angst sind beobachtbar.

2. Das Kind kann ängstlich oder angespannt wirken.
3. Das Kind kann ängstlich, furchtsam oder diffus aggressiv sein.

C. Psychische Involvierung:
1. Ein Elternteil kann nicht empathisch auf die Bedürfnisse und Zeiten des Kindes reagieren wegen der Beschäftigung mit eigenen narzisstischen Selbstbefriedigungen.
2. Ein Elternteil kann extrem gestörtes Denken zeigen und dadurch die Wahl des Kindes als Sexualobjekt rechtfertigen.

Anhang III – Klassifikation DC: 0-5 (2016) (nach THERO TO THREE 2016)

Die DC: 0-5 (2016) ist die aktuelle Version. Sie ist 2016 erschienen, also nach der Verabschiedung der deutschen Leitlinien (von Gontard et al. 2015). Da sich dieses Buch auf die DC: 0-5 (2016) bezieht und sich viele Veränderungen gegenüber der Vorgängerversion DC: 0-3R (2005) ergeben, wurden die diagnostischen Kriterien übersetzt, um einen besseren Überblick zu ermöglichen. Dabei wurden nur die erste (psychische Störung) und die zweite Achse (Beziehung) berücksichtigt. Für die Anwendung in Klinik und Praxis ist es unbedingt notwendig, den Begleittext und weitere Angaben (wie diagnostische und assoziierte Merkmale) zu berücksichtigen, die für eine Diagnosestellung entscheidend sind. Die DC: 0-5 (2016) ist ins Deutsche übersetzt worden und wird 2018 erscheinen.

Achse I – Klinische Störungen

Neurobiologische Entwicklungsstörungen (Störungen der neuronalen und mentalen Entwicklung)

Autismus-Spektrum-Störung

Alle der folgenden Kriterien müssen erfüllt sein:

A. Alle der folgenden drei sozial-kommunikativen Symptome müssen vorhanden sein:
  1. Beschränkte oder atypische sozial-emotionale Ansprechbarkeit, Aufrechterhalten von sozialer Aufmerksamkeit oder sozialer Gegenseitigkeit, gekennzeichnet durch mindestens einer der folgenden Symptome:
     a. Atypische soziale Kontaktaufnahme.
     b. Reduzierte oder eingeschränkte Fähigkeit, sich auf reziproke soziale Spiele einzulassen, bei denen man wechselnd an der Reihe ist (wie beim Kuckuckspiel).
     c. Reduzierte oder eingeschränkte Fähigkeit, eine gemeinsame Aufmerksamkeit herzustellen um Interessen oder Emotionen zu teilen, oder Informationen über Gegenstände der Umgebung zu erlangen.
     d. Seltene oder eingeschränkte Antworten in sozialen Interaktionen.
     e. Seltene, eingeschränkte oder fehlende Anbahnung von sozialen Interaktionen.
  2. Defizite im non-verbalen, sozialen und kommunikativen Verhalten, die sich in einem der folgenden Symptome zeigt:
     a. Fehlende oder eingeschränkte Integration von non-verbalem und verbalem Verhalten.
     b. Atypischer Augenkontakt und Wegdrehen von anderen Menschen in sozialen Kontexten.

c. Schwierigkeiten, nicht-verbale Kommunikation zu verstehen oder anzuwenden (z. B. mit Gesten).
d. Eingeschränktes Spektrum von Gesichtsausdrücken und beschränkte non-verbale Kommunikation.
3. Schwierigkeiten in der Interaktion mit Gleichaltrigen, die sich in mindestens einem der folgenden Symptome zeigt:
   a. Probleme, sein Verhalten an unterschiedliche soziale Anforderungen über verschiedene Kontexte hinweg anzupassen.
   b. Schwierigkeiten, sich auf spontane imaginative oder Phantasiespiele einzulassen.
   c. Eingeschränktes oder fehlendes Interesse an Gleichaltrigen und an Spielen mit anderen jungen Kindern.
B. Symptome des Kriteriums A sind nicht besser erklärbar durch sensorische Einschränkungen (z. B. visuelle, auditive oder andere wichtige sensorische Störungen)
C. Zwei oder mehr der folgenden repetitiven und eingeschränkten Verhaltensweisen müssen vorhanden sein:
1. Stereotypes oder repetitives Lautieren oder Sprechen, Körperbewegungen, oder Gebrauch von Gegenständen und Spielsachen.
2. Rigide hält das Kind Routinen aufrecht mit exzessivem Widerstand gegenüber Veränderung; verlangt Gleichheit und zeigt Stress und Leid als Antwort auf Veränderung und Übergänge oder ritualisierte Verwendung von stereotypen, merkwürdigen oder eigenwilligen verbalen Ausdrücken oder non-verbalem Verhalten.
3. Höchst umschriebene, spezifische oder ungewöhnliche Interessen, die sich in einem extremen oder atypischen Festhalten an ein Thema oder Interesse zeigt.
4. Atypische Ansprechbarkeit auf sensorische Reize (entweder über- oder unterresponsiv) oder ungewöhnliche Beschäftigung mit sensorischen Aspekten der Umgebung (z. B. einen Teppich zu lecken).
D. Symptome der Störung oder Reaktionen der Bezugsperson auf die Symptome können die Funktionsfähigkeit des jungen Kindes und der Familie auf eine oder mehrere der folgenden Arten signifikant beeinflussen:
1. Verursachen Stress und Leid für das junge Kind;
2. Beeinträchtigen die Beziehungen des jungen Kindes;
3. Begrenzen die Beteiligung des jungen Kindes an dem Entwicklungsstand angemessenen Aktivitäten oder Routinen;
4. Begrenzen die Teilnahme der Familie an alltäglichen Aktivitäten und Routinen; oder
5. Begrenzen die Fähigkeit des Kindes, neue Fertigkeiten zu lernen und zu entwickeln oder beeinträchtigt den Entwicklungsverlauf.

Alter: Die Diagnose sollte nur mit Vorsicht bei Kindern unter einem Alter von 18 Monaten gestellt werden.
Dauer: Es liegen keine Beschränkungen bezüglich der Dauer der Symptome vor.

Frühe atypische Autismus-Spektrum-Störung

Mindestens zwei sozial-kommunikative Kriterien und ein Kriterium von repetitivem und eingeschränktem Verhalten müssen erfüllt sein, sowie das Kriterium der Beeinträchtigung.

A. Zwei der folgenden drei sozial-kommunikativen Symptome müssen vorliegen:
1. Beschränkte oder atypische sozial-emotionale Ansprechbarkeit, Aufrechterhalten von sozialer Aufmerksamkeit oder sozialer Gegenseitigkeit, gekennzeichnet durch mindestens einer der folgenden Symptome:

a. Atypische soziale Kontaktaufnahme.
b. Reduzierte oder eingeschränkte Fähigkeit, sich auf reziproke soziale Spiele einzulassen, bei denen man wechselnd an der Reihe ist (wie beim Kuckuckspiel).
c. Reduzierte oder eingeschränkte Fähigkeit, eine gemeinsame Aufmerksamkeit herzustellen, um Interessen oder Emotionen zu teilen oder Informationen über Gegenstände der Umgebung zu erlangen.
d. Seltene oder eingeschränkte Antworten in sozialen Interaktionen.
e. Seltene, eingeschränkte oder fehlende Anbahnung von sozialen Interaktionen.

2. Defizite im non-verbalen, sozialen und kommunikativen Verhalten, die sich in einem der folgenden Symptome zeigt:
    a. Fehlende oder eingeschränkte Integration von non-verbalem und verbalem Verhalten.
    b. Atypischer Augenkontakt und Wegdrehen von anderen Menschen in sozialen Kontexten.
    c. Schwierigkeiten, nichtverbale Kommunikation zu verstehen oder anzuwenden (z. B. mit Gesten).
    d. Eingeschränktes Spektrum von Gesichtsausdrücken und beschränkte non-verbale Kommunikation.

3. Schwierigkeiten in der Interaktion mit Gleichaltrigen, die sich in mindestens einem der folgenden Symptome zeigt:
    a. Probleme, sein Verhalten an unterschiedliche soziale Anforderungen über verschiedene Kontexte hinweg anzupassen.
    b. Schwierigkeiten, sich auf spontane imaginative oder Phantasiespiele einzulassen.
    c. Eingeschränktes oder fehlendes Interesse an Gleichaltrigen und an Spielen mit anderen jungen Kindern.

B. Symptome des Kriteriums A sind nicht besser erklärbar durch sensorische Einschränkungen (z. B. visuelle, auditive oder andere wichtige sensorische Störungen). Das Kind erfüllt nicht die Kriterien für eine Autismus-Spektrum-Störung

C. Eine der folgenden repetitiven und eingeschränkten Verhaltensweisen muss vorhanden sein:
    1. Stereotypes oder repetitives Lautieren oder Sprechen, Körperbewegungen oder Gebrauch von Gegenständen und Spielsachen.
    2. Rigide hält das Kind Routinen aufrecht mit exzessivem Widerstand gegenüber Veränderung; verlangt Gleichheit und zeigt Stress und Leid als Antwort auf Veränderung und Übergänge; oder ritualisierte Verwendung von stereotypen, merkwürdigen oder eigenwilligen verbalen Ausdrücken oder non-verbalem Verhalten.
    3. Höchst umschriebene, spezifische oder ungewöhnliche Interessen, die sich in einem extremen oder atypischen Festhalten an ein Thema oder Interesse zeigt.
    4. Atypische Ansprechbarkeit auf sensorische Reize (entweder über- oder unterresponsiv) oder ungewöhnliche Beschäftigung mit sensorischen Aspekten der Umgebung (z. B. einen Teppich zu lecken).

D. Symptome der Störung oder Reaktionen der Bezugsperson auf die Symptome können die Funktionsfähigkeit des jungen Kindes und der Familie auf eine oder mehrere der folgenden Arten signifikant beeinflussen:
    1. Verursachen Stress und Leid für das junge Kind;
    2. Beeinträchtigen die Beziehungen des jungen Kindes;
    3. Begrenzen die Beteiligung des jungen Kindes an dem Entwicklungsstand angemessenen Aktivitäten oder Routinen;

4. Begrenzen die Teilnahme der Familie an alltäglichen Aktivitäten und Routinen; oder
5. Begrenzen die Fähigkeit des Kindes, neue Fertigkeiten zu lernen und zu entwickeln, oder beeinträchtigt den Entwicklungsverlauf.

Alter: Die Diagnose kann nur in dem Alter zwischen neun und 36 Monaten gestellt werden. Bei Vorschulkindern, die die Kriterien einer frühen atypischen Autismus-Spektrum-Störung erfüllen, sollte überprüft werden, ob eine soziale (pragmatische) Kommunikationsstörung nach DSM-5 vorliegt.
Dauer: Es liegen keine Beschränkungen bezüglich der Dauer der Symptome vor.

Aufmerksamkeitsdefizit-/Hyperaktivitätsstörung

Alle der folgenden Kriterien müssen zutreffen.

A. Mindestens 6 Symptome der Aufmerksamkeitsmuster oder mindestens 6 Symptome der Hyperaktivitäts-Impulsivitätsmuster liegen vor.
   1. Aufmerksamkeitsmuster
      a. Ist meistens unvorsichtig und achtet nicht auf Einzelheiten beim Spielen, bei alltäglichen oder strukturierten Aktivitäten (z. B. passieren für das Entwicklungsstadium unübliche Unfälle oder Fehler).
      b. Hat meistens Schwierigkeiten, die Aufmerksamkeit bei Aktivitäten oder Spielen aufrecht zu halten.
      c. Schafft es oft nicht, verbale Anfragen/Anweisungen zu beachten, vor allem während der Beschäftigung mit einer bevorzugten Aktivität (z. B. muss die Bezugsperson den Namen des Kindes mehrfach rufen, bevor das Kind es zu beachten scheint).
      d. Verliert oft den Faden bei Anweisungen, die mehrere Schritte beinhalten, und vollendet nicht die Aktivität.
      e. Hat oft Schwierigkeiten beim Ausführen altersangemessener sequentieller Aktivitäten (z. B. Anziehen, Befolgen von Routinen im Kindergarten oder zu Hause).
      f. Vermeidet oder lehnt Aktivitäten häufig ab, die eine längere Aufmerksamkeit erfordern (z. B. Lesen eines Buchs mit einem Elternteil oder Puzzeln).
      g. Verliert den Überblick über Gegenstände, die regelmäßig gebraucht werden (z. B. Lieblingskuscheltier, Schuhe, Schultasche).
      h. Wird häufig von Geräuschen und visuellen Reizen abgelenkt (z. B. Geräusche aus einem anderen Zimmer oder von Objekten oder Aktivitäten, die durch das Fenster sichtbar sind).
      i. Scheint häufig vergesslich bei alltäglichen Routinen oder Aktivitäten.
   2. Hyperaktivitäts-Impulsivitätsmuster
      a. Zappelt oft oder windet sich herum, wenn Ruhe erwartet wird, sogar während einer kurzen Zeitspanne.
      b. Steht häufig während Aktivitäten auf, bei denen Sitzenbleiben erwartet wird (z. B. im Sitzkreis, beim Essen, beim Gottesdienst).
      c. Klettert oft auf Möbel oder andere unangemessene Gegenstände.
      d. Scheint häufig mehr »Krach« zu machen als andere junge Kinder und hat Schwierigkeiten, ruhig zu spielen.
      e. Zeigt häufig übermäßige motorische Aktivität und ungerichtete Energie (wie »getrieben«).
      f. Redet häufig zu viel.
      g. Hat oft Schwierigkeiten, sich beim Reden mit Gesprächspartnern abzuwechseln und unterbricht andere während einer Unterhaltung.

h. Hat oft Schwierigkeiten, sich bei Aktivitäten mit anderen abzuwechseln oder abzuwarten, bis Bedürfnisse erfüllt werden.
i. Stört andere häufig beim Spielen oder bei anderen Aktivitäten (nimmt z. B. anderen Kindern Spielsachen oder Aktivitäten weg, unterbricht beim Spielen).

B. Symptome des Kriteriums A müssen stark ausgeprägt sein im Vergleich mit kulturellen und nach dem Entwicklungsstand erwarteten Normen.
C. Symptome müssen in mindestens zwei Lebenskontexten des jungen Kindes auftreten (z. B. in zwei unterschiedlichen Kontexten (wie zu Hause und außerhalb von Hause) oder innerhalb zweier unterschiedlicher Beziehungen (Bezugsperson, Lehrer/Erzieher, behandelnder Arzt/Psychologe)).
D. Symptome der Störung oder Reaktionen der Bezugsperson auf die Symptome können die Funktionsfähigkeit des jungen Kindes und der Familie auf eine oder mehrere der folgenden Arten erheblich beeinflussen:
1. Verursachen Stress und Leid für das junge Kind;
2. Verursachen Stress und Leid für die Familie;
3. Beeinträchtigen die Beziehungen des jungen Kindes;
4. Begrenzen die Beteiligung des jungen Kindes an dem Entwicklungsstand angemessenen Aktivitäten oder Routinen;
5. Begrenzen die Teilnahme der Familie an alltäglichen Aktivitäten und Routinen; oder
6. Begrenzen die Fähigkeit des Kindes, neue Fertigkeiten zu lernen und zu entwickeln, oder beeinträchtigt den Entwicklungsverlauf.

Alter: Das Kind muss mindestens 36 Monate alt sein.

Dauer: Die Symptome müssen mindestens sechs Monate andauern.

Überaktivitätsstörung des Kleinkindalters

Alle der folgenden Kriterien müssen zutreffen.

A. Das junge Kind zeigt mindestens sechs der folgenden Symptome, die im Vergleich mit kulturellen Normen und mit dem erwarteten Entwicklungsstand übermäßig stark ausgeprägt sind:
1. Windet sich und zappelt häufig, wenn von ihm erwartet wird, sich still zu verhalten, auch für kurze Zeiträume.
2. Steht meistens auf oder versucht von seinem Sitzplatz aufzustehen während Aktivitäten, bei denen erwartet wird, dass es sitzen bleibt (z. B. im Stuhlkreis, beim Essen, im Autositz).
3. Klettert häufig auf Möbel oder andere unangebrachte Gegenstände.
4. Scheint mehr Geräusche als andere junge Kinder zu machen und hat Schwierigkeiten, ruhig zu spielen.
5. Zeigt häufig exzessive motorische Aktivität und ungerichtete Energie (»wie getrieben«).
6. Redet meistens zu viel.
7. Hat häufig Schwierigkeiten, sich beim Reden mit Gesprächspartnern abzuwechseln und unterbricht andere während einer Unterhaltung.
8. Hat oft Schwierigkeiten sich bei Aktivitäten mit anderen abzuwechseln oder abzuwarten bis Bedürfnisse erfüllt werden.
9. Stört häufig beim Spielen, bei Interaktionen oder bei anderen Aktivitäten (nimmt z. B. anderen Kindern Spielsachen weg oder unterbricht ein laufendes Spiel).

B. Verhaltensweisen, auf die die unten aufgeführten Kriterien zutreffen, müssen übermäßig stark ausgeprägt sein im Vergleich mit dem erwarteten Entwicklungsstand und kulturellen Normen.

C. Symptome müssen in mindestens zwei Lebenskontexten des jungen Kindes auftreten (z. B. in zwei unterschiedlichen Kontexten, wie zu Hause und außerhalb von Hause) oder innerhalb zweier unterschiedlicher Beziehungen (Bezugsperson, Lehrer/Erzieher, behandelnder Arzt/Psychologe)).

D. Symptome der Störung oder Reaktionen der Bezugsperson auf die Symptome können das Funktionsfähigkeit des jungen Kindes und der Familie auf eine oder mehrere der folgenden Arten erheblich beeinflussen:
   1. Verursachen Stress und Leid für das junge Kind;
   2. Beeinträchtigen die Beziehungen des jungen Kindes;
   3. Begrenzen die Beteiligung des jungen Kindes an dem Entwicklungsstand angemessenen Aktivitäten oder Routinen;
   4. Begrenzen die Teilnahme der Familie an alltäglichen Aktivitäten und Routinen; oder
   5. Begrenzen die Fähigkeit des jungen Kindes, neue Fertigkeiten zu lernen und zu entwickeln oder beeinträchtigt den Entwicklungsverlauf.

Alter: Das junge Kind ist älter als 24 Monate und jünger als 36 Monate.
Dauer: Die Symptome müssen mindestens sechs Monate vorhanden sein.

Nicht übersetzt, da keine Störung der ersten Achse (d. h. psychische Störung im engeren Sinn):

- Globale Entwicklungsverzögerung
- Störung der Sprachentwicklung
- Störung der motorischen Entwicklung

Sensorische Verarbeitungsstörungen

Sensorische Überreaktivitätsstörung

Alle Kriterien müssen erfüllt sein:

A. Das Kind zeigt ein durchgängiges und überall vorhandenes Muster von sensorischer Überempfindlichkeit, das intensive, negative Reaktionen auf eine oder mehrere übliche sensorische Reize (einschließlich taktile, visuelle, auditive, vestibuläre, olfaktorische, gustatorische, propriozeptive oder enterozeptive Reize) in mehr als einem Kontext (Zu Hause, Kinderbetreuung, Spielplatz) und mit unterschiedlichen Bezugspersonen umfasst (falls das Kind mehr als eine Bezugsperson hat). Die Intensität oder die Dauer der Reaktivität steht in keinem Verhältnis zur Intensität des Reizes. Entweder Kriterium 1 oder 2 muss erfüllt sein:
   1. Das Kind zeigt eine intensive emotionale oder verhaltensbezogene Reaktion, wenn es sensorischen Reizen ausgesetzt ist. Die Intensität und Dauer der Reaktion steht in keinem Verhältnis zur Intensität des Reizes.
   2. Das Kind versucht vorbeugend den Kontakt mit alltäglichen sensorischen Reizen zu vermeiden, auf die es aversiv reagiert.

B. Die Kriterien für eine Autismus-Spektrum-Störung sind nicht erfüllt. Die Symptome entsprechen nicht eher einer Aufmerksamkeitsdefizit-/Hyperaktivitätsstörung.

C. Die Symptome der Störung oder Reaktionen der Bezugspersonen haben erheblichen Einfluss auf die Funktionsfähigkeit des Kindes und der Familie auf eine oder mehrere der folgenden Arten:
   1. Verursachen Stress und Leid beim Kind;
   2. Beeinträchtigen die Beziehungen des Kindes;

3. Begrenzen die Teilnahme des Kindes an entwicklungsbedingt erwarteten Aktivitäten und Routinen;
4. Begrenzen die Teilnahme der Familie an Alltagsaktivitäten und Routinen;
5. Begrenzen die Fähigkeit des Kindes, neue Fertigkeiten zu lernen und zu entwickeln, oder beeinträchtigt den Entwicklungsprozess.

Alter: Das Kind muss mindestens sechs Monate alt sein.
Dauer: Die Symptome der sensorischen Überempfindlichkeit müssen mindestens drei Monate vorhanden sein.

Sensorische Unterreaktivitätsstörung

Alle Kriterien müssen erfüllt sein:

A. Das Kind zeigt ein durchgängiges und überall vorhandenes Muster von sensorischer Unterempfindlichkeit, das leichte oder neutrale Reaktionen auf einen oder mehrere Arten intensiver sensorischer Reize (einschließlich taktile, visuelle, auditive, vestibuläre, olfaktorische, gustatorische, propriozeptive oder enterozeptive Reize) in mehr als einem Kontext (Zu Hause, Kinderbetreuung, Spielplatz) und mit unterschiedlichen Bezugspersonen umfasst (falls das Kind mehr als eine Bezugsperson hat). Die geringe Intensität der Reaktivität, die Verzögerung der Reizantwort und die kurze Dauer der Reaktion stehen in keinem Verhältnis zur Intensität des Reizes. Entweder Kriterium 1 oder 2 muss erfüllt sein:
1. Das Kind zeigt eine gedämpfte emotionale oder verhaltensbezogene Reaktion, wenn es Reizen ausgesetzt ist, welche eine starke oder zumindest moderate sensorische Antwort erwarten lassen. Die minimale Intensität der Reaktion, die lange Latenzzeit sowie die kurze Dauer der Reaktion stehen in keinem Verhältnis zur Intensität des Reizes.
2. Das Kleinkind ist vorhersehbar unempfänglich für alltägliche sensorische Stimuli, die eine starke positive oder aversive Antwort erwarten lassen (selbst wenn das Fehlen einer Reaktion zu einer Verletzung führen kann).

B. Die Symptome der Störung oder Reaktionen der Bezugspersonen haben erheblichen Einfluss auf die Funktionsfähigkeit des Kindes und der Familie auf eine oder mehrere der folgenden Arten:
1. Verursachen Stress und Leid beim Kind;
2. Beeinträchtigen die Beziehungen des Kindes;
3. Begrenzen die Teilnahme des Kindes an entwicklungsbedingt erwarteten Aktivitäten und Routinen;
4. Begrenzen die Teilnahme der Familie an Alltagsaktivitäten und Routinen;
5. Begrenzen die Fähigkeit des Kindes, neue Fertigkeiten zu lernen und zu entwickeln, oder beeinträchtigen den Entwicklungsprozess.

Alter: Das Kind muss mindestens sechs Monate alt sein.
Dauer: Die Symptome der sensorischen Unterempfindlichkeit müssen mindestens drei Monate vorhanden sein.

Andere sensorische Verarbeitungsstörungen

Alle Kriterien müssen erfüllt sein:

A. Das Kind zeigt ein durchgängiges und überall vorhandenes Muster von atypischen sensorischen Reaktionen, welche die Kriterien für eine sensorische Unter- oder Überreaktivitätsstörung nicht erfüllen.
B. Die Symptome des Kindes sind speziell mit sensorischer Stimulation verknüpft, und das Kind erfüllt nicht die Kriterien

einer Autismus-Spektrum-Störung. Darüber hinaus entsprechen die Symptome nicht eher einer Aufmerksamkeitsdefizit-/Hyperaktivitätsstörung.

C. Die Symptome der Störung oder Reaktionen der Bezugspersonen haben Einfluss auf die Funktionsfähigkeit des Kindes und der Familie auf eine oder mehrere der folgenden Arten:
1. Verursachen Stress und Leid beim Kind;
2. Beeinträchtigen die Beziehungen des Kindes;
3. Begrenzen die Teilnahme des Kindes an entwicklungsbedingt erwarteten Aktivitäten und Routinen;
4. Begrenzen die Teilnahme der Familie an Alltagsaktivitäten und Routinen;
5. Begrenzen die Fähigkeit des Kindes, neue Fertigkeiten zu lernen und zu entwickeln, oder beeinträchtigen den Entwicklungsprozess.

Alter: Das Kind muss mindestens sechs Monate alt sein.
Dauer: Die Symptome der sensorischen Unterempfindlichkeit müssen mindestens drei Monate vorhanden sein.

Angststörungen

Störung mit Trennungsangst

Alle folgenden Kriterien müssen zutreffen:

A. Das Kind reagiert mit Angst, die für den Entwicklungsstand unangemessen und übermäßig stark ist, bezüglich einer Trennung von Zuhause oder von Bezugspersonen, an die das Kind gebunden ist. Zumindest zeitweise kann das Kind diese Angst selbst durch Rückversicherung anderer nicht regulieren. Die Angst zeigt sich in mindestens drei der sieben folgenden Symptome:
1. Wiederkehrender, deutlicher Stress und Leid, wenn eine Trennung von Zuhause oder von wichtigen Bezugspersonen eintritt oder erwartet wird.
2. Wiederkehrende, deutliche Sorgen, dass ein Ereignis eintritt, das zu einer Trennung von einer wichtigen Bezugsperson führen kann (z. B. verlorengehen, entführt werden). Kinder, die noch nicht sprechen können, haben eingeschränkte Möglichkeiten, diese Sorgen auszudrücken.
3. Anhaltender Widerwillen oder Verweigerung, in den Kindergarten, die Schule oder andere Orte außerhalb von Zuhause zu gehen aus Angst vor einer Trennung. Dies kann auftreten als: a.) Furcht oder Angst in Zusammenhang mit dem Verlassen des Zuhauses für Schule oder Kindergarten; b.) Antizipatorische Furcht oder Angst in Zusammenhang mit Schule oder Kindergarten; c.) Widerwille oder Verweigerung von Schule oder Kindergarten aufgrund der Furcht oder Angst; d.) Weinen, Klammern, Verstecken, Wutanfälle oder andere Versuche, die Trennung zu vermeiden. Kinder können ihre Angst/Furcht mit untröstbarem Weinen und Klammern ausdrücken.
4. Anhaltende deutliche Furcht oder Widerwille, alleine ohne Hauptbezugspersonen zu Hause oder ohne wichtige Bezugspersonen in anderen Kontexten zu sein.
5. Anhaltender Widerwille oder Verweigerung, ohne Anwesenheit der Bezugsperson schlafen zu gehen über einen Zeitraum von mindestens einem Monat.
6. Wiederholte Alpträume, die Trennungsthemen beinhalten. Kinder, die noch nicht oder nur wenig sprechen, haben Angstträume ohne erkennbaren Inhalt.
7. Körperliche oder physiologische Symptome, wenn eine Trennung von einer wichtigen Bezugsperson eintritt oder erwartet wird.

B. Die Symptome der Störung oder Reaktionen der Bezugspersonen haben erheblichen Einfluss auf die Funktionsfähigkeit des Kindes und der Familie auf eine oder mehrere der folgenden Arten:
   1. Verursachen Stress und Leid beim Kind;
   2. Beeinträchtigen die Beziehungen des Kindes;
   3. Begrenzen die Teilnahme des Kindes an entwicklungsbedingt erwarteten Aktivitäten und Routinen;
   4. Begrenzen die Teilnahme der Familie an Alltagsaktivitäten und Routinen;
   5. Begrenzen die Fähigkeit des Kindes, neue Fertigkeiten zu lernen und zu entwickeln, oder beeinträchtigen den Entwicklungsprozess.

Dauer: Furcht, Angst oder Vermeidung persistiert und hält typischerweise mindestens einen Monat an.

Soziale Angststörung (Soziale Phobie)

Alle folgenden Kriterien müssen erfüllt sein. Die Kriterien können zutreffen, wenn das Kind das Verhalten in der Vergangenheit gezeigt hat, aber derzeit eine Konfrontation vermieden oder von den Bezugspersonen nicht hergestellt wird.

A. Das Kind zeigt deutliche und anhaltende Furcht in einer oder mehreren sozialen oder Leistungssituationen, die eine Konfrontation mit einer unbekannten Person oder einer üblichen Überprüfung durch Gleichaltrige oder Erwachsene umfassen. Die Furcht oder Angst ist übermäßig stark im Vergleich zu der aktuellen Bedrohung durch die soziale Situation.
B. Die Exposition mit einer gefürchteten Situation ruft fast unweigerlich Angst bei dem Kind hervor, die sich in Panikgefühlen, Weinen, Wutanfällen, Erstarren, Klammern, Zurückweichen oder einer Unfähigkeit zu sprechen in sozialen Situationen mit fremden Personen ausdrücken kann.
C. Das Kind vermeidet angstauslösende soziale oder Leistungssituationen oder hält diese mit intensiver Angst, Stress und Leid durch.
D. Die Angst ist nicht besser durch andere Störungen wie Autismus-Spektrum-Störungen, Trennungsangst, Soziale Phobie oder andere Angststörungen erklärbar.
E. Die Symptome der Störung oder Reaktionen der Bezugspersonen haben erheblichen Einfluss auf die Funktionsfähigkeit des Kindes und der Familie auf eine oder mehrere der folgenden Arten:
   1. Verursachen Stress und Leid beim Kind;
   2. Beeinträchtigen die Beziehungen des Kindes;
   3. Begrenzen die Teilnahme des Kindes an entwicklungsbedingt erwarteten Aktivitäten und Routinen;
   4. Begrenzen die Teilnahme der Familie an Alltagsaktivitäten und Routinen;
   5. Begrenzen die Fähigkeit des Kindes, neue Fertigkeiten zu lernen und zu entwickeln, oder beeinträchtigen den Entwicklungsprozess.

Alter: Das Kind ist mindestens 24 Monate alt.
Dauer: Die Symptome sind für mindestens zwei Monate vorhanden.

Generalisierte Angststörung

Alle folgenden Kriterien müssen erfüllt sein:

A. Das Kind erlebt deutliche und anhaltende Angst oder Sorgen an mehr als der Hälfte der Tage. Die Sorgen umfassen Angst bzgl. zukünftiger Ereignisse, die Angemessenheit vergangenen Verhaltens und die Sorge um eigene Kompetenzen in einem oder mehreren Bereichen.

B. Das Kind ist nicht in der Lage, die Ängste und Sorgen zu regulieren (z. B. das Kind bittet Bezugspersonen häufig um Rückversicherung).
C. Die Angst und Sorgen treten während zwei oder mehr Aktivitäten oder Kontexten oder in zwei oder mehr Beziehungen auf.
D. Die Angst oder Sorgen sind assoziiert mit einem oder mehreren der folgenden Symptome:
   1. Erregung
   2. Ermüdbarkeit
   3. Intermittierende Unaufmerksamkeit
   4. Irritabilität (z. B. leicht frustriert)
   5. Muskelanspannung, Schwierigkeiten, sich zu entspannen
   6. Schlafstörungen (Ein- und Durchschlafschwierigkeiten, unruhiger und nicht erholsamer Schlaf, Erwachen durch Alpträume)
E. Die Ängste und Sorgen sind generalisiert und nicht begrenzt auf Sorgen wie bei Zwängen (z. B. Furcht vor Ansteckung), PTSB (z. B. Frucht wegen Menschen oder Orten nach Trauma), Trennungsangst (z. B. Angst vor Trennung von Bezugsperson) oder Sozialer Phobie (z. B. Sorgen um soziale Interaktionen).
F. Die Störung ist nicht auf den physiologischen Effekt einer Substanz zurückzuführen (z. B. Asthmamedikation oder Steroide).
G. Die Symptome der Störung oder Reaktionen der Bezugspersonen haben erheblichen Einfluss auf die Funktionsfähigkeit des Kindes und der Familie auf eine oder mehrere der folgenden Arten:
   1. Verursachen Stress und Leid beim Kind;
   2. Beeinträchtigen die Beziehungen des Kindes;
   3. Begrenzen die Teilnahme des Kindes an entwicklungsbedingt erwarteten Aktivitäten und Routinen;
   4. Begrenzen die Teilnahme der Familie an Alltagsaktivitäten und Routinen;
   5. Begrenzen die Fähigkeit des Kindes, neue Fertigkeiten zu lernen und zu entwickeln, oder beeinträchtigen den Entwicklungsprozess.

Alter: Die Diagnose sollte bei Kindern unter 36 Monaten nur mit Vorsicht vergeben werden.
Dauer: Die Symptome treten mindestens zwei Monate auf.

Selektiver Mutismus

Alle folgenden Kriterien müssen erfüllt sein:

A. Beständige Unfähigkeit, in spezifischen sozialen Situationen zu sprechen, in denen Sprechen erwartet wird. Dagegen ist das Kind in anderen Situationen in der Lage dazu.
B. Der Widerwille zu sprechen ist nicht erklärbar durch Unvertrautheit mit der gesprochenen Sprache oder mit einer expressiven Sprachstörung.
C. Die Symptome der Störung oder Reaktionen der Bezugspersonen haben erheblichen Einfluss auf die Funktionsfähigkeit des Kindes und der Familie auf eine oder mehrere der folgenden Arten:
   1. Verursachen Stress und Leid beim Kind;
   2. Beeinträchtigen die Beziehungen des Kindes;
   3. Begrenzen die Teilnahme des Kindes an entwicklungsbedingt erwarteten Aktivitäten und Routinen;
   4. Begrenzen die Teilnahme der Familie an Alltagsaktivitäten und Routinen;
   5. Begrenzen die Fähigkeit des Kindes, neue Fertigkeiten zu lernen und zu entwickeln, oder beeinträchtigen den Entwicklungsprozess.

Dauer: Die Symptome dauern mindestens einen Monat an.

Störung mit Inhibition gegenüber Neuem

Alle folgenden Kriterien müssen erfüllt sein:

A. Das Kind zeigt Angstsymptome in der Konfrontation mit neuen/unbekannten Objekten (z. B. Spielzeug), Personen und Situationen. Das Kind zeigt nahezu immer folgendes:
  1. Das Kind erstarrt oder zieht sich zurück (z. B. stellt das Sprechen ein, vermeidet Blickkontakt) und versucht sich von dem neuen Objekt, der Person oder der Situation zu distanzieren, indem es sich versteckt oder die Bezugsperson sucht.
  2. Das Kind zeigt deutlichen, anhaltenden und situationsübergreifenden negativen Affekt.
B. Das gehemmte Verhalten ist nicht besser durch ein trauma- oder stressbezogenes Symptom wie bei einer PTBS oder Anpassungsstörung zu erklären und ist nicht lediglich eine phobische Reaktion auf einen spezifischen Stimulus.
C. Die Symptome der Störung oder Reaktionen der Bezugspersonen haben erheblichen Einfluss auf die Funktionsfähigkeit des Kindes und der Familie auf eine oder mehrere der folgenden Arten:
  1. Verursachen Stress und Leid beim Kind;
  2. Beeinträchtigen die Beziehungen des Kindes;
  3. Begrenzen die Teilnahme des Kindes an entwicklungsbedingt erwarteten Aktivitäten und Routinen;
  4. Begrenzen die Teilnahme der Familie an Alltagsaktivitäten und Routinen;
  5. Begrenzen die Fähigkeit des Kindes, neue Fertigkeiten zu lernen und zu entwickeln, oder beeinträchtigen den Entwicklungsprozess.

Alter: Das Kind muss weniger als 24 Monate alt sein.

Dauer: Die Symptome dauern mindestens einen Monat an.

Andere Angststörungen der frühen Kindheit

Alle folgenden Kriterien müssen erfüllt sein:

A. Das Kind hat ein oder mehrere persistierende Symptome einer Angststörung, erfüllt aber nicht die vollen Kriterien einer anderen Angststörung.
B. Die Symptome werden nicht schon durch eine andere Störung erfasst, deren Kriterien das Kind erfüllt.
C. Die Symptome der Störung oder Reaktionen der Bezugspersonen haben erheblichen Einfluss auf die Funktionsfähigkeit des Kindes und der Familie auf eine oder mehrere der folgenden Arten:
  1. Verursachen Stress und Leid beim Kind;
  2. Beeinträchtigen die Beziehungen des Kindes;
  3. Begrenzen die Teilnahme des Kindes an entwicklungsbedingt erwarteten Aktivitäten und Routinen;
  4. Begrenzen die Teilnahme der Familie an Alltagsaktivitäten und Routinen;
  5. Begrenzen die Fähigkeit des Kindes, neue Fertigkeiten zu lernen und zu entwickeln, oder beeinträchtigen den Entwicklungsprozess.

Affektive Störungen

Depressive Störung der frühen Kindheit

Alle folgenden Kriterien müssen erfüllt sein.

A. Gedrückte Stimmung und Reizbarkeit bei verschiedenen Aktivitäten, an den meisten Tagen seit mindestens zwei Wochen, ausgedrückt durch direkte Äußerungen des Kindes (z. B. »Ich bin traurig«) oder

durch Beobachtungen anderer (z. B. das junge Kind erscheint traurig oder weinerlich, der Affekt ist flach oder das Kind hat häufige Wutanfälle).
B. Anhedonie, ausgedrückt durch deutlich reduzierte Freude oder Interesse bei allen, oder fast allen Aktivitäten, wie das Beginnen von Spielen oder Interaktion mit Bezugspersonen. Diese tritt über verschiedene Aktivitäten hinweg auf, an den meisten Tagen seit mindestens zwei Wochen, und wird entweder von dem Kind direkt ausgedrückt oder durch andere beobachtet. Bei jungen Kindern kann sich Anhedonie zeigen als verminderte Aktivität, Ansprechbarkeit und Wechselseitigkeit.
C. Zwei oder mehr der folgenden Kriterien müssen vorhanden sein:
   1. Deutliche Veränderung des Appetits oder vermindertes Wachstum in Bezug auf die erwartete Wachstumskurve.
   2. Insomnie (Ein- und Durchschlafstörungen) oder Hypersomnie, an den meisten Tagen seit mindestens zwei Wochen.
   3. Psychomotorische Agitation oder Trägheit bei verschiedenen Aktivitäten, die durch andere beobachtet werden können, an den meisten Tagen seit mindestens zwei Wochen.
   4. Ermüdbarkeit oder Antriebsverlust, die sich als verminderte Begeisterung bei verschiedenen Aktivitäten zeigen können, an den meisten Tagen seit mindestens zwei Wochen.
   5. Gefühle von Wertlosigkeit, übertriebener Schuld oder Selbstvorwürfe im Spiel oder im sprachlichen Ausdruck bei verschiedenen Aktivitäten, an den meisten Tagen seit mindestens zwei Wochen.
   6. Verminderte Fähigkeit sich zu konzentrieren, zu beharren und Entscheidungen bei verschiedenen Aktivitäten zu treffen, an den meisten Tagen seit mindestens zwei Wochen.
   7. Beschäftigung mit Tod, Suizid und Versuche der Selbstverletzung, in Sprache, Spiel und Verhalten ausgedrückt.
D. Die Symptome der Störung oder Reaktionen der Bezugspersonen haben erheblichen Einfluss auf die Funktionsfähigkeit des Kindes und der Familie auf eine oder mehrere der folgenden Arten:
   1. Verursachen Stress und Leid beim Kind;
   2. Beeinträchtigen die Beziehungen des Kindes;
   3. Begrenzen die Teilnahme des Kindes an entwicklungsbedingt erwarteten Aktivitäten und Routinen;
   4. Begrenzen die Teilnahme der Familie an Alltagsaktivitäten und Routinen;
   5. Begrenzen die Fähigkeit des Kindes, neue Fertigkeiten zu lernen und zu entwickeln, oder beeinträchtigen den Entwicklungsprozess.

Alter: Die Diagnose sollte mit Vorsicht bei Kindern unter 24 Monate gestellt werden.
Dauer: Die Symptome müssen an den meisten Tagen seit mindestens zwei Wochen vorhanden sein.

Dysregulierte Ärger- und Aggressionsstörung der frühen Kindheit

Diagnostische Kriterien

Alle folgenden Kriterien müssen erfüllt sein.

A. Das Kind zeigt ein übergreifendes und anhaltendes Muster von Stimmungs- und Verhaltensdysregulation, durch mindestens drei Symptome von einem der vier Muster belegt
   1. Erhebliche Dysregulation von Ärger und Wut, gezeigt durch:
      a. Hat Schwierigkeiten sich zu beruhigen, wenn es wütend ist, an den meisten Tagen.
      b. Ärgert sich leicht und ist reizbar an den meisten Tagen.

c. Zeigt intensive oder extreme Wutausbrüche oder Reaktionen von Ärger an den meisten Tagen.
d. Ist verbal oder körperlich aggressiv gegenüber sich selbst oder anderen in Reaktion auf Frustration oder Grenzsetzung.
2. Nichtbefolgung und regelnbrechendes Verhalten gezeigt durch:
   a. Mit Erwachsenen diskutieren an den meisten Tagen.
   b. Sich Erwachsenen gegenüber widersetzen an den meisten Tagen.
   c. Nichtbefolgen von Routineanweisungen, die das Kind in der Lage ist zu erfüllen, selbst bei wiederholten Aufforderungen, an den meisten Tagen.
   d. Mindestens tägliches Brechen von Regeln, wenn ein Erwachsener anwesend ist.
   e. Dinge von anderen Menschen oder aus Geschäften entwenden, obwohl es verboten ist.
3. Reaktive Aggression (d. h. erhebliche Aggression, wenn wütend, verärgert oder ängstlich/ bedroht), gezeigt durch:
   a. Schlägt, beißt, tritt, wirft Gegenstände oder versucht, es zu tun, gegenüber Bezugspersonen mehr als einmal die Woche.
   b. Schlägt, beißt, tritt, wirft Gegenstände oder versucht, es zu tun, gegenüber jungen Kindern (nicht Geschwister), mindestens einmal die Woche. (Hinweis: Bei jungen Kindern mit eingeschränkter Interaktion mit anderen jungen Kindern tritt es öfter auf, als dass es nicht vorhanden ist)
   c. Absichtliches Zerstören von Gegenständen mindestens einmal die Woche.
4. Proaktive Aggression gezeigt durch:
   a. Dominiert und nötigt oft (mindestens einmal die Woche) beim Spiel mit Gleichaltrigen (z. B. schließt andere Kinder vom Spiel aus)
   b. Sagt oder tut oft Dinge (mindestens einmal die Woche), die die Gefühle der anderen verletzt. (Hinweis: nur wenn das Kind sich der Bedeutung seines Verhaltens bewusst ist)
   c. Verängstigt andere verbal oder körperlich.
   d. Beginnt körperliche Auseinandersetzungen.
   e. Benutzt oder droht mit einem Gegenstand, um anderen Schaden zuzufügen.

B. Die Symptome müssen in mehr als einem Kontext oder in mehr als einer Beziehung auftreten

C. Die Symptome werden nicht besser durch eine andere Störung der Achse I erklärt

D. Die Symptome der Störung oder Reaktionen der Bezugspersonen haben erheblichen Einfluss auf die Funktionsfähigkeit des Kindes und der Familie auf eine oder mehrere der folgenden Arten
1. Verursachen Stress und Leid beim Kind;
2. Verursachen Stress und Leid in der Familie;
3. Beeinträchtigen die Beziehungen des Kindes;
4. Begrenzen die Teilnahme des Kindes an entwicklungsbedingt erwarteten Aktivitäten und Routinen;
5. Begrenzen die Teilnahme der Familie an Alltagsaktivitäten und Routinen;
6. Begrenzen die Fähigkeit des Kindes, neue Fertigkeiten zu lernen und zu entwickeln, oder beeinträchtigen den Entwicklungsprozess.

Alter: Das Kind ist mindestens 24 Monate alt.
Dauer: Die Symptome müssen für mindestens drei Monate auftreten.

Andere affektive Störung der frühen Kindheit

Alle folgenden Kriterien müssen erfüllt sein:

A. Das Kind hat eine oder mehr Symptome einer affektiven Störung, aber erfüllt nicht die Kriterien für eine depressive Störung der frühen Kindheit oder einer dysregulierten Ärger- und Aggressionsstörung der frühen Kindheit.
B. Die Symptome sind nicht erfasst durch eine andere Störung, für die das Kind die vollen Kriterien erfüllt.
C. Die Symptome der Störung oder Reaktionen der Bezugspersonen haben erheblichen Einfluss auf die Funktionsfähigkeit des Kindes und der Familie auf eine oder mehrere der folgenden Arten:
   1. Verursachen Stress und Leid beim Kind;
   2. Beeinträchtigen die Beziehungen des Kindes;
   3. Begrenzen die Teilnahme des Kindes an entwicklungsbedingt erwarteten Aktivitäten und Routinen;
   4. Begrenzen die Teilnahme der Familie an Alltagsaktivitäten und Routinen;
   5. Begrenzen die Fähigkeit des Kindes, neue Fertigkeiten zu lernen und zu entwickeln, oder beeinträchtigen den Entwicklungsprozess.

Zwangsstörungen und verwandte Störungen

Zwangsstörung

Alle der folgenden Kriterien müssen erfüllt sein.

A. Vorhandensein von Zwangsgedanken, Zwangshandlungen oder beidem
   1. Zwangsgedanken zeigen sich durch:
      a. persistierende und unkontrollierbare Beschäftigung mit Gedanken oder Bildern, die sich durch sprachliche Wiederholungen ausdrücken.
   2. Zwangsgedanken werden definiert durch:
      a. repetitives Verhalten (z. B. Spiel in einer bestimmten Reihenfolge, Händewaschen, Ordnen, Kontrollieren, Zählen, leises Wiederholen von Worten), zu dessen Durchführung das Kind nach rigiden Regeln getrieben ist oder bei dem das Kind darauf besteht, dass die Eltern es durchführen.
      b. Das Kind widersetzt sich heftig oder wird deutlich ängstlich oder belastet bei Versuchen, das Verhalten zu begrenzen.
B. Die Zwangsgedanken und Zwangshandlungen treten fast täglich an den meisten Tagen auf und nehmen beachtliche Zeit in Anspruch für das Kind und seine Eltern (z. B. mehr als eine Stunde pro Tag).
C. Die Zwangsgedanken und die Zwangshandlungen sind nicht zurückzuführen auf eine andere psychische Störung (z. B. Trichotillomanie, atypische Essstörung, Autismus-Spektrum-Störung) oder auf eine medizinische Erkrankung (z. B. Hirntumor, Autoimmunerkrankung, usw.), oder auf die Wirkung einer Substanz.
D. Die Zwangsgedanken und die Zwangshandlungen stehen nicht in Verbindung mit einer traumatischen Erfahrung.
E. Die Symptome der Störung oder Reaktionen der Bezugspersonen haben erheblichen Einfluss auf die Funktionsfähigkeit des Kindes und der Familie auf eine oder mehrere der folgenden Arten:
   1. Verursachen Stress und Leid beim Kind;
   2. Beeinträchtigen die Beziehungen des Kindes;
   3. Begrenzen die Teilnahme des Kindes an entwicklungsbedingt erwarteten Aktivitäten und Routinen;
   4. Begrenzen die Teilnahme der Familie an Alltagsaktivitäten und Routinen;

5. Begrenzen die Fähigkeit des Kindes neue Fertigkeiten, zu lernen und zu entwickeln, oder beeinträchtigen den Entwicklungsprozess.

Alter: Das Kind muss mindestens 36 Monate alt sein.
Dauer: Die Symptome müssen mindestens drei Monate vorhanden sein.

Tourette-Störung

Alle der folgenden Kriterien müssen erfüllt sein.

A. Das Kind zeigt mindestens einen einfachen oder komplexen motorischen Tic und mindestens einen vokalen Tic, die in ihrer Intensität schwanken.
B. Die Tics sind nicht Folge einer anderen medizinischen Erkrankung.
C. Die Symptome der Störung oder Reaktionen der Bezugspersonen haben erheblichen Einfluss auf die Funktionsfähigkeit des Kindes und der Familie auf eine oder mehrere der folgenden Arten:
   1. Verursachen Stress und Leid beim Kind;
   2. Beeinträchtigen die Beziehungen des Kindes;
   3. Begrenzen die Teilnahme des Kindes an entwicklungsbedingt erwarteten Aktivitäten und Routinen;
   4. Begrenzen die Teilnahme der Familie an Alltagsaktivitäten und Routinen;
   5. Begrenzen die Fähigkeit des Kindes, neue Fertigkeiten zu lernen und zu entwickeln, oder beeinträchtigen den Entwicklungsprozess.

Alter: Die Diagnose sollte mit Vorsicht bei Kindern jünger als 18 Monaten gestellt werden.
Dauer: Die Symptome müssen mindestens zwölf Monate vorhanden sein.

Motorische oder vokale Tic-Störung

Alle der folgenden Kriterien müssen erfüllt sein.

A. Einzelne oder mehrere, einfache oder komplexe motorische Tics oder einfache oder komplexe vokale Tics, die mindestens 12 Monate vorhanden sind.
B. Die Intensität der Tics kann schwanken über Tage und Wochen, aber sie waren vorhanden – wenigstens intermittierend – für 12 Monate, seitdem der erste motorische oder vokale Tic beobachtet wurde.
C. Die motorischen oder vokalen Tics sind nicht Folge einer Medikation oder einer anderen Erkrankung.
D. Das Kind erfüllt nicht die Kriterien für ein Tourette-Störung (das das Vorhandensein von sowohl vokalen, wie auch motorischen Tics erfordert)
E. Die Symptome der Störung oder Reaktionen der Bezugspersonen haben erheblichen Einfluss auf die Funktionsfähigkeit des Kindes und der Familie auf eine oder mehrere der folgenden Arten:
   1. Verursachen Stress und Leid beim Kind;
   2. Beeinträchtigen die Beziehungen des Kindes;
   3. Begrenzen die Teilnahme des Kindes an entwicklungsbedingt erwarteten Aktivitäten und Routinen;
   4. Begrenzen die Teilnahme der Familie an Alltagsaktivitäten und Routinen;
   5. Begrenzen die Fähigkeit des Kindes, neue Fertigkeiten zu lernen und zu entwickeln, oder beeinträchtigen den Entwicklungsprozess.

Alter: Das Kind muss mindestens 36 Monate alt sein.
Dauer: Die Symptome müssen mindestens zwölf Monate vorhanden sein.

Trichotillomanie

Alle der folgenden Kriterien müssen erfüllt sein.

A. Das Kind zupft wiederholt sein Haar, was zu Bereichen von Haarverlust am Kopf, Wimpern oder Augenbrauen führt.
B. Der Haarverlust ist nicht Folge einer medizinischen oder einer Hauterkrankung.
C. Die Symptome der Störung oder Reaktionen der Bezugspersonen haben erheblichen Einfluss auf die Funktionsfähigkeit des Kindes und der Familie auf eine oder mehrere der folgenden Arten:
   1. Verursachen Stress und Leid beim Kind;
   2. Beeinträchtigen die Beziehungen des Kindes;
   3. Begrenzen die Teilnahme des Kindes an entwicklungsbedingt erwarteten Aktivitäten und Routinen;
   4. Begrenzen die Teilnahme der Familie an Alltagsaktivitäten und Routinen;
   5. Begrenzen die Fähigkeit des Kindes, neue Fertigkeiten zu lernen und zu entwickeln, oder beeinträchtigen den Entwicklungsprozess.

Zwanghaftes Hautzupfen der frühen Kindheit

Alle der folgenden Kriterien müssen erfüllt sein.

A. Das Kind zupft wiederholt an seiner Haut, an Krusten, oder kleineren Hautschäden, was zu langanhaltenden Wunden führt (z. B. Verletzungen, Läsionen, Schnittwunden).
B. Das Hautzupfen kann nicht vom Kind gesteuert werden.
C. Das Hautzupfen ist nicht Folge einer medizinischen oder einer Hauterkrankung.
D. Die Symptome der Störung oder Reaktionen der Bezugspersonen haben erheblichen Einfluss auf die Funktionsfähigkeit des Kindes und der Familie auf eine oder mehrere der folgenden Arten:
   1. Verursachen Stress und Leid beim Kind;
   2. Beeinträchtigen die Beziehungen des Kindes;
   3. Begrenzen die Teilnahme des Kindes an entwicklungsbedingt erwarteten Aktivitäten und Routinen;
   4. Begrenzen die Teilnahme der Familie an Alltagsaktivitäten und Routinen;
   5. Begrenzen die Fähigkeit des Kindes, neue Fertigkeiten zu lernen und zu entwickeln, oder beeinträchtigen den Entwicklungsprozess.

Andere Zwangsstörungen und verwandte Störungen

Alle der folgenden Kriterien müssen erfüllt sein.

A. Das Kind hat eine oder mehr persistierende Symptome einer Zwangsstörung oder verwandten Störung, aber erfüllt nicht die Kriterien für eine andere Störung in diesem Abschnitt.
B. Die Symptome sind nicht besser erklärbar durch eine andere Störung, für die das Kind die Kriterien erfüllt.
C. Die Symptome der Störung oder Reaktionen der Bezugspersonen haben erheblichen Einfluss auf die Funktionsfähigkeit des Kindes und der Familie auf eine oder mehrere der folgenden Arten:
   1. Verursachen Stress und Leid beim Kind;
   2. Beeinträchtigen die Beziehungen des Kindes;
   3. Begrenzen die Teilnahme des Kindes an entwicklungsbedingt erwarteten Aktivitäten und Routinen;
   4. Begrenzen die Teilnahme der Familie an Alltagsaktivitäten und Routinen;

5. Begrenzen die Fähigkeit des Kindes, neue Fertigkeiten zu lernen und zu entwickeln, oder beeinträchtigen den Entwicklungsprozess.

Schlafstörungen

Einschlafstörung

Alle folgenden Kriterien müssen zutreffen.

A. Der Säugling/das Kleinkind braucht mehr als 30 Minuten, um einzuschlafen, in den meisten Nächten.
B. Das Schlafproblem wird nicht besser durch ein Symptom einer anderen Erkrankung erklärt.
C. Die Symptome der Störung oder Reaktionen der Bezugspersonen haben erheblichen Einfluss auf die Funktionsfähigkeit des Kindes und der Familie auf eine oder mehrere der folgenden Arten:
 1. Verursachen Stress und Leid beim Kind;
 2. Beeinträchtigen die Beziehungen des Kindes;
 3. Begrenzen die Teilnahme des Kindes an entwicklungsbedingt erwarteten Aktivitäten und Routinen;
 4. Begrenzen die Teilnahme der Familie an Alltagsaktivitäten und Routinen;
 5. Begrenzen die Fähigkeit des Kindes, neue Fertigkeiten zu lernen und zu entwickeln, oder beeinträchtigen den Entwicklungsprozess.

Alter: Das Kind muss mindestens sechs Monate alt sein.
Dauer: Die Symptome müssen über einen Zeitraum von mindestens vier Wochen vorhanden sein.

Durchschlafstörung

Alle folgenden Kriterien müssen zutreffen:

A. Häufiges oder längeres Erwachen, bei dem sich das Kind meldet, in den meisten Nächten.
B. Die Symptome sind nicht erklärbar durch andere Erkrankungen oder medizinische Probleme und medikamentöse Nebenwirkungen.
C. Die Symptome der Störung oder Reaktionen der Bezugspersonen haben erheblichen Einfluss auf die Funktionsfähigkeit des Kindes und der Familie auf eine oder mehrere der folgenden Arten:
 1. Verursachen Stress und Leid beim Kind;
 2. Beeinträchtigen die Beziehungen des Kindes;
 3. Begrenzen die Teilnahme des Kindes an entwicklungsbedingt erwarteten Aktivitäten und Routinen;
 4. Begrenzen die Teilnahme der Familie an Alltagsaktivitäten und Routinen;
 5. Begrenzen die Fähigkeit des Kindes, neue Fertigkeiten zu lernen und zu entwickeln, oder beeinträchtigen den Entwicklungsprozess.

Alter: Das Kind ist mindestens acht Monate alt
Dauer: Die Symptome müssen über einen Zeitraum von mindestens vier Wochen vorhanden sein

Partielle Aufwachstörung

Von den nachfolgenden Kriterien müssen entweder A oder B zutreffen, sowie sowohl C *und* D.

A. Nachtschreck (Pavor nocturnus): häufige, wiederholte Episoden plötzlichen Erwachens aus dem Schlaf, auch wenn das Kind nicht voll aufwacht. Die Episoden sind häufig assoziiert mit Schreien und Zeichen von Stress, einschließlich Herzklopfen, beschleunigter Atmung und Schweißausbrüchen. Diese Ereignisse treten üblicherweise innerhalb der ersten

Stunden des Schlafes auf. Während des Nachtschrecks lassen sich die Kinder nicht ohne weiteres aufwecken.
   oder
B. Schlafwandeln (Somnambulismus): häufige, wiederholte Episoden des Aufstehens aus dem Bett und Umhergehens. Während der Episoden hat das Kind die Augen geöffnet, bei eingeschränkter Ansprechbarkeit.
C. Das Kind hat keine erkennbare Erinnerung an das Ereignis am Morgen.
D. Die Symptome der Störung oder Reaktionen der Bezugspersonen haben erheblichen Einfluss auf die Funktionsfähigkeit des Kindes und der Familie auf eine oder mehrere der folgenden Arten:
   1. Verursachen Stress und Leid beim Kind;
   2. Beeinträchtigen die Beziehungen des Kindes;
   3. Begrenzen die Teilnahme des Kindes an entwicklungsbedingt erwarteten Aktivitäten und Routinen;
   4. Begrenzen die Teilnahme der Familie an Alltagsaktivitäten und Routinen;
   5. Begrenzen die Fähigkeit des Kindes, neue Fertigkeiten zu lernen und zu entwickeln, oder beeinträchtigen den Entwicklungsprozess.

Alter: Das Kind ist mindestens zwölf Monate alt.
Dauer: Die Symptome müssen über einen Zeitraum von mindestens einem Monat vorhanden sein.

Albträume der frühen Kindheit

Alle folgenden Kriterien müssen zutreffen.

A. Wiederholtes Auftreten von Alpträumen oder plötzlichem Erwachen mit deutlichem Stress und Leid, die meistens in der zweiten Hälfte der Schlafperiode vorkommen. Das Kind kann oder kann nicht den Inhalt erinnern oder berichten.

B. Die Träume treten nicht ausschließlich als Folge einer PTBS oder Trennungsangst auf.
C. Die Symptome der Störung oder Reaktionen der Bezugspersonen haben erheblichen Einfluss auf die Funktionsfähigkeit des Kindes und der Familie auf eine oder mehrere der folgenden Arten:
   1. Verursachen Stress und Leid beim Kind;
   2. Beeinträchtigen die Beziehungen des Kindes;
   3. Begrenzen die Teilnahme des Kindes an entwicklungsbedingt erwarteten Aktivitäten und Routinen;
   4. Begrenzen die Teilnahme der Familie an Alltagsaktivitäten und Routinen;
   5. Begrenzen die Fähigkeit des Kindes, neue Fertigkeiten zu lernen und zu entwickeln, oder beeinträchtigen den Entwicklungsprozess.

Alter: Das Kind ist mindestens zwölf Monate alt.
Dauer: Die Symptome müssen über einen Zeitraum von mindestens einem Monat vorhanden sein.

Essstörungen

Störung des Überessens

Alle folgenden Kriterien müssen zutreffen.

A. Kinder mit dieser Störung essen zu viel oder versuchen zu viel zu essen, indem sie folgendes Verhalten zeigen:
   1. Das Kind verlangt ständig nach exzessiven Nahrungsmengen während der Mahlzeiten oder des Fütterns.
   2. Das Kind verlangt ständig nach exzessiven Nahrungsmengen zwischen den Mahlzeiten oder geplanten Fütterzeiten.
B. Kinder mit dieser Störung sind gedanklich übermäßig mit Nahrung und Essen be-

schäftigt, wie in mindestens zwei der nachfolgenden Arten ausgedrückt:
1. Das Kind nimmt Nahrung von anderen oder plündert Mülltonnen.
2. Das Kind hamstert Nahrung während des Essens.
3. Das Kind redet ununterbrochen über Nahrung (z. B. die nächste Mahlzeit), oder Essensthemen dominieren das kindliche Spiel.
C. Das Kind leidet, wenn es daran gehindert wird, das Verhalten von Kriterium A zu zeigen.
D. Das Verhalten des Kindes ist nicht Folge einer anderen Störung, die das Verhalten besser erklärt (z. B. fehlende Verfügbarkeit von Nahrung, Hunger, medikamentöse Nebenwirkungen oder medizinische Erkrankungen).
E. Die Symptome der Störung oder Reaktionen der Bezugspersonen haben erheblichen Einfluss auf die Funktionsfähigkeit des Kindes und der Familie auf eine oder mehrere der folgenden Arten:
1. Verursachen Stress und Leid beim Kind;
2. Beeinträchtigen die Beziehungen des Kindes;
3. Begrenzen die Teilnahme des Kindes an entwicklungsbedingt erwarteten Aktivitäten und Routinen;
4. Begrenzen die Teilnahme der Familie an Alltagsaktivitäten und Routinen;
5. Begrenzen die Fähigkeit des Kindes, neue Fertigkeiten zu lernen und zu entwickeln, oder beeinträchtigen den Entwicklungsprozess; oder;
6. Folgt nicht altersentsprechenden Wachstumsverläufen.

Alter: Die Diagnose darf nicht vergeben werden bei Kindern unter 24 Monaten.
Dauer: Die Symptome müssen über einen Zeitraum von mehr als einem Monat vorhanden sein.

Essstörung mit Einschränkung der Nahrungsaufnahme

Alle folgenden Kriterien müssen zutreffen.

A. Das Kind isst durchgängig weniger als für sein Alter angemessen.
B. Der Säugling/das Kleinkind zeigt eine oder mehrere der nachfolgend aufgeführten unangemessenen Essgewohnheiten:
1. Anhaltendes fehlendes Interesse an Essen.
2. Ängstliches Vermeiden des Essens.
3. Regulationsschwierigkeiten während des Fütterns (z. B. wiederholtes Einschlafen oder Agitiertheit).
4. Essen nur während des Schlafs.
5. Erfolglose Umstellung auf feste Nahrung.
6. Essen nur unter spezifischen und durch das Kind erzwungenen Bedingungen, die durch die Betreuungsperson erfüllt werden (z. B. vor dem Fernseher mit einem speziellen Programm, beim Spielen oder Vorlesen, etc.).
7. Extrem wählerisches und selektives Essen; das Kind weigert sich, Nahrung mit bestimmten Farben oder Konsistenzen zu essen, oder ungewöhnlich eingeschränkte Auswahl an Speisen.
8. Verlängertes Zurückhalten von Nahrung im Mund, ohne sie herunter zu schlucken.
C. Das unangemessene Essverhalten ist nicht besser durch eine medizinische Erkrankung oder medikamentöse Nebenwirkungen erklärbar.
D. Die Symptome der Störung oder Reaktionen der Bezugspersonen haben erheblichen Einfluss auf die Funktionsfähigkeit des Kindes und der Familie auf eine oder mehrere der folgenden Arten:
1. Verursachen Stress und Leid beim Kind;
2. Beeinträchtigen die Beziehungen des Kindes;

3. Begrenzen die Teilnahme des Kindes an entwicklungsbedingt erwarteten Aktivitäten und Routinen;
4. Begrenzen die Teilnahme der Familie an Alltagsaktivitäten und Routinen;
5. Begrenzen die Fähigkeit des Kindes, neue Fertigkeiten zu lernen und zu entwickeln, oder beeinträchtigen den Entwicklungsprozess; oder;
6. Folgt nicht altersentsprechenden Wachstumsverläufen.

Alter: Es gibt keine Altersbeschränkung.
Dauer: Die Symptome müssen über einen Zeitraum von mehr als einem Monat vorhanden sein.

Atypische Essstörung

Alle folgenden Kriterien müssen zutreffen.

A. Das Kind zeigt ein abnormes Essverhalten, welches mindestens eines der folgenden Symptome beinhaltet:
   1. Horten – das Kind versteckt Nahrung an ungewöhnlichen Orten (z. B. im Bett, in der Schreibtischschublade).
   2. Pica – habituelles Essen von nichtessbaren Substanzen.
   3. Rumination – Muster von Hochwürgen und wiederholtem Schlucken von Nahrung.
B. Das abnorme Essverhalten des Kindes ist nicht durch eine medizinische Erkrankung oder eine medikamentöse Nebenwirkung besser erklärbar.
C. Die Symptome der Störung oder Reaktionen der Bezugspersonen haben erheblichen Einfluss auf die Funktionsfähigkeit des Kindes und der Familie auf eine oder mehrere der folgenden Arten:
   1. Verursachen Stress und Leid beim Kind;
   2. Beeinträchtigen die Beziehungen des Kindes;

3. Begrenzen die Teilnahme des Kindes an entwicklungsbedingt erwarteten Aktivitäten und Routinen;
4. Begrenzen die Teilnahme der Familie an Alltagsaktivitäten und Routinen;
5. Begrenzen die Fähigkeit des Kindes, neue Fertigkeiten zu lernen und zu entwickeln, oder beeinträchtigen den Entwicklungsprozess; oder;
6. Folgt nicht altersentsprechenden Wachstumsverläufen.

Alter: Es gibt keine Altersbeschränkung.
Dauer: Die Symptome müssen über einen Zeitraum von mehr als einem Monat vorhanden sein.

Schreistörungen der frühen Kindheit

Exzessive Schreistörung

Alle Kriterien müssen erfüllt sein.

A. Das Kind schreit mindestens 3 Stunden am Tag, an 3 oder mehr Tagen pro Woche seit mindestens 3 Wochen (3er-Regel).
B. Das Schreien wird nicht besser durch eine medizinische Erkrankung erklärt (z. B. Laktose-Intoleranz, gastroösophageale Refluxerkrankung).
C. Die Symptome der Störung oder Reaktionen der Bezugspersonen haben erheblichen Einfluss auf die Funktionsfähigkeit des Kindes und der Familie auf eine oder mehrere der folgenden Arten:
   1. Verursachen Stress und Leid beim Kind;
   2. Beeinträchtigen die Beziehungen des Kindes;
   3. Begrenzen die Teilnahme des Kindes an entwicklungsbedingt erwarteten Aktivitäten und Routinen;
   4. Begrenzen die Teilnahme der Familie an Alltagsaktivitäten und Routinen;

5. Begrenzen die Fähigkeit des Kindes, neue Fertigkeiten zu lernen und zu entwickeln, oder beeinträchtigen den Entwicklungsprozess.

Andere Schlaf-, Ess- und Schreistörungen der frühen Kindheit

Alle folgenden Kriterien müssen erfüllt sein:

A. Das Kind hat eines oder mehrere Symptome einer Schlaf-, Ess- und Schreistörung, aber erfüllt nicht die vollen Kriterien für eine Störung.
B. Die Symptome der Störung oder Reaktionen der Bezugspersonen haben erheblichen Einfluss auf die Funktionsfähigkeit des Kindes und der Familie auf eine oder mehrere der folgenden Arten:
  1. Verursachen Stress und Leid beim Kind;
  2. Beeinträchtigen die Beziehungen des Kindes;
  3. Begrenzen die Teilnahme des Kindes an entwicklungsbedingt erwarteten Aktivitäten und Routinen;
  4. Begrenzen die Teilnahme der Familie an Alltagsaktivitäten und Routinen;
  5. Begrenzen die Fähigkeit des Kindes, neue Fertigkeiten zu lernen und zu entwickeln, oder beeinträchtigen den Entwicklungsprozess.

Trauma-, Belastungs- und Deprivationsstörungen

Posttraumatische Belastungsstörung

Zusätzlich zu der Traumaerfahrung (wie unter Kriterium A ausgeführt), müssen folgende Symptome vorhanden sein: mindestens ein Symptom des Symptomcluster B, mindestens ein Symptom der Cluster C oder D und mindestens zwei Symptome des Cluster E. Weiterhin muss eine Beeinträchtigung (Kriterium F) vorhanden sein.

A. Das Kind war einer erheblichen Bedrohung oder einer wirklichen, ernsthaften Verletzung, einem Unfall, einer Erkrankung, einem medizinischen Trauma, bedeutsamem Verlust, einer Katastrophe, Gewalt (z. B. Gewalt unter Partnern, in der Nachbarschaft, Krieg oder Terrorismus) oder körperlichem/sexuellem Missbrauch ausgesetzt in einem oder mehreren der folgenden Möglichkeiten:
  1. Direkte Erfahrung des traumatischen Ereignisses.
  2. Selbst hören oder sehen, d. h. erleben, wie das Trauma andere betroffen hat.
  3. Erfahren, dass das traumatische Ereignis einer bedeutsamen Bezugsperson im Leben des Kindes zugestoßen ist.
B. Das Kind zeigt Zeichen des Wiedererlebens des traumatischen Ereignisses, indem es mindestens eines der folgenden Symptome zeigt:
  1. Spiel oder Verhalten, das Aspekte des Traumas wieder reinszeniert.
  2. Beschäftigung mit dem traumatischen Ereignis durch wiederholte Äußerungen und Fragen über Aspekte des Ereignisses. Stress ist nicht unbedingt vorhanden.
  3. Wiederholte Albträume, deren Inhalt mit dem traumatischen Ereignis verknüpft sein kann oder nicht, die aber nach dem Trauma häufiger auftreten.
  4. Erhebliche seelisches Leiden bei Erinnerungen an das traumatische Ereignis
  5. Deutliche physiologische Reaktionen (z. B. Schwitzen, erregtes Atmen, verändertes Hutkoloriit).
  6. Dissoziative Episoden, die nach dem traumatischen Ereignis einsetzen, in denen das Kind erstarrt, stillhält, starrt und für Sekunden bis Minuten unempfänglich gegenüber Umweltweltreizen wirkt als Reaktion auf eine Traumaerinnerung.
C. Das Kind versucht durchgängig, traumabezogene Stimuli zu vermeiden, indem es Menschen, Orten, Aktivitäten, Unterhal-

tungen, oder zwischenmenschlichen Situationen, die an das Trauma erinnern, ausweicht.

D. Die positive Reaktionsfreudigkeit des Kindes ist gedämpft oder sogar vermindert nach dem Trauma, ausgedrückt durch mindestens zwei der folgenden Symptome:
   1. Schlafschwierigkeiten, die sich durch ausgeprägte Verweigerung ins Bett zu gehen, Schwierigkeiten einzuschlafen oder wiederholtes Erwachen zeigen, die nicht mit Albträumen zusammenhängen.
   2. Konzentrationsschwierigkeiten.
   3. Hypervigilanz.
   4. Überstarke Schreckreaktion.
   5. Gesteigerte Irritabiliät, Ärger oder extreme Umständlichkeit oder Wutausbrüche.
E. Die Symptome der Störung oder Reaktionen der Bezugspersonen haben erheblichen Einfluss auf die Funktionsfähigkeit des Kindes und der Familie auf eine oder mehrere der folgenden Arten:
   1. Verursachen Stress und Leid beim Kind;
   2. Beeinträchtigen die Beziehungen des Kindes;
   3. Begrenzen die Teilnahme des Kindes an entwicklungsbedingt erwarteten Aktivitäten und Routinen;
   4. Begrenzen die Teilnahme der Familie an Alltagsaktivitäten und Routinen;
   5. Begrenzen die Fähigkeit des Kindes, neue Fertigkeiten zu lernen und zu entwickeln, oder beeinträchtigen den Entwicklungsprozess.

Alter: Die Diagnose sollte mit Vorsicht bei Kindern jünger als zwölf Monate gestellt werden.
Dauer: Die Symptome der Cluster B–E sollen mindestens einen Monat nach der Traumaerfahrungen des Clusters A bestehen.

Anpassungsstörung

Alle der folgenden Kriterien müssen erfüllt sein.

A. Ein oder mehrere neue Umweltstressoren müssen aufgetreten sein.
B. Innerhalb von zwei Wochen nach Erleben des Stressors zeigt das Kind eine Störung der Emotionen (z. B. Irritabilität, Trauer, Nüchternheit, Ängstlichkeit) oder des Verhaltens (z. B. Oppositionshaftigkeit, Weigerung zu Schlafen, häufige Wutausbrüche oder Entwicklungsrückschritte).
C. Die emotionalen oder Verhaltensstörungen unter dem Kriterium B stellen eine eindeutige Änderung dar und scheinen nachvollziehbar mit dem Stressor in Verbindung zu stehen.
D. Symptomänderungen nach dem Stressor sind nicht:
   1. Besser erklärbar durch eine andere psychische Störung nach Achse I.
   2. Nur eine Verschlimmerung einer vorherbestehenden Störung.
   3. Entwicklungsmäßig angemessene Reaktionen auf Umweltveränderungen.
E. Die Symptome der Störung oder Reaktionen der Bezugspersonen haben erheblichen Einfluss auf die Funktionsfähigkeit des Kindes und der Familie auf eine oder mehrere der folgenden Arten:
   1. Verursachen Stress und Leid beim Kind;
   2. Beeinträchtigen die Beziehungen des Kindes;
   3. Begrenzen die Teilnahme des Kindes an entwicklungsbedingt erwarteten Aktivitäten und Routinen;
   4. Begrenzen die Teilnahme der Familie an Alltagsaktivitäten und Routinen;
   5. Begrenzen die Fähigkeit des Kindes, neue Fertigkeiten zu lernen und zu entwickeln, oder beeinträchtigen den Entwicklungsprozess.

Alter: Es gibt keine Altersbegrenzungen.

Dauer: Die Symptome müssen mindestens zwei Wochen vorhanden sein und weniger als drei Monate persistieren, wenn der Stressor nicht mehr vorhanden ist.

Komplizierte Trauerstörung der frühen Kindheit

Alle der folgenden Kriterien müssen erfüllt sein.

A. Nach dem Tod oder bleibenden Verlust einer Bezugsperson zeigt das Kind mindestens zwei der folgenden Symptome:
   1. Das Kind weint, ruft und sucht durchgängig nach der abwesenden Bezugsperson.
   2. Wenn das Kind an den Verlust erinnert wird, zeigt es irgendwelche der folgenden Symptome:
      a. Distanziertheit, einschließlich Indifferenz, gegenüber Erinnerungen an die Bezugsperson, wie eine Fotografie oder Nennung des Namens der Bezugsperson.
      b. Selektives »Vergessen«, einschließlich offensichtlich mangelndes Erkennen von Fotografien oder anderen Erinnerungen an die verlorene Person.
      c. Extreme Empfindlichkeit gegenüber allen Erinnerungen an die verlorene Person, einschließlich akutes seelisches Leiden, wenn ein Gegenstand der Person durch andere berührt oder weggenommen wird.
      d. Eine starke emotionale Reaktion gegenüber jeder Thematik, die mit Trennung und Verlust verbunden ist – z. B. Weigerung Verstecken zu spielen, Tränenausbrüche, wenn ein Haushaltsgegenstand von seinem gewohnten Platz verrückt wird, intensive Trennungsbelastung, oder persistierende Beschäftigung mit dem Aufenthaltsort anderer Personen.

   1. Persistierende Beschäftigung mit dem möglichen Tod von sich selbst und anderen, wie mit irgendwelchen der folgenden Symptomen ausgedrückt:
      a. Wiederholte Fragen über das Sterben (z. B. »Werde ich sterben?«, »Wirst Du sterben?«).
      b. Äußerungen über eigenen Todeswunsch (»Ich möchte auch sterben«) oder Reinszenierung von Todesthemen im Spiel.
      c. Wiederholtes Erzählen (anderen Personen) über den Verlust der Bezugsperson.
A. Die Reaktionen des Kindes auf Verlust schleißt drei oder mehr der folgenden Symptome ein:
   1. Ermüdbarkeit und Energieverlust.
   2. Depressiver Affekt oder trauriger Gesichtsausdruck.
   3. Fehlendes Interesse an altersangemessenen Aktivitäten.
   4. Selbstverletzung oder selbstgefährdendes Verhalten.
   5. Äußerung von Schuld oder Selbstvorwürfen über den Verlust (z. B. »Ich bin schlecht«, »Ich habe ihn oder sie getötet«).
   6. Erhebliche Schlafstörungen.
   7. Erhebliche Essstörungen.
   8. Verlust an Entwicklungsschritten.
B. Die Symptome der Störung oder Reaktionen der Bezugspersonen haben erheblichen Einfluss auf die Funktionsfähigkeit des Kindes und der Familie auf eine oder mehrere der folgenden Arten:
   1. Verursachen Stress und Leid beim Kind;
   2. Beeinträchtigen die Beziehungen des Kindes;
   3. Begrenzen die Teilnahme des Kindes an entwicklungsbedingt erwarteten Aktivitäten und Routinen;
   4. Begrenzen die Teilnahme der Familie an Alltagsaktivitäten und Routinen;
   5. Begrenzen die Fähigkeit des Kindes, neue Fertigkeiten zu lernen und zu

entwickeln, oder beeinträchtigen den Entwicklungsprozess.

Alter: Kein Mindestalter ist angegeben, aber die Diagnose sollte mit Vorsicht gestellt werden, wenn das Kind jünger als neun Monate alt ist (das Entwicklungsalter, bei dem die bevorzugten Bindungen eindeutig etabliert sein sollten).

Dauer: Die Symptome sollten an den meisten Tagen vorhanden sein für mindestens 30 Tage.

Reaktive Bindungsstörung

Alle der folgenden Kriterien müssen erfüllt sein.

A. Fehlende Bindung zu irgendeiner erwachsenen Bezugsperson, ausgedrückt als:
 1. Muster emotionalem Rückzugs, gehemmtes Verhalten gegenüber erwachsenen Bezugspersonen, charakterisiert durch mindestens zwei der folgenden Merkmale:
    a. Fehlendes oder signifikant reduziertes Interesse daran, sich auf eine andere Person einzulassen.
    b. Fehlende oder signifikant reduzierte Suche nach Trost bei Leid oder Stress.
    c. Fehlende oder signifikant reduzierte Reaktion auf angebotenen Trost.
    d. Fehlende oder signifikant reduzierte soziale Reziprozität mit erwachsenen Bezugspersonen.
 2. Muster von Schwierigkeiten in der Emotionsregulation, ausgezeichnet durch reduzierte oder fehlende positive Affekte und Episoden von ausgeprägter oder unerklärbarer Furcht oder Irritabilität/ Ärger gegenüber Bezugspersonen.
B. Das Fehlen einer Bindungsperson resultiert aus Erfahrung des Kindes von unzureichender Versorgung (soziale und emotionale Vernachlässigung) oder von wiederholten Wechseln der Bezugspersonen. Diese schränken die Fähigkeit des Kindes ein, Bindungen einzugehen, und führen zu den oben beschriebenen abnormen Verhaltensweisen unter Kriterium A1.
C. Die Kriterien für eine Autismus-Spektrum-Störung oder eine Frühe Atypische Autismus-Spektrum-Störung sind nicht erfüllt.
D. Die Symptome der Störung oder Reaktionen der Bezugspersonen haben erheblichen Einfluss auf die Funktionsfähigkeit des Kindes und der Familie auf eine oder mehrere der folgenden Arten:
 1. Verursachen Stress und Leid beim Kind;
 2. Beeinträchtigen die Beziehungen des Kindes;
 3. Begrenzen die Teilnahme des Kindes an entwicklungsbedingt erwarteten Aktivitäten und Routinen;
 4. Begrenzen die Teilnahme der Familie an Alltagsaktivitäten und Routinen;
 5. Begrenzen die Fähigkeit des Kindes, neue Fertigkeiten zu lernen und zu entwickeln, oder beeinträchtigen den Entwicklungsprozess.

Alter: Die Störung sollte nicht diagnostiziert werden bei Kindern mit einem Entwicklungsalter von weniger als neun Monaten.

Dauer: Es ist keine minimale Dauer erforderlich.

Soziale Bindungsstörung mit Enthemmung

Alle der folgenden Kriterien müssen erfüllt sein.

A. Wiederholte Tendenz, auf fremde Personen zuzugehen und mit ihnen zu interagieren ohne die zu erwartenden Zurückhaltung zu zeigen, ausgedrückt mit mindestens zwei der folgenden Symptome:
 1. Wiederholte Bereitschaft, ohne Zögern mit fremden erwachsenen Personen wegzugehen.

2. Wiederholte Tendenz, sich auf körperliche (z. B. Berühren, Umarmen) oder verbale (z. B. übermäßig vertraute Fragen) aufdringliche, altersunangemessene Interaktionen mit fremden Erwachsenen einzulassen.
3. Wiederholte Tendenz, die Anwesenheit von erwachsenen Bezugspersonen in unbekannten Umgebungen nicht im Auge zu behalten durch Kontrollieren, Rückversicherung, oder in der Nähe bleiben.

B. Soziale Enthemmung mit Erwachsenen, die sich von Verhaltensimpulsivität unterscheidet (z. B. Handeln ohne zu überlegen) und die kulturell akzeptierten Entwicklungsnormen missachtet.

C. Das Kind wurde nicht ausreichend versorgt (soziale und emotionale Vernachlässigung) oder hat wiederholte Wechsel von Bezugspersonen erfahren, was seine Fähigkeiten, Bindungen zu formen, begrenzt. Es wird angenommen, dass die nicht ausreichende Versorgung zu den auffälligen Verhaltensweisen unter Kriterium A geführt hat.

D. Die Symptome der Störung oder Reaktionen der Bezugspersonen haben erheblichen Einfluss auf die Funktionsfähigkeit des Kindes und der Familie auf eine oder mehrere der folgenden Arten:
1. Verursachen Stress und Leid beim Kind;
2. Beeinträchtigen die Beziehungen des Kindes;
3. Begrenzen die Teilnahme des Kindes an entwicklungsbedingt erwarteten Aktivitäten und Routinen;
4. Begrenzen die Teilnahme der Familie an Alltagsaktivitäten und Routinen;
5. Begrenzen die Fähigkeit des Kindes, neue Fertigkeiten zu lernen und zu entwickeln, oder beeinträchtigen den Entwicklungsprozess.

Alter: Die Störung darf nicht diagnostiziert werden bei Kindern unter einem Entwicklungsalter von neun Monaten und sollte mit Vorsicht bei Kindern unter zwölf Monaten gestellt werden.
Dauer: Es ist keine Mindestdauer erforderlich.

Andere Trauma-, Stress- und Deprivationsstörung der frühen Kindheit

Alle der folgenden Kriterien müssen erfüllt sein.

A. Das Kind hat eine oder mehrere Symptome einer Trauma-, Belastungs- oder Deprivationsstörung, aber erfüllt nicht alle Kriterien für eine Diagnose.

B. Die Symptome der Störung oder Reaktionen der Bezugspersonen haben erheblichen Einfluss auf die Funktionsfähigkeit des Kindes und der Familie auf eine oder mehrere der folgenden Arten:
1. Verursachen Stress und Leid beim Kind;
2. Beeinträchtigen die Beziehungen des Kindes;
3. Begrenzen die Teilnahme des Kindes an entwicklungsbedingt erwarteten Aktivitäten und Routinen;
4. Begrenzen die Teilnahme der Familie an Alltagsaktivitäten und Routinen;
5. Begrenzen die Fähigkeit des Kindes, neue Fertigkeiten zu lernen und zu entwickeln, oder beeinträchtigen den Entwicklungsprozess.

Beziehungsstörungen

Spezifische Beziehungsstörung der frühen Kindheit

Alle der folgenden Kriterien müssen erfüllt sein

A. Das Kind zeigt eine persistierende emotionale oder Verhaltensstörung in dem Kontext einer bestimmten Beziehung mit

einer Bezugsperson. Beispiele umfassen (aber sind nicht auf diese beschränkt):
1. Oppositionelles Verhalten.
2. Aggression.
3. Ängstlichkeit.
4. Selbstgefährdendes Verhalten.
5. Nahrungsverweigerung.
6. Schlafverweigerung.
7. Unangemessenes Rollenverhalten mit Bezugsperson (z. B. überbesorgtes oder kontrollierendes Verhalten).

B. Die Symptomatik zeigt sich ausschließlich in der Beziehung zu einer Bezugsperson.

C. Die Symptome der Störung oder Reaktionen der Bezugspersonen haben erheblichen Einfluss auf die Funktionsfähigkeit des Kindes und der Familie auf eine oder mehrere der folgenden Arten:

1. Verursachen Stress und Leid beim Kind;
2. Beeinträchtigen die Beziehungen des Kindes;
3. Begrenzen die Teilnahme des Kindes an entwicklungsbedingt erwarteten Aktivitäten und Routinen;
4. Begrenzen die Teilnahme der Familie an Alltagsaktivitäten und Routinen;
5. Begrenzen die Fähigkeit des Kindes, neue Fertigkeiten zu lernen und zu entwickeln, oder beeinträchtigen den Entwicklungsprozess.

Alter: Es gibt keine Altersbegrenzungen, aber es kann schwierig sein, die Spezifität der Beziehung in den ersten Lebensmonaten zu erfassen.

Dauer: Die Symptome müssen mindestens ein Monat bestehen.

Stichwortverzeichnis

A

Adoption 119
Affektstörungen 124
Amphetamine 70
Anamnese 43
Angststörungen 133
– komorbide Störungen 136
– Prävalenz 136
Angststörungen
– Diagnostik 137
– Elterntraining 141
– Empfehlungen 143
– Klassifikation 133
– Psychotherapie 140
– Risikofaktoren 139–140
Anhedonie 124, 126
Anorexia nervosa 164
Anorexie
– Frühkindliche 176
Anpassungsstörungen
– Klassifikation 146
– Prävalenz 147
apparative Verhaltenstherapie (AVT) 95
Atypische Essstörungen 168
Aufmerksamkeitsdefizit-/
  Hyperaktivitätsstörungen ADHS 54, 55
– Diagnostik 59
– Elterntraining 65–66
– Klassifikation 55
– komorbide Störungen 60
– Pharmakotherapie 67
– Prävalenz 56
– Psychotherapie 65
– soziale Folgen 62
– Symptome 60
Ausscheidungsstörungen 85
– Diagnostik 91
– Empfehlungen 96
– genetische Faktoren 93
– Klassifikation 85
– komorbide Störungen 93
– organische Ursachen 92
Atomoxetin 70
Autismus-Spektrum-Störung 118, 177, 205–206

B

Baby Blues 218
Basisdiagnostik 42
Behaviorale Inhibition
– Vorläufer der sozialen Phobie 139
Beobachtungsinstrumente 44
Beratung 45, 129, 140, 180, 191
Beratung und Psychoedukation 199
Beziehungs-PTBS 105–106
Beziehungsstörung 213–214
– ängstlich/angespannt 214
– ärgerlich/angespannt 214
– Empfehlungen 221
– körperlich misshandelnd 214
– sexuell missbrauchend 214
– überinvolviert 213
– unterinvolviert 214
– verbal misshandelnd 214
Beziehungsstörungen
– Klassifikation 213
– Prävalenz 216
– Therapie 220
– Zero-to-Three 213
Bindung
– sichere 114
– unsichere 114
Bindungsstörungen 112
– Diagnostik 116
– Differenzialdiagnose 118
– Empfehlungen 120–121
– enthemmter Typ 117–118
– gehemmter Typ 117
– Klassifikation 112
– komorbide Störungen 118
– Prävalenz 116
– Psychotherapie 119
Bindungstheorie 112, 114
Bindungstypen 114
Binge Eating Disorder 164
Biofeedbackverfahren 95
Bulimia nervosa 164

C

callous-unemotional (CU)-Eigenschaften 74
Child Behavior Checklist 43, 104, 137
Child-Parent-Psychotherapy (CPP) 47, 107, 119, 129

D

DC:0–3R 164, 213
DC:0–5 24, 55, 75, 103, 124, 134, 147, 155, 171, 186, 196, 206, 208, 211, 214, 265
Depression
– mütterlich 78
– väterliche 218
Depressive Störungen
– Empfehlungen 130
– Episoden 123
– frühen Kindheit 124
– Klassifikation 123
– komorbide Störungen 127
– Prävalenz 124–125
– Psychotherapie 129
– Symptomatik 126
Depressivität 218
Deprivation 118, 176
Desimpaktion 95
Desinhibierte Soziale Bindungsstörung 113, 117
Desmopressin 95
Detrusor-Sphinkter-Dyskoordination 87, 92
Deutsche Leitlinien 26, 196
Diagnostik
– allgemein 41
– amerikanische Leitlinien 41
– Anamnese 41
– Beobachtung 42
– diagnostische Verfahren 43
– standardisiert 42
Disruptive Behavior Diagnostic Observation Schedule 44, 76
Dranginkontinenz 87, 92
DSM-IV 17, 22
DSM-5 17, 22
Durchgängiges Verweigerungssyndrom 169
Durchschlafstörung 187
Dysregulierte Ärger- und Affektstörung 124
Dysthymie 123

E

Early Starters 81
Eating Disorder Not Otherwise Specified 168
Edinburgh Postpartum Depression Scale 217
Einschlafstörungen 187

Einteilung
– kategoriale 16
Einzelpsychotherapie des Kindes 45
Eltern-Kind-Therapien 47, 119
Elterntraining 46, 65, 78
Emotionale Störung mit Nahrungsvermeidung 169
Enkopresis
– Klassifikation 87
– Prävalenz 91
– Symptomatik 93
– Therapie 95
Entwicklungspsychologische Beratung 119
Entwicklungstests 43
Enuresis nocturna 92
– Klassifikation 86
– Symptomatik 92
– Therapie 94
Enuresis nocturna und funktionelle Harninkontinenz 86
Ergotherapie 158
Essenstraining 181
Esssensregeln 180
Essstörung mit Einschränkung der Nahrungsaufnahme 172
Essstörungen 163, 172
– Atypische 168
– Mütter 179
Exploration 114
Exzessives Schreien 153, 196
– Deutsche Leitlinien 196
– Empfehlungen 202
– Langzeitfolgen 200
– Prävalenz 197
– Regulationsstörungen 196
– Therapie 199
– verlängert 198
– vorübergehend 198

F

Faded Bedtime 192
Festgelegtes Wecken 192
Fragebögen
– allgemein 43
– spezielle 44
Fremde Situation 114
Fremdplatzierung 119, 182
Frühkindliche Anorexie 166, 176, 182
Funktionelle Diarrhöe 88
Funktionelle Dysphagie 169
Funktionelle Harninkontinenz
– Klassifikation 86
– Prävalenz 90
– Therapie 95

Fütterstörungen 153, 163
- assoziiert mit Insulten des gastrointestinalen Traktes 168, 178, 182
- assoziiert mit medizinischen Erkrankungen 167, 177, 182
- der reziproken Interaktion 166, 176, 181
- Diagnostik 173
- Empfehlungen 183
- im frühen Kindesalter 163
- Klassifikation 163
- komorbide Störungen 175
- organische Ursachen 173
- Prävalenz 172
- Risikofaktoren 178
- Therapie 180

G

gastroösophagealer Reflux 174
Geburt von Geschwistern 148
Gen-Umwelt-Interaktion 77
Generalisierte Angststörung 134, 135
Grad der Evidenz 18, 19
Graduierte Extinktion 191

H

Harninkontinenz bei Miktionsaufschub 87, 92
Hautzupfen 209
Heritabilität 77
HKS 54
- Klassifikation 54
Hyperkinetische Störungen (HKS) 54, 160

I

ICD-10 17, 22
Infant and Toddler Mental Status Exam 42
Infants 15
Intelligenztests 43
Interaktionsdiagnostik 42
Interaktionsinstrumente 44
International Children's Continence Society
- Klassifikation 86
Intrafamiliäre Faktoren 77

J

Jugendhilfe 49
Jugendhilfemaßnahmen 49

K

Kalender 95
Kategoriale Diagnosen 21
Klassifikation 21
Klassifikationssysteme 17, 21
Klingelgerät 95
Klistier 95
Kognitive Verhaltenstherapie 129
Komorbide Störungen 60
Komorbidität 34
Komplizierten Trauerstörung der frühen Kindheit 147
Körperliche Untersuchung 42

L

Lachinkontinenz 92
Langzeitverlauf 58
Lebensereignisse 148–149
Leitlinien zu psychischen Störungen im Säuglings-, Kleinkind- und Vorschulalter (AWMF) 27

M

Major Depressive Disorder 123
Mannheimer Risikokinder Studie 159
Methylphenidat 68
- Nebenwirkungen 68
- Wirkung 68
Miktionsprotokoll 91
Multiaxiales Klassifikationssystem 22
Mutter-Kind-Interaktionstherapie 47
Mütterliche Depression 218
Mütterliche Essstörungen 179, 219

N

Nächtliches Erwachen 187
Nahrungsphobien 169
Nahrungsverweigerung 169
Nicht normative Stressoren 149
Normative Stressoren 149

O

Obstipation 87, 88, 93
- Definition 87
- Prävalenz 91

ODD 170
- Diagnostik 75–76
- Elterntraining 78
- Empfehlungen 82
- Klassifikation 73
- Komorbide Störungen 81
- Langzeitverlauf 77
- mütterliche Depression 77
- Prävalenz 75
- Prävention 79
- Prognose 80
- Psychotherapie 78
- Risikofaktoren 77
- Verhaltenstherapie 78
Organische Ursachen 173
Oxybutinin 95

P

Parent-Child-Interaction-Therapy (PCIT) 47, 65, 66, 78, 129, 141
Pavor nocturnus (Nachtschreck) 187
PCIT-ED 129
Persistenz 34
Pharmakotherapie
- allgemein 48
phobische Störung des Kindesalters 133
Pica 163–165
PIR-GAS 216
Polyethylenglykol (PEG) 95
Positive Routinen 191
Postpartale Depression 218
- Therapie 220
Postpartale Psychosen 218
Posttraumatische Belastungsstörungen (PTBS) 106, 149
- Diagnostik 103
- elterliche psychische Störung 105
- Empfehlungen 109
- Klassifikation 102
- komorbide Störungen 105
- Prävalenz 103
- Symptomatik 104
- Therapie 107
Prävalenz
- allgemein 28–29
- Deutsche Studien 29
- Internationale Studien 29
- Versorgung 36
Präventionsprogramm für expansives Problemverhalten (PEP) 79
Preschool Age Psychiatric Assessment 44, 104
Preschool Feelings Checklist 44, 125
Preschoolers 15
Propiverin 95
Protektive Faktoren 36

Psychiatrische Interviews
- strukturiert 44
Psychische Störungen des Kindes: Minimumalter 28
Psychoanalytische Kurzzeittherapie (PaKT) 129
Psychoedukation 45, 46, 129, 140, 191
Psychopathologischer Befund 42
Psychotherapie 46
Psychotherapie
- Eltern 49

R

Reaktive Bindungsstörung 112, 113, 117
Regulations-Fütterstörung 165–166, 175, 181
Regulationsstörungen 153
- Deutsche Leitlinien 27
- Diagnostik 156–157
- Empfehlungen 160
- Klassifikation 153
- Prävalenz 155
- Therapie 158
- überempfindlicher Typ 155
- unterempfindlicher-unterreagiernder Typ 155
- Zero-to-Three 154
Research Diagnostic Criteria – Preschool Age 17, 22
Risikofaktoren 36
Rome-III 197
- Klassifikation 87
Rumination 163–164

S

Säuglings-Dyschesie 88
Schlaflatenz 187
Schlafstörungen 153
- Auswirkungen 188–189
- Diagnostik 187–188
- elterliches Coping 190
- Empfehlungen 194
- Faded Bedtime 192
- Festgelegtes Wecken 192
- Graduierte Extinktion 191
- Klassifikation 186
- Pharmakotherapie 193
- Positive Routinen 191
- Prävalenz 187
- Psychoedukation 191
- Therapie 190–191
- Unmodifizierte Extinktion 191
Selektive Essstörung 169
Selektiver Mutismus 135, 138

Sensorische Nahrungsverweigerung 167, 177, 182
Sensorische Überreaktivitätsstörung 155
Sensorische Unterreaktivitätsstörung 155
Sensorische Verarbeitungsstörung 153, 155
Somatoforme Störungen 212
Somnambulismus (Schlafwandeln) 187
Soziale Phobie 133, 135
Spezifische Phobie 133
Standardisierte Diagnostik 42
Störung des Sozialverhaltens mit oppositionellem Verhalten 73
Störung des Sozialveraltens (CD) 73
Störung des Sozialverhaltens mit oppositionellem Verhalten (ODD) 62, 73
Störung des Überessens 172
Störung mit Inhibition gegenüber Neuem 135, 138
Störung mit sozialer Ängstlichkeit 133
Störung mit Trennungsangst 133, 134
Störung mit Vermeidung oder Einschränkung der Nahrungsaufnahme 164
Stressinkontinenz 87, 92
Stressoren 148–149
Stuhlretention 93

T

Tagesklinische und stationäre Behandlung 50
Temperament 77
Temperamentbedingte Gehemmtheit (Behavioral Inhibition, BI) 138
Therapie
– allgemein 45
Ticstörung, vorübergehende 211
Ticstörungen 210, 211
Tiefenpsychologisch fundierte Psychotherapien 48, 129
Toddlers 15
Toilettenphobie 88
Toilettentraining 95
Toilettenverweigerungssyndrom (TVS) 88, 93
– Definition 87
– Prävalenz 91
– Symptomatik 93
– Therapie 96

Tourette-Syndrom 211
Transdermalen elektrischen Nervenstimulation 95
Trauerreaktion, komplizierte 124
Traumafokussierte kognitive Verhaltenstherapie 107
Traurigkeit/Irritabilität 126
Trennung/Scheidung 148
Trennungsangst 133–134
Trichotillomanie 207

U

Überaktivitätsstörung des Kleinkindalters 55
Ultraschall 92
Unmodifizierte Extinktion 191
Unteraktive Blase 92–93

V

Väterliche Depression 218
Verhaltenstherapeutische Verfahren 48
Verlängerte Trauerreaktion 147
Verläufe 35
Verlaufsformen
– psychische Störungen 35
Versorgungsprävalenz 36
Versorgungsstrukturen 37
Vorschulalter 17–19

W

WCEDCA 169

Z

Zero-to-Three 17, 24
– 1. Achse 24
– 2. Achse 213
Zwangsstörungen 209–210

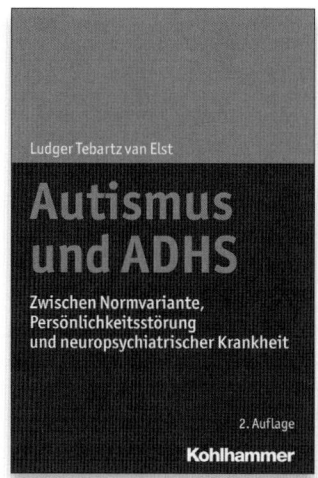

Ludger Tebartz van Elst

Autismus und ADHS
Zwischen Normvariante,
Persönlichkeitsstörung
und neuropsychiatrischer Krankheit

2. Auflage 2018
174 Seiten mit 4 Abb. und 17 Tab. Kart.
€ 26,–
ISBN 978-3-17-034166-1

Der Autismus erlebt wie die Aufmerksamkeitsdefizit-Hyperaktivitätsstörung (ADHS) Jahre zuvor ein zunehmendes gesellschaftliches Interesse.
Es mehren sich warnende Stimmen, der Autismus werde zu einer Modediagnose, jede erkennbare Persönlichkeitseigenschaft werde zur Krankheit umgedeutet. Dieses Buch befasst sich in diesem Kontext mit Fragen wie: Was ist überhaupt normal? Was ist Persönlichkeit? Wann werden Symptome und Eigenschaften zu einer Krankheit? Der Autismus wird als Normvariante, Persönlichkeitsstörung und neuropsychiatrische Erkrankung vorgestellt. Ferner wird verdeutlicht, dass die Situation bei ADHS und Tic-Störungen ähnlich gelagert ist.
Ziel ist es, vor dem Hintergrund des Konzepts einer multikategorialen Normalität psychische Phänomene im Übergangsbereich zwischen Normalität, Abweichung und Krankheit zu betrachten, um Ängste und Vorurteile abzubauen.

Leseproben und weitere Informationen unter www.kohlhammer.de

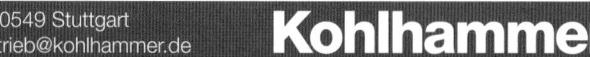